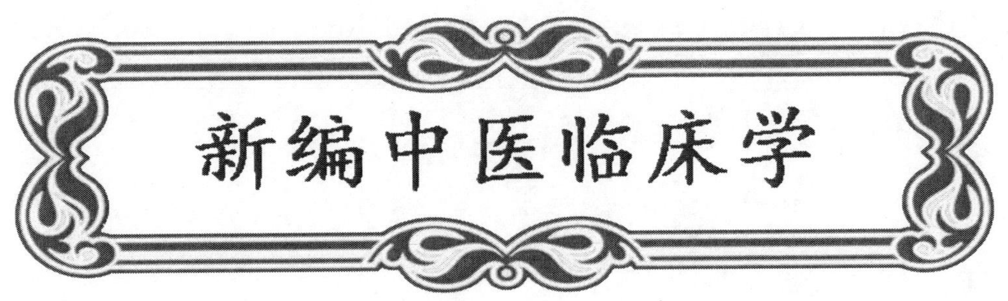

主　编　叶铁林

上海科学普及出版社

本书编委会

主　编　叶铁林

副主编　吕云博　刘曙光　罗金建

编辑委员（按姓名笔画排序）

叶铁林　吕云博　刘曙光　罗金建

前　言

近代以来，随着西方医学的传入，辨证论治与辨病论治相结合成为潮流，病证结合成为临床的主要模式，广大中医师为了主动适应这样的变化，开展了积极的探索，丰富了辨证论治的内容，书写了新的篇章。本书在继承中医传统理论基础上，结合临床实践经验与现代科研成果，以临证诊治特色、技巧、要旨为主线，科学实用为宗旨，内容涵盖肺系病证、肝胆病证、脾胃病证、心脑病证等的辨证论治与辨病论治，以及中医对各系统疾病的治疗介绍，内容丰富，条目清晰。

本书在编写过程中参阅了大量的书籍与文献，雷同在所难免，书中不足之处还望广大专家批评指正。

编委会

2023 年 5 月

目 录

第一章　中医疾病辨证、治疗总则

第一节　治疗原则

治则，是治疗疾病时所必须遵循的基本原则。它是在整体观念和辨证论治精神指导下而制定的治疗疾病的准绳，对临床立法、处方等具有普遍的指导意义。

治法与治则有别，治法是在一定治则指导下制定的针对疾病与证候的具体治疗大法、治疗方法和治疗措施。其中治疗大法是针对一类相同病机的证候而确立的，如汗、吐、下、和、清、温、补、消法等八法，其适应范围相对较广，是治法中的较高层次。治疗方法却是在治疗大法限定范围之内，针对某一具体证候所确立的具体治疗方法，如辛温解表、镇肝息风、健脾利湿等，它可以决定选择何种治疗措施。治疗措施，是在治法指导下对病证进行治疗的具体技术、方式与途径，包括药治、针灸、按摩、导引、熏洗等。

治则与治法二者既有区别，又有联系。治则是治疗疾病时指导治法的总原则，具有原则性和普遍性意义；治法是从属于一定治则的具体治疗大法、治疗方法及治疗措施，其针对性及可操作性较强，较为具体而灵活。如从邪正关系来探讨疾病，则不外乎邪正盛衰，因而扶正祛邪就成为治疗的基本原则。在这一总原则的指导下，根据不同的虚证而采取的益气、养血、滋阴、扶阳等治法及相应的治疗手段就是扶正这一治则的具体体现；而在不同的实证中，发汗、清热、活血、涌吐、泻下等治法及采取的相应的治疗手段就是祛邪这一治则的具体体现。

治则与治法的运用，体现出了原则性与灵活性的结合。由于治则统摄具体的治法，而多种治法都从属于一定的治则。因此，治疗上就可执简驭繁，既有高度的原则性，又有具体的可操作性与灵活性。

治病求本，是指在治疗疾病时，必须辨析出疾病的病因病机，抓住疾病的本质，并针对疾病的本质进行治疗。故《素问·阴阳应象大论》说："治病必求于本。"病因病机是对疾病本质的抽象认识，因其涵盖了病因、病性、病位、邪正关系、机体体质及机体反应性等，因而是疾病本质的概括。故"求本"，实际上就是辨清病因病机，确立证候。治病求本是整体观念与辨证论治在治疗观中的体现，是中医治疗疾病的主导思想。

临床实际操作中，对外感性疾病，着重病因的辨析；对内伤性疾病，则注重病机的辨析。如头痛病，既有因感受六淫邪气，如风寒、风热、风湿、风燥、暑湿等所致者，又有因机体自身代谢失调而产生气虚、血虚、瘀血、痰浊、肝阳上亢、肝火上炎等病理变化而发者。外感性头痛，辨清了病因，则能确立证候而施治，如风寒者以辛温散之，风热者以辛凉解之，风湿者用辛燥之品，风燥者宜辛润之药，暑湿者当芳香化湿。内伤性头痛，一般难以找到确切的病因，因而必须辨明病机，据病机确立证候，然后论治：属气虚者当补气，血虚者当补血，瘀血者当活血，痰浊者宜化痰，肝阳上亢者当平肝潜阳，肝火上炎者宜清肝泻火。

疾病的外在表现与其内在本质一般是统一的，但有时候是不完全一致的，因而透过临床表现探求疾病的本质，即病因病机，是十分重要的。治病求本是治疗疾病的主导思想，而正治与反治、治标与治本、扶正与祛邪、调整阴阳、调理精气血津液、三因制宜等，则是受此主导思想支配和指导的治疗原则。

一、正治与反治

在错综复杂的疾病过程中，病有本质与征象一致者，有本质与征象不一致者，故有正治与反治的不同。

正治与反治，是指所用药物性质的寒热、补泻效用与疾病的本质、现象之间的从逆关系而言。即《素问·至真要大论》所谓"逆者正治，从者反治。"

（一）正治

正治，是指采用与疾病的证候性质相反的方药以治疗的一种治疗原则。由于采用的方药与疾病证候性质相逆，如热证用寒药，故又称"逆治"。

正治适用于疾病的征象与其本质相一致的病证。实际上，临床上大多数疾病的外在征象与其病变本质是相一致的，如热证见热象、寒证见寒象等，故正治是临床最为常用的治疗原则。正治主要包括：

1.寒者热之

寒证热之是指寒性病证出现寒象，用温热方药来治疗。即以热药治寒证。如表寒证用辛温解表方药，里寒证用辛热温里的方药等。

2.热者寒之

热证寒之是指热性病证出现热象，用寒凉方药来治疗。即以寒药治热证。如表热证用辛凉解表方药，里热证用苦寒清里的方药等。

3.虚则补之

虚则补之是指虚损性病证出现虚象，用具有补益作用的方药来治疗。即以补益药治虚证。如阳虚用温阳的方药，阴虚用滋阴方药，气虚用益气的方药，血虚用补血的方药等。

4.实则泻之

实则泻之是指实性病证出现实象，用攻逐邪实的方药来治疗。即以攻邪泻实药治实证。如食滞用消食导滞的方药，水饮内停用逐水的方药，瘀血用活血化瘀的方药，湿盛用祛湿的方药等。

（二）反治

反治是指顺从病证的外在假象而治的一种治疗原则。由于采用的方药性质与病证中假象的性质相同，故又称为"从治"。

反治适用于疾病的征象与其本质不完全吻合的病证。由于这类情况较少见，故反治的应用相对也较少。究其实质，用药虽然是顺从病证的假象，却是逆反病证的本质，故仍然是在治病求本思想指导下针对疾病的本质而进行的治疗。反治主要包括以下内容：

1.热因热用

即以热治热，是指用热性药物来治疗具有假热征象的病证。它适用于阴盛格阳的真寒假热证。如格阳证中，由于阴寒充塞于内，逼迫阳气浮越于外，故可见身反不恶寒，面赤如妆等假热之象，但由于阴寒内盛是病本，故同时也见下利清谷，四肢厥逆，脉微欲绝，舌淡苔白等内真寒的表现。因此，当用温热方药以治其本。

2.寒因寒用

即以寒治寒，是指用寒性药物来治疗具有假寒征象的病证。它适用于阳盛格阴的真热假寒证。

如热厥证中，由于里热盛极，阳气郁阻于内，不能外达于肢体起温煦作用，并格阴于外而见手足厥冷、脉沉伏之假寒之象。但细究之，患者手足虽冷，但躯干部却壮热而欲掀衣揭被，或见恶热、烦渴饮冷、小便短赤、舌红绛、苔黄等里真热的征象。这是阳热内盛，深伏于里所致。其外在寒象是假，里热盛极才是病之本质，故须用寒凉药清其里热。

3.塞因塞用

即以补开塞，是指用补益药物来治疗具有闭塞不通症状的虚证。适用于因体质虚弱，脏腑精气功能减退而出现闭塞症状的真虚假实证。如血虚而致经闭者，由于血源不足，故当补益气血而充其源，则无须用通药而经自来。又如肾阳虚衰，推动蒸化无力而致的尿少癃闭，当温补肾阳，温煦推动尿液的生成和排泄，则小便自然通利。再如脾气虚弱，出现纳呆、脘腹胀满、大便不畅时，是因为脾气虚衰无力运化所致，当采用健脾益气的方药治疗，使其恢复正常的运化及气机升降，则症自减。因此，以补开塞，主要是针对病证虚损不足的本质而治。

4.通因通用

即以通治通，是指用通利的药物来治疗具有通泻症状的实证。适用于因实邪内阻出现通泄症状的真实假虚证。一般情况下，对泄泻、崩漏、尿频等症，多用止泻、固冲、缩尿等法。但这些通泄症状出现在实性病证中，则当以通治通。如食滞内停，阻滞胃肠，致腹痛泄泻，泻下物臭如败卵时，不仅不能止泄，相反当消食而导滞攻下，推荡积滞，使食积去而泄自止。又如瘀血内阻，血不循经所致的崩漏，如用止血药，则瘀阻更甚而血难循其经，则出血难止，此时当活血化瘀，瘀去则血自归经而出血自止。再如湿热下注而致的淋证，见尿频、尿急、尿痛等症，以利尿通淋而清其湿热，则症自消。这些都是针对邪实的本质而治。

正治与反治相同之处，都是针对疾病的本质而治，故同属于治病求本的范畴；其不同之处在于：正治适用于病变本质与其外在表现相一致的病证，而反治则适用于病变本质与临床征象不完全一致的病证。

二、治标与治本

标与本是相对而言的，标本关系常用来概括说明事物的现象与本质，在中医中常用来概括病变过程中矛盾的主次先后关系。

作为对举的概念，不同情况下标与本之所指不同。如就邪正而言，正气为本，邪气为标；就病机与症状而言，病机为本，症状为标；就疾病先后言，旧病、原发病为本，新病、继发病为标；就病位而言，脏腑精气病为本，肌表经络病为标等等。

掌握疾病的标本，就能分清主次，抓住治疗的关键，有利于从复杂的疾病矛盾中找出和处理其主要矛盾或矛盾的主要方面。在复杂多变的疾病过程中，常有标本主次的不同，因而治疗上就有先后缓急之分。

（一）缓则治本

缓则治其本，多用在病情缓和，病势迁延，暂无急重病状的情况下。此时必须着眼于疾病本质的治疗。因标病产生于本病，本病得治，标病自然也随之而去。如痨病肺肾阴虚之咳嗽，肺肾阴虚是本，咳嗽是标，故治疗不用单纯止咳法来治标，而应滋养肺肾以治本，本病得愈，咳嗽也自然会消除；再如气虚自汗，则气虚不摄为本，出汗为标。单用止汗，难以奏效，此时应补气以治其本，气足则自能收摄汗液。另外，先病宿疾为本，后病新感为标，新感已愈而转治宿疾，也属缓则治本。

(二)急则治标

病证急重时的标本取舍原则是标病急重,则当先治、急治其标。标急的情况多出现在疾病过程中出现的急重、甚或危重症状,或卒病而病情非常严重时。如病因明确的剧痛,可先缓急止痛,痛止则再图其本。又如水臌患者,就原发病与继发病而言,臌胀多是在肝病基础上形成,则肝血瘀阻为本,腹水为标,如腹水不重,则宜化瘀为主,兼以利水;但若腹水严重,腹部胀满,呼吸急促,二便不利时,则为标急,此时当先治标病之腹水,待腹水减退,病情稳定后,再治其肝病。又如大出血患者,由于大出血会危及生命,故不论何种原因的出血,均应紧急止血以治标,待血止,病情缓和后再治其病本。

另外,在先病为本而后病为标的关系中,有时标病虽不危急,但若不先治将影响本病整个治疗方案的实施时,也当先治其标病。如心脏病的治疗过程中,患者得了轻微感冒,也当先将后病感冒治好,方可使先病即心脏病的治疗方案得以实施。

(三)标本兼治

当标本并重或标本均不太急时,当标本兼治。如在热性病过程中,热盛伤津耗阴,津液与阴气受损,凉润作用减退而致肠燥便秘不通,此时邪热内结为本,津液与阴气受伤为标,治当泻热攻下与滋阴增液通便同用;又如脾气虚衰运化失职,水湿内停,此时脾气虚衰是本,水湿内停为标,治可补脾与祛湿同用;再如素体气虚,抗病力低下,反复感冒,如单补气则易留邪,纯发汗解表则易伤正,此时治宜益气解表。以上均属标本兼治。

总之,病证之变化有轻重缓急、先后主次之不同,因而标本的治法运用也就有先后与缓急、单用或兼用的区别,这是中医治疗的原则性与灵活性有机结合的体现。区分标病与本病的缓急主次,有利于从复杂的病变中抓住关键,做到治病求本。

三、扶正与祛邪

正邪相搏中双方的盛衰消长决定着疾病的发生、发展与转归,正能胜邪则病退,邪能胜正则病进。因此,治疗疾病的一个基本原则,就是要扶助正气,祛除邪气,改变邪正双方力量的对比,使疾病早日向好转、痊愈的方向转化。

(一)扶正祛邪的概念

扶正,即扶助正气,增强体质,提高机体的抗邪及康复能力。适用于各种虚证,即所谓"虚则补之。"而益气、养血、滋阴、温阳、填精、补津以及补养各脏的精气阴阳等,均是扶正治则下确立的具体治疗方法。在具体治疗手段方面,除内服汤药外,还可有针灸、推拿、气功、食疗、形体锻炼等。

祛邪,即祛除邪气,消解病邪的侵袭和损害、抑制亢奋有余的病理反应。适用于各种实证,即所谓"实则泻之。"而发汗、涌吐、攻下、消导、化痰、活血、散寒、清热、祛湿等,均是祛邪治则下确立的具体治疗方法。其具体使用的手段也同样是丰富多样的。

(二)扶正祛邪的运用

扶正与祛邪两者相互为用,相辅相成,扶正增强了正气,有助于机体祛除病邪,即所谓"正胜邪自去";祛邪则在邪气被祛的同时,减免了对正气的侵害,即所谓"邪去正自安"。扶正祛邪在运用上要掌握好以下原则:①攻补应用合理,即扶正用于虚证,祛邪用于实证;②把握先后主次:对虚实错杂证,应根据虚实的主次与缓急,决定扶正祛邪运用的先后与主次;③扶正不留邪,祛邪不伤正。具体运用如下:

1.单独运用

(1)扶正:适用于虚证或真虚假实证。扶正的运用,当分清虚证所在的脏腑经络等部位及其精气血津液阴阳中的何种虚衰,还应掌握用药的峻缓量度。虚证一般宜缓图,少用峻补,免成药害。

(2)祛邪:适用于实证或真实假虚证。祛邪的运用,当辨清病邪性质、强弱、所在病位,而采用相应的治法。还应注意中病则止,以免用药太过而伤正。

2.同时运用

扶正与祛邪的同时使用,即攻补兼施,适用于虚实夹杂的病证。由于虚实有主次之分,因而攻补同时使用时亦有主次之别。

(1)扶正兼祛邪:即扶正为主,辅以祛邪。适用于以正虚为主的虚实夹杂证。

(2)祛邪兼扶正:即祛邪为主,辅以扶正。适用于以邪实为主的虚实夹杂证。

3.先后运用

扶正与祛邪的先后运用,也适用于虚实夹杂证。主要是根据虚实的轻重缓急而变通使用。

(1)先扶正后祛邪:即先补后攻。适应于正虚为主,机体不能耐受攻伐者。此时兼顾祛邪反能更伤正气,故当先扶正以助正气,正气能耐受攻伐时再予以祛邪,可免“贼去城空”之虞。

(2)先祛邪后扶正:即先攻后补。适应于以下两种情况:一是邪盛为主,兼扶正反会助邪;二是正虚不甚,邪势方张,正气尚能耐攻者。此时先行祛邪,邪气速去则正亦易复,再补虚以收全功。总之,扶正祛邪的应用,应知常达变,灵活运用,据具体情况而选择不同的用法。

四、调整阴阳

阴阳失去平衡协调是疾病的基本病机,对此加以调治即为调整阴阳。调整阴阳,即指纠正疾病过程中机体阴阳的偏盛偏衰,损其有余、补其不足,恢复人体阴阳的相对平衡。

(一)损其有余

损其有余,即“实则泻之”,适用于人体阴阳中任何一方偏盛有余的实证。

1.泻其阳盛

“阳胜则热”的实热证,据阴阳对立制约原理,宜用寒凉药物以泻其偏盛之阳热,此即“热者寒之”之意。若在阳偏盛的同时,由于“阳胜则阴病”,每易导致阴气的亏减,此时不宜单纯地清其阳热,而须兼顾阴气的不足,即清热的同时,配以滋阴之品,即祛邪为主兼以扶正。

2.损其阴盛

“阴胜则寒”的实寒证,宜用温热药物以消解其偏盛之阴寒。此即“寒者热之”之意。若在阴偏盛的同时,由于“阴胜则阳病”,每易导致阳气的不足,此时不宜单纯地温散其寒,还须兼顾阳气的不足,即在散寒的同时,配以扶阳之品,同样是祛邪为主兼以扶正之法。

(二)补其不足

补其不足,即“虚则补之”,适用于人体阴阳中任何一方虚损不足的病证。调补阴阳,又有据阴阳相互制约原理的阴阳互制的调补阴阳及据阴阳互根原理的阴阳互济的调补阴阳。阴阳两虚者则宜阴阳并补。

1.阴阳互制之调补阴阳

当阴虚不足以制阳而致阳气相对偏亢的虚热证时,治宜滋阴以抑阳,即唐·王冰所谓“壮水之主，以制阳光”(《素问·至真要大论》注语)，《素问·阴阳应象大论》称之为“阳病治阴”。这里的“阳病”指的是阴虚则阳气相对偏亢，治阴即补阴之意。

当阳虚不足以制阴而致阴气相对偏盛的虚寒证时，治宜扶阳以抑阴，即王冰所谓“益火之源，以消阴翳”(《素问·至真要大论》注语)。《素问·阴阳应象大论》称之为“阴病治阳”。这里的“阴病”指的是阳虚则阴气相对偏盛，治阳即补阳之意。

2.阴阳互济之调补阴阳

对于阴阳偏衰的虚热及虚寒证的治疗，明·张介宾还提出了阴中求阳与阳中求阴的治法，他说：“善补阳者，必于阴中求阳，则阳得阴助而生化无穷；善补阴者，必于阳中求阴，则阴得阳升而泉源不竭”(《景岳全书·新方八阵》)。此即阴阳互济的方法。即据阴阳互根的原理，补阳时适当佐以补阴药谓之阴中求阳，补阴时适当佐以补阳药谓之阳中求阴。其意是使阴阳互生互济，不但能增强疗效，同时亦能限制纯补阳或纯补阴时药物的偏性及不良反应。如肾阴虚衰而相火上僭的虚热证，可用滋阴降火的知柏地黄丸少佐温热的肉桂以阳中求阴，引火归源，即是其例。

3.阴阳并补

对阴阳两虚则可采用阴阳并补之法治疗。但须分清主次而用，阳损及阴者，以阳虚为主，则应在补阳的基础上辅以滋阴之品；阴损及阳者，以阴虚为主，则应在滋阴的基础上辅以补阳之品。

应当指出，阴阳互济之调补和阴阳并补两法，虽然用药上都是滋阴、补阳并用，但主次分寸不同，且适应的证候有别。

4.回阳救阴

此法适用于阴阳亡失者。亡阳者，当回阳以固脱；亡阴者，当救阴以固脱。由于亡阳与亡阴实际上都是一身之气的突然大量脱失，故治疗时都要兼以峻剂补气，常用人参等药。

此外，对于阴阳格拒的治疗，则以寒因寒用，热因热用之法治之。阳盛格阴所致的真热假寒证，其本质是实热证，治宜清泻阳热，即寒因寒用；阴盛格阳所致的真寒假热证，本质是寒盛阳虚，治宜温阳散寒，即热因热用。

总之，运用阴阳学说以指导治疗原则的确定，其最终目的在于选择有针对性的调整阴阳之措施，以使阴阳失调的异常情况复归于协调平衡的正常状态。

五、调理精气血津液

精气血津液是脏腑经络功能活动的物质基础，生理上各有不同功用，彼此之间又相互为用。因此，病理上就有精气血津液各自的失调及互用关系失调。而调理精气血津液则是针对以上的失调而设的治疗原则。

(一)调精

1.填精

填精补髓用于肾精亏虚，此精指的是具有生殖、濡养、化气、生血、养神等功能的一般意义的精，包括先天之精和后天水谷之精。精之病多以亏虚为主，主要表现为生长发育迟缓，生殖功能低下或不能生育，及气血神的生化不足等，可以补髓填精之法治之。

2.固精

固精之法用于滑精、遗精、早泄，甚至精泄不止的精脱之候。其总的病机均为肾气不固，故治当补益肾气以摄精。

3.疏利精气

精之病尚见于阴器脉络阻塞，以致败精、浊精郁结滞留，难以排出；或肝失疏泄，气机郁滞而致的男子不排精之候。治当疏利精气，通络散结。

(二)调气

1.补气

用于较单纯的气虚证。由于一身之气的生成，源于肾所藏先天之精化生的先天之气(即元气)，脾胃化水谷而生的水谷之精所化之气，以及由肺吸入的自然界清气。因此，补气多为补益肺、脾、肾。又由于卫气、营气、宗气的化生及元气的充养多与脾胃化生的水谷之气有关，故尤为重视对脾气的补益。

2.调理气机

用于气机失调的病证。气机失调的病变主要有气滞、气逆、气陷、气闭、气脱等。治疗时气滞者宜行气，气逆者宜降气，气陷者宜补气升气，气闭者宜顺气开窍通闭，气脱者则宜益气固脱。

调理气机时，还须注意顺应脏腑气机的升降规律，如脾气主升，肝气疏泄升发，常宜畅其升发之性；胃气主通降，肺气主肃降，多宜顺其下降之性。

(三)调血

1.补血

用于单纯的血虚证。由于血源于水谷精微，与脾胃、心、肝、肾等脏腑的机能密切相关。因此补血时，应注意同时调治这些脏腑的机能，其中又因“脾胃为后天之本”，“气血生化之源”，故尤为重视对脾胃的补养。

2.调理血运

血运失常的病变主要有血瘀、出血等，而血寒是血瘀的主要病机，血热、气虚、瘀血是出血的主要病机。治疗时，血瘀者宜活血化瘀，因血寒而瘀者宜温经散寒行血；出血者宜止血，且须据出血的不同病机而施以清热、补气、活血等法。

(四)调津液

1.滋养津液

用于津液不足证。其中实热伤津，宜清热生津。

2.祛除水湿痰饮

用于水湿痰饮证。其中湿盛者宜祛湿、化湿或利湿；水肿或水臌者，宜利水消肿；痰饮为患者，宜化痰逐饮。因水液代谢障碍，多责之肺、脾、肾、肝，故水湿痰饮的调治，从脏腑而言，多从肺、脾、肾、肝入手。

(五)调理精气血津液的关系

1.调理气与血的关系

由于气血之间有着互根互用的关系，故病理上常相互影响而有气病及血或血病及气的病变，结果是气血同病，故需调理两者的关系。

气虚生血不足，而致血虚者，宜补气为主，辅以补血，或气血双补；气虚行血无力而致血瘀者，宜补气为主，辅以活血化瘀；气滞致血瘀者，行气为主，辅以活血化瘀；气虚不能摄血者，补气为主，辅以收涩或温经止血。

血虚不足以养气，可致气虚，宜补血为主，辅以益气；但气随血脱者，因“有形之血不能速生，无形之气所当急固”（清·程国彭《医学心悟》），故应先益气固脱以止血，待病势缓和后再进补血之品。

2.调理气与津液的关系

气与津液生理上同样存在互用的关系，故病理上也常相互影响，因而治疗上就要调理两者关系的失常。

气虚而致津液化生不足者，宜补气生津；气不行津而成水湿痰饮者，宜补气、行气以行津；气不摄津而致体内津液丢失者，宜补气以摄津。而津停而致气阻者，在治水湿痰饮的同时，应辅以行气导滞；气随津脱者，宜补气以固脱，辅以补津。

3.调理气与精关系

生理上气能疏利精行，精与气又可互相化生。病理上气滞可致精阻而排出障碍，治宜疏利精气；精亏不化气可致气虚，气虚不化精可致精亏，治宜补气填精并用。

4.调理精血津液的关系

“精血同源”，故血虚者在补血的同时，也可填精补髓；精亏者在填精补髓的同时，也可补血。“津血同源”，病理上常有津血同病而见津血亏少或津枯血燥，治当补血养津或养血润燥。

六、三因制宜

“人以天地之气生”，指人是自然界的产物，自然界天地阴阳之气的运动变化与人体是息息相通的，因此人的生理活动、病理变化必然受着诸如时令气候节律、地域环境等因素的影响。患者的性别、年龄、体质等个体差异，也对疾病的发生、发展与转归产生一定的影响。因此，在治疗疾病时，就必须根据这些具体因素作出分析，区别对待，从而制定出适宜的治疗方法，即所谓因时、因地和因人制宜。这也是治疗疾病所必须遵循的一个基本原则。

（一）因时制宜

根据时令气候节律特点，来制定适宜的治疗原则，称为“因时制宜”。因时之“时”一是指自然界的时令气候特点，二是指年、月、日的时间变化规律。《灵枢·岁露论》说：“人与天地相参也，与日月相应也。”因而年月季节、昼夜晨昏时间因素，既可影响自然界不同的气候特点和物候特点，同时对人体的生理活动与病理变化也带来一定影响，因此，就要注意在不同的天时气候及时间节律条件下的治疗宜忌。

以季节而言，由于季节间的气候变化幅度大，故对人的生理病理影响也大。如夏季炎热，机体当此阳盛之时，腠理疏松开泄，则易于汗出，即使感受风寒而致病，辛温发散之品亦不宜过用，以免伤津耗气或助热生变。至于寒冬时节，人体阴盛而阳气内敛，腠理致密，同是感受风寒，则辛温发表之剂用之无碍；但此时若病热证，则当慎用寒凉之品，以防损伤阳气。即如《素问·六元正纪大论》所说：“用寒远寒，用凉远凉，用温远温，用热远热，食宜同法。”即用寒凉方药及食物时，当避其气候之寒凉；用温热方药及食物时，当避其气候之温热。又如暑多夹湿，故在盛夏多注意清暑化湿；秋天干燥，则宜轻宣润燥等。

以月令而言，《素问·八正神明论》说：“月始生，则血气始精，卫气始行；月郭满，则血气实，肌肉坚；月郭空，则肌肉减，经络虚，卫气虚，形独居。”并据此而提出：“月生无泻，月满无补，月郭空无治，是谓得时而调之”的治疗原则。即提示治疗疾病时须考虑每月的月相盈亏圆缺变化规律，这在针灸及妇科的月经病治疗中较为常用。

以昼夜而言，日夜阴阳之气比例不同，人亦应之。因而某些病证，如阴虚的午后潮热，湿温的身热不扬而午后加重，脾肾阳虚之五更泄泻等，也具有日夜的时相特征，亦当考虑在不同的时间实施治疗。针灸中的“子午流注针法”即是根据不同时辰而有取经与取穴的相对特异性，是择时治疗的最好体现。

（二）因地制宜

根据不同的地域环境特点，来制定适宜的治疗原则，称为“因地制宜”。不同的地域，地势有高下，气候有寒热湿燥、水土性质各异。因而，在不同地域长期生活的人就具有不同的体质差异，加之其生活与工作环境、生活习惯与方式各不相同，使其生理活动与病理变化亦不尽相同，因地制宜就是考虑这些差异而实施治疗。

如我国东南一带，气候温暖潮湿，阳气容易外泄，人们腠理较疏松，易感外邪而致感冒，且一般以风热居多，故常用桑叶、菊花、薄荷一类辛凉解表之剂；即使外感风寒，也少用麻黄、桂枝等温性较大的解表药，而多用荆芥、防风等温性较小的药物，且份量宜轻。而西北地区，气候寒燥，阳气内敛，人们腠理闭塞，若感邪则以风寒居多，以麻黄、桂枝之类辛温解表多见，且份量也较重。

也有一些疾病的发生与不同地域的地质水土状况密切相关，如地方性甲状腺肿、大骨节病、克山病等地方性疾病。因而治疗时就必须针对疾病发生在不同的地域背景而实施适宜的治疗方法与手段。

（三）因人制宜

根据患者的年龄、性别、体质等不同特点，来制定适宜的治疗原则，称为“因人制宜”。不同的患者有其不同的个体特点，应根据每个患者的年龄、性别、体质等不同的个体特点来制定适宜的治则。如清·徐大椿《医学源流论》指出：“天下有同此一病，而治此则效，治彼则不效，且不惟无效，而及有大害者，何也？则以病同人异也。”

1.年龄

年龄不同，则生理功能、病理反应各异，治宜区别对待。如小儿生机旺盛，但脏腑娇嫩，气血未充，发病则易寒易热，易虚易实，病情变化较快。因而，治疗小儿疾病，药量宜轻，疗程多宜短，忌用峻剂。青壮年则气血旺盛，脏腑充实，病发则由于邪正相争剧烈而多表现为实证，可侧重于攻邪泻实，药量亦可稍重。而老年人生机减退，气血日衰，脏腑机能衰减，病多表现为虚证，或虚中夹实。因而，多用补虚之法，或攻补兼施，用药量应比青壮年少，中病即止。

2.性别

男女性别不同，各有其生理、病理特点，治疗用药亦当有别。妇女生理上以血为本，以肝为先天，病理上有经、带、胎、产诸疾及乳房、胞宫之病。月经期、妊娠期用药时当慎用或禁用峻下、破血、重坠、开窍、滑利、走窜及有毒药物；带下以祛湿为主；产后诸疾则应考虑是否有恶露不尽或气血亏虚，从而采用适宜的治法。男子生理上则以精气为主，以肾为先天，病理上精气易亏而有精室疾患及男性功能障碍等特有病证，如阳痿、阳强、早泄、遗精、滑精以及精液异常等，宜在调肾基础上结合具体病机而治。

3.体质

因先天禀赋与后天生活环境的不同，个体体质存在着差异，一方面不同体质有着不同的病邪易感性，另一方面，患病之后，由于机体的体质差异与反应性不同，病证就有寒热虚实之别或“从化”的倾向。因而治法方药也应有所不同：偏阳盛或阴虚之体，当慎用温热之剂；偏阴盛或阳虚之体，则当慎用寒凉之品；体质壮实者，攻伐之药量可稍重；体质偏弱者，则应采用补益之剂。

三因制宜的原则，体现了中医治疗上的整体观念以及辨证论治在应用中的原则性与灵活性，只有把疾病与天时气候、地域环境、患者个体诸因素等加以全面的考虑，才能使疗效得以提高。

第二节　常用治法

中医的常用治法较多，除了辨证立法，选用内服的方药之外，还有针灸、刮痧、贴敷、火罐、熨法、水疗、浴疗、熏蒸、泥疗、推拿、气功、捏脊、割治等许多行之有效的方法，至今仍广泛地用于临床。然而本篇着重讨论内科范围内按辨证论治经常运用的几种治法，即简称的汗、吐、下、和、温、清、补、消等八法。此八法源于《黄帝内经》（简称《内经》），经过历代医家的不断补充和发展，逐渐形成体系，内容丰富多彩，有效地指导着临床实践。

一、八法的基本内容

（一）汗法

汗法，亦称解表法，即通过开泄腠理，促进发汗，使表证随汗出而解的治法。

1.应用要点

汗法，不仅能发汗，凡欲祛邪外出，透邪于表，畅通气血，调和营卫，皆可酌情用之。临床常用于解表、透疹、祛湿和消肿。

（1）解表：通过发散，以祛除表邪，解除恶寒发热、鼻塞流涕、头项强痛、肢体酸痛、脉浮等表证。由于表证有表寒、表热之分，因而汗法又有辛温、辛凉之别。辛温用于表寒，以麻黄汤、桂枝汤、荆防败毒散为代表；辛凉用于表热证，以桑菊饮、银翘散等为代表。

（2）透疹：通过发散，以透发疹毒。如麻疹初起，疹未透发，或难出而透发不畅，均可用汗法透之，使疹毒随汗透而散于外，以缓解病势。透疹之汗法，一般用辛凉，少用辛温，且宜选用具有透疹功能的解表药组成。如升麻葛根汤、竹叶柳蒡汤。尚需注意者，麻疹虽为热毒，宜于辛凉清解，但在初起阶段，应避免使用苦寒沉降之品，以免疹毒冰伏，不能透达。

（3）祛湿：通过发散，以祛风除湿。故外感风寒而兼有湿邪，以及风湿痹证，均可酌用汗法。素有脾虚蕴湿，又感风寒湿邪，内外相会，风湿相搏，发为身体烦疼，并见恶寒发热无汗、脉浮紧等表证，法当发汗以祛风湿，兼以燥湿健脾，宜用麻黄加术汤。如有湿郁化热之象，症见一身尽疼、发热、日晡加剧者，则法当宣肺祛风、渗湿除痹，如麻黄杏仁薏苡甘草汤之类。

（4）消肿：通过发散，既可逐水外出而消肿，更能宣肺利水以消肿。故汗法可用于水肿实证而兼有表证者。对于风水恶风、脉浮、一身悉肿、口渴、不断出汗而表有热者，为风水夹热，法当发汗退肿，兼以清热，宜越婢汤或越婢加术汤，如与五皮饮合方，疗效更佳。对于身面浮肿、恶寒无汗、脉沉小者，则属少阴虚寒而兼表证，法当发汗退肿，兼以温阳，宜用麻黄附子甘草汤加减。

2.注意事项

(1)注意不要过汗:运用汗法治疗外感热病,要求达到汗出热退,脉静身凉,以周身微汗为度,不可过汗和久用。发汗过多,甚则大汗淋漓,则耗伤阴液,可致伤阴或亡阳。张仲景在《伤寒论》中说:“温服令一时许,遍身絷絷微似有汗者益佳,不可令如水流漓,病必不除。”他强调汗法应中病即止,不必尽剂,同时对助汗之护理也甚重视。凡方中单用桂枝发汗者,要求啜热粥或温服以助药力,若与麻黄、葛根同用者,则一般不需啜热粥或温服。乃因药轻则需助,药重则不助,其意仍在使发汗适度。

(2)注意用药峻缓:使用汗法,应视病情轻重与正气强弱而定用药之峻缓。一般表虚用桂枝汤调和营卫,属于轻汗法;而表实用麻黄汤发泄郁阳,则属于峻汗法。此外尚有麻桂各半汤之小汗法,以及桂二麻一汤之微汗法等。使用汗法,还应根据时令及体质而定峻缓轻重。暑天炎热,汗之宜轻,配用香薷饮之类;冬令严寒,汗之宜重,酌选麻黄汤之类。体质虚者,汗之宜缓,用药宜轻;体质壮实,汗之可峻,用药宜重。

(3)注意兼杂病证:由于表证有兼杂证候的不同,汗法又当配以其他治法。如兼气滞者,当理气解表,用香苏散之类;兼痰饮者,当化饮解表,用小青龙汤之类。尤需注意的是,对于虚人外感,务必照顾正气,采用扶正解表之法。兼气虚者,当益气解表,如用参苏饮、人参败毒散;兼阳虚者,当助阳解表,如用麻黄附子细辛汤;兼血虚者,当养血解表,如用葱白七味饮;兼阴虚者,当滋阴解表,如用加减葳蕤汤。

(4)注意不可妄汗:《伤寒论》中论述不可汗的条文甚多,概括起来就是汗家、淋家、疮家、衄家、亡血家、咽喉干燥、尺中脉微、尺中脉迟,以及病在里者,均不可汗。究其原因,或是津亏,或是血虚,或是阳弱,或兼热毒,或兼湿热,或种种因素兼而有之,故虽有表证,仍不可单独使用辛温发汗,必须酌情兼用扶正或清热等法。此外,对于非外感风寒之发热头痛,亦不可妄汗。

(二)清法

亦称清热法,即通过寒凉泄热的药物和措施,使邪热外泄,消除里热证的治法。其内容十分丰富,应用也很广泛。

1.应用要点

(1)清热生津:温病出现高热烦躁、汗出蒸蒸、渴喜冷饮、舌红苔黄、脉洪大等症,是热入气分,法当清热生津,常用白虎汤之类;如正气虚弱,或汗多伤津,则宜白虎加人参汤;温病后期,余热未尽,津液已伤,胃气未复,又宜用竹叶石膏汤一类,以清热生津、益气和胃。

(2)清热凉血:温病热入营血,症见高热烦躁、谵语神昏、全身发斑、舌绛少苔、脉细而数,或因血热妄行,引起咯血、鼻衄及皮下出血等,均宜清热凉血。如营分热甚用清营汤,血分热甚用犀角地黄汤,血热发斑用化斑汤等。

(3)清热养阴:温病后期,伤津阴虚,夜热早凉,热退无汗;或肺痨阴虚,午后潮热,盗汗咳血,均宜清热养阴。如温病后期,伤阴虚热,用青蒿鳖甲汤之类;虚劳骨蒸,用秦艽鳖甲散之类。

(4)清热解暑:暑热证,发热多汗、心烦口渴、气短倦怠,舌红脉虚;或小儿疰夏,久热不退,均宜清热解暑,或兼益气生津。如用清络饮解暑清热,用清暑益气汤消暑补气,用生脉散加味治疗暑热而致之气阴两虚等。

(5)清热解毒:热毒诸证,如丹毒、疔疮、痈肿、喉痹、痄腮,以及各种疫证、内痈等,均宜清热解毒。如疗毒痈肿用五味消毒饮;泻实火、解热毒用黄连解毒汤;解毒、疏风、消肿,则用普济消毒饮等。

(6)清热除湿:湿热为患,当以其病性病位不同而选用适当方药。如肝胆湿热用龙胆泻肝汤,湿热黄疸用茵陈蒿汤,湿热下痢用香连丸或白头翁汤等。

(7)清泻脏腑:脏腑诸火,均宜清热泻火。如心火炽盛,见烦躁失眠、口舌糜烂、大便秘结,甚则吐衄者,用大黄泻心汤以清心火;心移热于小肠,兼见尿赤涩痛者,用导赤散泻心火兼清小肠;肝胆火旺,见面目红赤、头痛失眠、烦躁易怒、胸胁疼痛、便结尿黄者,用龙胆泻肝汤清泻肝胆;胃火牙痛,见口唇溃痛,用清胃散泻胃火;肺热咳嗽,用泻白散清肺火;肾虚火亢,见潮热、盗汗、遗精者,用知柏地黄汤泻肾火等。

2.注意事项

(1)注意真热假热:使用清法,必须针对实热之证而用,勿为假象所迷惑,对于真寒假热,尤须仔细辨明,以免误用清法,造成严重后果。正如《医学心悟》指出:“有命门火衰,浮阳上泛,有似于火者;又有阴盛格阳假热之证,其人面赤狂躁,欲坐卧泥水中;或数日不大便,或舌黑而润,或脉反洪大,峥峥然鼓击于指下,按之豁然而空者;或口渴欲得冷饮而不能下;或因下元虚冷,频饮热汤以自救。世俗不识,误投凉药,下咽即危矣。此不当清而清之误也。”

(2)注意虚火实火:使用清法,又须分清外感与内伤、虚火与实火。外感多实,内伤多虚,病因各异,治法迥别。外感风寒郁闭之火,当散而清之;湿热之火,则渗而清之;燥热之火,宜润而清之;暑热伤气虽因感邪而致,仍应补而清之。对于内伤七情,火从内发者,应针对引起虚火的不同病因病机分别处治。气虚者补其气;血虚者养其血;其阴不足而火上炎者,当壮水之主;真阳虚衰而虚火上炎者,又宜引火归源。

(3)注意因人而清:使用清法,还须根据患者体质之强弱以酌其轻重。对体虚者,不可清之过重,以免反伤正气,甚则产生变证。一般而论,壮实之体,患了实热之证,清之稍重;若本体虚,脏腑本寒,饮食素少,肠胃虚弱,或产后、病后之热证,亦宜轻用。倘清剂过多,则治热未已,而寒生矣。故清法之投,当因人而用。

(4)注意审证而清:火热之证,有微甚之分,故清法亦有轻重之别。药轻病重,则难取效;病轻药重,易生变证。凡大热之证,清剂太微,则病不除;微热之证,而清剂太过,则寒证即至。但不及犹可再清,太过则常会引起病情的变化。所以临证之时,必须审证而清。

由于热必伤阴,进而耗气,因此尚须注意清法与滋阴、补气法的配合应用。一般清火泻热之药,不可久用,热去之后,即配以滋阴扶脾益气之药,以善其后。

(三)下法

下法,亦称泻下法,即通过通便、下积、泻实、逐水,以消除燥屎、积滞、实热及水饮等证的治法。

1.应用要点

下法的运用,甚为广泛。由于病有寒热,体有强弱,邪有兼杂,因而下法又有寒下、温下、润下及逐水之别。

(1)寒下:里实热证,见大便燥结、腹满疼痛、高热烦渴;或积滞生热,腹胀而痛;或肠痈为患,腑气不通;或湿热下痢,里急后重特甚;或血热妄行、吐血衄血;或风火眼病等等。凡此种种,均宜寒下。常用寒性泻下药,如大黄、芒硝、番泻叶等。应当根据不同的病机性质来选方,如阳明胃家实用大承气汤;阳明温病,津液已伤,用增液承气汤;肠痈用大黄牡丹皮汤;吐血用三黄泻心汤。

(2)温下:脾虚寒积,见脐下硬结、大便不通、腹隐痛、四肢冷、脉沉迟;或阴寒内结,见腹胀水肿、大便不畅,皆可温下。常以温阳散寒的附子、干姜之类与泻药并用,如温脾汤、大黄附子汤;也有酌选巴豆以温逐寒积的,如备急丸。

(3)润下:热盛伤津,或病后津亏,或年老津涸,或产后血虚而便秘,或长期便结而无明显兼证者,均可润下。常选用清润滑肠的五仁汤、麻仁丸等。

(4)逐水:水饮停聚体内,或胸胁有水气,或腹肿胀满,或水饮内停且腑气不通,凡脉症俱实者,皆可逐水。常选十枣汤、舟车丸、甘遂通结汤等。

2.注意事项

(1)注意下之时机:使用下法,意在祛邪,既不宜迟,也不可过早,总以及时为要。只要表解里实,选用承气诸剂,釜底抽薪,顿挫邪势,常获良效。临床每见通便二三次后,高热递退,谵语即止,舌润津复。如邪虽陷里,尚未成实,过早攻下,则邪正相扰,易生变证。如伤寒表证未罢,病在阳也,下之则会转为结胸;或邪虽入里,而散漫于三阴经络之间,尚未结实,若攻下之,可成痞气。然而临床若拘于"下不厌迟"和"结粪方下"之说,以致邪气入里成实,医者仍失时不下,可使津液枯竭,攻补两难,甚则势难挽回。故吴又可在《温疫论》中强调指出:"大凡客邪贵乎早逐,乘人气血未乱,肌肉未消,津液未耗,患者不至危殆,投剂不至掣肘,愈后亦易平复……勿拘于下不厌迟之说。"他又说:"承气本为逐邪,而非专为结粪而设也。如必俟其粪结,血液为热所搏,变证迭起,是犹酿痈贻害,医之过也。"

(2)注意下之峻缓:使用下法逐邪,当度邪之轻重,察病之缓急,以定峻下缓下。如泻实热多用承气汤,但因热结之微甚而有所选择:大承气用于痞满燥实兼全者,小承气用于痞满燥而实轻者,调胃承气则用于燥实而痞满轻者。泻剂之剂量亦与峻缓有关。一般量多剂大常峻猛,量少剂小则缓和。此外泻下之峻缓,尚与剂型有关,攻下之力,汤剂胜于丸散,如需峻下,反用丸剂,亦可误事;如欲缓下,则宜丸剂,如麻仁丸之用于脾约证等。

(3)注意分清虚实:实证当下,已如前述。虚人禁下,古籍早有明文,诸如患者阳气素微者不可下,下之则呃;患者平素胃弱,亦不可下,下之则易出变证。对这些虚人患病,又非下不可,则当酌选轻下之法,或选润导之法,或选和下之法;亦可采取先补而后攻,或暂攻而随后补。此皆辨虚人之下,下之得法之需也。

(四)消法

消法,亦称消导或消散法,即通过消导和散结,使积聚之实邪逐渐消散的治法。消法应用广泛,主要包括化食、磨积、豁痰、利水等几个方面。

1.应用要点

(1)化食:化食为狭义之消法,亦称消食法,即用消食化滞的方药以消导积滞。适用于因饮食不节,食滞肠胃,以致纳差厌食,上腹胀闷,嗳腐呕吐,舌苔厚腻等症。一般多选保和丸、楂曲平胃散之类。如病情较重,腹痛泄泻,泻下不畅,苔厚黄腻,多属食滞兼有湿热,又宜选用枳实导滞丸之类,以消积导滞、清利湿热;脾虚而兼食滞者,则宜健脾消导,常用枳术丸之类。

(2)磨积:就气积之治疗而言,凡脾胃气滞,均宜行气和胃,如胃寒气滞,疼痛较甚者,用良附丸;如兼火郁,则用越鞠丸;肝郁气滞,宜行气疏肝,一般多用柴胡疏肝散;兼见血瘀刺痛者,加用丹参饮等。

就血积之治疗而言，则须视血瘀之程度而酌选活血、行血及破血之法。

活血，是以调节寒热偏胜为主，辅以活血之品，以促进血液运行。如寒凝血瘀之痛经，用温经汤加减；温病热入营血兼有瘀滞，用清营汤加减等。

行血，是以活血为主，配以行气之品，以收通畅气血、宣痹止痛之效。如用失笑散治真心痛及胸胁痛。

破血，是以破血逐瘀为主，或与攻下药并用，以攻逐瘀血、蓄血及痞块，常用血府逐瘀汤、桃核承气汤、大黄䗪虫丸等。

(3)豁痰：由于肺为贮痰之器，故豁痰则以治肺为主。而脾为生痰之源，故化痰常兼治脾。风寒犯肺，痰湿停滞，宜祛风化痰，如用止嗽散、杏苏散；痰热相结，壅滞于肺，又宜清热化痰，如用清气化痰丸；痰湿内滞，肺气上逆，则宜祛痰平喘，偏寒者用射干麻黄汤，兼热者用定喘汤；脾虚而水湿运化失权，聚而生痰，痰湿较显者用二陈汤。

(4)利水：利水一法，既应区别水停之部位，又须辨明其性质。如水饮内蓄，其在中焦者，为渴为呕，为下利，为心腹痛，症状多端，一般可用茯苓、白术、半夏、吴茱萸等为主药；其在下焦者，虚冷则温而导之，如肾气丸；湿热则清而泄之，如八正散。水饮外溢者，必为浮肿，轻则淡渗利湿，重则从其虚实而施剂。阴水宜温利之方，如实脾散；阳水宜清利之剂，如疏凿饮子等。

2.注意事项

(1)注意辨清病位：由于病邪郁滞之部位有在脏、在腑、在气、在血、在经络等不同，消散之法亦应按其受病部位之不同而论治，用药亦须使其直达病所，则病处当之，收效较快，且不致诛伐无辜。

(2)注意辨清虚实：消法虽不及下法之猛烈，但总属攻邪之法，务须分清虚实，以免误治。如脾虚水肿，土衰不能制水而起，非补土难以利水；真阳大亏，肾衰不能主水而肿，非温肾难消其肿。他如脾虚失运而食滞者，气虚津停而酿痰者，肾虚水泛而饮停者，血枯乏源而经绝者，皆非消导所可行，如妄用或久用之，则常会导致变证的发生。

(五)补法

补法，亦称补益法，即通过补益人体的阴阳气血，以消除各种不足证候，或扶正以祛邪，促使病证向愈的治法。

1.应用要点

补法的内容十分丰富，其临床应用甚为广泛，但究其大要，主要包括以下几个方面。

(1)补气：气虚为虚证中常见的证候，但有五脏偏重之不同，故补气亦有补心气、补肺气、补脾气、补肾气、补肝气等不同法则。尚须指出的是，因少火生气，血为气之母，故补气中应区别不同情况，配以助阳药和补血药，则收效更佳。

(2)补血：血虚临床亦甚常见，若出现头晕目眩，心悸怔忡，月经量少，色淡，面唇指甲淡白失荣，舌淡脉细等症，当用补血之法，方如四物汤等。因气为血帅，阳生阴长，故补血须不忘补气。

(3)补阴：阴虚亦为虚证中常见之证候，其表现也很复杂，故补阴之要点重在分清病位，方能药证相对，收效显著。如不分清阴虚之所在，用滋肝阴之一贯煎去补肺阴，用养胃阴之益胃汤去补肾阴，缺乏针对性，势必影响效果。

(4)补阳：阳虚的临床表现，主要为畏寒肢冷，冷汗虚喘，腰膝酸软，腹泻水肿，舌胖而淡，脉沉而迟等症，当用补阳之法，常选右归丸治肾阳虚，理中汤治脾阳虚，桂枝甘草汤治心阳虚等，都要注重分清病位。

2.注意事项

(1)注意兼顾气血:气血皆是人体生命活动的物质基础,气为血帅,血为气母,关系极为密切,气虚可致血虚,血虚可致气虚。故治气虚常兼顾补血,如补中益气汤之配用当归;治血虚又常注重补气,如当归补血汤之重用黄芪。至于气血两亏者,自应气血双补。

(2)注意调补阴阳:阴和阳在整个病机变化过程中,可分不可离。一方虚损,常可导致对方的失衡。例如肾阴虚久则累及肾阳,肾阳虚也可累及肾阴,常形成阴损及阳或阳损及阴的肾阴阳两虚。因此,不仅对肾阴阳两虚治以阴阳双补,而且对于单纯阴虚或阳虚之证,补益时也应顾及对方。所以张景岳在《景岳全书》中就强调:"善补阳者,必于阴中求阳,则阳得阴助而生化无穷;善补阴者,必于阳中求阴,则阴得阳升而泉源不竭。"此说极为精当。

(3)注意分补五脏:每一脏腑的生理功能不同,其虚损亦各具特点,故《难经》提出了"五脏分补"之法。《景岳全书》也曾指出:"用补之法,则脏有阴阳,药有宜否。宜阳者必先于气,宜阴者必先于精,凡阳虚多寒者,宜补以甘温,而清润之品非所宜;阴虚多热者,宜补以甘凉,而辛燥之类不可用。"由于"肾为先天之本""脾为后天之本",故补益脾肾二脏,素为医家所重,至于补脾补肾,孰重孰轻,当视具体病情而各有侧重,不可偏废。

(4)注意补之峻缓:补有峻缓,应量证而定。凡阳气骤衰,真气暴脱,或血崩气脱,或津液枯竭,皆宜峻补,使用大剂重剂,以求速效。如正气已虚,但邪气尚未完全消除,宜用缓补之法,不求速效,积以时日,渐以收功。对于病虽属虚,而用补法有所顾忌者,如欲补气而于血有虑,欲补血又恐其碍气,欲补上而于下有碍,欲补下而于上有损,或其症似虚非虚,似实非实,则可择甘润之品,用平补之法较为妥当。此外,对于虚不受补者,如拟用补,更当以平补为宜。

(5)注意不可妄补:虚证当补,无可非议。但因药性皆偏,益于此必损于彼。大凡有益于阳虚者,必不利于阴;有益于阴虚者,必不利于阳。同时无毒之药,性虽和平,久用多用则亦每气有偏胜。由此可知,无虚之证,妄加以补,不仅无益,反而有害。此外,若逢迎病家畏攻喜补之心理而滥施补剂,则为害尤甚。

(六)温法

温法,亦称温阳法。即通过扶助人体阳气以温里祛寒、回阳,从而消除里寒证的治法。主要包括温里散寒、温经散寒和回阳救逆三个方面。

1.应用要点

(1)温里散寒:由于寒邪直中脏腑,或阳虚内寒,症见身寒肢凉、脘腹冷痛、呕吐泄泻、舌淡苔润、脉沉迟弱等,宜温中散寒,常选用理中汤、吴茱萸汤之类。若见腰痛水肿、夜尿频频等症,则属脾肾虚寒,阳不化水,水湿泛滥,又宜酌选真武汤、济生肾气丸等,以温肾祛寒,温阳利水。

(2)温经散寒:由于寒邪凝滞于经络,血脉不畅,症见四肢冷痛,肤色紫暗,面青舌瘀,脉细而涩等,法当温经散寒,养血通脉,常选用当归四逆汤等。如寒湿浸淫,四肢拘急,发为痛痹,亦宜温散,常用乌头汤。

(3)回阳救逆:由阳虚内寒可进而导致阳气虚脱,症见四肢厥逆,畏寒蜷卧,下利清谷,冷汗淋漓,气短难续,口鼻气冷,面色青灰,苔黑而润,脉微欲绝等,急宜回阳救逆,并辅以益气固脱,常酌选四逆汤、参附汤、回阳救急汤等。

2.注意事项

(1)注意辨识假象:使用温法,必须针对寒证,勿为假象所惑,对真热假寒,尤须仔细辨明,以免误用温法。如伤寒化燥,邪热传里,见口咽干、便闭谵语,以及发黄狂乱、衄血便血诸症,均不可温。若病热已深,厥逆渐进,舌则干枯,反不知渴;又或夹热下利,神昏气弱;或脉来涩滞,反不应指;或面似烟熏,形如槁木,近之无声,望之似脱;甚至血液衰耗,筋脉拘挛,但唇齿舌干燥而不可解者。凡此均属真热假寒之候,均不宜温。若妄投热剂,必致贻误,使病势逆变。

(2)注意掌握缓急:寒证较重,温之应峻;寒证轻浅,温之宜缓。由于温热之药,性皆燥烈,因而临床常见温之太过,寒证虽退,但因耗血伤津,反致燥热之证。因此,如非急救回阳,宜少用峻剂重剂。寒而不虚,当专用温;若寒而且虚,则宜甘温,取其补虚缓寒。而兼痰、兼食、兼滞者,均宜兼而治之。故温法之运用,应因证、因人、因时,方能全面照顾。

(七)和法

和法,亦称和解法,即通过和解表里的方药,以解除半表半里证的一种治法。和法的内容丰富,应用广泛,究其大要,对外感疾病用于和解表里,对内伤杂病则主要用于调和肝脾、调和胆胃以及调和胃肠等方面。

1.应用要点

(1)和解表里:外感半表半里之证,邪正分争,症见往来寒热,胸胁苦满,心烦喜呕,口苦咽干,苔薄脉弦等,法当和解表里,以扶正祛邪、清里达表的小柴胡汤为代表。

(2)调和肝脾:情志抑郁,肝脾失调,症见两胁作痛,寒热往来,头痛目眩,口燥咽干,神疲食少,月经不调,乳房作胀,脉弦而细者,宜选逍遥散疏肝解郁、健脾和中。传经热邪,阳气内郁,而致手足厥逆;或脘腹疼痛,或泻痢下重者,又宜用四逆散疏肝理脾,和解表里。如胁肋疼痛较显,用柴胡疏肝散较佳。若因肝木乘脾,症见肠鸣腹痛,痛则泄泻,脉弦而缓者,宜泻肝补脾,用痛泻要方之类。

(3)调和胆胃:胆气犯胃,胃失和降,症见胸胁胀满,恶心呕吐,心下痞满,时或发热,心烦少寐,或寒热如疟,寒轻热重,胸胁胀痛,口苦吐酸,舌红苔白,脉弦而数者,法当调和胆胃,以蒿芩清胆汤为代表方。

(4)调和胃肠:邪在胃肠,寒热失调,腹痛欲呕,心下痞硬等症,治宜寒温并用、调和胃肠,常以干姜、黄芩、黄连、半夏等为主组方。胃气不调,心下痞硬,但满不痛,或干呕、或呕吐、肠鸣下利者,宜用半夏泻心汤,以和胃降逆,开结除痞。伤寒胸中有热,胃中有寒,升降失常,腹中痛,欲呕吐者,又宜用黄连汤,以平调寒热,和胃降逆。

2.注意事项

(1)辨清偏表偏里:邪入少阳,病在半表半里,固当用小柴胡以和解之,但有偏表偏里及偏寒偏热之不同,又宜适当增损,变通用之。一般而论,寒邪外袭,在表为寒,在里为热,在半表半里,则为寒热交界之所,故偏于表者则寒多,偏于里者则热多,用药须与之相称。

(2)兼顾偏虚偏实:邪不盛而正渐虚者,固宜用和法解之,但有偏于邪盛或偏于正虚之不同,治宜适当变通用之。如小柴胡用人参,所以补正气,使正气旺,则邪无所容,自然得汗而解;但亦有表邪失汗,腠理闭塞,邪无出路,由此而传入少阳,热气渐盛,此非正气之虚,故有不用人参而和解自愈者,是病有虚实不同,则法有所变通。仲景有小柴胡汤之加减法,对出现口渴者,去半夏,加人参、栝楼根;若不渴而外有微热者,去人参,加桂枝,即是以渴不渴分辨是否伤津,从而增减药物,变通之用法。

(3)不可滥用和法:由于和法适应证广,用之得当,疗效甚佳,且性平和,药势平稳,常为医者所采用,但又不可滥用。如邪已入里,燥渴、谵语诸症丛生,而仅以柴胡汤主之,则病不解;温病在表,未入少阳,误用柴胡汤,则变证迭生。此外,内伤劳倦,气虚血虚,痈肿瘀血诸证,皆可出现寒热往来,似疟非疟,均非柴胡汤所能去之。但柴胡汤也并非不可用于内伤杂病,若能适当化裁,斟酌用之,也常能收到良效。这些审证加减,则又不属滥用和法之例。

(八)吐法

吐法,是通过使之呕吐而排除留着于咽喉、胸膈、胃脘的痰涎、宿食和毒物等有形实邪,以达到治疗目的的治法。主要包括峻吐法、缓吐法与外探法 3 种。

1.应用要点

(1)峻吐法:用于体壮邪实,痰食留在胸膈、咽喉之间的病证。如症见胸中痞硬、心中烦躁或懊恼、气上冲咽喉不得息、寸脉浮且按之紧者,是痰涎壅胸中,或宿食停于上脘之证,宜涌吐痰食,用瓜蒂散之类。如浊痰壅塞胸中的癫痫,以及误食毒物尚在胃脘者,宜涌吐风痰,用三圣散之类。如中风闭证,痰涎壅塞,内窍闭阻,人事不省,不能言语,或喉痹紧急,宜斩关开闭,用救急稀涎散之类。峻吐法是适用于实证的吐法,如属中风脱证者则忌之。

(2)缓吐法:用于虚证催吐。虚证本无吐法,但痰涎壅塞非吐难以祛逐,只有用缓和的吐法,邪正兼顾以吐之,参芦饮为代表方。

(3)外探法:以鹅翎或指探喉以催吐,或助吐势。用于开提肺气而通癃闭,或助催吐方药迅速达到致吐目的。

2.注意事项

(1)注意吐法宜忌:吐法用于急剧之证,收效固然迅速,但易伤胃气,故虚人、妊娠、产后一般不宜使用,如定须催吐才能除病,可选用外探法、缓吐法。

(2)注意吐后调养:催吐之后,要注意调理胃气,糜粥自养,不可恣进油腻煎炸等不易消化食物,以免更伤胃气。

二、脏腑常用治法

(一)肝胆之治法

1.疏肝

疏肝,即通过解郁、理气、活血以疏畅肝郁之气滞血瘀的治法。主要包括疏肝调气、疏肝活血两法。

(1)疏肝调气法:适用于头部巅顶及两侧胀痛、胸胁胀痛、少腹胀痛、睾丸胀痛、行经胀痛等,以逍遥散、柴胡疏肝散、加味乌药汤为代表方。

(2)疏肝活血法:适用于肝气不疏而血瘀,胁肋刺痛、少腹胀痛拒按、月经量少而夹块等症,以疏肝解郁汤、膈下逐瘀汤为代表方。

2.清肝

清肝,即以清热泻火为主,或佐以养阴,为消除肝胆火旺的治法,主要包括清解肝热、清肝止血两法。

(1)清解肝热法:适用于肝热所致之头昏、烦闷、目赤、阴囊肿痛,以及肝热伤阴所致之烦热、咽干、便结等症。以丹栀逍遥散、黑逍遥散、滋水清肝饮以及青蒿鳖甲汤之类为代表方。肝胆热重者宜选龙胆泻肝汤或当归龙荟丸之类。

(2)清肝止血法:适用于肝火灼胃的吐血,肝火犯肺的咳血、衄血,以及肝经血热的血崩等症。以十灰丸、四生丸、槐花散、清经止血汤等为代表方。

3.养肝

养肝,即通过滋阴、养血以补肝之虚,缓肝之急。主要包括滋养柔肝、补养肝血两法。

(1)滋养柔肝法:适用于肝失柔润,以致拘挛、震颤、疼痛为主之肝阴不足之证。以芍药甘草汤、一贯煎、滋水清肝饮为代表方。

(2)补养肝血法:适用于肝血亏虚,症见头晕目眩、心悸耳鸣,或妇女崩漏等症。以四物汤、当归补血汤为代表方。

4.平肝

平肝,即通过泻火、滋阴、重镇以平定潜镇肝阳。主要包括平抑肝阳、镇肝息风 2 法。

(1)平抑肝阳法:适用于肝阳上亢,以眩晕头痛、严重失眠、烦躁不安,或兼惊痫抽搐为主要见症者。以天麻钩藤饮、羚羊角散为代表方。

(2)镇肝息风法:适用于肝阳上扰,肝风内动,症见头目眩晕、耳鸣昏厥、抽搐震颤,甚则颠仆、口眼㖞斜、半身不遂。以镇肝息风汤、建瓴汤为代表方。

5.温肝

温肝,即通过温阳散寒,以治疗肝寒病证。主要包括温散肝寒、温肝行气和温补肝阳 3 法。

(1)温肝散寒法:适用于寒邪伤肝,病势急骤,症见四肢厥冷、指甲青紫、腹冷痛,或囊卷阴缩,或腿肚转筋。以当归四逆汤、当归四逆加吴茱萸生姜汤为代表方。

(2)温肝行气法:适用于肝寒气滞,小腹疼痛,或痛引睾丸之证。以天台乌药散、暖肝煎为代表方。

(3)温补肝阳法:适用于素体阳虚,复遭寒入伤肝,症见巅顶头痛、呕吐涎沫、脘腹冷痛、四肢不温、小腿拘挛。以吴茱萸汤、吴萸木瓜汤为代表方。

6.清胆

清胆,即清除胆热的治法。主要包括清胆利湿、清胆和胃、清胆豁痰 3 法。

(1)清胆利湿法:适用于肝胆郁结而胁痛,湿热内蕴、胆汁外溢而发为黄疸者。以茵陈蒿汤为代表方。

(2)清胆和胃法:适用于肝胆湿热所致的烦热、失眠、眩晕、呕吐等症。以蒿芩清胆汤为代表方。

(3)清胆豁痰法:适用于胆虚痰湿所致之易惊、心悸、眩晕、失眠、呕吐等症。以温胆汤、半夏白术天麻汤为代表方。

(二)脾胃之治法

1.健脾

健脾,即通过补益脾气以恢复其运化功能的治法。主要包括补气健脾、补气升陷两法。

(1)补气健脾法:适用于脾气虚弱,症见食欲不振、肠鸣便溏、短气懒言等。以四君子汤、香砂六君子汤和参苓白术散为代表方。

(2)补气升陷法:适用于脾虚中气下陷,症见少气懒言、阴挺、脱肛、泄泻、遗尿、带下、久痢、气虚发热、气虚便秘等。以补中益气汤、升陷汤、举元煎为代表方。

2.温脾

温脾，即通过温补脾胃之阳以消除中焦虚寒的治法。主要包括温运脾阳、温胃祛寒法。

(1)温运脾阳法：适用于中焦虚寒证之呕吐、泄泻、腹脘胀痛、喜温喜按等。以大建中汤、小建中汤、温脾汤为代表方。

(2)温胃祛寒法：适用于素体阳虚胃寒，经常呕吐、胃痛而喜温喜按者；或寒邪伤胃，发病较急，呕吐、胃脘胀痛且喜热者。以吴茱萸汤、良附丸等为代表方。

3.养胃

养胃，即通过滋养脾胃之阴以恢复脾胃受纳、运化功能的治法。主要包括滋养脾阴和胃阴2法。

(1)滋养脾阴法：适用于脾阴不足而运化失常之长期低热、口干舌燥、气短乏力、食欲不振、大便不畅等症。以参苓白术散为代表方。

(2)滋养胃阴法：适用于温病后期，胃液被劫，而见口干、咽燥、渴喜冷饮等症。以益胃汤、五汁饮、甘露饮为代表方。

4.清胃

清胃，即清泻胃热之治法。主要包括清泄阳明胃热和清泄胃中积热2法。

(1)清泄阳明胃热法：适用于阳明热盛，或温病邪在气分呈现高热、汗出、烦渴引饮等症。以白虎汤为代表方。若热病后期，余热未尽，气阴两伤，呈现烦渴呕逆，少气虚烦者，宜竹叶石膏汤清热生津、益气和胃。

(2)清泄胃中积热法：适用于胃中积热，症见口臭、口疮、牙痛，喜凉畏热，或齿龈红肿溃烂，或唇口腮颊肿痛等。以清胃散为代表方。

5.泻胃

泻胃，即用通里攻下方药以泻胃热、下积滞之治法。

适用于胃热与肠中积滞相结的腑实证，出现腹胀满痛、大便秘结，甚至神昏谵语等症。以三承气汤为代表方。

6.和胃

和胃，即用消导食积的方药，消除气滞食积，以调和胃气的治法。

适用于饮食停滞于胃，或积滞中焦而生湿蕴热，症见脘腹痞满、嗳腐噫气、恶食吐泻，或大便不畅者。以保和丸、枳实导滞丸为代表方。

7.降胃

降胃，即用顺气降逆之方药以纠正胃气上逆的治法。主要包括温胃降逆法和清胃降逆法两法。

(1)温胃降逆法：适用于因寒证所致之呕吐、呃逆。以大半夏汤、旋覆代赭石汤、干姜人参半夏丸、丁香柿蒂汤为代表方。

(2)清胃降逆法：适用于热证所致的呕吐、呃逆。以橘皮竹茹汤、黄连苏叶汤为代表方。

(三)肺之治法

1.宣肺

宣肺，即宣通肺气而恢复其肃降功能之治法。主要包括宣肺散寒、宣肺散热、宣肺降逆及宣肺行水 4 法。

(1)宣肺散寒法:适用于寒邪束表,肺失宣肃,症见恶寒发热、头身疼痛、鼻塞、咳嗽、胸闷不舒、吐痰清稀。以麻黄汤、荆防败毒散为代表方。

(2)宣肺散热法:适用于温邪侵袭,肺卫失宣,症见身热恶风、咽痛、流涕、咳嗽、舌尖红、脉浮等。以桑菊饮、银翘散为代表方。

(3)宣肺降逆法:适用于邪犯肺卫,肺失肃降而喘促、咳嗽者。偏寒的用三拗汤之类,偏热者用麻杏甘石汤之类。

(4)宣肺行水法:适用于外邪侵犯,肺气不宣,不能通调水道,因而水湿停滞,症见浮肿、小便不利,兼有恶风、发热、脉浮等。以越婢汤及越婢加术汤为代表方。

2.温肺

温肺,即用温阳、祛痰、化饮、降逆的方药以治疗因肺寒所致的痰、哮、喘、咳等症。主要包括温肺平喘、温肺止咳 2 法。

(1)温肺平喘法:适用于肺寒喘证与哮病。以小青龙汤、苏子降气汤、射干麻黄汤、苓甘五味姜辛半夏杏仁汤为代表方。

(2)温肺止咳法:适用于肺寒咳嗽,痰多、清稀、色白等症,以止咳散为代表方。

3.清肺

清肺,即通过清泄肺热、清热降逆以消除热毒壅肺、肺热喘咳的治法。主要包括清肺降逆、清肺解毒两法。

(1)清肺降逆法:适用于肺热喘咳之证,以麻杏甘石汤、定喘汤为代表方。

(2)清肺解毒法:适用于热毒壅肺,症见发热、胸痛、咳唾脓血;或咽喉肿痛、腮颊肿痛。以《千金》苇茎汤、普济消毒饮等为代表方。

4.润肺

润肺,即用滋养肺阴的方药以润肺燥的治法。适用于温燥伤肺,津液被灼,出现头痛身热、心烦口渴、干咳无痰,或痰少咳出不畅,咳甚则胸痛、鼻燥咽干、咽喉疼痛,既有肺热,又已伤津等症。以桑杏汤、沙参麦冬汤、养阴清肺汤为代表方。

5.补肺

补肺,即通过补肺气、养肺阴以消除肺虚证候的治法。主要包括补气、滋阴、双补气阴 3 法。

(1)补益肺气法:适用于肺气虚弱的少气懒言、声低气短、动则气促、自汗等症。以补中益气汤、玉屏风散、人参蛤蚧散为代表方。

(2)滋养肺阴法:适用于肺阴不足,或肺痨阴虚的干咳无痰、痰中带血、午后潮热、盗汗遗精等症。以琼玉膏、百合固金汤为代表方。

(3)双补气阴法:适用于肺之气阴两虚的气短懒言、头昏少神、咽干口渴、久咳、汗多、唇舌干燥等症。以生脉散为代表方。

6.敛肺

敛肺,即通过收敛肺气以止咳、平喘、止汗、止血的治法。主要包括敛肺降逆、敛肺止血、敛肺止汗 3 法。

(1)敛肺降逆法:适用于肺气耗散,肺虚不敛的久咳不止、脉细而数之症。以五味子汤、人参补肺饮为代表方。

(2)敛肺止血法:适用于久咳不愈并见咯血者。以五味子、白及、阿胶、海蛤粉等敛肺、止血药为主,辅以百合、百部、贝母等润肺、化痰、止咳之品,共收敛肺止血之效。

(3)敛肺止汗法:适用于气阴两虚,卫外失固而自汗、盗汗甚多、久汗不止等症。以生脉散为代表方。

7.泻肺

泻肺,即通过宣泄逐饮、通调水道以消除和改善痰水壅肺的治法。

适用于痰水壅肺的喘息气促、胸胁疼痛等症。轻症葶苈大枣泻肺汤,重症十枣汤或大陷胸汤为代表方。

(四)肾之治法

1.滋肾

滋肾,即用滋养肾阴的方法以改善肾阴不足的治法。主要包括滋养肾阴、滋阴降火、滋肾纳气 3 法。

(1)滋养肾阴法:适用于肾阴不足,症见腰酸,遗精、盗汗,头痛、耳鸣、咽干、舌燥等。以左归饮、左归丸为代表方。

(2)滋阴降火法:适用于肾阴亏虚,虚火上炎,症见骨蒸潮热、头目眩晕、耳鸣耳聋、失眠盗汗、遗精梦泄、消渴淋沥等。以六味地黄丸、知柏地黄丸、大补阴丸为代表方。

(3)滋肾纳气法:适用于肾阴亏虚,阴虚阳浮,以致肾不纳气而喘促者。以都气丸、八仙长寿丸等为代表方加减。

2.温肾

温肾,即用温补肾阳的方药以改善肾阳虚损的治法。主要包括温肾助阳、温肾救逆、温肾利水 3 法。

(1)温肾助阳法:适用于肾阳不足之阳痿、滑精、不育等症。以人参鹿茸丸为代表方。

(2)温肾救逆法:适用于肾阳虚衰的厥逆、脉微欲绝等症。以四逆汤、参附汤为代表方。

(3)温肾利水法:适用于肾阳不足,气化不行,水湿泛滥,症见面身浮肿、肢体沉重、小便不利、形寒肢冷等。以真武汤、济生肾气丸为代表方。

3.固肾

固肾,即用收敛固涩肾气的药物以改善肾气不固的治法。主要包括固肾涩精、固肾止带、固肾缩尿 3 法。

(1)固肾涩精法:适用于肾虚不固,遗精滑泄,日久不愈,兼见盗汗、虚烦、腰痛、耳鸣等症。以固精丸为代表方。

(2)固肾止带法:适用于肾虚不固,见白带清稀、久下不止、腰膝酸软、小便频数、头晕目眩等症。以固肾止带丸(鹿角霜、菟丝子、牡蛎、白术、杜仲、莲须、银杏、芡实)为代表方。

(3)固肾缩尿法:适用于肾虚不固,膀胱失约,见小便频遗、淋沥不断,或小儿遗尿等症。以缩泉丸、桑螵蛸散为代表方。

(五)心之治法

1.清心

清心,即用清热、凉血、开窍的方药,治疗心经积热、热毒上扰、热蒙清窍的治法。主要包括清心泻火、清热凉血、清心开窍 3 法。

(1)清泻心火法:适用于心经积热的心烦失眠、口舌糜烂、小便短赤等症。以牛黄清心丸、清心莲子饮、导赤散为代表方。

(2)清心凉血法:适用于温病热入营血的发热且入夜尤甚、神昏谵语、出血发斑等症。以清营汤、犀角地黄汤为代表方。

(3)清心开窍法:适用于温邪内陷心包,热闭清窍的神昏谵语和痉厥之症。以安宫牛黄丸、紫雪丹、至宝丹为代表方。

2.温心

温心,即用温补心阳的方药治疗心阳虚损和心阳虚脱。主要包括温补心阳和回阳固脱两法。

(1)温补心阳法:适用于心阳不足的心悸、气短等症,可用桂枝甘草汤之类。若心阳痹阻证,见心前憋闷,甚则心痛、自汗、脉结代等。以栝楼薤白汤加活血化瘀和益气之品治之。

(2)回阳固脱法:适用于心阳虚脱之心悸、怔忡、大汗淋漓、四肢厥逆、口唇青紫、上气喘促、呼吸微弱,甚则晕厥昏迷、脉微欲绝之症。当急予参附汤或四逆加人参汤。

3.补心

补心,即用补益心之气阴的药物以改善心之虚损的治法。主要包括补养心阴和补益心气两法。

(1)补养心阴法:适用于心阴不足的心悸、心烦、易惊、失眠、健忘、多寐、口咽干燥等症。以天王补心丹和酸枣仁汤为代表方。

(2)补益心气法:适用于心气不足的心悸气短、自汗、倦怠无力、面色少华、舌胖嫩、脉虚等症。以养心汤为代表方;若气阴两虚,可选用炙甘草汤。

4.镇心

镇心,即用镇心安神的药物,以改善心神不安的治法。适用于一切心神不安的心悸、失眠、多梦易惊等症。常用镇心丹、朱砂安神丸、磁朱丸等加减。

5.开窍

开窍,即是用开窍药物使患者苏醒的治法。开窍法一般分为温开和凉开两种。

温开主要适用于寒邪湿痰所致的中风、痰厥、气厥、突然昏倒、牙关紧闭、痰鸣不醒之症,以苏合香丸辛温开窍醒脑为代表;凉开适用于邪热上扰,逆传营血,呈现抽搐昏迷等症,以牛黄、至宝、紫雪等“三宝”为代表。

第三节　疾病的辨证

辨证是指在中医基本理论指导下,对四诊所得的资料进行归纳综合分析、辨明各种临床表现之间的内在联系和相互关系,从而对疾病处于某一阶段的病因、病机、病性、病位和病势作出判断的过程。简而言之,辨证即是辨析疾病的证候。辨证论治是中医的特点和精华,是中医在诊治疾病时应遵循的基本原则,只有在准确的辨证基础上,才能制订相应的治法,进行正确的论治。

在中医中,症、证、病具有不同的含义。“症”,是指疾病的临床表现,包括症状和体征,如发热、眩晕、头痛、水肿等。任何疾病总是要通过若干症状或体征表现出来,但“症”仅仅是疾病的现象,而不是疾病的本质。“证”,是对疾病处于某一阶段的病因、病位、病性、病势等方面所作出的病理概括,从某一角度反映了疾病的本质。如一患者外感风寒后,初期属于风寒表证;若未及时治疗或治疗不当，则可入里化热而成为里实热证。“症”与“证”之间是有联系的，即“证”是由一组特定的、有内在联系的“症”所构成，如恶寒发热、无汗、鼻塞流清涕、苔薄白、脉浮紧，为表寒证；发热、恶风（微恶风寒）汗出、鼻塞、头痛、舌质红、苔黄、脉数，为表热证。所以，“症”与“证”的关系是现象和本质的关系，“症”是辨证的前提，而“证”是辨证的结果、论治的依据。“病”，是对疾病全过程的特点与规律所作的概括，如流行性感冒、病毒性肺炎、病毒性脑炎等。故病与证之间具有纵横交错的关系，一个病可包括若干证，而同一证又可见于不同的病。例如，感冒一病，有风寒证、风热证之不同；血瘀证，可见于病毒性心肌炎、病毒性肝炎、脊髓等不同疾病之中。正是由于“病”与“证”的概念不同，所以，临床上才有“同病异治”“异病同治”之说，其前提就是“证”的异同。病相同而证不同，则需“同病异治”。如同是感冒病，有风寒证、风热证之分，治则有辛温解表、辛凉解表之异。反之，病虽异但证相同，则可“异病同治”，如病毒性心肌炎、病毒性肝炎、病毒性肺炎不同疾病，但都可出现瘀血证，都可用活血化瘀法治疗。

在长期的临床实践中，中医逐渐形成了诸多辨证方法，常用的八纲辨证、气血津液辨证、脏腑辨证、经络辨证、六经辨证、卫气营血辨证及三焦辨证等。其中，八纲辨证是各种辨证的总纲；脏腑辨证是其他辨证方法的基础；气血津液辨证为其补充，主要适用于内伤杂病辨证，为内科、妇科、儿科所常用；六经辨证、卫血营血辨证、三焦辨证属外感病的辨证方法；经络辨证更常应用于针灸、推拿之中。

一、八纲辨证

八纲辨证，是以阴阳、表里、寒热、虚实八个纲领辨别疾病病位、病性及邪正盛衰的辨证方法。

八纲辨证作为一种最基本的辨证方法，在临床辨证过程中，有执简驭繁、提纲挈领的作用。因为无论病证的表现如何错综复杂、千变万化，但究其病位不外属表属里，病性不外属寒属热，病势不外邪正盛衰之属虚属实，疾病类别不外属阴属阳。因此，八纲辨证作为各种辨证方法的总纲，广泛运用于中医临床各科。特别是对于病毒感染性疾病，无论是哪一种病毒感染性疾病，也无论是急性还是慢性，都必须用八纲辨证进行总辨证。

（一）表里辨证

表里，是辨别病位内外和病势深浅的两个纲领。

表和里是一个相对的概念，如以体表和脏腑相对而言，体表为表，脏腑为里；脏与腑相对而言，腑属表，脏属里。所以辨外感病，凡邪深一层，则病入里一层；邪外透一层，则病出表一层。辨别表证、里证，不仅可以确定病位所在，还可了解病势的进退，以判断疾病的轻重变化，从而为采用解表法和里法治疗提供依据。因此，辨别表里证有重要的临床意义。

1.表证

表证，是指六淫邪气经皮毛、口鼻侵入所产生的病情较为轻浅的一类证候，一般见于外感病的初期阶段。表证往往具有起病急、病程短、病位浅、病情轻的特点。

临床表现：发热恶寒（或恶风），头身疾痛，鼻塞，流清涕，喷嚏，喉痒，咳嗽，舌苔薄白，脉浮。

证候分析：六淫袭表，阻遏卫气，肌表失于卫阳温煦，故见恶风寒；正气抗邪，邪正相争，则见发热；邪阻经络，经气不畅，则头身疾痛；外邪犯肺，致使肺气失宣，故见鼻塞流涕、喷嚏、喉痒、咳嗽等症；苔薄白、脉浮是邪在表而未入里之象。

表证的辨证要点：

(1)病程短，一般不超过7天。

(2)有受凉感冒的诱因。

(3)有一组感冒的症状，发热恶寒、头痛鼻塞、脉浮等，尤其是以发热恶寒同时存在为特点。须注意的是：许多感染性疾病，尤其是病毒感染的早期，临床上常常出现类似感冒的表证症状，应注意鉴别和分析，以免误诊和误治。

2.里证

里证，是指病邪深入脏腑、气血、骨髓所致的一类证候，多见于外感病中、后期或内伤杂病。

临床表现：里证的症状繁多，无法一一枚举，比如里证可表现为壮热，神昏谵语，胸痛喘促咯痰，腹痛便溏，嗳气，呕吐，大便秘结，尿黄赤短少，舌苔厚腻，脉沉。

证候分析：里热炽盛，故壮热；邪扰心神，则神昏谵语；痰浊阻肺，则胸痛、喘促、咯痰；脾失健运，则腹痛便溏；胃失和降，则嗳气呕吐；热结肠道，腑气不通，故大便秘结；膀胱湿热，则尿黄赤短少；邪气内蕴，则舌苔厚腻；气血困阻于里，故见脉沉。

3.半表半里证

邪正相争于表里之间所形成的证候，称为半表半里证。多见于外感疾病，邪气由表内传，而尚未完全入里的阶段。在六经辨证中称为少阳病证。

临床表现：寒热往来，胸胁苦满，心烦喜呕，不欲饮食，口苦，咽干，目眩，脉弦等。

证候分析：邪正相争半表半里，故见寒热往来；邪郁少阳，经气不利，则胸胁苦满；胆热上扰，则心烦、口苦、咽干、目眩；胆热犯胃，则不欲饮食、欲呕；胆府为病，气机郁滞，故见脉弦。

4.表证和里证的关系

在疾病发展变化的过程中，患者若表现为表证与里证同时并见，称为表里同疾。如既外感风寒，又内伤饮食而发病，其临床表现既有恶寒发热、头身疼痛、鼻塞流清涕等表证，又可见脘腹冷痛、腹泻、呕吐清水等症状。

在一定条件下，表里之间可以相互传变，形成表里出入的病理变化。若表邪不解，内传入里，出现里证，称表证入里。如外感风寒表证，初见恶寒发热、鼻塞流清涕等症，继而不恶寒反恶热，并见烦躁、渴饮、舌红苔黄、尿赤等症，表寒入里化热。若某些里证，病邪从里透达肌表，称里邪出表。如里证内热烦躁，咳逆胸闷，继见发热汗出，疹子透露，而后烦热减轻，这是治疗、护理得当，机体正气增强而抗邪向外透达的表现。

表里出入的变化，对于预测疾病的发展转归，有着重要意义。一般而言，表证入里，表示病势加重；里邪出表，反映邪有出路，病势减轻，预后较好。还有许多病毒感染性疾病患者，如慢性肝炎、艾滋病患者等，久病多虚，抗病能力降低，容易感染风热、风寒外邪出现表证。这种表证和里证同时存在的情况较为常见。

(二)寒热辨证

寒热，是辨别疾病性质的纲领。寒热的产生是由于阴阳偏盛偏衰所致，所以，辨别寒热，实际上就是辨别阴阳之盛衰。辨明病证的寒热性质有助于临床确定相应治法，即“寒者热之”“热者寒之”。因此，临床辨证必须辨明病性之寒热。

1.寒证

寒证，是机体阴盛或阳虚所表现的证候。

感受寒邪，或过食生冷，或久病伤阳，或过服寒凉等，皆可导致机体阴寒内盛或阳气虚弱不禁风而引起寒证。临床上寒证有实寒证或虚寒证之分。

临床表现：冷肢凉，冷痛喜温，面色㿠白，口淡不渴或渴喜热饮，痰、涕、涎清稀，小便清长，大便稀溏，舌淡苔白而润滑，脉迟或紧。

证候分析：寒邪伤阳，或机体阳虚，失于温煦，则怕冷肢凉，冷痛喜温；寒凝则血不上荣于面，故面色㿠白；津液未伤，故口淡不渴，或渴喜热饮；阳虚不能温化水液，以致痰、涎、涕等清稀，尿清便溏；舌淡苔白而润滑，脉迟或紧，则是有寒之象。

2.热证

热证，是机体阳盛或阴虚所表现的证候。

外感热邪，或过食辛辣，以致阳热偏盛；寒邪入里，或七情过激，或饮食积滞等，郁而化热；久病伤阴，或房劳伤精等，以致阴虚阳亢，皆可导致热证。临床上热证有实热证、虚热证之分。

临床表现：发热喜冷，面红目赤，口渴喜冷饮，烦躁不宁，痰涕黄稠，大便干结，小便黄赤，舌红苔黄干，脉数等。

证候分析：阳热偏盛，故发热喜冷；热迫血行，脉络充盈，故面红目赤；热扰心神，故烦躁不宁；热伤津液，故便干尿黄；阳热煎熬津液，则痰、涕等分泌物黄稠；热盛动血，故舌红苔黄脉数。注意：在辨明了热证的同时，还要进一步辨别热证的类型，属急性还是慢性，属虚热还是实热以及热证的轻重等，这样才能更好地指导临床遣方用药。

3.寒证与热证的关系

疾病除有单独的寒证或热证外，还可形成寒热错杂、寒热转化、寒热真假等证候。

寒热错杂是指患者有寒证、热证同时并见。如胃脘冷痛、喜暖怕冷、呕泛清涎，同时又见尿频、尿痛、小便短赤、尿道灼热等症，为寒在脾胃，热在膀胱。寒热错杂的形成多因机体阴阳偏盛偏衰不一致而产生。

寒热转化是指寒证与热证在一定条件下互相转化，即寒证化热，热证转寒。例如，外感风寒，患者始见鼻塞流清涕、咳嗽痰白清稀、舌苔薄白等，若继而出现黄涕、咯黄稠痰、舌红苔黄芩，则说明寒证转化为热证。如高热患者，由于大汗亡阳，可突然出现四肢厥冷、体温下降、面色苍白、脉微欲绝等，即为热证转化为寒证。

寒热真假是指寒证、热证在一定病理阶段所出现的某些表现与其本质相反的情况，即所谓真寒假热、真热假寒。例如，若患者身热却反欲盖衣被，面虽红却颧赤如妆，口渴却欲热饮，脉虽数大但按之乏力无根等；同时还见小便清长、大便稀溏、四肢厥冷、舌淡苔白等真寒之象，此属真寒假热证，又称"阴盛格阳"。若患者虽四肢厥冷，但不恶寒，反恶热，且胸腹灼热；虽大便下利，但其气味臭秽，或夹燥屎；脉虽沉迟，但按之有力；而且同时还见口燥咽干、渴喜冷饮、大便短赤、舌红苔黄，此属真热假寒证，又称"阳盛格阴"。

寒证与热证鉴别见表 1－1。

表1-1　寒证与热证鉴别表

见症	寒证	热证
寒热喜恶	恶寒喜温	恶热喜凉
口渴	不渴	渴喜冷饮
面色	白	红赤
四肢	冷	热
大便	稀溏	干结
小便	清长	短赤
排泄物	澄沏清冷,无色无味	混浊灼热,黄稠臭秽
舌象	舌淡,苔白润	舌红,苔黄干
脉象	迟或沉细	数或兼洪大

(三)虚实辨证

虚实,是辨别邪正盛衰的两个纲领。虚指正气不足,实指邪气太盛。《素问・通评虚实论》说:“邪气盛则实,精气夺则虚。”通过辨虚实,掌握邪正双方力量对比的动态变化,可为治疗提供依据,采用“虚者补之,实则泻之”之法。

1.虚证

虚证是指机体正气不足所表现的证候,即阴、阳、气、血、精、津亏虚的证候。

先天禀赋不足、饮食失调、七情太过、劳倦过度、房事不节、久病伤正等,均可导致正气亏损而形成虚证。

临床表现:由于虚证包括阴、阳、气、血、精、津之不足以及各种脏腑虚弱等,故其临床表现不尽相同,难以全面准确地概括。一般而言,阳虚证可见面色苍白、身倦神疲、气短乏力、形寒肢冷、自汗、尿清便溏、舌淡胖嫩、脉沉迟无力;阴虚证可见形体消瘦、两颧红赤、五心烦热、潮热盗汗、舌红少苔、脉细数等。

证候分析:阳虚气弱,推运无力,故面色苍白、身倦神疲、气短乏力;失于温煦,则形寒肢冷;失于固摄津液则自汗;失于气化,则便溏尿清;舌淡胖嫩,脉沉迟无力,均为阳虚之象。阴精不尽,形体失充则消瘦;虚热内生,故颧红、潮热盗汗、五心烦热;舌红少苔、脉细数,为阴虚内热之征。

精气夺则虚。精代表物质基础,气代表功能,夺则是明显消耗处于亏损状态。这样就可以从以下两个方面来理解、认识和判断有无虚证存在。

(1)从物质基础的角度,气、血、精、津液等维持人体生命活动的物质基础,是否存在生成减少或消耗过多,是否出现了亏损和不足。

(2)从功能的角度,人的一个脏腑、两个脏腑和多脏腑的功能减低,乃至全身的功能减低,则为虚证存在,如纳差食少、乏力、便溏为脾胃功能减低,称为脾胃气虚;心悸则为心气虚等。另外,中医还有久病多虚、老年多虚、因病致虚和邪之所凑其气必虚等。

2.实证

实证是指邪气亢盛所表现的证候。

对于实证的论述,古代医书有邪气盛则实和客邪致病之说。所谓客者,即本来不是家庭的成员而来到家中者为之客。可以理解:本身不是人体内应该存在的病邪或病理产物为之客邪。这样可以从以下两个方面来判断有无实证的存在。

(1)外来的各种病邪侵犯人体,如风、寒、暑、湿、燥、火六淫之邪,也包括现代医学的细菌、病毒等外来的致病因素,侵犯人体引起的病证,称为实证。

(2)各种病理改变和病理产物,如炎症、肿块、肿瘤、水肿、痰饮、瘀血、气滞、食积等,均为实证的存在。

凡风、寒、暑、湿、燥、火六淫之邪侵袭,阻滞脏腑经络;或脏腑功能失调,以致痰饮、水湿、瘀血、气滞、食积、虫积等停滞,皆可形成实证。

临床表现:实证由于邪气性质及所在脏腑部位的不同,其表现各不相同,难以完全概括。例如,烦躁,甚或神昏,声高气粗,胸胁脘腹胀满、疼痛拒按,痰涎壅盛,大便秘结,小便不利,舌质苍老,舌苔厚腻,脉实有力。

证候分析:邪扰心神,故烦躁,甚或神昏;邪盛正旺,故声高气粗;邪气阻滞不通,则胸胁脘腹胀满、疼痛拒按,大便秘结,小便不利等;舌苔厚腻,脉实有力,为实邪结聚、邪正相搏之象。

3.虚证与实证的关系

虚证与实证之间,在疾病发展过程中可相互联系,从而出现虚实错杂、虚实转化、虚实真假等情况。

虚实错杂是指患者虚证、实证同时并见,亦称虚实夹杂。例如,患者既见咳嗽气喘、胸部胀满、痰涎量多等痰湿阻肺之症,又见腰膝酸软、形寒肢冷、息短少气等肾阳虚衰之症,此即虚实错杂之上实下虚证。

虚实转化是指在疾病发展过程中,虚证和实证之间发生的相互转化。例如,初病实证,若失治、误治,病程迁延日久,致使正气损伤,逐渐演变成虚证,此即实证转化为虚证。若脾虚之证,运化失职,以致出现水肿、痰饮等,此即为因虚致实,临床上视作虚证转化为实证。

虚实真假是指疾病某些阶段所出现的真实假虚、真虚假实的证候。例如,患者虽然神情淡漠不语,但言语时声高气粗;虽身倦少动,但稍动却觉得舒适;虽脘腹疼痛,但按之痛剧;虽脉沉细,但重按有力;此即为真实假虚,又称为“大实有羸状”。若患者虽腹部胀满,但却时胀时缓;虽有疼痛,但却痛而喜按;脉虽弦大,但却重按无力;此即为真虚假实,又称为“至虚有盛候”。

虚证与实证鉴别,见表1-2。

表1-2 虚证与实证鉴别表

鉴别点	虚证	实证
病程	长(久病)	短(新病)
形体	多消瘦无力	尚无衰减
精神	神气不足	神色尚佳
声息	声低息微	声高息粗

（续表）

鉴别点	虚证	实证
疼痛	绵绵隐痛，时轻时重，喜按	疼痛显著，持续不减，拒按
阴精	久虚必脱，易于耗散	潜藏
寒	畏寒	恶寒
热	五心烦热，午后潮热或劳后低热	壮热
舌象	舌质有改变，舌苔或减或增	舌质少变化，舌苔常增厚
脉象	无力	有力

值得一提的是，近年来有学者提出急虚证的概念。常常由于急危重症而随之出现的因病致虚的急虚证。如急性非典型肺炎的急危重症，患者很快出现呼吸困难（呼吸衰竭）、脉数微弱甚至神志不清等症状，为肺气大虚，气阴两虚的急虚证。又如病毒性肠炎，腹泻、腹痛，严重者因腹泻次数多和腹泻次数量大，大量地丢失了人体的津液，因而很快出现了气阴两亏的急虚证。又如流行性出血热的危重病患者，因高热和大量的出血导致津液和血液大量的消耗和丢失，而很快出现气血两虚，阴液严重亏损，甚至气随血脱的急虚证。以上三种病都是病毒感染重症，从病因学的角度，病邪侵袭都为实证；从病理改变的角度，严重的炎症也都是实证。因此，上述病的急危重症阶段，既是严重的实证，同时也可能出现严重的虚证。

（四）阴阳辨证

阴阳是八纲辨证的纲领。任何疾病，无论其临床表现如何错综复杂，皆可以用阴或阳来加以概括；无论证候性质如何千变万化，不外乎阴证、阳证，故阴阳是八纲辨证的总纲。此外，阴阳辨证还包括辨别阴精阳气的虚衰变化所形成的证候，即阴虚、阳虚、亡阴、亡阳的证候。

1.阴证

凡符合“阴”的一般属性所表现的证候，可概括为阴证。一般而论，里证、虚证、寒证均属阴证的范围。

临床表现：面色淡白或晦暗，精神萎靡，身倦乏力，声低气微，畏寒肢冷，口淡不渴，大便稀溏，小便清长，舌淡胖嫩，舌苔白润，脉细弱或沉迟无力。

证候分析：面色淡白或晦暗，精神萎靡，身倦乏力，声低气微，属虚证之象；畏寒肢冷，口淡不渴，尿清便溏，属寒证之象；舌淡胖嫩，舌苔白润，脉细弱或沉迟无力，为里虚之象。

2.阳证

凡符合“阳”的一般属性所表现的证候，可概括为阳证。一般而言，表证、热证、实证均属阳证的范围。

临床表现：神志烦躁，谵语发狂，语声粗壮，呼吸急促，面红目赤，发热汗出，口渴引饮，便秘尿黄，舌红苔黄，脉浮数、洪大有力。

证候分析：神志烦躁，谵语发狂，语声粗壮，呼吸急促，为实邪扰乱之象；面红目赤，发热汗出，口渴引饮，便秘尿黄，为热证之象；舌红苔黄，脉浮数、洪大有力，均为阳热炽盛之征。

3.阴虚证

阴虚证是指阴液亏虚、阳气偏亢所形成的证候，又称为虚热证。

阴虚证多由热病之后，五志化火、房事不节、过服温燥等原因，消耗机体阴液，以致阴不制阳、虚热内生而形成。

临床表现：形体消瘦，口燥咽干，五心烦热，骨蒸潮热，盗汗，面颧潮红，小便短少，大便干结，舌红少津、少苔，脉细数。

证候分析：阴精亏虚，机体失养，故形体消瘦；阴液不足，失于滋润，故口燥咽干，尿少便结；阴虚不能制阳，虚热内生，故见五心烦热，骨蒸潮热，盗汗，颧红；舌红少津、少苔，脉细数，为阴虚火旺之象。

4.阳虚证

阳虚证是指阳气亏损、虚寒内生所形成的证候，又称为虚寒证。

阳虚证多由阴寒所伤、久病耗损、过服寒凉等原因，耗伤机体阳气，以致失于温煦，虚寒内生而形成。

临床表现：神疲懒言，蜷卧嗜睡，面色㿠白，畏寒肢冷，口淡不渴，渴喜热饮，冷痛喜温，肢体浮肿，小便清长，大便稀溏，舌淡胖、苔白滑，脉沉迟无力。

证候分析：阳气虚弱，推动作用减弱，故神疲懒言，蜷卧嗜睡；阳虚不温，虚寒内生，故面色㿠白，畏寒肢冷，口淡不渴，渴喜热饮，冷痛喜温；阳虚不能蒸腾气化津液，故肢体浮肿，小便清长，大便稀溏；舌淡胖、苔白滑，脉沉迟无力，均为阳虚寒从内生之征。

5.亡阴证

亡阴证是指机体阴液突然大量消耗，以致全身机能严重衰竭所形成的证候。

邪热极盛，消灼阴液；或大量失血，阴血衰少；或汗出、吐泻太过，阴津脱失等，是导致亡阴证的常见原因。

临床表现：肌热肢温，汗热味咸而黏，口舌干燥，皮肤皱瘪，呼吸急促，虚烦躁扰，面色红，舌红干燥，脉细数疾而按之无力。

证候分析：阴竭于内，阳气浮越，故肌热肢温，面红，呼吸急促；阴液脱失亏竭，故汗热味咸而黏，口舌干燥，皮肤皱瘪；舌红干燥，脉细数疾而按之无力，为真阴将衰竭之象。

6.亡阳证

亡阳证是指机体阳气严重消耗，以致全身机能严重衰竭所形成的证候。

阴寒极盛，阳气暴伤；或大汗淋漓，阳随汗泄；或大量出血，气随血脱；或吐泻太过，气随液脱等，是导致亡阳证的常见原因。

临床表现：四肢厥冷，冷汗淋漓，汗出清稀味淡，面色苍白，呼吸微弱，舌淡白而润，脉微欲绝。

证候分析：阳气衰竭，失于温煦、气化，则四肢厥冷，面色苍白；阳气亡失，津液失固，故冷汗淋漓，汗出清稀味淡；舌淡白而润，脉微欲绝，均为阳气亡脱之象。

亡阴和亡阳，在临床表现方面，虽然有所不同，但于机体的阴或阳存在着互根互用的关系，阴亡则阳无所依附而外越；阳亡则阴无以化生而耗竭，故亡阴可迅速导致亡阳，亡阳也可继而出现亡阴，最终导致“阴阳离决，精气乃绝”而死亡。

二、血瘀的辨证

病毒感染性疾病血瘀证的辨证主要有以下几种：

(一)血热血瘀

血热血瘀又称热盛血瘀,见于温病之营、血证阶段。表现为壮热躁烦,或神昏谵妄,肌肤发斑或它处出血,舌绛或紫暗。

(二)气虚血瘀

常由病久气虚,渐致瘀血内停而引起。本证虚中夹实,以气虚和血瘀的证候同见为诊断依据。本证多见于心、肝病变以及中风后遗症。

(三)气滞血瘀

常见因情志郁结,导致血瘀出现,表现为表情忧郁,胁肋胀痛,舌质瘀暗,脉弦数。

(四)血寒血瘀

血瘀证表现有明显寒象者属此。常表现在心脉痹阻、血脉瘀闭证中。

(五)毒瘀互结

毒邪与瘀血互结见于多种慢性病毒感染性疾病。以慢性肝炎为例,近年来有不少医家提出,毒、瘀、热、湿等是病毒性肝炎共同的病因、病理改变。治疗时因解毒、抗毒与活血化瘀、清热除湿等同时兼顾。扰乱神明之狂证及坚硬疼痛之腹内癥积等,凡表现有痰及瘀之特征者,皆属本证。小儿麻痹后遗症、病毒性肺炎、肝硬化等都存在毒瘀互结。

(六)炎症与瘀血

现代研究的有关资料表明,炎症的充血、水肿、增生、纤维化等病理改变,在病变的部位都有血液循环障碍,都有瘀血病理、生理改变的存在,而在所有的病毒感染,发病后都有不同程度的炎症存在,如病毒性肝炎、病毒性脑炎、病毒性肠炎、病毒性心肌炎、病毒性肺炎等。因此,可以说所有的病毒感染性疾病,都有炎症、瘀血存在。在非典型肺炎急性期,采用活血化瘀的中药如丹参注射液,静脉滴注改善心肺血液循环,预防或减轻肺纤维化就是有力的证明。

三、卫气营血辨证

病毒感染属于中医温病范畴,而温病的辨证适用于卫气营血辨证。卫气营血辨证是外感温热病的辨证纲领,是把外感温热病在其发生发展过程中所出现的证候进行分析、归纳,概括为卫、气、营、血四个不同阶段的证候类型,以说明病位深浅、病情轻重以及各阶段的病理变化和疾病传变规律的辨证方法。

卫、气、营、血辨证为清代叶天士命名,作为辨识外感湿热病发展由表及里、由浅入深、由轻而重的四个阶段。它是在伤寒六经辨证的基础上发展起来的,又弥补了六经辨证之不足,从而丰富了中医辨治外感病的内容。温热病是中医对感受热病邪所引起的急性热病的总称。温热病的特点是起病急、发展快、变证多。在病理方面,易于伤阴化燥,甚至耗血动血;在证候方面,初起即见热象偏盛而多有口渴;在病变过程中,易于出现神昏谵语、斑疹、吐衄,在疾病后期,易动风痉厥。

卫气营血各证就病变部位而言,卫分证主表,病在肺与皮毛;气分证主里,病在胸膈、肺、脾、胃、肠、肝、肾。温热病乃感受湿热病邪致病,故最易化燥伤阴,甚则耗血动血。如初起卫分证即见热象偏盛,而多有口渴;在病变过程中,易于出现神昏谵语、斑疹、吐衄;后期常易热盛动风痉厥。

外感温热病多起于卫分,渐次传入气分、营分、血分,这是一般传变规律,称为顺传。但由于感邪有类别和轻重之别,患者有体质强弱之分,临床上也有起病即从气分或营分开始的;或卫分证不经过气分阶段而直接传入营分称为逆传，即所谓“逆传心包”（重症病毒性脑炎、重症病毒性肺炎有时即见此种情况，即开始如上感症状，继迅速出现感染性休克）；或气分热甚，营（血）分也被热久，酿成“气营（血）两燔”。因此，在临床辨证时应根据脉症的不同作具体分析，才能得出正确诊断。

现将卫气营血各证的主要证候简介于下：

（一）卫分证

卫气主要敷布于人体肌表，司汗孔开阖，有温养肌肤、抵御外邪等作用。卫分证是温热之邪侵犯肌表，卫气功能失常所表现的证候，常见于温热病的早期。因肺主皮毛，卫气通于肺，故卫分证常有肺经病变的证候。

临床表现：发热，微恶风寒，头痛，咳嗽，口微渴，咽喉肿痛，舌边尖红，苔薄白或微黄，脉浮数。

证候分析：邪犯肌表，卫气与之相争则发热，卫阳被邪气所郁则恶风寒，因温病属温热阳邪为患，故多发热重而恶寒轻；温热之邪上扰清窍故头痛；卫气郁阻，肺气不宣则咳嗽；咽喉为肺之门户，温热伤津，故口渴咽干，甚则咽喉肿痛；邪在于表而性偏热，故脉浮数，舌苔薄白或微黄，舌质偏红而局限于边尖。卫分证为温热之邪所袭，主表，证候偏热，故又称表热证。

对于病毒感染性疾病而言，卫分证多见于病毒性感染的初期阶段。如上呼吸道感染、流行性感冒、风热袭表，有时有夹暑、夹湿或兼燥之不同。一般风热兼暑，仅见于夏日；风热夹湿，多见于长夏，或冒雨感冒时；风热夹燥，多见于秋天空气干燥时，这些相应的证型，其辨证论治见相关章节。

（二）气分证

气是维护人体生命活动的物质基础，为各脏腑生理活动的动力。气分证是温热之邪内入脏腑，尚未深入营血，为正盛邪实、正邪剧争、阳热亢盛的里热证。气分证特点是发热不恶寒，但恶热，口渴，苔黄，脉数。

温邪入气分的途径有二：一是由卫分证传来，即先有恶寒发热，而后转变为不恶寒，但恶热；二是温邪直入气分，起病即是但热不寒的气分证。

热入气分，里热壅盛，常见的有以下两种证型：

1.气分大热

气分大热相当于阳明经证。

临床表现：大热，大渴喜冷饮，大汗出，脉洪大，面赤心烦，舌苔黄燥。

证候分析：气分热甚，弥漫全身，蒸腾于外，故大热，面赤；热气蒸腾，逼津外泄，故大汗；热盛汗出伤津，故烦渴引饮，舌苔黄燥；内热燔灼，气盛血涌，故脉洪大。

2.胃肠结热

胃肠结热相当于阳明腑证。

临床表现：日晡潮热，腹满硬痛、拒按，大便燥结，舌苔黄燥，甚则焦黑起芒刺，脉沉实有力。

证候分析：胃肠腑实，燥热内盛，故日晡潮热；热结肠道，耗伤津液，津少不足以润肠，燥热与糟粕相结，故大便燥结；燥屎内结，腑气不通，故腹满硬痛、拒按；胃肠实热耗津伤液，故舌苔黄燥，甚则焦黑起芒刺，脉沉实有力。

3.营分证

营分证是温热病热邪内陷的深重阶段，以营阴受损、心神被扰为病理特点的证候。营为血中之气，且为血之前身，内通于心，故营分证以营阴受损、心神被扰病变为主。营分介于气分、血分之间，若疾病由营转气，示病情好转；若由营入血，示病情更为深重。

温热入营，可由气分传来，也可由卫分直入营分（“逆传心包”），亦有某些温热之邪直入营分，起病即见营分证候（某些流行性出血热即可见此现象）。

临床表现：身热夜甚，口干不欲饮，心烦不寐，甚或神昏谵语，斑疹隐隐，舌质红绛，脉细数。

证候分析：邪热入营，燔灼营阴，故身热夜甚；营热蒸腾，营气上升，则口干不欲饮；热扰心神，故心烦不寐；若邪热内闭心包，则见神昏谵语；营分热甚，势必累及血分，故舌质红绛；若热窜血络，则斑疹隐隐；热盛耗阴，故脉细数。

值得注意的是：营分证常见于病毒和细菌感染性疾病极期所出现的弥散性血管内凝血（DIC）的早期阶段，应早期发现，及时诊治。

4.血分证

血分证是温热病卫、气、营、血发展的最后阶段，也是病情最为深重的阶段。血分证多由营分证不解而传入血分，也可由气分直入血分，或气分证未罢又出现血分证的（即“气血两燔”）。心主血、藏神，肝藏血、主风，热邪深入血分，势必影响心、肝两脏，见动血、神昏、抽搐，而邪热久恋，耗伤真阴，又将累及于肾，见舌质红绛、脉细数，故血分证以心、肝、肾病变为主。临床表现除具重笃的营分证之外，更以耗血、动血、伤阴、动风为其特征，从而可分为血热妄行、肝热动风两种证型，也有重症患者两种证型同时并见的。

（1）血热妄行

临床表现：除发热夜甚、心烦少寐等营分证基本证候外，更见高热躁狂及出血（包括吐、衄、便、尿血及斑疹透露），舌质紫绛，脉细数。

证候分析邪热入于血分，较营分更为深重，热邪迫血妄行，故见动血症状，血动于上则为吐血、衄血，动于下则为便血、尿血；血瘀不行，溢于皮肤，则发斑疹，见于舌质，则舌紫绛；热甚耗伤真阴，故脉细数。

（2）肝热动风

临床表现：在重的营分证基础上，更见阵阵抽搐，头痛眩晕，甚则角弓反张。

证候分析：热邪亢盛，深入血分，灼伤阴液，筋脉失养，则见抽搐、角弓反张等热动肝风之象。热邪上扰清窍，故见头痛眩晕。

值得注意的是：血分证常见于病毒感染性疾病的危重病极期，或一些慢性病毒感染性疾病晚期合并（继发）细菌感染的急危重症患者，如慢性肝炎继发腹部感染、艾滋病患者继发细菌感染重症等。

另外，卫气营血辨证目前由于病毒感染的危重病患者多在医院住院治疗，一开始就用了西药、输液、营养支持等治疗，因而传统中医卫气营血典型证候，相对而言已比较少见。尤其是在病变的早期和病变的恢复期，还有大量的病情比较轻的病毒感染性疾病患者，无论早期、中期和晚期卫气营血的典型病证已经很难出现。鉴于上述，目前大多数病毒感染性疾病的患者，尤其是门诊患者基本上都是用八纲辨证、脏腑辨证和病因辨证为主进行辨证施治。

四、三焦辨证

三焦辨证是清代吴鞠通根据《黄帝内经》（简称《内经》）用上、中、下三焦划分部位的概念，在卫气营血辨证的基础上，结合温病传变规律总结出来的一种辨证方法。三焦辨证以“三焦”为瘟病的辨证纲领，将卫、气、营、血贯穿其中，着重阐述三焦所属脏腑在温热病过程中的病理变化，用以说明病变部位、病情轻重和疾病的传变规律，以此作为辨证论治的依据。

（一）上焦病证

温热病邪侵犯肺经或邪陷心包所表现的证候，称上焦病证，为疾病的初期阶段。症见身热，微恶风寒，汗出口渴，舌边尖红赤，脉浮数或两寸独大等。其为邪袭上焦，侵入犯肺所致。若舌謇肢厥，神昏谵语，或昏瞶不语，舌质红绛等，则属温邪内陷，逆传心包。

（二）中焦病证

温热病邪侵犯中焦脾胃所表现的证候，称为中焦病证，多属疾病的中期阶段。若见身热面赤，腹满便秘，口渴饮冷，舌苔黄燥或焦黑，脉沉实有力，属胃热炽盛；若见身热不扬，头身困重，胸闷脘痞，便溏不爽，舌苔黄腻，脉濡数等，则属湿热蕴脾。

（三）下焦病证

湿热病邪久羁，深入下焦，损伤肝肾之阴所表现的证候，称为下焦病证，为疾病的后期阶段。常见身热颧红，手足红热，口燥咽干，神倦耳聋，脉虚大，或手足蠕动，或震颤，甚至时时欲脱等。

在非典型肺炎期间，用八纲辨证、脏腑辨证和卫气营血辨证进行辨证。脏腑辨证根据病毒感染的靶器官和痰、咳、喘肺部的病变进行辨证。如前所述，病毒性非典型肺炎为急性期危重阶段，既是严重的实证，同时又出现了肺气虚、气阴大虚，因此，在治疗用药时加用了生脉注射液益气养阴救治，取得了良好的效果就是证明。

第四节　疾病的治则治法

治则是指在整体观念和辨证论治精神原则指导下而制定的，对临床立法、处方、用药及采用其他措施具有普遍指导意义的基本原则。治法是在中医基本理论指导下，根据辨证的结果而确定的相应的治疗方法。治则与治法不同，治则是用以指导治疗方法的总则，治法则是治则的具体化，它是在治则的指导下，根据不同病情而确定的具体治疗方法，任何具体的治法，总是从属于一定的治则。因此，在传染病的治疗过程中，首先必须根据中医理论确定治则，而后确定相应的治法。本节将根据病毒感染性疾病的病变特点，系统介绍其治则与治法。

治疗原则即治则。《素问・移精变气论》曰：“治之要极，无失色脉，用之不惑，治之大则。”由此可以看出，治疗原则的确定，必须以四诊所搜集的客观资料为依据，不同的病情，即有不同的治疗原则。一般说来，在临床实践中，首先必须明确病位、病势的浅深，区分表里而治；根据疾病发生发展过程中，矛盾双方的主次关系，区分标本缓急，而急则治其标，缓则治其本，或标本兼治；结合邪正斗争过程中产生的虚实变化，以决定扶正、祛邪或者兼顾；按照阴阳失调的病变规律调整阴阳；针对不同脏腑气血功能的失调来调整脏腑气血；结合发病时间、地点和不同患者的特点做到因时、因地、因人制宜。因此，根据整体观念和辨证论治的精神，确定病毒感染性疾病的基本治疗原则有治分阶段，治分表里，扶正祛邪，调理阴阳，调整脏腑气血，区分标本缓急，治“病”与治“证”，因时、因地、因人制宜八个方面。

(一)治分阶段

病毒感染性疾病虽然多种多样,但相同的是,大多数临床表现具有明显的阶段性。一般可分为初期(症状、体征不典型或不严重阶段)、中期(症状、体征较重,典型阶段)、恢复期(正气渐复,余邪未尽,邪退正虚阶段)。而每一种病毒感染性疾病在不同阶段的治疗原则和处方用药的重点是不同的。以麻疹为例,初期(前驱期)治法为辛凉透疹,可用宣毒发表汤加减;出疹期治法为清热解毒透疹,可用清热透表汤加减;恢复期治法为甘寒养阴,轻清余热,可用沙参麦冬汤加减。再如,病毒性肝炎可分为急性期和慢性期,急性期又可分为初期、中期和恢复期,每期的治疗原则、治疗重点和处方用药都不相同。

以上说明,对于病毒性疾病的治疗,治分阶段是重要的、应当遵循的原则之一。

(二)治分表里

表里是就病位与病势而言,表里是一个相对概念,如体表与脏腑相对而言,体表为表,脏腑为里;脏与腑相对而言,腑为表,脏为里;经络中三阴经与三阳经相对而言,三阳经属表,三阴经属里;卫分与气分相对而言,卫分为表,气分为里等。从病势深浅而论,在病毒感染性疾病中,病邪入里一层,病势深一层;出表一层,病轻一层。表证是指六淫邪气经皮毛、口鼻侵入时产生的证候,以恶寒发热、头身痛、舌苔薄白、脉浮等为主要表现。里证是疾病深入于里(脏腑、气血等)的一类证候,以壮热、神昏、口渴、腹痛、腹泻、舌苔黄或厚腻、脉沉等为主要表现。当表证和里证在同一时期出现时,称表里同病。在病毒传染性疾病的发生发展过程中,疾病的发展既可遵循由表入里的原则,如麻疹、流行性感冒等,亦可初病既见表证又见里证,如部分病毒性肺炎、流行性腮腺炎、病毒性肝炎初期等,亦可外邪直接侵犯脏腑而初起即见里证,如病毒性肠炎、流行性出血热等。因此,在病毒感染性疾病的治疗中,就必须明确区分表证、里证或表里同病及表里证之轻重缓急而采用解表、治里或表里双解及先解表后治里的治疗原则。

1.解表

主要适用于具有表证证候或虽表里同病,但以表证为急、为重,而里证相对较轻、较缓的患者,如流行性感冒、麻疹、风疹、病毒性肝炎等传染病初起,以恶寒、发热、头身疼痛、脉浮等为主要表现者,其治疗都应以解表为主要治则,但在临床实践中,结合病毒感染性疾病的传变特点,多不单纯应用解表药,而适当加以治里的药物,即多采用表里同治而以解表为主的治疗原则,做到既解除表邪,亦切断其传变途径。如银翘散、荆防败毒散、麻黄连翘赤小豆汤等都在解表方中,适当加用治里的药物。

2.治里

主要适用于病毒感染中具有里证证候或虽表里同病,但以里证为急、为重的患者。如由于外邪不解、内传入里之流行性感冒、麻疹并发肺炎或脑炎等;或由于外邪直接侵犯脏腑而形成的传染病,如病毒性肠炎、病毒性肺炎或由于素体较弱,致邪毒入侵、正虚邪实,都应采用治里的治疗原则。

3.表里双解

表里双解主要适用于病毒感染性疾病中具有表里同病证候的患者,如麻疹出疹期、部分病毒性肠炎初起、流行性感冒、流行性腮腺炎初起等传染病中都出现表里同病的证候,因此,治疗时都应采用表里双解之原则,但在临床具体运用时,可根据表里证之主次及轻重缓急而灵活运用,既可偏于解表,亦可偏于攻里或两者并重。如银翘散偏于解表,而防风通圣散则解表与治里并重。

值得注意的是，由于病毒感染性疾病具有传变迅速、变化多端的特点，往往表证时间较短，因此，临床运用解表原则时，必须密切注意病情变化，里证已成，就应立即采用治里或表里双解的治疗原则，切不可盲目长时间、大剂量地应用解表药，致损伤患者阴液，甚至造成亡阴或亡阳之证，同时亦不可过早大量使用治里之药，否则易致外邪入内，而加重病情，甚至产生种种变证。

（三）扶正祛邪

正，即正气，是指人体的机能活动（包括脏腑、经络、气血等功能）和抗病康复能力以及机体生命活动的物质基础（阴精、阳气、津、血等）；扶正，即运用补养药物或其他治疗手段以增强体质、扶助正气、提高机体抗病能力和恢复健康的能力。邪，即邪气，泛指各种致病因素，如六淫、疫疠、痰饮、瘀血、食积等；祛邪，即运用泻实药物或其他祛邪方法，以祛除病邪，使邪去正安。

病毒感染性疾病的发生发展过程，从邪正关系来讲，是正气与邪气相互斗争的过程。邪正相争的胜负，不仅直接决定着疾病的发生，而且决定着疾病的进退。邪胜于正则病进，正胜于邪则病退。因而治疗病毒感染性疾病，就必须注意扶助正气，祛除病邪，改变邪正双方的力量对比，以有利于疾病向痊愈的方向转化，所以扶正祛邪是指导病毒感染性疾病治疗的一个重要原则。《素问・通评虚实论》云："邪气盛则实，精气夺则虚。"其治疗方法，则应"实则泻之，虚则补之"（《素问・三部九候论》），所以补虚泻实实际上是扶正祛邪这一治疗原则的具体运用。中医扶正祛邪的方法很多，后面有关章节所讨论的各种治疗方法，都属于扶正和祛邪，而其运用原则，总以正邪双方消长盛衰的情况及各自在病程中所处的性质、主次为依据，决定扶正与祛邪的主次和先后。临床一般有如下几种运用方式：

1.扶正或祛邪单独运用

（1）扶正：适用于以正气虚为主要矛盾，而邪气不盛的虚性病证。如流行性乙型脑炎、流行性出血热、病毒性肺炎、流行性腮腺炎等传染病后期多见短气、乏力、潮热、盗汗，舌淡红苔薄，甚则光剥无苔，脉细数等气阴两虚之候，治疗便应扶正（益气养阴）；急性病毒性肠炎，大量腹泻后，气阴两伤，或病毒性肺炎危重病，气阴两伤，神疲乏力，心累气短，舌光质红少津，脉微细而数等阴阳两虚或气随血脱之证，此时应采用滋阴补阳或益气固脱等扶正之法治疗。

（2）祛邪：适用于以邪实为主要矛盾，而机体正气未衰的实性病证。祛邪的治疗原则在病毒感染中使用相当广泛，每种病毒感染都要运用，如流行性感冒、流行性乙型脑炎、病毒性肺炎、流行性出血热、病毒性肝炎等疾病见热毒内盛者，宜用清热解毒治疗；诸如此类以祛除病邪为主者，皆属祛邪范畴。针对病毒这种治病之因进行抗病毒（或者抑制病毒），减轻或消除病毒对人的损害。因此，对所有的病毒感染性疾病的治疗自始至终都应针对其病毒抗病毒（抑制病毒、抗毒、解毒）治疗。

（3）扶正祛邪合并运用：扶正与祛邪并用，适用于正虚邪实的病证，而且两者同时兼用则扶正不会留邪，祛邪又不会伤正。但在具体运用时，又须区别正邪的主次强弱而有下述不同用法：若正虚邪实互见，但以正虚较急重者，应以扶正为先、为主，兼顾祛邪，如流行性乙型脑炎、流行性出血热、病毒性肠炎后期可出现气阴两伤，余邪未尽之证，此时应益气养阴以扶正，但应加用祛邪之药以祛除余邪；相反，邪实较明显，则应以祛邪为主，兼顾扶正，如素体较虚，复患病毒性肝炎早期，其治疗均应在祛邪的同时，兼顾正气，以防祛邪更致正虚；另外，尚有部分病毒感染性疾病可扶正祛邪并重，如病毒性肺炎、急性病毒性重症肝炎、病毒性肠炎的早期都会出现气阴大虚，邪盛正虚，其治疗就必须采用扶正祛邪并重的方法。在这种邪气很盛而又正气大虚的情况下，若不祛邪就等于坐以待毙;若不扶正任其发展,势必正气严重亏损,无力抗邪,甚至气阴亡脱,很快死亡。对此中医有大补气阴,留人治病之说。

(4)先后运用:即根据病情需要,或先扶正后祛邪,抑或先祛邪后扶正,目的旨在及时有效地祛除邪气或促使正气的恢复。

①先祛邪后扶正:先祛邪后扶正,适用于虽然邪盛正虚,但正气尚足而耐攻伐,或同时兼顾扶正反会助邪的病证,则应先祛邪而后扶正。如虽素体较弱,但患病毒性肠炎出现呕吐、腹泻时,此时应先予祛邪,使毒物排出体外,而后方可考虑扶正。

②先扶正后祛邪:先扶正后祛邪,适用于正虚邪实而以正虚为主要矛盾的患者,因正气过于虚弱,治以攻邪,则反而更伤正气,故应先扶正而后祛邪。如晚期艾滋病患者,出现气阴大虚,应先益气养阴扶正,待恢复到一定程度,再考虑抗病毒解毒治疗。又如重症肝炎出现呕血、便血之气随血脱之证,此时应先予益气固脱,待病情稳定后,才能予以解毒;在运用扶正祛邪这一原则时,还应注意的是,扶正要谨防留邪,祛邪亦慎勿伤正。因为扶正固然有"正足则邪自去"的一面,但运用扶正药物(包括其他扶正方法)时间过长、过早或过量,每有留邪(或恋邪)的可能。如流行性乙型脑炎等通过治疗而热退、身凉、脉静,若此时过早应用温补,常可导致余邪留恋不去。同样,祛邪固然有"邪去则正自安"的效果,然用之过量、过久或过早,亦常有耗伤机体正气的弊端,如病毒性肝炎,当用清热解毒之品,若用量过大,时间过长,可损伤患者脾胃,以致余邪久难消除,病体久久不能恢复。

(四)调整阴阳

人体正常的生理活动是阴阳相对平衡,其异常变化则是阴阳失调,所谓阴阳失调,是指机体在疾病发生发展过程中,由于各种致病因素作用于机体,致使机体阴阳失去相对平衡,出现阴阳偏盛偏衰,或阴不制阳、阳不制阴的病理状态;同时,阴阳失调也是脏腑、经络、气血、营卫等相互关系失调,以及表里出入、上下升降等气机失常的概括。调整阴阳,就是针对其病理变化,采用补偏救弊,使其恢复相对的动态平衡状态。由于六淫、七情、饮食、劳倦等各种致病因素作用于人体,必须通过机体内部的阴阳失调才能形成疾病,所以,阴阳失调又是疾病发生、发展的内在根据。

病毒感染性传染病的发生,从根本上说即是阴阳的相对平衡遭到破坏,出现偏盛偏衰的结果。对于阴阳失调的病程变化,《素问·至真要大论》强调应"谨察阴阳所在而调之,以平为期"。因此,调整阴阳,补偏救弊,恢复阴阳的相对平衡,促进体内阴平阳秘,乃是临床治疗病毒感染性疾病的根本法则之一。

阴阳失调的病理变化甚为复杂,概括起来可分为阴阳偏盛、阴阳偏衰、阴阳互损以及阴阳亡失等类型,根据这些病理变化,临床上就采取相应的治疗法则。

1.损其偏盛

一般而言,机体在疾病过程中,若表现出阳气偏盛,机能亢奋,热量过剩的病理状态,产生阳盛而阴未虚的实热证,诸如壮热、面红、目赤、舌红苔黄、脉数等;或表现出阴气偏盛,机能障碍或减退、产热不足以及病理性代谢产物积聚的病理状态,形成阴盛而阳未衰的实寒证,诸如形寒肢冷、舌淡等,此乃阴阳偏盛,临床应采用"损其有余"的方法治之。如流行性乙型脑炎、流行性脑脊髓膜炎等出现壮热、头痛、恶心呕吐、舌红苔黄、脉洪数等症,应"治热以寒",即用"热者寒之"的方法,可采用白虎汤等以清其邪热;病毒性肝炎可出现胁胀、黄疸晦暗、热少寒多、口不渴、胸脘痞闷、神疲体倦、苔白腻、脉弦等寒湿之症,则应"治寒以热",即用"寒者热之"的方法治疗,可采用理中汤合茵陈蒿汤,温阳除湿,利疸退黄。

但是,《素问·阴阳应象大论》指出:“阴胜则阳病,阳胜则阴病。”在阴阳偏盛的病变中,一方的偏盛,可导致另一方的不足,阳热亢盛易于耗伤阴液,阴寒偏盛易于损伤阳气,故在调整阴或阳的偏盛时,应注意有没有相应的阴或阳偏衰情况的存在,若已引起相对一方偏衰时,则应兼顾其不足,配合以扶阳或益阴之法。

2.补其偏衰

这是对于阴阳偏衰,即阴或阳的一方虚损不足的病证,如阴虚、阳虚或阴阳两虚等,采用“补其不足”的方法治之。当机体在疾病过程中,出现阳气虚损、机能减退或衰弱、热量不足的病理状态,形成阳不制阴、阴气相对亢盛的虚寒证,诸如畏寒肢冷、面色㿠白、便溏舌淡、脉细等。如在病毒性肝炎中可由于患者脾胃素虚,或过用苦寒而出现面色黄而晦暗、纳呆、便溏、神疲、畏寒、舌淡、脉迟等阴黄之证,其治疗则应“阴病治阳”,针对脾胃阳虚,投以附子理中丸之类。当机体出现血、津液等物质亏耗,以致阴不制阳,导致机能虚性亢奋的病理状态,形成阴液不足,滋养、镇静功能减退,以致阳气相对偏盛的虚热证,诸如五心烦热、骨蒸潮热、面红、盗汗、口燥咽干、舌红少苔、脉细数等,其治疗则应“阳病治阴”,采用“壮水之主,以制阳光”的方法。病毒感染性疾病患者出现阴虚阳亢证,其治疗便应滋阴制阳(或养阴潜阳)。

当机体阴精与阳气虚损到一定程度时又常相互影响,即阳气虚损日久,可累及阴液生化不足,从而在阳虚的基础上导致阴虚,形成阴阳两虚证;同样,阴液亏损日久,累及阳气生化不足或无所依附而耗散,从而在阴虚的基础上导致阳虚,形成阴阳两虚证,这两种变化都属“阴阳互损”,治疗则应阴阳双补。如病毒性肠炎,由于反复大量腹泻丢失了阴液而津伤(阴亏),大下亡阴。由于阴阳互根,神疲乏力、气虚伴随出现就应该气阴双补即阴阳双补。其病开始多为阴虚火旺,若治疗不及时,致阴损及阳,导致阴阳两虚,其治疗原则应阴阳双补。

应当指出,阴阳是互根互用的,临床调整阴阳偏衰的病证时,还应注意“阴中求阳”和“阳中求阴”。所谓阴中求阳,即在补阳时适当配以补阴药,通过补阴为阳气的生化补充物质基础;所谓阳中求阴,即在补阴时适当配以补阳药,通过补阳来促进阴精的化生。正如《景岳全书·新方八略》中所云:“此又阴阳相济之妙用也。故善补阳者必于阴中求阳,则阳得阴助而生化无穷;善补阴者必于阳中求阴,则阴得阳升而泉源不竭。”

3.救阴回阳

对于病毒感染性疾病的急危重症容易出现气阴大伤甚至出现亡阴、亡阳的证候。偏衰至极可导致阴阳亡失,出现亡阴或亡阳的病理变化。亡阴是指由于机体阴液突然消耗或丢失,导致全身机能严重衰竭的病理状态。如流行性脑脊髓膜炎、病毒性肺炎、病毒性肠炎等,由于出汗或腹泻太过,致机体阴津大量丢失而见全身极度衰竭、头昏、心悸、烦躁不安、晕厥、少尿或无尿、汗多欲脱、舌淡脉芤等亡阴之象,治当救阴固脱,可用生脉散或独参汤加味。亡阳是指机体阳气突然脱失,而致全身机能严重衰竭的病理状态,临床可见大汗淋漓、肌肤手足逆冷、踡卧神疲、面色苍白、脉微欲绝等危候,治当回阳救逆,如在病毒性肠炎中出现大汗淋漓、四肢厥冷、声音嘶哑、拘急转筋、脉细欲绝之症,治宜辛温回阳,可用四逆汤。

亡阴和亡阳在病机和病证方面虽有所不同,但由于机体的阴精和阳气存在着互根互用的密切关系,阴亡则阳无所依附而散越,阳亡则阴无以化生而耗竭。故亡阴可迅速导致亡阳,亡阳可迅速导致亡阴,最后导致“阴阳离决,精气乃绝”,生命活动也随之终止而死亡,这在病毒中因感染和体液丢失过多等导致的休克中多见。因此,治疗这类病证应根据阴阳互根互用的原理,予以救阴回阳并举,只不过要区分主次而以某一方面为主而已。

由于阴阳是辨证的总纲,病毒感染性疾病的各种病理变化均可用阴阳失调加以概括,因此,调整阴阳实为治疗病毒感染性疾病的总则。诸如调理脏腑气血、解表攻里、升清降浊、寒热温清等治疗方法,亦自然可以概括在调整阴阳治则之内。如《素问·阴阳应象大论》云:“审其阴阳,以别柔刚,阳病治阴,阴病治阳,定其血气,各守其乡。”这段话不仅指出调整阴阳这一法则的具体应用,而且说明了调整阴阳这一法则的广泛性。

如病毒性肺炎的某些患者发热、面色㿠白、食少、腹胀、便溏等肺脾两虚的症状,此时治疗不应单纯滋阴润肺,而应酌加甘淡健脾之品,同时滋阴不可过于滋腻以妨碍脾之运化。再如在病毒性肝炎的治疗中,在清利肝胆湿热的同时,应酌加健脾之品,此即仲景“见肝之病,知肝传脾,当先实脾”的具体运用,这样不仅有利于湿热的清除,而且也可防止苦寒药损伤脾胃。

(五)调理气血

气血是各脏腑组织功能活动的主要物质基础,气血虽各有其功用,但又相互为用。因此,气血失调主要表现在两个方面:气与血自身的不足或逆乱而导致各自的功能失调。如某些传染病可出现气虚、气滞、气逆、气陷、气闭、气脱等病证,亦可出现血虚,根据阴阳互根互用的原理,予以救阴回阳并举,只不过要区分主次而以某一方面为主而已。

(六)区分标本缓急

标本乃是一个相对概念,有多种含义,可用以说明病变过程中各种矛盾的主次关系。如从邪正双方来说,正气是本,邪气是标;从病因与症状来说,病因是本,症状是标;从疾病先后来说,旧病、原发病是本,新病、继发病是标;以部位而言,则内脏为本,体表为标……。缓急,则指病情的轻重和病变的快慢。区分标本缓急,就是指治疗传染病宜注意区分各种疾病矛盾双方的主次关系,包括病情的轻重和病变的缓急,以制定相应的治疗措施。《素问·阴阳应象大论》曰:“治病必求于本。”而病毒感染性疾病的发生、发展,一般总是通过若干症状而显示出来的,但这些症状和体征只是疾病的现象,不是疾病的本质。只有充分搜集、了解疾病的各个方面,如发病原因、病变过程、症状、体征、体质、过去史、个人史、家族史等,运用辨证论治理论,采取去粗取精,去伪存真,由此乃彼,由表及里的方法,进行综合分析,才能透过现象发现本质,找出产生疾病的根本原因和病变机理,从而确立恰当的治疗方法。如治病求本,病因为本,审因论治,针对其发病的直接原因治疗就是治本。因而,所有的病毒感染性疾病均应针对抗病毒(抑制病毒、解毒、抗毒)治疗,从而消除和减轻病毒对人体的损害,这就是治本的体现。中医的标本是相对的、辨证的。邪气与正气也是相对而言的,正气为本(即人的抗病与修复能力),邪之所凑其气必虚,邪令正虚,久病多虚。因此,在病毒感染性疾病的整个过程中,都可能存在虚证,所以在治疗时都应该照顾到患者的正气,采取扶正固本的方法治疗。

1.急则治标

急则治标是指在病证的发展过程中出现了严重的并发症,不及时解决,将危及患者的生命或影响到本病的治疗。例如,流行性出血热的大出血,就应采取急救措施,紧急止血以治其标,待血止病情缓和后,再治其本。又如在流行性出血热、病毒性肺炎、流行性乙型脑炎等出现闭证时,亦应当先治其标,予以开窍醒脑,待闭证解除之后,再图治本。再如病毒性肺炎、急性病毒性肝炎病程中出现腹胀、便秘时,此时应“急则治其标”,以承气汤类解除其腑实之证,此即《素问·标本病传论》所云

“先热而后生中满者，治其标”。又如患者素有冠心病而又患流行性感冒、病毒性肺炎，此时应先治疗流行性感冒、病毒性肺炎，待新病缓解或痊愈后，再予治疗冠心病。《金匮要略》所谓：“夫病痼疾，加以卒病，当先治其卒病，后乃治其痼疾也”，即指此而言。

值得一提的是，急则治标，实际上也是一种标本同治，只是把标作为一个相对突出的重点而已，如流行性出血热的患者出现出血症状明显时，止血治疗是当务之急，亦称急则治标，但与此同时，既没有停止和放松对其致病的原因（本）抗病毒治疗，也没有停止和放松对保护肾脏和益气养阴（扶正固本）的治疗。

2.缓则治本

缓则治本是指在标病不急，或缓解之后，应针对该病的本质或本病而治的原则。这一原则对病毒感染性疾病中的慢性病或急性病、重病的恢复期有重要指导意义。例如，流行性出血热恢复期，发热出血已趋于控制，但又出现神疲乏力、纳差、气短、舌红苔少、脉细数等气阴两虚，应采用扶正固本的方药，益气养阴，健脾和胃等治疗。再如流行性乙型脑炎、流行性脑脊髓膜炎等后期可出现便秘，此时不应采用攻下之法通便，而应当增津养液以通其便，此即所谓“增水行舟”之法。一般说来，急则治标，缓则治本，是临床治病的常规法则，此乃言其常，然对此不能绝对化。事实上，病情较缓时也不是不可治标，如病毒性肺炎的咳嗽，适当加用止咳药，亦有利于症状的缓解。并且对急危病证也未尝完全不治其本，如亡阴虚脱，病情危急时，急用参附汤或生脉饮等以治之即属治本之法。故可以认为“急则治其标，缓则治其本”乃是相对而言，临床上只有做到“知常达变”，灵活取舍，方有利于病证的治疗。

3.标本同治

标本同治是指在标病、本病并重的情况下，采取既治其标又治其本的一种法则，临床上很多病毒感染性疾病，尤其是在其后期，常需标本同治，故这一法则比单纯治本或治标更为常用。如在部分病毒感染性疾病中，可出现邪热里结之腹满、便秘，又可见阴伤之证，治宜泻热通便、增津养液并用，可用增液承气汤。如病毒性肝炎，慢性期胁胀、黄疸、神疲纳差、脉弦细，为肝郁脾虚，治宜疏肝利胆，健脾除湿。

另外，前述之扶正与祛邪合用，以及调理气血之补气行血和补气摄血等，实际上是标本同治的具体运用。

可以看出，标本缓急治则既有原则性，又有灵活性，临床运用时应视病情变化适当掌握，但最终目的在于抓住疾病的主要矛盾，做到治病求本。

（七）治“病”与治“证”

中医治疗病毒感染性疾病既注重治“病”，又注重治“证”。病，即疾病，是在病因作用和正虚邪凑的条件下，体内出现的具有一定发展规律的正邪交争、阴阳失调的全部演变过程，具体表现出若干特定的症状和各阶段相应的证候，亦指疾病的名称。证，则是机体在疾病发生发展过程中某一阶段的病因、病机、病位、病性、病势等情况的综合概括，能反映疾病的本质。“治病必求于本”作为指导临床治疗疾病的根本法则，由于它能辨证地看待“病”与“证”的关系，既看到了一种病可出现多种不同的证，不同的病在其发展过程中的某一阶段可以出现相同的证，因此，临床治疗疾病时，就应在治病求本的原则指导下，采用“同病异治”和“异病同治”的方法来处理好治“病”与治“证”的关系。

1.同病异治

是指同一疾病，由于发病的时间、地点以及患者机体的差异，或处于不同的发展阶段，所表现出的“证”不同，因而治法也应不一样。例如，同是病毒性肝炎，其证却有湿热证、寒湿证、湿热夹毒证之别，故其治法亦因之而异。

2.异病同治

指不同的疾病在其发展过程中，出现了相同的“证”，因而采用相同的方法治疗。例如，病毒性肺炎、病毒性肠炎是不同的疾病，但在病程中都可出现气阴虚证，其治疗便可采用相同的益气养阴治法，都可使用生脉注射液和(或)生脉散治疗。再如，流行性乙型脑炎、流行性出血热、病毒性肺炎等是不同的疾病，但其发展过程中都出现了热毒炽盛证，其治疗都可采用白虎汤、黄连解毒汤等以清热解毒。

此可见，中医治疗病毒感染性疾病主要的不是着眼于“病”的异同，而在于“证”的区别。相同的“证”，即使“病”不同，仍可用基本相同的治法；而不同之“证”，即使“病”相同，亦必须用不同的治法。此即所谓“证同治亦同，证异治亦异”。这种针对疾病发展过程中不同质的矛盾而用不同质的方法去解决的法则，就是“治病必求于本”的精神实质。

治病求本虽为治疗病毒感染性疾病的基本原则，但在某些病证中，标病甚急，如不及时救治，常可危及患者生命或影响疾病的治疗时，则应采取“急则治其标，缓则治其本”的法则，先治其标病，后治其本病。若标本并重，则应标本兼顾而同时治疗。

(八)因时、因地、因人制宜

因时、因地、因人制宜，是指治疗疾病要根据季节、地区以及人体的体质、性别、年龄等不同而制定适宜的治疗方法，由于病毒感染性疾病的发生、发展与转归，常常受时令气候、地理环境以及患者个人的体质、职业等多方面因素的影响，治病时必须综合考虑诸方面的因素，对具体情况具体分析，区别对待，以制定适宜的治疗方法。此乃一颇具特色的中医治疗原则。

1.因人制宜

人与人之间存在着群体(男女老幼)差异和个体(个人的体质强弱与体型胖瘦等)差异，中医在辨证论治选方用药时，必须根据患者年龄、性别、体质、职业、性格、气质、生活习惯等不同特点，来考虑治疗用药的原则。

(1)年龄：不同年龄的患者，其生理状况和气血盈亏各不相同，治疗用药亦有差异。老年人生理机能减退，气血亏虚，患病毒感染性疾病后，多为虚实夹杂，治疗就应攻补兼施，即使邪气炽盛，正气尚未大虚而以攻法为主时，也要考虑老人的生理特点，尽量选用性味平和之品，且用量应比青壮年小，中病即应停止；否则，正气一伤，病情常经久不愈，甚至恶化。小儿生机旺盛，生长迅速，但脏腑娇嫩，气血未充，易寒易热，易虚易实，一旦患病毒感染性疾病如流行性乙型脑炎、流行性出血热、病毒性肠炎等，则病情变幻莫测，故其治疗忌投峻攻之剂，用药宜轻灵简捷，疗程宜快宜短，治疗要迅速彻底。

(2)性别：男女性别不同，其生理、病理特点亦有区别，尤其女性有经、带、胎、产等情况，治疗用药应加以考虑。如妇女月经期，无论患何种病毒感染性疾病皆应慎用破血逐瘀之品，以防出血不止；若在妊娠期患病毒感染性疾病，一般慎用和禁用峻下、滑利、破血、走窜伤胎或有毒药物，以免伤胎；若产后患病毒感染性疾病，应考虑阳气阴血俱亏及恶露等情况的存在，中医有产后多瘀多虚之说，在治疗时，应适当给予益气养血活血的方药。

(3)体质：体质有强弱与寒热之偏，不同的体质应用不同的方法予以治疗。在传染病中，凡阳盛或阴虚之体，宜慎用温热之剂；阳虚或阴盛之体，宜慎用寒凉伤阴之药。邪盛体壮者，当予祛邪；正虚体弱者，重用扶正，慎用攻伐。《素问·五常政大论》云“能毒者以厚药，不胜毒者以薄药”，说明体质不同，治疗用药常不同。

此外，人的职业、性格、生活习惯等对传染病的发生、发展有一定的影响。精神抑郁、性情急躁者，可影响肝炎患者的康复；不注意饮食卫生者，易发生肠道病毒感染性疾病；色情场所的参与者、有不洁性交史者容易发生性传播的病毒性疾病，掌握这些对病毒感染性疾病的治疗和预防有一定意义。

2.因时制宜

指根据不同季节气候特点，来考虑治疗用药。四时气候的变化，是人体进行生命活动的重要条件之一，但太过就会成为致病因素。人体适应自然环境的能力是有限的，如果气候剧变，超过了人体调节机能的一定限度，或者机体的调节机能失常，不能对气候变化作出适应性调节时，就会发生疾病。因此，临床上应根据季节气候甚至日时的不同变化而决定用药。

一般来说，春夏季节，气候由温渐热，阳气升发，人体腠理相应疏松开泄，即使某些病毒感染性疾病因感受风寒而发，亦不可过用辛温发散药物，以免开泄太过，耗伤气阴，变生他证；而至秋冬季节，气候由凉变寒，由于阴盛阳衰，人体腠理多致密，阳气内敛，此时若非大热之证，即当慎用寒凉之药，以防伤及阳气。《素问·六元正纪大论》所谓“用寒远寒，用凉远凉，用温远温，用热远热，食宜同法”，即是指此而言。有某些病毒感染性疾病，其发生与特定的季节气候变化密切相关，例如，流行性乙型脑炎、病毒性肠炎、病毒性肝炎多发于夏暑当令之时，而暑多兼湿，故在解暑同时，还应注意化湿。

3.因地制宜

指根据不同的地理环境来考虑治疗用药的原则。我国地域辽阔，东西南北之地质不一，山丘平原之地貌各异，温度、湿度亦互不相同，人的生活习惯各异，人的生理活动和病变特点也不尽相同，所以治疗用药应根据当地环境及生活习惯差异而有所变化，“小者小异”“大者大异”，地域特点不同，治法各有所宜。以上呼吸道感染、感冒为例，北方高寒地区常常寒邪较重、长江流域温带地区常夹湿热、华南地区多热多湿，联系这些特点，分别采取相适应的方法治之。正如《素问·异法方宜论》所云：“一病而治各不同，皆愈何也？岐伯对曰：‘地势使然也’。”

综上分析，因人制宜，是指治病时不能孤立地看病证，必须看到人的整体和不同人的特点；因时、因地制宜，则强调了自然环境对人体的影响。因时、因地、因人制宜的治疗原则，充分体现了中医治疗病毒感染性疾病的整体观念和辨证论治在实际应用上的原则性和灵活性。只有做到全面地看待问题，具体情况具体分析，善于因时、因地、因人制宜，才能获得良好的治疗效果。

总而言之，治则是对任何病毒感染性疾病的治疗均有普遍指导意义的原则，为立法处方用药的先导。正确掌握上述治疗原则，对于制定合理的治疗方法，提高临床治疗效果，具有重要意义。

第二章　心脑疾病

第一节　中风

中风病又称卒中，是在气血内虚的基础上，遇有劳倦内伤、忧思恼怒、嗜食厚味、烟酒等诱因，进而引起脏腑阴阳失调，气血逆乱，直冲犯脑，脑脉闭阻或血溢脉之外所致。临床以突然昏仆、半身不遂、口舌㖞斜、言语謇涩或不语、偏身麻木为主症，并具有起病急、变化快如风邪善行数变的特点，好发于中老年人的一种常见病。

中风急性期标实证候突出，急则治其标，当以祛邪为主。常用醒神开窍、平肝息风、清化痰热、化痰通腑、活血通络等治疗方法。闭证当以祛邪开窍醒神法治疗；脱证则以扶正固脱为法；内闭外脱者，醒神开窍与扶正固脱可以兼用。恢复期与后遗症期多为虚实夹杂，治宜扶正祛邪，常用育阴息风、益气活血等法。

中风病所涉及内容与西医学脑血管病基本相似，脑血管病可以分为缺血性和出血性两大类，由于病变性质、部位和范围的不同，可以表现出不同的症状和体征。不论是缺血性还是出血性的，均可以参照本节进行辨证论治。

脑血管病是严重危害人类健康的重大疾病。据中国卫生部统计中心发布的人群监测资料显示，无论是城市或农村，脑血管病近年在全死因顺位中都呈现明显前移的趋势。城市居民脑血管病死亡已上升至第一、二位，农村地区在 20 世纪 90 年代初脑血管病死亡列第 3 位，90 年代后期升至第 2 位。从国家“七五”攻关计划以来，作为重大疾病，脑血管病是国家攻关课题和各类重大研究项目的重点研究内容。随着人口老龄化的进程加速，脑血管病的临床和基础研究，将作为医学研究的重大课题持续进行下去并不断向前发展。

中医预防与治疗中风病有悠久的历史，积累了较为丰富的经验，具有鲜明的特色，具有一定的优势。中医防治脑血管病的研究，从临床治疗经验的汇总、发掘，到循证医学理论指导下的大样本证候学特点的系统化研究，再到中医综合治疗方案的规范化临床试验，从基础理论到临床实践的研究均取得较大的进展。已经完成的国家“十五”攻关课题结果显示，治疗脑梗死和脑出血的中医综合治疗方案已经建立，并在初步的临床实践中得到验证。中医治疗中风病的研究，已经形成相对较为成熟的，可以相对独立的研究体系。

从所造成损伤范围的角度看，脑血管病的病损涉及意识、运动、语言、智能、情绪、感觉等多系统，研究对象不仅仅局限在运动障碍。随着研究的不断深化，越来越多的学者趋向于将脑血管病定义为一个“综合征”。而随着这一认识的不断强化，研究方向越分越细，研究内容更趋向复杂。脑血管病后的智能和情绪改变引起更多的重视，血管性痴呆、卒中后抑郁已经成为独立的研究对象，相应的中医药诊断、治疗研究已经展开，部分研究已经取得初步成果。

从疾病病程角度看，脑血管病的临床和基础研究的重点一直在病变发生之后，即脑梗死或脑出血的急性期和恢复早期。随着研究的不断深化，对脑血管病认识水平的不断提高，研究重心发生位移，同时出现前移和后移的趋势。重心前移是指预防，出现短暂脑缺血发作的积极治疗，关注脑血管病高危因素的有效控制，以致高危人群早年生活习惯的改善。重心后移是指康复，脑血管病发生后复杂的病理机制，难以逆转的级联反应过程，直接导致治疗的难度，多数患者的功能损害不可避免，所以病变的损坏过程停止后，病情稳定后的功能重建不可回避，成为这一阶段的重点问题。

中风病康复涉及功能、能力和社会障碍等多层次，主症、兼症及合并症等多方面的问题，是中医药发挥特色和优势的重要位点。针灸促进偏瘫康复的疗效已经获得较为充分的临床证据。中药内服、外用，以及推拿等中医方法与康复训练相结合，可以从多角度、多方面解决偏瘫康复的问题，提高偏瘫康复的疗效。进一步规范化的临床研究，进一步深化的中医药作用机制探讨，更为广泛的国际合作研究，将更加明确中医药在中风病偏瘫康复中的特色和优势。

一、诊断标准

(一)中医诊断标准

1.疾病诊断

主症：偏瘫、神识昏蒙、言语謇涩或不语、偏身感觉异常、口舌㖞斜。

次症：头痛、眩晕、瞳神变化、饮水发呛、目偏不瞬、共济失调。

急性起病，发病前多有诱因，常有先兆症状。

发病年龄多在40岁以上。

具备两个主症以上，或一个主症两个次症，结合起病、诱因、先兆症状、年龄即可确诊；不具备上述条件，结合影像学检查结果也可确诊。

根据中风病的病理特点，中风分为缺血性中风和出血性中风，前者主要指缺血性脑血管病；后者主要指出血性脑血管病。

2.分期标准

急性期：发病4周以内。

恢复期：发病4周以上。

后遗症期：发病一年以上。

(二)西医诊断标准

1.短暂性脑缺血发作

(1)为短暂的、可逆的、局部的脑血液循环障碍，可反复发作，少者1～2次，多至数十次。多与动脉粥样硬化有关，也可以是脑梗死的前驱症状。

(2)可表现为颈内动脉系统和(或)椎—基底动脉系统的症状和体征。

(3)每次发作持续时间通常在数分钟至1小时，症状和体征应该在24小时以内完全消失。

2.蛛网膜下隙出血

主要是指动脉瘤、脑血管畸形或颅内异常血管网症等出血引起。

(1)发病急骤。

(2)常伴剧烈头痛、呕吐。

(3)一般意识清楚或有意识障碍，可伴有精神症状。

(4)多有脑膜刺激征，少数可伴有脑神经及轻偏瘫等局灶体征。

(5)腰穿脑脊液呈血性。

(6)CT扫描应作为首选检查。

(7)全脑血管造影检查可帮助明确病因。

3.脑出血

(1)常于体力活动或情绪激动时发病。

(2)发作时常有反复呕吐、头痛和血压升高。

(3)病情进展迅速,常出现意识障碍、偏瘫和其他神经系统局灶症状。

(4)多有高血压病史。

(5)CT 扫描应作为首选检查。

(6)腰穿脑脊液多含血和压力增高(其中 20%左右可不含血)。

4.动脉粥样硬化性血栓性脑梗死

(1)常于安静状态下发病。

(2)大多数发病时无明显头痛和呕吐。

(3)发病较缓慢,多逐渐进展,或呈阶段性进行,多与脑动脉粥样硬化有关,也可见于动脉炎、血液病等。

(4)一般发病后 1～2 天内意识清楚或轻度障碍。

(5)有颈内动脉系统和(或)椎—基底动脉系统症状和体征。

(6)应做 CT 或 MRI 检查。

(7)腰穿脑脊液一般不应含血。

5.脑栓塞

(1)多为急骤发病。

(2)多数无前驱症状。

(3)一般意识清楚或有短暂性意识障碍。

(4)有颈动脉系统和(或)椎—基底动脉系统症状和体征。

(5)腰穿脑脊液一般不含血,若有红细胞可考虑出血性脑梗死。

(6)栓子的来源可为心源性或非心源性,也可同时伴有其他脏器、皮肤、黏膜等栓塞症状。

6.腔隙性梗死

(1)发病多由高血压动脉硬化引起,呈急性或亚急性起病。

(2)多无意识障碍。

(3)应进行 CT 或 MRI 检查,以明确诊断。

(4)临床表现都不严重,较常见的为纯感觉性卒中、纯运动性轻偏瘫、共济失调性轻偏瘫、构音不全一手笨拙综合征或感觉运动性卒中等。

(5)腰穿脑脊液无红细胞。

7.无症状性脑梗死

为无任何脑及视网膜症状的血管疾病,仅为影像学所证实,可视具体情况决定是否作为临床诊断。

二、鉴别诊断

(一)口僻

又称吊线风。口僻以口眼㖞斜、目不能闭、口角流涎为主要临床表现,起病突然,一年四季均可发生,以春秋两季为多见,发病年龄以青壮年为多,发病前多有明显的局部受凉、风吹等诱因。与中风的临床表现、起病原因、发病年龄等明显有别。中风也有以口眼㖞斜为主要表现者,但多以中老年人为主,且多伴有言语謇涩或不语、偏身麻木或神昏等症。

(二)痫病

痫病患者虽起病急骤,突然昏仆倒地,但神昏多为时短暂,移时自行苏醒,醒后如常人。中风患者昏仆倒地,其神昏症状重,持续时间长,多难以自行苏醒,多遗留明显后遗症。痫病患者多伴有肢体抽搐、口吐白沫、四肢僵直、两手握拳、双目上视、小便失禁,一般无半身不遂、口舌㖞斜等症,发病者以儿童、青少年居多,且有多次相似发作的病史可寻。应当注意的是,少数中风先兆发作的患者,与部分痫病的发作相似,如年龄在 40 岁以上,首次发作者,应注意观察,并进行必要的检查,以资鉴别。

(三)厥病

厥病的突然昏仆、不省人事,需与中风相鉴别。但厥病神昏时间短暂,同时常伴四肢逆冷,一般移时苏醒,醒后无半身不遂、口舌㖞斜等中风特有的症状。而中风多遗留明显后遗症。

(四)痉病

痉病以四肢抽搐、项背强直,甚至角弓反张为主症,病发中也可伴有神昏,应与中风阳闭相鉴别。痉病神昏多出现于抽搐之后,而中风者多病起即有神昏,而后出现抽搐。痉病者抽搐时间长,中风者抽搐时间短。痉病者无半身不遂、口舌㖞斜等中风后遗症。

(五)痿病

痿病有肢体瘫痪、活动无力,但多起病缓慢,以双下肢瘫或四肢瘫为多见,或有患肢肌肉萎缩,或见筋惕肉瞤。中风的肢体瘫痪多起病急骤,且以瘫痪不遂为多见。痿病者起病时无神昏,中风者常有不同程度的神昏,据此多可鉴别。

三、证候诊断

(一)风痰火亢证

主症:半身不遂,口舌㖞斜,言语謇涩或不语,感觉减退或消失,发病突然。

次症:头晕目眩,心烦易怒,肢体强急,痰多而黏,舌红,苔黄腻,脉弦滑。

(二)风火上扰证

主症:半身不遂,口舌㖞斜,言语謇涩或不语,感觉减退或消失,病势突变,神识迷蒙。

次症:颈项强急,呼吸气粗,便干便秘,尿短赤,舌质红绛,舌苔黄腻而干,脉弦数。

(三)痰热腑实证

主症:半身不遂,口舌㖞斜,言语謇涩或不语,感觉减退或消失。

次症:头痛目眩,咳痰或痰多,腹胀便干便秘,舌质暗红,苔黄腻,脉弦滑或偏瘫侧弦滑而大。

（四）风痰瘀阻证

主症：半身不遂，口舌㖞斜，言语謇涩或不语，感觉减退或消失。

次症：头晕目眩，痰多而黏，舌质暗淡，舌苔薄白或白腻，脉弦滑。

（五）痰湿蒙神证

主症：半身不遂，口舌㖞斜，言语謇涩或不语，感觉减退或消失，神昏痰鸣。

次症：二便自遗，周身湿冷，舌质紫暗，苔白腻，脉沉缓滑。

（六）气虚血瘀证

主症：半身不遂，口舌㖞斜，言语謇涩或不语，感觉减退或消失。

次症：面色㿠白，气短乏力，自汗出，舌质暗淡，舌苔白腻或有齿痕，脉沉细。

（七）阴虚风动证

主症：半身不遂，口舌㖞斜，言语謇涩或不语，感觉减退或消失。

次症：眩晕耳鸣，手足心热，咽干口燥，舌质红瘦，少苔或无苔，脉弦细数。

四、病因病机

（一）病因

1.正气虚衰

年老体衰，或久病气血亏损，元气耗伤，则脑脉失养。气虚则运血无力，血流不畅，而致脑脉瘀滞不通；阴血亏损，则阴不制阳，阴亏于下，阳亢于上，阳化风动，夹痰浊、瘀血上扰清窍，邪气滞留于虚损之脑脉而形成下虚上实，突发本病。

2.劳倦内伤

烦劳过度，易使阳气升张，引动风阳，造成内风旋动，则气火俱浮，迫血上涌，或兼夹痰浊、瘀血上壅清窍；或血之与气并走于上，壅胀脑脉，终成大厥、昏仆之候；因此而中风者，病情多重。

3.饮食不节

嗜食肥甘厚味，辛香炙烤之物，或饮酒过度，以致脾胃受伤，脾失运化，痰浊内生，郁久化热，痰热互结，壅滞经脉，上蒙清窍。

4.五志所伤，情志过极

七情失调，肝失调达，肝气郁结，气机郁滞，血行不畅，瘀结脑脉；暴怒伤肝，则肝阳暴张，或心火暴盛，风火相煽，血随气逆，上冲犯脑。凡此种种，均易引起气血逆乱，上扰脑窍而中风。

5.痰浊

多因脾失健运，或肝旺克脾，或肝郁化火，炼液成痰。痰浊日久化热，痰热互结，壅滞血脉，上蒙清窍而成中风。

6.瘀血

多因正气虚衰，气虚运血无力，血脉瘀滞；或暴怒伤肝，肝阳暴亢，血随气逆，上壅清窍，瘀结于脑脉；或肝气郁结，气滞血瘀，发为本病。

此外，气候骤变、烦劳过度、情志相激、用力不当等均可诱发或加重本病。

(二)病机

1.发病

起病多急。在活动状态下发病,尤其是在用力不当或情绪激动时发病。多突然昏仆或无昏仆而突发半身不遂、口舌㖞斜、舌强言謇或不语、偏身麻木,多于短期内病情发展至严重程度。而于安静或睡眠状态下发病者,部分可呈渐进性加重,发病前可有头晕、头痛、手足麻木或无力、一时性言语不利、阵阵心悸等先兆症状。

2.病位

病位在脑髓血脉,涉及心、肝、脾、肾等多个脏腑。

3.病性

病性属本虚标实。中风急性期以风、火、痰、瘀等标实证候为主,常由于脑络受损,神机失用,而导致多脏腑功能紊乱,出现清窍闭塞、腑气不通、痰瘀互阻、血脉不畅等诸多证候,如《黄帝内经》(简称《内经》)中所述的"主不明,则十二官危"。恢复期及后遗症期则表现为虚实夹杂或本虚之证,气虚、阴虚证候逐渐明显,以气虚血瘀、肝肾阴虚为多,也可见气血不足、阳气虚衰之象,而痰瘀互阻往往贯穿中风病的始终。

4.病势

若初起时,仅见半身不遂、口舌㖞斜、舌强言謇、神志清醒,则清窍尚未被蒙塞,病情尚轻。如果病情进一步发展,渐至神昏、清窍不开、神昏日重,则病情危笃,甚则合并呕血、便血、厥脱等病证,即难救治。

5.病机转化

在疾病的发展过程中,病机转化迅速是中风病的主要特点。其病机转化决定于内风、邪热、痰浊、瘀血等病邪与人体正气相争及其消长变化的结果。急性期,邪气盛,脑脉痹阻或血溢于脑脉之外,清窍蒙塞,如果正气不衰,经过辨证论治,邪热清,内风息,痰浊化,瘀血祛,神明逐渐恢复,半身不遂诸症也可逐渐减轻。如平素体弱,正气先衰,或邪气过盛,气血逆乱,窍闭不开,脏腑功能紊乱,则正气耗伤,终至元气败脱,阴阳离决。恢复期,虽然病邪大减,但正气亦已大伤,已无神昏窍闭,但由于正气虚衰,其半身不遂诸症仍然存在,尤其是年老体衰、肾精大伤、髓海空虚之人,每见呆痴之症。

中风初起时,内热征象多不明显,但内风煽动,痰浊、瘀血内蕴,阳气郁积,多有化热趋势。内热既盛,一是邪热灼伤正气,二是能炼液为痰,三则化风迫血,从而加重气血逆乱上冲之势。这在中风的病机转化中是一个值得重视的问题。

在中风病的发病和演变过程中,风和火是体现中风病疾病层面的证候要素,其发展变化与疾病的变化密切相关,而痰、瘀是体现证候层面的证候要素。

6.证类病机

风痰火亢证:痰热瘀血夹风火,上犯于脑,以致清窍闭塞,神明失司。故本证患者神昏较重,甚至昏聩无知。正邪交争剧烈,阳热内扰、外犯,内扰则胸腹灼热,外犯则邪闭经脉,阳气不宣,而见四肢厥冷。甚则窍闭不开,脏腑功能紊乱,气机升降失常,浊阴上逆,胃失和降而见呕吐、呃逆、头痛;邪热迫血,可见呕血、便血;严重者气机闭塞不通,可见喘促等症。

风火上扰证:多因平素气恼劳碌,阴阳失调,肝失调达,气机不畅,肝气郁结,久郁化火,复因情志相激，易于肝阳上亢，风火相煽，鼓荡气血，逆乱上冲犯脑，故见眩晕头痛、面红目赤、烦躁易怒。本证邪实，最易扰乱神明，而致清窍闭塞，转化为中脏腑证，素体阳盛、体壮实者多见此证，平素时有风阳旋动之象，复因情志相激，烦劳过度，引动风阳上扰，气逆血乱，上冲清窍，神明扰动而成。临证常见恍惚、迷蒙，甚或神昏、半身不遂、口舌㖞斜等；风阳扰动，筋脉失养，故患肢瘫痪而强痉拘急。于急性期本证变化最为迅速。

痰热腑实证：平素饮食不节，嗜好膏粱厚味及烟酒等易生痰浊、内热之物，则脾胃受伤，运化失司，痰浊内生；若阳盛之体，则痰瘀化热，痰热互结，夹风阳之邪上扰清窍，痹阻脑脉而发本病。痰滞中焦，则升降功能失常，腑气不通，脘腹胀满，大便秘结。本证于急性期比较多见，腑气不通是临床的主要表现。如果痰热互结，糟粕存聚不下，不能及时去除，中焦阻塞，清阳不升，浊阴不降，常可导致清窍闭塞，使病情加重。

风痰瘀阻证：由于老年体衰，或劳倦内伤，致使脏腑功能失调，内生痰浊、瘀血，借助肝风上窜之势，留滞于虚损之脑脉，影响神气的出入通达，故见半身不遂、口舌㖞斜、舌强言謇、偏身麻木。本证临床最为常见，一般病情稳定。

痰湿蒙神证：素体阳虚，湿痰内蕴，复因烦劳过度，或情志相激，致风阳内旋，湿痰借助风阳上逆之势，蒙塞清窍，阻滞神明出入之路而为本证。湿痰阴邪，易伤阳气，故本证者虽易有神昏不语，但多静而不烦、肢体瘫软、面白唇暗。湿郁痰阻，久郁化热，可转化为阳闭证；若湿浊内盛，阳气衰微，元气败脱，又可化生厥脱之候。

气虚血瘀证：乃因平素体弱，或久病体虚，或正邪相争耗伤正气；气为血之帅，气虚则无力运血，血行不畅瘀滞脑脉发为中风。除有半身不遂、口舌㖞斜等中风表现外，还见气短乏力、面色㿠白、困倦、口角流涎、自汗出、手足肿胀，多以心脾气虚为主；若兼有气虚者，可有小便失禁、腰酸腿软。

阴虚风动证：素体肝肾阴虚，阴不制阳，内风煽动。一则由于肝肾阴血不足，脑髓失养而空虚；二则内风旋动，气逆血乱，上犯虚损之脑髓血脉而发为本病，见半身不遂、口舌㖞斜、心烦、手足心热等症。本证多见于年老体衰之人。阴虚多生内热，内热灼伤阴精，则阴虚日甚。病久则阴损及阳，终致阴阳俱损。临床上单纯阴虚风动者并不多见，每多夹有气虚、血瘀、痰浊为患，但总以阴虚为主。

中风不伴神志障碍者，其基本病机为正气未衰，风火、痰浊、瘀血、腑实等实邪不甚，以致内外二因交互作用，造成气血逆乱，上犯于脑，邪气滞于脑之经脉，或脑脉损伤，故见偏身麻木、半身不遂、口舌㖞斜、言语謇涩等。

若病情恶化，可转化为神明受损，其基本病机为风痰、瘀血、邪热等实邪交互作用，鼓荡气血，逆气上冲，血随气涌，上犯于脑，堵塞神明出入之路，造成脑体受损，神气伏匿不出而为患。故临床必有神昏或昏聩等清窍蒙塞、神明失司等症。本证多见于急性期，起病时即现神昏者，邪气炽盛，正气虚衰，病情危笃；一部分由其他病变演化而来者，多因调护失宜，或失治误治，正不胜邪而致病进，每见于病发数日之后。在恢复期或后遗症期，如因复中者，治疗颇难。

中风患者病情危笃临终之时，常由闭证转化而来。发病时即表现为闭证者甚为少见。痰热内闭清窍，日久窍闭不开，耗伤正气，阳气衰微。故临床除见神昏、昏聩等清窍蒙塞的症状外，还见有五脏真阳之耗竭、元气败脱的表现，如冷汗淋漓、目合口开、舌卷囊缩、气息低微、脉微欲绝。本证属中风危候，多难救治。

五、临床治疗

（一）分证论治

1.辨证思路

（1）辨病性：根据发病年龄，起病形式，临床特点结合影像学检查结果辨病性，以明确是缺血性中风还是出血性中风。

（2）辨病位深浅：根据《金匮要略》提出的中络、中经、中腑、中脏的概念，临床可将中风病分为中经络、中脏腑。中经络者病位浅、病情轻，不伴意识障碍；中脏腑者病位深、病情重，伴有意识障碍。一般缺血性中风起病相对较缓，多无意识障碍，以中经络者为主，少数患者可进行性加重而出现意识障碍，移行为中脏腑；出血性中风多发病急骤，重者起病即见神昏，直中脏腑，轻者，仅表现为半身不遂等症而无意识障碍。临床应注意判别病位及病机的转化。如急性期中脏腑者，可因邪盛正衰，而成元气败脱之证，或病情好转，而转化为中经络。起病为中经络者，可渐进加重，发展为中脏腑，出现意识障碍。若患者虽病发时无意识障碍，但表现为饮水发呛，吞咽不能，声音嘶哑，甚或发音不能，也属患者脏腑，可迅速出现意识障碍，危及生命。正如沈金鳌所说："盖中脏者，病在里，多滞九窍。"

（3）辨病势顺逆：临床应注意观察中风患者神志及瞳神的变化，根据"神"的变化以判断病势的顺逆。如起病时神清，而逐渐神识昏蒙者，则病势为逆；如发病即神昏，治疗后意识逐渐转清，则病势为顺；或虽见神昏，而正气未衰，瞳神正常，呼吸均匀，脉实而有力，则尚有转机之势；若昏聩不知，瞳神异常，出现呃逆、呕血、抽搐、高热等变证，则病势凶险，难以救治。

（4）辨闭证、脱证：闭证，为邪气内闭清窍，属实证。症见神昏、牙关紧闭、口噤不开、肢体强痉。阳闭者，伴面赤身热，气粗口臭，躁扰不宁，舌苔黄腻，脉弦滑数；阴闭者，伴面白唇暗，静卧不烦，四肢不温，痰涎壅盛，舌苔白腻，脉沉滑或缓。

脱证，为五脏阳气外脱，属危候。症见昏聩不知，目合口开，四肢松懈瘫软，肢冷汗多，二便自遗。

中风急性期标实证候突出，急则治其标，当以祛邪为主。常用醒神开窍、平肝息风、清化痰热、化痰通腑、活血通络等治疗方法。闭证当以祛邪开窍醒神法治疗；脱证则以扶正固脱为法；"内闭外脱"者，醒神开窍与扶正固脱可以兼用。恢复期与后遗症期多为虚实夹杂，治宜扶正祛邪，常用育阴息风、益气活血等法。

2.分证论治

（1）风痰火亢：半身不遂，口舌㖞斜，言语謇涩或不语，感觉减退或消失，头晕目眩，发病突然，心烦易怒，肢体强急，痰多而黏，舌红，苔黄腻，脉弦滑。

病机分析：由于肝肾阴虚，肝阳偏亢，阴阳失衡，上盛下虚，平素出现头晕头痛、耳鸣眼花、少眠多梦、腰腿酸软等症，或表现为面部烘热、心中烦躁、易怒、走路脚步不稳等，若遇诱因触动即可使肝阳暴张，内风动越，风盛化火，风火上扰清窍，横窜经络。因肝属厥阴风木之脏，体阴而用阳；肾藏精，主骨生髓通于脑，若肝肾阴虚，阴不制阳，则肝阳妄亢而生风，风为阳邪，逢刚暴躁怒等情志骤变相激之时，必致肝风旋转动越；另一方面，肝主疏泄，最喜条达，若郁怒忧思，致气郁不畅，郁而化火，风火相煽，上扰清窍，自然可见眩晕头痛、面红耳赤、口苦咽干、心烦易怒等症，如邪热充斥三焦，还可见尿赤便干。风火内窜经络，气血逆乱，可见半身不遂、口舌㖞斜、舌强言謇或不语、偏身麻木等症。舌质红或红绛是阴液不足的表现，舌苔薄黄系风阳化热，脉弦有力则为肝风内盛的象征。

治法：平肝泻火通络。阳亢者，宜平宜降；火热者，当涤当清。

常用方：天麻钩藤饮（《太平惠民和剂局方》）合镇肝息风汤（《医学衷中参西录》）加减。明天麻、钩藤、夏枯草、生石决明、川牛膝、黄芩、山栀子。加减：头痛头晕者，加菊花、桑叶；心烦易怒者，加牡丹皮、赤芍；便干、便秘者加生大黄。一般可根据病情调整其用量，于急性期可每日 1 剂，分 2 次服，或每日 2 剂，分 4 次服用。

常用中成药：清开灵注射液，40mL 加入 0.9％氯化钠注射液 250mL 中，静脉滴注，每日 1～2 次，10～14 天为 1 个疗程。清热解毒，活血化瘀，醒脑开窍。用于中风急性期风痰火亢证。

针灸：

1）治法，平肝潜阳，泻火安神。

2）配穴：百会、风池、合谷、太冲、三阴交、四神聪（用三棱针点刺出血）。

3）方义：百会穴系手足三阳经与督脉之会，足厥阴肝经的循行又上出额，与督脉会于巅。正因如此，百会穴对中风半身不遂、口噤不开、昏迷、心烦等，具有明显的主治效用，具有清热开窍、平肝息风之功。合谷为人身四总穴之一，是大肠经原穴，在此与百会、风池、太冲配穴，疏风通经活络，醒神安神，在主方中与肩髃、曲池、手三里配穴，治疗上肢不遂。太冲穴是足厥阴肝经的俞穴，也是肝经原穴，具有疏肝理气、活血降逆、潜镇的功效，凡眩晕、头痛、血压升高等皆属其主治范围。风池是足少阳胆经在头部要穴，系手少阳三焦经、足少阳胆经与阳维脉之会穴，具有疏风醒脑、调气和血的功效。以上百会、风池、合谷、太冲 4 穴共用，再加三阴交，对于肝阳暴亢、风火上扰证的中风，有平肝潜阳、泻火安神的功效。除此，如表现肝阳亢、肝火盛、血压高等明显症状者，可用三棱针点刺经外奇穴四神聪，使少有出血，以增强平肝泻火安神的作用。

（2）风火上扰：半身不遂，口舌㖞斜，言语謇涩或不语，感觉减退或消失，病势突变，神识迷蒙，颈项强急，呼吸气粗，便干便秘，尿短赤，舌质红绛，舌苔黄腻而干，脉弦数。

病机分析：本证多表现为阳闭轻证。平素所见眩晕、麻木之症是由肝肾阴虚，风火上扰，风痰阻络而成，本证在阴虚阳亢的基础上，遇到激烈的情绪变化，如气恼暴怒则病情于顷刻之间突变，此由五志化火引动肝风，使风火相煽上扰清窍，即见神识恍惚、迷蒙。半身不遂而肢体强痉拘急是因风火炽盛夹痰浊、血瘀窜扰经脉所成。便干便秘乃由风火上攻而清浊升降失常，以致胃肠腑气不畅的症状。舌质红绛是阴虚火旺的表现，舌苔黄腻而干可知风火痰浊亢盛，脉弦滑大数是邪实病重、风火痰瘀猖獗之征象。

治法：清热息风，开窍醒神。

常用方：羚羊角汤合天麻钩藤饮（《太平惠民和剂局方》）加减。水牛角、明天麻、钩藤、生石决明、黄芩、山栀子、天竺黄、川牛膝、丹参、生大黄。加减：夹有痰浊者，加石菖蒲、远志、郁金；头痛甚者，加菊花、夏枯草；呕吐者，加半夏、旋覆花、代赭石。

常用中成药：清开灵注射液 40mL 加入 0.9％氯化钠或 5％的葡萄糖注射液 250mL 中，静脉滴注，每日 1～2 次，10～14 天为 1 个疗程。清热解毒，活血化瘀，醒脑开窍。用于中风急性期风火上扰证。牛黄清心丸：每次 1 丸，灌服或鼻饲，每日 1～2 次。益气养血，镇惊安神，化痰息风。用于烦躁不安，舌红苔黄，大便秘结者。

针灸：

1)治法，清热息风，开窍醒神。

2)配穴：劳宫、涌泉。

3)方义：遇中风闭证，见风火上扰清窍时，除主方外，加劳宫、涌泉二穴。劳宫穴为手厥阴心包经的荥穴，具有清心醒神之功效。涌泉穴为足少阴肾经井穴，具有通关、开窍、安神、镇静的作用，与主方中的水沟、十二井穴配合，对肢体强痉拘急能起到缓解作用。

(3)风痰瘀阻：半身不遂，口舌㖞斜，言语謇涩或不语，感觉减退或消失，头痛目眩，咯痰或痰多，腹胀便干便秘，舌质暗红，苔黄腻，脉弦滑或偏瘫侧弦滑而大。

病机分析：中年以后，阴虚则内风易动，气虚则痰湿内生，风痰相搏，进而壅滞经脉，致使血行不畅而生血瘀，此属风痰瘀血痹阻脉络发为中风，头晕目眩之症，可于未发之前即有，发病之后加重，但也有不少患者，病发后以半身不遂为主，自觉症状很少。舌质暗淡，是血瘀之象。舌苔如见白腻为内蕴痰湿，脉弦为肝阳亢肝风动的表现，脉弦滑为中风常见的脉象。

治法：活血祛瘀，化痰通络。

常用方：化痰通络汤(《临床中医内科学》)加减。茯苓、半夏、天竺黄、胆南星、明天麻、紫丹参、香附、酒大黄。加减：若半身不遂重者可加天仙藤、伸筋草、鸡血藤以增强活血通络之力；或言语謇涩明显者可酌加菖蒲、玉蝴蝶。痰多质黏者加浙贝母、天竺黄、黄芩等；瘀血重，舌质紫暗或有瘀斑者，加桃仁、红花、赤芍以活血祛瘀；舌苔黄腻、烦躁不安等有热象者，加黄芩、山栀以清热泻火；头痛、眩晕者，加菊花、夏枯草以平肝泻火。

常用中成药：醒脑静注射液 20mL 加入 0.9%氯化钠注射液或 5%葡萄糖注射液 250mL 中，静脉滴注，每日 1 次，10～14 天为 1 个疗程。醒神止痉，清热凉血，行气活血，解毒止痛。用于中风病急性期风痰瘀阻证。牛黄清心丸：每次 1 丸，灌服或鼻饲，每日 1～2 次。益气养血，镇惊安神，化痰息风。用于烦躁不安，舌红苔黄，大便秘结者。

针灸：

1)治法，祛风化痰，活血通络。

2)配穴：百会、风池、中脘、足三里、丰隆、血海。

3)方义：本方除用百会、风池相配，疏肝息风，通经活络外，重点选择中脘、足三里、丰隆、血海四穴。中脘是胃经的募穴，同时又是八会中的腑之会穴，手太阳小肠、手少阳三焦、足阳明胃及任脉数经的交会穴，位置在腹部，是治疗脾胃疾患的要穴，常与足阳明胃经合穴足三里相配，以增健脾胃、调气和血。丰隆是胃经的络穴，别走足太阴脾，有化湿降逆、祛痰之功效。血海属脾经，专有调和气血、活血的功效。以上诸穴配合，对于风痰瘀血、痹阻脉络，能起到祛风化痰，活血通络的作用。

(4)痰热腑实：半身不遂，口舌㖞斜，言语謇涩或不语，感觉减退或消失，头痛目眩，咯痰或痰多，腹胀便干便秘，舌质暗红，苔黄腻，脉弦滑或偏瘫侧弦滑而大。

病机分析：本证虽以突然半身不遂为主症，但兼症、舌苔、脉象对判别证候的属性极为重要。根据舌、脉症状进行辨证分析，当属痰热腑实证，推其病因病理，可能有两种情况。一种是素有血瘀又蕴痰湿，气血不足的患者，遇情志劳累等诱因使气机逆乱于心胸，进而痰湿郁积中焦而化热，痰热阻滞，升降失职渐致腑气不通；另一种由于肝阳素盛又兼平时饮食不节，嗜酒过度或劳倦内伤致使脾失健运，聚湿生痰，痰郁化热。此是内蓄痰热的患者，遇到情志火极，内风动越之时，则出现内风夹痰夹火窜扰经脉，痰热阻滞即可使胃肠气机不能顺降而成腑实，进而可以影响气血的运行布达。总之，无论是由血瘀而致气滞痰阻，还是痰热导致气滞血瘀，皆是风夹痰浊、瘀血窜扰经络，而引起半身不遂，偏身麻木，口舌㖞斜。又因痰热夹滞阻滞中焦，使传导功能失职，升清降浊受阻，导致腑气不通而便干便秘。再者脾运力薄清阳不升则可发生头晕、眩晕，并见痰多等症。如风痰阻于舌本，气血行涩，脉络不畅则造成语言謇涩。舌苔黄、黄腻、脉弦滑均属痰热，脉大为病进，偏瘫侧脉弦滑而大，说明偏瘫由痰湿阻络，正邪交争而成。

治法：化痰通腑。

常用方：星蒌承气汤(《临床中医内科学》)加减。胆南星、全瓜蒌、生大黄、芒硝。加减：热象明显者，加山栀子、黄芩；年老体弱津亏者，加生地黄、麦冬、玄参。

常用中成药：清开灵注射液 40mL 加入 0.9%氯化钠注射液 250mL 中，静脉滴注，每日 1～2 次，10～14 天为 1 个疗程。清热解毒，活血化瘀，醒脑开窍。用于中风急性期痰热腑实证。

复方芦荟胶囊：每粒 0.5g，每次 1～2 粒，每日 1～2 次。调肝益肾、清热润肠、宁心安神。用于大便秘结不通者。清肝泻热，润肠通便，宁心安神。用于心肝火盛，大便秘结，腹胀腹痛，烦躁失眠。

针灸：

1)治法，化痰通腑，清热通窍。

2)配穴：曲池、合谷、中脘、大横、支沟。

3)方义，曲池、合谷穴泻阳明之热，清热保津。中脘与脾经、阴维之会穴大横相配合，可调大肠腑气而通便。特别是支沟穴的应用。由于三焦之经脉循行于上中下三焦，支沟穴是三焦经的经穴，有调理脏腑气机、行气通便的特殊效用，与风池、合谷、中脘、大横合用，进一步加强了本组处方化痰通腑、清热通窍的作用，以除其痰热，使腑气得通，气血调和，通经活络。

(5)痰湿蒙神：半身不遂，口舌㖞斜，言语謇涩或不语，感觉减退或消失，神昏痰鸣，二便自遗，周身湿冷，舌质紫暗，苔白腻，脉沉缓滑。

病机分析：本证患者多有阳虚阴盛的素质，在正气不足内蕴湿痰的情况下遇有肝风触动，导致风夹湿痰上壅清窍而成的内闭之证。因湿痰属阴，邪从阴化故成阴闭，所以症见痰涎壅盛、面白唇暗、四肢不温等症，半身不遂而肢体松懈瘫软是气虚、阳虚的表现，舌质暗淡是血瘀滞涩，正气不足的征象。

治法：温阳化痰，醒神开窍。

常用方：涤痰汤(《证治准绳》)加减。制半夏、陈皮、枳实、茯苓、淡竹茹、胆南星、石菖蒲、远志。加减：寒象明显者，加桂枝以温阳化痰。

常用中成药：醒脑静注射液 20mL 加入 0.9%氯化钠注射液或 5%葡萄糖注射液 250mL 中，静脉滴注，每日 1 次，10～14 天为 1 个疗程。醒神止痉，清热凉血，行气活血，解毒止痛。用于中风病急性期痰湿蒙神证。苏合香丸：温通开窍、行气止痛，以往用于中风痰厥、突然昏倒、不省人事、牙关紧闭、口舌㖞斜等症。苏合香丸为蜜丸，每丸重 3g，口服或鼻饲每次 1 丸，每日 1～2 次。芳香开窍、行气温中。用于痰湿蒙塞心神的阴闭。

针灸：

1)治法：温阳化湿，豁痰开窍醒神。

2)配穴：水沟、承浆、劳宫、涌泉、中脘、气海、足三里、丰隆。

3)方义：本方主治痰湿蒙塞心神，仍属中风闭证，但兼症表现出明显的阳虚之象，因此除主方外，其配穴中突出应用了中脘、气海、足三里，以调中补虚，振奋元阳，合丰隆，共奏降逆利湿、化痰醒神的功效。此时配合灸气海、中脘，加强助阳温化寒湿之力。方中水沟穴与承浆穴合用，加强了水沟穴的回阳、开窍之功，具有较强的镇静作用。

(6)气虚血瘀：半身不遂，口舌㖞斜，言语謇涩或不语，感觉减退或消失，面色㿠白，气短乏力，自汗出，口角流涎，心悸，便溏，手足肿胀，舌质暗淡，舌苔白腻或有齿痕，脉沉细。

病机分析：本证所见气短、乏力、自汗出，通常被称为气虚的三大主症。面色㿠白是中气不足，不能荣华于颜面的表现。口角流涎一症，既因脾虚湿盛，又有气弱唇缓的缘故：心悸为心气虚，便溏为脾气虚，至于手足肿胀多在中风 2 周以后出现，此因气虚血胆，手足筋脉、肌肤失于气血的温煦、濡养而成。舌质暗淡为气虚血瘀之象，脉沉为阳气不足的征象。

治法：益气活血。

常用方：补阳还五汤(《医林改错》)加减。炙黄芪、红花、川芎、桃仁、当归、赤芍、地龙。加减：气虚明显者，加党参、太子参；言语不利者，加远志、石菖蒲、郁金以祛痰利窍；心悸喘息，加桂枝、炙甘草；肢体麻木者，加木瓜、伸筋草、防己以舒筋通络；肢体瘫软无力者，加川断、桑寄生、杜仲、牛膝；小便失禁者，加桑螵蛸、益智仁；血瘀重者，加莪术、水蛭等破血通络之品。

常用中成药：参麦注射液 40mL 加入 5%葡萄糖液 250mL 中，静脉滴注；参麦注射液补气生津，止渴固脱。用于各种原因所致的气虚、津亏，表现为眩晕、晕厥、自汗、心悸、口渴、脉微等厥证、虚证；丹参注射液活血化瘀，通络止痛，适用于胸痹，肝郁等病；以及冠心病，心绞痛，慢性迁延性肝炎，自主神经功能紊乱等。灯盏花素注射液：50mg 加入 0.9%氯化钠注射液 250mL 中，静脉滴注，每日 1 次，14 天为 1 个疗程。灯盏花素注射液适用于脑梗死后遗症，冠心病，心绞痛。苦碟子注射液：40mL 加入 0.9%氯化钠注射液 250mL 中，静脉滴注，每日 1 次，14 天为 1 个疗程。苦碟子注射液适用于脑梗死急性期，冠心病，心绞痛。

针灸：

1)治法：益气活血，通经活络。

2)配穴：中脘、气海、关元、足三里、脾俞、膈俞。

3)方义：本方要点在于调理气血，气充则瘀血可行。中脘、气海、关元皆属任脉，气海为人身气之海，肓之原，既有补肾之功，又有健脾之效，使元气充溢。关元穴是手太阳小肠之募穴，又是足三阴经与任脉之会穴，三焦元气由此所生，有培肾固本、补益元气的功效。中脘、气海、关元三穴，再与足三里配合，为培元固本、补中益气之要穴。脾俞、膈俞属足太阳膀胱经背俞穴，脾俞为脾气之转输处，气血生化之源，能益气和营，膈俞系全身之血会，共奏益气活血通经活络之功。

(7)阴虚风动：半身不遂，口舌㖞斜，言语謇涩或不语，感觉减退或消失，眩晕耳鸣，手足心热，咽干口燥，舌质红瘦，少苔或无苔，脉弦细数。

病机分析：本证是由肝肾阴虚，肝阳偏亢形成上实下虚之证，又因情志刺激，化火灼阴，进而内风旋动，夹痰窜扰脉络而致半身不遂诸症。头晕耳鸣一症发病前后可出现此阴虚阳亢之征，失眠烦躁、手足心热是心、肝、肾阴液不足，虚火妄亢所致。舌质红绛少苔、无苔当属阴虚，暗红者属阴虚血虚，脉弦主肝风，脉细主血少，数脉为里热。

治法：育阴息风。

常用方：镇肝息风汤(《医学衷中参西录》)加减。生白芍、玄参、天门冬、生龙骨、生牡蛎、代赭石、明天麻、钩藤、白菊花。加减：夹有痰热者，加天竺黄、竹沥、川贝母以清化痰热；心烦失眠者，加黄芩、山栀子以清心除烦，加夜交藤、珍珠母以镇心安神；头痛重者，加生石决明、夏枯草以清肝息风。若见口角抽动，手足拘挛抽搐，或恢复期有肢体强痉拘急，宜加入全蝎、天麻、僵蚕等息风止痉。

常用中成药：生脉注射液 60mL 加入 0.9%氯化钠注射液或 5%葡萄糖注射液 250mL 中，静脉滴注，每日 1 次，14 天为 1 个疗程。益气养阴固脱。用于中风急性期气阴亏虚，阴气欲脱之证。

针灸：

1)治法：育阴潜阳，息风通络。

2)配穴：四神聪、神门、三阴交、心俞、肾俞、照海、太溪、涌泉。

3)方义，本证属阴虚阳亢内动。配穴的作用重点在于育阴息风。方中心俞、肾俞属足太阳膀胱经背俞穴。其中心俞疏通经络，调理气血，宁心安神；肾俞滋补肾阴，益智聪耳。照海、太溪、涌泉皆为足少阴肾经俞穴，照海为八脉交会之一，通于阴(跷)脉，具有泻火安神，通调经脉的作用。太溪是肾经的俞穴，也是本经的原穴，有补肾益阴，通利三焦之功。涌泉穴为肾经之井穴，主要起潜镇安神，通关开窍的作用。心俞、肾俞、照海、太溪、涌泉几穴配用，主要在于益阴息风、潜镇安神。这些俞穴，再配以四神聪镇静安神，配心经原穴神门及脾之三阴交，加强健脾以育阴，安神宁心的作用。

(二)按主症辨证论治

临床上，中风患者多表现为某些症状比较突出，针对主症的治疗往往是临床的重点，中风病的主症为：突然昏仆、半身不遂、口舌㖞斜、言语謇涩或不语，偏身麻木。

1.神昏

临床表现：神昏是以神识不清，不省人事，甚则对外界刺激毫无反应为临床特征的常见内科急症，也为中风病常见合并症之一。

治法，闭证宜开窍息风。阳闭者佐以清肝，阴闭者益以祛痰。脱证宜扶正回阳固脱。

(1)闭证：阳闭，羚羊角汤加减。羚羊角、龟甲、生地黄、牡丹皮、白芍、柴胡、薄荷、蝉衣、菊花、夏枯草、石决明。阴闭，涤痰汤(《奇效良方》)加减。制半夏、制南星、陈皮、枳实、茯苓、人参、石菖蒲、竹茹、甘草、生姜。

(2)脱证：大剂量的参附汤(《正体类要》)合生脉散(《内外伤辨惑论》)加减。人参、炮附子、麦冬、五味子。

加减：闭证，阳闭有抽搐，加全蝎、蜈蚣、僵蚕；痰多加竹沥、天竺黄、胆南星；痰多昏睡者加郁金、菖蒲。阴闭风证明显者加天麻、钩藤以平肝息风。脱证：汗出不止者，加黄芪、煅龙骨、煅牡蛎、山茱萸以敛汗固脱。

常用中成药：醒脑静注射液 20mL 加入 0.9%氯化钠注射液或 5%葡萄糖注射液 250mL 中，静脉滴注，每日 1 次，10～14 天为 1 个疗程。醒神止痉，清热凉血，行气活血，解毒止痛。用于中风病急性期神昏闭证患者。清开灵注射液：40mL 加入 0.9%氯化钠注射液或 5%葡萄糖注射液 250mL 中，静脉滴注，每日 1 次，10～14 天为 1 个疗程。清热解毒，活血化瘀，醒脑开窍。用于中风病急性期神昏闭证患者。参附注射液，100mL 加入 0.9%氯化钠注射液 250～500mL 中，静脉滴注，每日 1 次，10～14 天为 1 个疗程。回阳救逆。用于中风中脏腑神昏阳气欲脱者。安宫牛黄丸：清热解毒，醒神开窍。每次 1 丸，灌服或鼻饲，每日 1～2 次。清热开窍，豁痰解毒。用于中风神昏证属邪热内陷心包，痰热内闭清窍的阳闭者。苏合香丸：温通开窍、行气止痛，以往用于中风痰厥、突然昏倒、不省人事、牙关紧闭、口舌㖞斜等症。苏合香丸为蜜丸，每丸重 3g，口服或鼻饲每次 1 丸，每日 1～2

次。芳香开窍、行气温中。用于中风病神昏痰湿蒙塞心神的阴闭者。

针灸：

1)闭证：取穴，水沟、十二井穴、内关、合谷、太冲。阳闭加风池、劳宫，阴闭加丰隆、公孙。

2)脱证，取穴，百会、水沟、风池、内关、合谷、太冲、神阙、关元、足三里。

临证参考：神昏一症，最为危急，需积极救治。临床遇到突然神昏的患者，首先要判断是否为中风神昏，其次要辨别是闭证还是脱证，是阴闭还是阳闭，是阴脱还是阳脱。准确辨证是施治的前提。

2.偏身麻木

临床表现：平常头晕眼花，急躁易怒，心烦口苦，因情志刺激突然偏身麻木，甚而一侧手足活动不灵，舌质稍见红色或舌边尖红，舌苔薄黄，脉细弦数。

治法：清肝散风，活血通络。

(1)常用方：清肝息风饮(验方)加减。夏枯草、黄芩、天麻、胆南星、菊花、钩藤、赤芍、草红花、鸡血藤、地龙、乌梢蛇、薄荷、防风。加减：伴有气血亏虚者，加丹参。

(2)常用中成药：活血通脉胶囊，每次 4 粒，每日 3 次。活血化瘀。可用于癥瘕痞块、血瘀闭经，跌打损伤见有眩晕、胸闷、心痛、体胖等属于痰瘀凝聚者。现代多用于冠心病、心绞痛、急性心肌梗死、高脂血症、脑血栓、肾动脉粥样硬化、肾病综合征等。

(3)针灸取穴：极泉、肩髎、曲池、外关、合谷、风市、阳陵泉、足三里、解溪、太冲。刺法每日针刺 1 次，12 次为 1 个疗程，极泉穴不留针，余穴得气后留针 30 分钟，每隔 10 分钟行针 1 次。

3.口舌㖞斜

临床表现：突然口舌㖞斜，重则口角流涎，咀嚼时食物滞留于患侧齿颊之间，或言语不清，少数患者可见偏身麻木或一侧肢体力弱，舌苔多见薄白而腻，或舌苔薄黄，脉细弦或弦滑者。

治法，祛风化痰通络。

(1)常用方：化痰通络汤(《临床中医内科学》)加减。茯苓、半夏、白术、胆南星、天竺黄、天麻、香附、丹参、大黄。加减：瘀血重，舌质紫暗或有瘀斑，加桃仁、红花、赤芍；舌苔黄腻，有热象者，加黄芩、山栀；头晕、头痛，加菊花、夏枯草。痰瘀阻络，易从阳化热，故用药不宜过于温燥，以免助阳生热。

(2)针灸取穴：下关、地仓、颊车、迎香、承浆。

4.半身不遂

半身不遂，也称偏瘫，指半侧躯干及手足不灵，活动受限。正如金元刘河间所说："或留一偏，遂使手足不遂，言语謇涩"。

(1)正气不足，脉络瘀阻：以患肢偏废不用，瘫软无力为主，可兼有偏身麻木、口舌㖞斜、言语謇涩等症，也可出现乏力、气短、自汗、心悸、食少、便溏、手足胀、下肢重等气虚的症状。

治法：益气、活血、通络。

常用方：补阳还五汤(《医林改错》)加减。黄芪、桃仁、红花、当归、川芎、地龙、赤芍。加减：气虚明显者，加党参、太子参；言语不利，加远志、石菖蒲、郁金；心悸、喘息，加桂枝、炙甘草；肢体麻木，加木瓜、伸筋草；下肢瘫软无力，加川断、桑寄生、杜仲、牛膝；小便失禁者加桑螵蛸、益智仁；血瘀重者，加莪术、水蛭、鬼箭羽、鸡血藤等破血通络之品。

常用中成药：参麦注射液 40mL 加入 5％葡萄糖液 250mL 中，静脉滴注；参麦注射液补气生津，止渴固脱。用于各种原因所致的气虚、津亏，表现为眩晕、晕厥、自汗、心悸、口渴、脉微等厥证、虚证;丹参注射液活血化瘀,通络止痛,适用于胸痹,肝郁等病;以及冠心病,心绞痛,慢性迁延性肝炎,自主神经功能紊乱等。灯盏花素注射液:50mg 加入 0.9%氯化钠注射液 250mL 中,静脉滴注,每日 1 次,14 天为 1 个疗程。

灯盏花素注射液适用于脑梗死后遗症,冠心病,心绞痛。苦碟子注射液:40mL 加入 0.9%氯化钠注射液 250mL 中,静脉滴注,每日 1 次,14 天为 1 个疗程。苦碟子注射液适用于脑梗死急性期,冠心病,心绞痛。

针灸:

1)上肢:肩髃、极泉、曲池、尺泽、少海、手三里、合谷、太渊、内关、外关、腕骨。

2)下肢:环跳、足三里、阳陵泉、昆仑、委中、三阴交。

(2)血虚风盛,脉络瘀阻:半身不遂,以患肢强痉屈伸不利,甚至僵硬拘挛为主,也可兼有偏身麻木、口舌㖞斜、言语謇涩等症,并可出现头晕耳鸣、两目干涩、腰腿酸痛、心烦失眠、心悸盗汗等血虚阴虚,风阳内盛的症状。

治法:养血平肝,息风活络。

常用方:四物汤(《太平惠民和剂局方》)合天麻钩藤饮(《杂病证治新义》)加减。当归、赤芍、白芍、生地黄、川弯、钩藤、天麻、生石决明、桑寄生、川牛膝、杜仲、菊花、白蒺藜、丹参、鸡血藤。加减:头晕头痛加菊花,心烦易怒加牡丹皮、赤芍;便干便秘加生大黄;若出现神识恍惚为风火上扰清窍,可配合服用安宫牛黄丸或牛黄清心丸;若出现呕血,可加用凉血降逆之品以引血下行。

常用中成药:苦碟子注射液 40mL 加入 0.9%氧化钠注射液 250mL 中,静脉滴注,每日 1 次,14 天为 1 个疗程。苦碟子注射液适用于脑梗死急性期,冠心病,心绞痛。

针灸:

1)上肢:肩髃、极泉、曲池、尺泽、少海、手三里、合谷、太渊、内关、外关、腕骨、肩风。

2)下肢:环跳、足三里、阳陵泉、昆仑、委中、三阴交。

5.言语不利

(1)风痰阻络:言语不清或失语。可兼有半身不遂、偏身麻木、口舌㖞斜、喜忘喜笑等症,舌苔白腻,脉弦滑或滑缓。本证以舌强言謇为主症,可以独有此症,也可兼有半身不遂。

治法:祛风降痰,宣窍活络。

常用方:解语丹(《医学心悟》)加减。天麻、全蝎、白附子、制南星、天竺黄、菖蒲、郁金、远志、茯苓、太子参、半夏、陈皮。加减:伴有情志不畅、喜忘喜笑者,加疏肝解郁之品。

常用中成药:醒脑静注射液 20mL 加入 0.9%氯化钠注射液或 5%葡萄糖注射液 250mL 中,静脉滴注,每日 1 次,10～14 天为 1 个疗程。醒神止痉,清热凉血,行气活血,解毒止痛。用于中风病急性期言语不利患者。

针灸:哑门、金津、王液、神门透通里,上廉泉、前廉泉、列缺、舌面点刺。

(2)肾精亏虚:音哑甚至不能出声,舌体痿软也可偏歪不正。兼见偏瘫肢体瘫软,腰膝酸软,心悸气短,或便秘或遗尿,舌质暗淡,舌苔薄白,脉细无力,两尺脉弱。

治法:滋阴补肾利尿。

常用方:左归饮(《景岳全书》)加减。熟地黄、枸杞子、山茱萸、茯苓、怀山药、炙甘草、菖蒲、郁金、丹参、当归尾。加减:腰膝酸软者加杜仲、牛膝,心悸气短者加党参。

常用中成药:生脉注射液 60mL 加入 0.9%氯化钠注射液或 5%葡萄糖注射液 250mL 中,静脉滴注,每日1次，10～14天为1个疗程。益气养阴固脱。用于中风急性期气阴亏虚，阳气欲脱之证。

针灸：哑门、金津、王液、神门透通里，上廉泉、前廉泉、列缺、舌面点刺。

（三）其他中医疗法

1.中药熏洗

中药煎汤熏洗，直接作用于患侧肢体，有舒筋活络、缓解疼痛、减轻肿胀等多种作用，对缓解痉挛同样有很好的效果。

(1)适应证及方药：熏洗疗法主要适用于中风偏瘫的恢复期和后遗症期。根据患肢肌张力的不同选用不同的药物。对于肌张力增高手足拘挛者，选用伸筋草、透骨草、豨莶草、白芍、生甘草、木瓜、萆解、汉防已、桑桂枝、红花、川乌、川椒等；而肌张力低下手足弛缓者，选用生黄芪、小茴香、鸡血藤、紫石英、苍术、红花、透骨草等。

(2)熏洗方法，对于中风偏瘫的患者主要以熏洗患侧局部为主，分上肢熏洗和下肢熏洗。在药液温度较高时，先以蒸气熏患肢，或以药液浸湿毛巾敷于患肢，主要是肩、肘、腕、手及髋、膝、踝关节等处。当药液温度下降到能浸浴时(一般为37℃～44℃)，再将患侧主要是手足浸浴。浸浴的时间为20～30分钟。一剂药液可反复加热使用5～6次。

2.推拿

推拿疗法是中医的重要组成部分，它是医者运用各种手法作用于人体体表或作某些特定的肢体活动来防治疾病和恢复功能的治疗方法。具有疏通经络，调和气血，扶正祛邪，滑利关节，促进康复的作用。被动的肌肉按摩和关节牵张活动都可以通过牵张反射不断地向高级中枢输入促通信号，实现功能重组或再塑，从而抑制低级中枢控制的异常活动，实现高级中枢控制的独立运动。

(1)常用推拿手法：按法、摩法、推法、拿法、揉法、滚法、搓法、摇法、拍打法。

(2)常用穴位，上肢穴位有肩髃、肩髎、肩并、臂臑、曲池、尺泽、少海、大陵、阳谷、阳溪、手三里、合谷等。下肢穴位有环跳、风市、髀关、阳陵泉、足三里、血海、梁丘、委中、委阳、承山、三阴交、悬中、解溪、太溪、昆仑等。其他穴位有风池、风府、缺盆、膈俞、肝俞、肾俞等。

（四）急证的处理

1.吐血、呕血

吐血、呕血为中风急危重症之一，常见于临终前患者，由阴阳离决，阳气大衰失于固摄，血随气逆而成。也有见于肝阳妄亢，风阳内动夹胃气溃逆之时者，此与呃逆并见。

(1)阴阳离决，阳气暴衰固摄无权：表现为骤然呕吐大量暗咖啡色血液，旋即昏聩，目珠固定或上翻，或斜视，舌卷囊缩，口唇爪甲青紫，四肢厥冷，面色晦暗，脉由洪大滑数转为沉细或沉微欲绝。本证抢救多需参附注射液、参麦注射液等静脉滴注。但病势凶险，常来不及救治，数分钟内患者即呼吸、心跳停止。即使积极争取时间采用中西医综合抢救措施，密切观察病情，全力抢救，目前也极难取得成功。

(2)肝阳上亢协胃气冲逆：表现为吐血暗咖啡色或鲜血，每次数10mL或100～200mL，神识迷蒙或昏迷，面红目赤，烦躁不安，便干尿赤，舌质红苔薄黄，或少苔、无苔，脉细弦数。

治法：凉血止血为先，继而平肝潜阳。

方药：犀角地黄汤加减。

水牛角30g，生地黄30g，赤芍15g，牡丹皮9g。水煎取150mL，分2～3次鼻饲或灌服。

还可用血宁冲剂。其处方由大黄、黄连、黄芩等药组成,应急止血。取用 6g,以白开水调匀,鼻饲或灌服。

若吐血已止,可给天麻钩藤饮加减治疗,以平肝潜阳息风,防再次出血。

2.抽搐

部分中风患者在急性期神昏、昏聩时,出现肢体强痉抽搐,此属变证,病势危重,必须积极救治,否则有伤性命之虞。此类抽搐多由风火痰瘀邪盛,肝阳妄亢生风,内风旋动而成。可兼见躁扰不宁,面红目赤,舌质红、红绛或暗红,脉弦滑而大。治疗时,应先用加味止痉散(由全蝎、蜈蚣、珍珠组成),每次 3g,用白开水调匀鼻饲;再应用清开灵注射液 40mL,加入 5%或 10%葡萄糖溶液 250~500mL 中,静脉滴注,同时给予灯盏花素注射液 40mL,加入 5%或 10%葡萄糖溶液 250~500mL 中,静脉滴注,以清热化痰,凉血解痉,宣开清窍。若抽搐可止,则改用天麻钩藤饮或镇肝息风汤加减预防再次发作。对发作时面唇青暗晦滞,脉微欲绝者,应采用中西医综合措施抢救,或许能够转危为安。

(五)变证治疗

1.呃逆

呃逆可见于中风的中脏腑急性期,也可见于中经络之重证向中脏腑转化的过程中,所以此类呃逆患者多处于神识迷蒙或昏迷的状态,呃声急促而不连续,甚至床动身摇,因呃逆不能进饮食,痛苦极大。还可兼见大便秘结或大便自遗。论其病因多在大病之初,血气奔并于上,骤然升降逆乱,风火痰热损伤胃气胃阴。缘胃之气阴受创致逆气上冲而生呃逆。此属重证,随病势恶化还能导致胃气败绝。还有因气机升降失常之后,痰热壅阻胃肠导致腑实,胃气难以顺降则折返上越演致频繁呃逆。另外,中脏腑之痰湿蒙塞心神证与元气败脱、心神散乱证,病必及肾,由肾气失于摄纳,引动冲气上乘,夹胃气动膈而生呃逆之证。综观呃逆轻重差别极为明显,出现于中风中脏腑急性期的呃逆,绝不同于一般,多为病势危笃或向危重转化的一种表现,是属土败胃绝之险象,其病预后较差,若能及时恰当救治,或能转危为安。应该指出,发生于恢复期的呃逆,或虽在急性期,在病情逐步好转时发生的呃逆,其治疗较易而预后较好,两者需要分清。

(1)胃气阴两伤:呃声短促不连续,唇燥舌干,神昏烦躁,大便干结而难,舌质红或红绛,苔黄燥或少苔,脉细弦数。

治法:益气养阴,和胃止呃。

常用方:人参粳米汤。

西洋参 6g,优质粳米 30g。先煮西洋参取 100mL,再煮粳米,取米汤 400mL,兑匀成 500mL,分 2~4 次鼻饲或灌服,每日 1 剂。

本证多见于中风急性期,是阳闭证的并发证候,应在平肝清肝、息风化痰、凉血开窍治疗阳闭的同时,配以益气养阴,和胃止呕。如胃阴得复,胃气得以顺降,一般呃逆也较易得到控制。

(2)痰热腑实,浊气不降,呃声洪亮有力,口臭烦躁,甚至神昏谵语,便秘尿赤,腹胀,舌红苔黄燥起芒刺,脉滑数或弦数而大。

治法:通腑泻热,和胃止呕。

常用方:大承气汤加味。

生大黄、芒硝、厚朴、枳实、沉香粉。

2.戴阳证

戴阳证是中风最危险的变证，属于急性期脱证的临终表现。王永炎通过临床总结发现戴阳以元气败脱、心神散乱证最为多见。患者昏迷，无论此脱证是由阳闭或阴闭转变而来，此时已呈现出四肢冰凉、周身湿冷、手撒遗尿、脉微沉细等阳气大衰，阴寒内盛的征象。多出现于上午9时至午后1时之间，发现患者突然颜面潮红可延至头部也潮红，其两颊泛红颜色稍浓，但触摸面颊不热，四肢厥冷如故，脉沉微衰如故。戴阳证的基本病机是邪盛正虚，阴阳格拒。论其治疗原则当为调和阴阳，扶正祛邪，但病势凶险，顷刻之间患者即被夺走生命。

第二节　心悸

心悸是指气血阴阳亏虚，或痰饮瘀血阻滞，心失所养，心脉不畅，引起心中急剧跳动，惊慌不安，不能自主为主要表现的一种病证。心悸发作时常伴气短、胸闷，甚至眩晕、喘促、晕厥；脉或数，或迟，或节律不齐。心悸因惊恐、劳累而发，时作时止，不发时如常人，病情较轻者为惊悸；若终日悸动，稍劳尤甚，全身情况差，病情较重者为怔忡。惊悸日久不愈也可转为怔忡。

心悸病位主要在心，病因较复杂，既有体质因素、饮食劳倦或情志所伤，也有因感受外邪或药物中毒所致。其虚证者，多因气血阴阳亏虚，引起心神失养，治当补益气血，调理阴阳，以求气血调畅，阴平阳秘，配合应用养心安神之品，促进脏腑功能的恢复；实证者常见痰浊、瘀血、水饮，而致心神不宁，治当化痰，涤饮，配合应用活血化瘀之品，以求去邪安正，心神得宁；当临床表现虚实夹杂时，当根据虚实轻重之多少，灵活应用益气养血，滋阴温阳，化痰涤饮，行气化瘀，养心安神，重镇安神之法。

初起病情较轻，此时如辨证正确，治疗及时得当，且患者积极配合，则疾病容易恢复。若失治、误治或患者欠配合，病情也有由轻转重者，特别是老年人，肝肾本已渐亏，阴阳气血亦不足，如若病久，心病累及肝肾，导致真气亏损越重，则病情复杂，治疗较难，恢复也慢。此外，老年人心悸初起多属虚，以心气不敛，心血不足为多见，日久易虚实夹杂，使病情加重。

心悸多见于各种心律失常，心悸可发于任何年龄，但老年人素体亏虚，心气不足，心悸的发生率可随增龄而增高。心悸常常提示心脏本身疾病，也可为其他疾病的主要症状之一，如胸痹、失眠、健忘、眩晕、水肿、喘病等也可出现心悸症状。

心悸是一种多病种多因素引起的综合征，西医西药尽管对一些心律失常具有较好的疗效，但多为对症治疗，一些抗心律失常的药物甚至可以引起药源性的心律失常，而中医中药的整体治疗，体现了标本兼治、安全有效的优势，尤其是对一些功能性的心悸，具有明显的效果。

根据本病的临床表现，各种原因引起的心律失常，如心动过速、心动过缓、过早搏动、心房颤动或扑动、房室传导阻滞、病态窦房结综合征、预激综合征及心功能不全、神经官能症等，凡具有心悸临床表现的，均可参考本节辨证论治。

一、病证诊断

(一)诊断标准

1.疾病诊断标准

(1)中医诊断标准:自觉心搏异常,或快速或缓慢,或跳动过重,或忽跳忽止。呈阵发性或持续不解,神情紧张,心慌不安。伴有胸闷不适,心烦寐差,颤抖乏力,头晕等症。中老年患者,可伴有心胸疼痛,甚则喘促,汗出肢冷,或见晕厥。可见数、促、结、代、缓、迟等脉。常有情志刺激,惊恐,紧张,劳倦,饮酒等诱发因素。血常规、血沉、抗“O”、T_3、T_4及心电图,X线胸部摄片、测血压等检查,有助明确诊断。

(2)西医诊断标准如下:

快速性心律失常。过早搏动:诊断依据主要根据心电图。

房性期前收缩:

1)P波提前出现,与正常P波不同。

2)P-R间期>0.12秒,QRS波群形态多正常,只有在出现室内差异性传导时,QRS波形态呈现右束支阻滞图形;P波后也可不出现QRS波。

3)代偿间期多不完全。

结性期前收缩:

1)提前出现的QRS波群和逆行的P波,QRS波形态与正常基本相同。

2)逆行P波在QRS波群前时,P-R间期<0.12秒,逆行P波在QRS波群后时,P-R间期<0.20秒;P波有时埋在QRS波群内而不见。

3)多为完全代偿间期。

室性期前收缩:

1)QRS波群提前出现,形状宽大、粗钝、或有切迹,波群时间延长>0.12秒。

2)QRS波群前无P波。

3)代偿间期完全。

阵发性室上性心动过速:诊断依据主要根据心电图。

心电图特征:

1)相当于一系列很快的房性或交界性期前收缩,频率为160~220次/分,节律十分规则。

2)P波形态不同于窦性P波,或与T波融合,难以辨别有无P波,如能辨认时,P’波在Ⅱ、aVF导联直立,P’—R间期>0.12秒,可认为是房性阵速,若P’波为逆行性,P’—R间期<0.12秒,R—P’间期<0.20秒者,则为交界性阵速。

3)QRS波群形态与窦性心搏相似,偶可因差异性心室传导而增宽。

4)可有继发性ST—T改变。

发作时心电图有确诊价值,表现为房性,房室交界性或室性心动过速的心电图特征。

心房纤颤:诊断依据主要根据体征、心电图。

体征:

1)第一心音强弱不等。

2)心律绝对不规律。

3)脉搏短绌。(心率>脉率)

心电图特征:

1)P 波消失,代之以频率为每分钟 350～600 次的大小不等、形态不同、间隔不匀的房颤波(简称为 f 波)。f 振幅>0.1mV 为粗大型;<0.1mV 为纤细型。f 波在Ⅱ、Ⅲ、aVF 导联中多明显可见,但以 V_1 导联最为明显。

2)大多数病例,房颤心室率快而完全不规则,多在每分钟 120～180 次之间,如因病变或洋地黄影响下发生高度房室传导阻滞,可出现心室率每分钟<70 波群的形态与正常相同,但伴有室内差异性传导时,QRS 波可增宽、畸形。

缓慢性心律失常。房室传导阻滞:诊断依据主要根据心电图。

Ⅰ度房室传导阻滞:常无症状和体征。

心电图示:

1)P—R 间期延长至 0.20 秒以上。

2)每个 P 波之后均有 QRS 波群。

Ⅱ度房室传导阻滞分两种。

Ⅱ度—Ⅰ型:又称文氏现象。表现为:

1)P—R 间期逐渐延长,直至 P 波受阻与心室脱漏。

2)R—R 间期逐渐缩短,直到 P 波受阻。

3)包含受阻 P 波的 R—P 间期比两个 P—P 间期之和为短。

Ⅱ度—Ⅱ型:又称莫氏Ⅱ型。表现为:

1)有间歇受阻的 P 波与心室脱漏。

2)在传导的搏动中,P—R 间期保持恒定。P—R 间期可能正常或延长。

Ⅲ度房室传导阻滞:又称完全性房室传导阻滞。心电图表现为:

1)P 波与 QRS 波群无关。

2)心房速率比心室速率快,心房心律可能为窦性或起源于异位。

3)心室心律由交界区或心室自主起搏点维持。

病态窦房结综合征。病窦综合征:主要依据为窦房结的功能衰竭,表现为以下三项中的一项或几项,并可除外某些药物、神经或代谢功能紊乱等所引起者。

1)窦房传导阻滞。

2)窦性停搏(停顿时间持续 2s 以上)。

3)明显的、长时间的(间歇性或持续性)窦性心动过缓(心率常在 50 次/分钟以下)。

大多数同时有 1)和(或)3)单独窦性心动过缓者,需经阿托品试验证明心率不能正常地增快(少于 90 次/分钟)。

在少数病例,诊断依据为:

1)慢性心房颤动或扑动,有可靠资料说明以往有上述窦房结功能衰竭的主要依据者;或经电转复(或药物转复),恢复窦性心律后出现这种表现者。

2)持久的、缓慢的交界性心律,心率常在 50 次/分钟以下(窦房结持久的停顿),有时可间断地稍增快。

以上标准不适用于运动员及儿童。

2.分型分级标准

(1)心悸分型标准:

1)脉率快速型心悸:一息六至之数脉,一息七至之疾脉,一息八至之极脉,一息九至之脱脉,一息十至以上之浮合脉。

2)脉率缓慢型心悸:一息四至之缓脉,一息三至之迟脉,一息二至之损脉,一息一至之败脉,两息一至之夺精脉。

3)脉律不整型心悸:脉可见有数时一止,止无定数之促脉,缓时一止,止无定数之结脉;脉来更代,几至一止之代脉,或见脉乍疏乍数,忽强忽弱。

(2)心律失常分级标准。过早搏动:采用动态心电图或每天固定时间心电示波或监测观察30分钟。

轻度:患者无明显症状,平均每天过早搏动≤5次。

中度:平均每分钟5次以上,或呈二联律、三联律。

重度:有多源性,或连续2次以上过早搏动,或R波在T波上,而Q—T间期延长者。

阵发性室上性心动过速或阵发性心房纤维颤动。

1)偶发:每月1~2次,每次发作少于1小时休息后即可消失。

2)多发:每月发作2次以上,每次发作1小时以上少于24小时,或需要药物控制者。

3)频发,每日发作,短暂多次,或每周发作1次以上,每次发作24小时以上,或需药物控制。

(二)鉴别诊断

1.胸痹心痛

胸痹心痛常可与心悸合并出现,其鉴别要点为:胸痹心痛除可见心慌不安,脉结或代外等心悸症状外,必以心痛为主症,多呈心前区或胸骨后刺痛、闷痛,常因劳累、感寒、饱餐或情绪波动而诱发,多呈短暂发作。但甚者心痛剧烈不止,唇甲紫绀或手足青冷至节,呼吸急促,大汗淋漓,直至晕厥,病情危笃。

2.奔豚

奔豚发作之时,也觉心胸躁动不安。奔豚病症状为"从少腹起,上冲咽喉,发作欲死,复还止,皆从惊恐得之"。故本病与心悸的鉴别要点为:心悸为心中剧烈跳动,发自于心;奔豚乃上下冲逆,发自少腹。

3.卑惵

卑惵症状为"痞塞不欲食,心中常有所歉,爱处暗室,或倚门后,见人则惊避,似失志状"。卑惵病因为"心血不足",虽有心慌,一般无促、结、代、疾、迟等脉出现,是以神志异常为主的疾病,与心悸不难鉴别。

4.心下悸、心下痞

心下指胃脘,心下悸指心下(胃脘处)惕惕然跳动而言。心下痞指胃脘满闷不舒,按之柔软不痛的症状。其与心悸的鉴别要点在于:心下悸与心下痞病位皆在胃,而心悸病位在心。

(三)证候诊断

1.心虚胆怯

主症:心悸不宁,善惊易恐,稍惊即发,劳则加重。

次症：胸闷气短，自汗，坐卧不安，恶闻声响，少寐多梦而易惊醒，舌质淡红，苔薄白，脉动数，或细弦。

2.心脾两虚

主症：心悸气短，失眠多梦，思虑劳心则甚。

次症：神疲乏力，眩晕健忘，面色无华，口唇色淡，纳少腹胀，大便溏薄，舌质淡，苔薄白，脉细弱。

3.肝肾阴亏

主症：心悸失眠，眩晕耳鸣。

次症：形体消瘦，五心烦热，潮热盗汗，腰膝酸软，视物昏花，两目干涩，咽干口燥，筋脉拘急，肢体麻木，急躁易怒，舌质红，少津，苔少或无，脉细数。

4.心阳不振

主症：心悸不安，动则尤甚，形寒肢冷。

次症：胸闷气短，面色㿠白，自汗，畏寒喜温，或伴心痛，舌质淡，苔白，脉虚弱，或沉细无力。

5.水饮凌心

主症：心悸眩晕，肢面水肿，下肢为甚，甚至咳喘，不能平卧。

次症：胸脘痞满，纳呆食少，渴不欲饮，恶心呕吐，形寒肢冷，小便不利，舌质淡胖，苔白滑，脉弦滑，或沉细而滑。

6.血瘀气滞

主症：心悸，心胸憋闷，心痛时作。

次症：两胁胀痛，善太息，形寒肢冷，面唇紫暗，爪甲青紫，舌质紫暗，或有瘀点、瘀斑，脉涩，或结，或代。

7.痰浊阻滞

主症：心悸气短，胸闷胀满。

次症：食少腹胀，恶心呕吐，或伴烦躁失眠，口苦口干，纳呆，小便黄赤，大便秘结，舌苔白腻或黄腻，脉弦滑。

8.邪毒犯心

主症：心悸，胸闷，气短，左胸隐痛。

次症：发热，恶寒，咳嗽，神疲乏力，口干渴，舌质红，少津，苔薄黄，脉细数，或结代。

二、病因病机

（一）病因

心悸的病因较复杂，既有体质因素、饮食劳倦或情志所伤，亦有感受外邪或药物中毒所致。其虚证者，多因气血阴阳亏虚，引起心神失养；实证者常见痰浊、瘀血、水饮，而致心神不宁。

1.体虚久病

禀赋不足，素体亏虚，或脾胃虚弱，化源不足，或久病失养，劳欲过度，皆可使气血不足，心失所养，发为心悸。气虚及阳或失治误治，心阳受损，失其温煦，可致心悸；阳气虚衰，无力鼓动血行，血脉瘀滞，亦致心悸。若虚及脾肾之阳，水湿不得运化，成痰成饮，上逆于心，亦成心悸。血虚日久，心阴损耗，或年老体弱，调摄不当，肝肾阴亏，均致心失滋养，而成心悸。且肝阴不足，失其条达，易致肝阳上亢，肝火内扰，或肾阴不足，水不济火，心火独亢，火扰心神，皆可扰乱心神而致心悸。此外，肺朝百脉，主治节，若肺气亏虚，不能助心以治节，则心脉运行不畅，心悸不安。

2.饮食劳倦

嗜食膏粱厚味，煎炸炙烤，蕴热化火生痰，痰火扰心，发为心悸。或饮食不节，损伤脾胃，运化失施，水液输布失常，滋生痰浊，痰阻心气，而致心悸，

3.情志所伤

惊则气乱，恐则气下，平素心虚胆怯，暴受惊恐，易使心气不敛，心神动摇，而心慌不能自主，惊悸不已，渐次加剧，直至稍遇惊恐，即作心悸，甚或外无所惊，时发怔忡。思虑过度，劳伤心脾，不仅暗耗阴血，又能影响脾胃功能，致生化之源不足，气血两虚，心失所养，发生心悸。长期抑郁，肝气郁结，气滞血瘀，心脉不畅，心神失养，引发心悸。大怒伤肝，肝火上炎，气血逆乱，且可夹痰，上扰于心，而出现心神不宁，心脉紊乱。

4.感受外邪

心气素虚，风湿热邪，合而为痹，痹证日久，内舍于心，痹阻心脉，心血瘀阻，发为心悸。或风寒湿热之邪，由血脉内侵于心，耗伤心气之阴，也可引起心悸。温病、疫毒均可灼伤营阴，心失所养，或邪毒内扰心神，如春温、风温、暑湿、白喉、梅毒等病，往往伴见心悸。

5.药物中毒

药物过量或毒性较剧，损及于心，可致心悸，如附子、乌头，或西药锑剂、洋地黄、奎尼丁、肾上腺素、阿托品等用药过量或不当时，均能引发心动悸、脉结代一类证候。

（二）发病

1.发病

心悸的发病，或由惊恐恼怒，动摇心神，致心神不宁而为心悸；或因久病体虚，劳累过度，耗伤气血，心神失养，若虚极邪盛，无惊自悸，悸动不已，则谓之怔忡。本病起病多为突发突止，或为反复发作，轻者数日或数月一发，可无明显症状或轻度不适，重则一日数发，或持续发作，多伴有气短乏力，胸闷头昏汗出，自觉怔忡不已，甚则晕厥昏迷。

2.病位

心悸病位主要在心，或为心神失养，或为心神不宁，引起心神动摇，悸动不安。但本病发病亦与脾、肾、肺、肝四脏功能失调相关。如脾不生血，心血不足，心神失养则动悸。脾失健运，痰湿内生，扰动心神，或肾阴不足，不能上制心火，肾阳亏虚，心阳失于温煦，均可发为心悸。肺气亏虚，不能助心以治节，心脉运行不畅则心悸不安。肝气郁滞，气滞血瘀，或气郁化火，致使心脉不畅，心神受扰，也可进而引发心悸。

3.病性

心悸的病性主要有虚实两方面。虚者为气血阴阳亏损，心神失养而致。实者多由痰火扰心，水饮凌心及瘀血阻脉，气血运行不畅而引起。临床常表现为虚多实少，虚实夹杂。总之，本病多为本虚标实证，其本为气血不足，阴阳亏损，其标是气滞、血瘀、痰浊、水饮。

4.病势

本病虚多实少，或虚实兼夹。病情的演变多始于心血不足，进而心气亦虚，脏腑亏损。本病常继发于真心痛（胸痹心厥）、痰饮病、外感之后，辨证时要注意病因与宿疾之间的关系。某些心悸重

症，进一步可以发展为气虚及阳或阴虚及阳而出现心（肾）阳衰，甚则心阳欲脱。更甚者心阳暴脱而成厥、脱之变。

5.病机转化

心悸的病机转化决定于邪热、痰浊、瘀血等病邪与人体正气相争的消长变化，虚实之间可以互相夹杂或转化。实证日久，正气亏耗，可兼见气、血、阴、阳之亏损，而虚证则又往往兼见实象。如阴虚可致火旺，阳虚易夹水饮、痰湿，气虚也易伴血瘀，痰火互结易伤阴，瘀血可兼痰浊。

心悸变证早期伴有心痛、胸闷、憋气、头昏欲呕者，要考虑是气滞血瘀、血脉瘀阻或痰湿阻络，痰饮溃心。若证见心悸，喘促水肿，起卧不安，甚者迫坐，脉疾数而微，多为心肾阳虚之危证。若见颜面苍白，大汗淋漓，四肢厥冷，喘促欲脱，甚则遗溺，脉微细欲绝，神志淡漠，此乃心悸加重，转入厥脱之危候，正气虚衰，元气败脱。若兼见脉搏极乱、极疾、极迟，面色苍白，口唇发绀，意识突然丧失，或时清时昧等，或并发抽搐、昏厥等症，属阴阳离绝之候。

心悸的病机较为复杂，可因外邪、气滞、痰饮、瘀血、脏器虚衰等致病，在病机转化中又可因宿疾变化使病情加重，故辨清虚实兼夹、所在脏腑，才能做出相应的有效处理。

6.证类病机

心虚胆怯证：心气不足，神浮不敛，心神动摇；胆气怯弱，善惊易恐。心胆俱虚，易为惊恐所伤而发心悸。

心脾两虚证：思虑过度，劳伤心脾，心血暗耗，生化乏源，导致气血两虚，心神失养，而发心悸。

肝肾阴亏证：肾水亏耗，肝阴不足，水不济火，心火偏亢，心神不宁，导致心悸。

心阳不振证：久病体虚，损伤心阳，心失温养，神舍失守，而发心悸。

水饮凌心证：阳虚不能化水，水饮内停，上凌于心，故见心悸。

血瘀气滞证：阳虚鼓动无力，寒邪凝滞经脉，肝郁气滞血瘀，均可引起心血瘀阻，心脉不畅，而见心悸不安。

痰浊阻滞证：痰浊阻滞心气，痰火扰动心神，导致心神不宁，而发心悸。

邪毒犯心证：外感风热邪毒，表证未及发散，邪毒犯心，损伤阴血，耗伤气阴，心神失养，故见心悸。

三、临床治疗

（一）分证论治

1.辨证思路

（1）分清虚实，心悸证候特点多为虚实相兼，故当首辨虚实，虚当审脏腑气、血、阴、阳何者偏虚，实当辨痰、饮、瘀、火何邪为主。其次，当分清虚实之程度，正虚程度与脏腑虚损情况有关，即一脏虚损轻者，多脏虚损重者。在邪实方面，一般来说，单见一种夹杂轻者，多种合并夹杂者重。

（2）详辨脉象变化，脉搏的节律异常为本病的特征性征象，故尚需辨脉象，如脉率快速型心悸，可见数脉、疾脉、极脉、脱脉、浮合脉。脉率过缓型心悸，可见缓脉、迟脉、损脉、败脉、夺精脉。脉率不整型心悸，脉可见促脉、结脉、代脉，或见脉乍疏乍数，忽强忽弱。临床应结合病史、症状，推断脉症从舍。一般认为，阳盛则促，数为阳热，若脉虽数、促而沉细、微细，伴有面浮肢肿，动则气短，形寒肢冷，舌质淡者，为虚寒之象。阴盛则结，迟而无力为虚寒，脉迟、结、代者，一般多属虚寒，其中结脉表示气血凝滞,代脉常表示元气虚衰、脏气衰微。凡久病体虚而脉弦滑搏指者为逆,病情重笃而脉散乱模糊者为病危之象。

(3)结合辨病辨证:对心悸的临床辨证应结合引起心悸原发疾病的诊断,以提高辨证准确性,如功能性心律失常所引起的心悸,常表现为心率快速型心悸,多属心虚胆怯,心神动摇;冠心病心悸,多为气虚血瘀,或由痰瘀交阻而致;病毒性心肌炎引起的心悸,初起多为风温干犯肺卫,继之热毒逆犯于心,随后呈气阴两虚,瘀阻络脉证,风心病引起的心悸,多由风湿热邪杂至,合而为痹,痹阻心脉所致。病态窦房结综合征多由心阳不振,心搏无力所致。慢性肺源性心脏病所引起的心悸,则虚实兼夹为患,多心肾阳虚为本,痰饮内停为标。

(4)辨明惊悸怔忡:大凡惊悸发病,多与情绪因素有关,可由骤遇惊恐,忧思恼怒,悲哀过极或过度紧张而诱发,多为阵发性,实证居多,但也存在内虚因素。病来虽速,病情较轻,可自行缓解,不发时如常人。怔忡多由久病体虚、心脏受损所致,无精神因素也可发生,常持续心悸,心中惕惕,不能自控,活动后加重。病情较重,每属虚证,或虚中夹实,病来虽渐,不发时也可见脏腑虚损症状。惊悸日久不愈,也可形成怔忡。

心悸由脏腑气血阴阳亏虚、心神失养所致,治当补益气血,调理阴阳,以求气血调畅,阴平阳秘,配合应用养心安神之品,促进脏腑功能的恢复。心悸由于痰饮、瘀血等邪实所致者,治当化痰、涤饮、活血化瘀,配合应用重镇安神之品,以求邪去正安,心神得宁。心悸临床上常表现为虚实夹杂,当根据虚实轻重之多少,灵活应用益气养血、滋阴温阳、化痰涤饮、行气化瘀及养心安神、重镇安神之法。

2.分证论治

(1)心虚胆怯:心悸不宁,善惊易恐,稍惊即发,劳则加重。胸闷气短,自汗,坐卧不安,恶闻声响,少寐多梦而易惊醒,舌质淡红,苔薄白,脉动数,或细弦。

病机分析:心为神舍,心气不足易致神浮不敛,心神动摇,少寐多梦;胆气怯弱则善惊易恐,恶闻声响。心胆俱虚则更为惊恐所伤,稍惊即悸。心位胸中,心气不足,胸中宗气运转无力,故胸闷气短。气虚卫外不固则自汗;劳累耗气,心气益虚,故劳则加重。脉动数或细弦为气血逆乱之象。

治法:镇惊定志,养心安神。

常用方:安神定志丸(《医学心悟》)加减。龙齿先煎、琥珀先煎、磁石先煎、朱砂冲服、茯神、石菖蒲、远志、人参。

加减:心悸气短,动则益甚,气虚明显时,加黄芪以增强益气之功;气虚自汗加麻黄根、浮小麦、瘪桃干、乌梅;气虚夹瘀者,加丹参、桃仁、红花;气虚夹湿,加泽泻,重用白术、茯苓;兼见心阳不振,加附子、桂枝;兼心血不足,加熟地黄、阿胶;心气不敛,加五味子、酸枣仁、柏子仁,以收敛心气,养心安神;如睡眠易惊醒,可加重镇摄之品,如龙骨先煎、牡蛎先煎等;若心气郁结,心悸烦闷,精神抑郁,胸胁胀痛,加柴胡、郁金、合欢皮、绿萼梅、佛手。

常用中成药:黄芪注射液肌内注射,每次 2～4mL,每日 1～2 次。静脉滴注,每次 10～20mL,每日 1 次。益气养元,扶正祛邪,养心通脉,用于心气虚损所致的神疲乏力,心悸气短。

针灸:

1)治法:益气安神。

2)配穴:心俞、巨阙、间使、神门、胆俞。

3)方义:心俞、巨阙俞募配穴,功在调补心气,定悸安神。胆俞可以壮胆气而定志。间使、神门宁心安神。针用补法。善惊者,加大陵。自汗、气短甚者,加足三里、复溜。

(2)心脾两虚：心悸气短，失眠多梦，思虑劳心则甚。神疲乏力，眩晕健忘，面色无华，口唇色淡，纳少腹胀，大便溏薄，舌质淡，苔薄白，脉细弱。

病机分析：心脾两虚主要指心血虚、脾气弱之气血两虚证。思虑劳心，暗耗心血，或脾气不足，生化乏源，皆可致心失血养，心神不宁，而见心悸、失眠多梦。思虑过度可劳伤心脾，故思虑劳心则甚。血虚则不能濡养脑髓，故眩晕健忘；不能上荣肌肤，故面色无华，口唇色淡。纳少腹胀，大便溏薄，神疲乏力，均为脾气虚之表现。气血虚弱，脉道失充，则脉细弱。

治法：补血养心，益气安神。

常用方：归脾汤(《济生方》)加减。当归、龙眼肉、黄芪、人参、白术、茯神、远志、酸枣仁、木香、炙甘草。加减：气虚甚者重用人参、黄芪、白术、炙甘草，少佐肉桂，取少火生气之意；血虚甚者加熟地黄、白芍、阿胶；阳虚甚而汗出肢冷，脉结或代者，加附片先煎、桂枝、煅龙骨先煎、煅牡蛎先煎；阴虚甚而心烦、口干、舌质红，少苔者，加玉竹、麦冬、生地黄、沙参、石斛；自汗、盗汗者，可选加麻黄根、浮小麦、五味子、山茱萸、煅龙骨先煎、煅牡蛎先煎、稻根；纳呆腹胀，加陈皮、谷芽、麦芽、神曲、山楂、鸡内金、枳壳；神疲乏力，气短，失眠多梦，加合欢皮、夜交藤、五味子、柏子仁、莲子心等。

常用中成药：归脾丸浓缩丸，每次 8～10 丸，每日 3 次，口服。益气健脾，养心安神，用于心脾两虚，心悸气短，失眠多梦。益气养血口服液：每次 15～20mL，每日 3 次。益气养血，用于气血不足所致的心悸气短，面色不华，体虚乏力。稳心颗粒：每次 9g，每日 3 次。益气养阴，活血化瘀，用于气阴两虚，心脉瘀阻所致心悸不宁，气短乏力，胸闷胸痛。

针灸：

1)治法。养血益气，定悸安神。

2)配穴。心俞、巨阙、膈俞、脾俞、足三里。

3)方义。心俞、巨阙俞募配穴，功在调补心气，定悸安神。血之会膈俞可补血养心。气血的生成，赖水谷精微所化，故取脾俞、足三里健中焦以助气血化生。针用补法。腹胀、便溏者，加巨虚、足三里。

(3)肝肾阴亏：心悸失眠，眩晕耳鸣。形体消瘦，五心烦热，潮热盗汗，腰膝酸软，视物昏花，两目干涩，咽干口燥，筋脉拘急，肢体麻木，急躁易怒，舌质红，少津，苔少或无，脉细数。

病机分析：肾水亏虚，水不济火，心火偏亢，心神不宁，故心悸失眠。肾主骨生髓，肾阴不足，骨骼失养，故腰膝酸软；脑海失充，则眩晕耳鸣。肝开窍于目，主筋，肝阴不足，不能濡目，故视物昏花，两目干涩；筋失所养，故筋脉拘急，肢体麻木。阴虚火旺，虚火内蒸，则五心烦热，潮热盗汗《肝火内盛，故急躁易怒。阴液亏虚，不能上润，故咽干口燥。舌质红，脉细数皆为阴虚之证。

治法：滋补肝肾，养心安神。

常用方：一贯煎(《柳州医话》)合酸枣仁汤(《金匮要略》)加减。山茱萸、熟地黄、枸杞子、沙参、麦冬、知母、酸枣仁、茯神、川楝子、甘草。加减：口渴心烦，重用麦冬、沙参，加石斛、玉竹；阴虚火旺，热象偏重者，加黄连、栀子、淡竹叶等以清心火、宁心神；潮热盗汗，加麻黄根、地骨皮、浮小麦、白薇；便秘，加瓜蒌仁；善惊易恐，可加珍珠母先煎、生龙骨先煎、生牡蛎先煎等以加强重镇安神之功；阴虚夹痰热者，加用黄连温胆汤；阴虚夹瘀热者，加用丹参、牡丹皮、生地黄、赤芍等。

常用中成药：天王补心丹浓缩丸，每次 8 丸，每日 3 次。滋阴养血，补心安神，用于阴血不足，心悸健忘，失眠多梦。养血安神片每次 5 片，每日 3 次。滋阴养血，宁心安神，用于阴虚血少所致头晕心悸，失眠健忘。

针灸：

1)治法：滋阴降火，养心安神。

2)配穴：心俞、肾俞、三阴交、太溪、太冲、阴郄、神门。

3)方义：心俞、肾俞、阴郄、神门可交通心肾，养心安神定悸。三阴交为足三阴经的交会穴，补之可滋阴安神。补太溪以滋肾阴，泻太冲以清虚火。

(4)心阳不振：心悸不安，动则尤甚，形寒肢冷。胸闷气短，面色㿠白，自汗，畏寒喜温，或伴心痛，舌质淡，苔白，脉虚弱，或沉细无力。

病机分析：久病体虚，损伤心阳，心失温养，则心悸不安；不能温煦肢体，故面色㿠白，肢冷畏寒。胸中阳气虚衰，宗气运转无力，故胸闷气短。阳气不足，卫外不固，故自汗出。阳虚则寒甚，寒凝心脉，心脉痹阻，故心痛时作。阳气虚衰，无力推动血行，故脉虚弱无力。

治法：温补心阳。

常用方：桂枝甘草龙骨牡蛎汤(《伤寒论》)加减。桂枝、生龙齿先煎、生牡蛎先煎、炙甘草。加减：心阳不足，形寒肢冷者，加黄芪、人参、附子益气温阳；大汗出者，重用人参、黄芪，加煅龙骨先煎、煅牡蛎先煎，或加山茱萸，或用独参汤煎服；兼见水饮内停者，选加葶苈子、五加皮、大腹皮、车前子、泽泻、猪苓；夹有瘀血者，加丹参、赤芍、桃仁、红花等；兼见阴伤者，加麦冬、玉竹、五味子。

常用中成药：心宝丸温补心肾，活血通脉，用于病态窦房结综合征表现为心肾阳虚，心脉瘀阻所致心悸，气短，脉结代。病态窦房结综合征，每次300～600mg，每日3次，疗程3～6月。期外收缩及房颤，每次120～240mg，每日3次，疗程1～2个月。宁心宝胶囊每次2粒，每日3次。提高心率，改善窦房结房室传导功能，用于房室传导阻滞、缓慢性心律失常表现为心肾阳虚，心悸、胸闷、气短。参附注射液5～20mL加入5%～10%葡萄糖注射液20mL，静脉推注；20～100mL加入5%～10%葡萄糖注射液或0.9%氯化钠注射液250～500mL，静脉滴注。回阳救逆，益气固脱，用于阳虚或气虚所致惊悸怔忡。

针灸：

1)治法：温补心阳，安神定悸。

2)配穴：心俞、厥阴俞、内关、神门、关元。

3)方义：心俞、厥阴俞相配可助心阳、益心气。内关、神门安神定悸。关元针后加灸，以振奋阳气。针用补法，针后加灸。腹胀、便溏者，加公孙、天枢。

(5)水饮凌心：心悸眩晕，肢面水肿，下肢为甚，甚至咳喘，不能平卧。胸脘痞满，纳呆食少，渴不欲饮，恶心呕吐，形寒肢冷，小便不利，舌质淡胖，苔白滑，脉弦滑，或沉细而滑。

病机分析：阳虚不能化水，水饮内停，上凌于心，故见心悸；饮溢肢体，故见水肿。饮溢肢体，故见水肿。饮阻于中，清阳不升，则见眩晕；阻碍中焦，胃失和降，则脘痞，纳呆食少，恶心呕吐。阳气虚衰，不能温化水湿，膀胱气化失司，故小便不利。舌质淡胖，苔白滑，脉弦滑或沉细而滑，皆为水饮内停之象。

治法：振奋心阳，化气利水。

常用方：苓桂术甘汤(《金匮要略》)加减。桂枝、茯苓、白术、炙甘草。加减：兼见纳呆食少，加谷芽、麦芽、神曲、山楂、鸡内金；恶心呕吐，加半夏、陈皮、生姜；尿少肢肿，加泽泻、猪苓、茯苓、防己、葶苈子、大腹皮、车前子；兼见瘀血者，加当归、川芎、刘寄奴、泽兰叶、益母草。

常用中成药：五苓散片每次 4～5 片，每日 3 次。温阳化气，利湿行水。用于膀胱气化不利，水湿内聚引起小便不利等。

针灸：

1）治法：振奋阳气，化气行水。

2）配穴：关元、肾俞、内关、神门、阴陵泉。

3）方义：关元、肾俞壮肾阳以行水气。内关、神门宁心定悸。阴陵泉健脾以化水饮。针用平补平泻法。伴胸闷气喘甚而不能平卧者，加刺膻中。

（6）血瘀气滞：心悸，心胸憋闷，心痛时作。两胁胀痛，善太息，面唇紫暗，爪甲青紫，舌质紫暗，或有瘀点、瘀斑，脉涩，或结，或代。

病机分析：阳气不足，无力鼓动血行，或寒凝经脉，或情志抑郁，气机郁滞等，皆可致心血瘀阻，心脉不畅，而心悸不安。气机阻滞，不痛则痛，故心痛时作。血瘀气滞，心阳被抑，故心胸憋闷。脉络瘀阻，故面唇爪甲青紫，舌质紫暗，有瘀点、瘀斑，脉涩、结、代。两胁胀痛、善太息为气郁不舒之证。

治法：活血化瘀，理气通络。

常用方：桃仁红花煎（《素庵医案》）加减。桃仁、红花、丹参、赤芍、川芎、延胡索、香附、青皮、生地黄、当归。加减：气滞血瘀者，加柴胡、枳壳、木香；因虚致瘀者，去理气之品，气虚加黄芪、党参、白术、山药；血虚加何首乌、熟地黄、阿胶《阴虚加麦冬、玉竹、枸杞子、女贞子；阳虚寒凝加附子、肉桂、淫羊藿；络脉痹阻，胸部窒闷，去生地黄，加沉香、檀香、降香；夹有痰浊，胸满闷痛，苔浊腻，加瓜蒌、薤白、半夏；胸痛甚，加入工麝香冲服、乳香、没药、五灵脂、蒲黄、三七粉等。

常用中成药：七叶神安片每次 50～100mg，每日 3 次。益气安神，活血止痛。用于心气不足，心血瘀阻所致心悸失眠、胸闷胸痛。

针灸：

1）治法：活血化瘀，理气通络。

2）配穴：内关、膻中、心俞、气海、膈俞、血海。

3）方义：内关、膻中、心俞可强心定悸止痛。灸气海助阳益气，气推血行。膈俞、血海活血化瘀。针用平补平泻法，气海加灸。失眠健忘者，加神门。气短自汗者，加复溜。

（7）痰浊阻滞，心悸气短，胸闷胀满：食少腹胀，恶心呕吐，或伴烦躁失眠，口苦口干，纳呆，小便黄赤，大便秘结，舌苔白腻或黄腻，脉弦滑。

病机分析：痰浊阻滞心气，故心悸气短。气机不畅，故见胸闷胀满。痰阻气滞，胃失和降，故食少腹胀，恶心呕吐。痰郁化火，则见口苦口干，小便黄赤，大便秘结，苔黄腻等热象；痰火上扰，心神不宁，故烦躁失眠。痰多、苔腻、脉弦滑为内有痰浊之象。

治法：理气化痰，宁心安神。

常用方：导痰汤（《校注妇人良方》）加减。半夏、陈皮、制南星、枳实、茯苓、安神、远志、酸枣仁。加减：纳呆腹胀，兼脾虚者，加党参、白术、谷芽、麦芽、鸡内金；痰火伤津，大便秘结，加大黄、瓜蒌；痰火伤阴，口干盗汗，舌质红，少津，加麦冬、天冬、沙参、玉竹、石斛；烦躁不安，惊悸不宁，加生龙骨先煎、生牡蛎先煎、珍珠母先煎、石决明先煎以重镇安神。

常用中成药：竹沥达痰丸每次 6～9g，每日 2～3 次。豁除顽痰，清火顺气。用于痰热上壅，咳喘痰多等。

针灸：

1)治法：行气化痰，宁心安神。

2)配穴：丰隆、膻中、巨阙、心俞、神门。

3)方义：脾胃为生痰之源，痰浊壅遏，气机失宣，丰隆为足阳明经别络，属足阳明而络脾经。膻中为气会，可行气化痰。以上两穴针用泻法可宣通气机，蠲化痰浊。心俞、巨阙俞募配穴，配以神门，针用补法，功在调益心气，宁心定悸安神。

(8)邪毒犯心，心悸，胸闷，气短，左胸隐痛。发热，恶寒，咳嗽，神疲乏力，口干渴，舌质红，少津，苔薄黄，脉细数，或结代。

病机分析：外感风热，侵犯肺卫，故咳嗽，发热恶寒。表证未及发散，邪毒犯心，损及阴血，耗伤气阴，心神失养，故见心悸，胸闷痛；阴液耗损，口舌失润，故口干渴，舌少津；气短，神疲乏力乃气虚表现。舌质红，苔薄黄为感受风热之象，脉细数或结代为气阴受损之证。

治法：清热解毒，益气养阴。

常用方：银翘散(《温病条辨》)合生脉散(《备急千金要方》)加减。金银花、连翘、薄荷后下、牛蒡子、芦根、淡竹叶、桔梗、人参、麦冬、五味子。

加减：热毒甚者，加大青叶、板蓝根；若夹血瘀，症见胸痛不移，舌质紫暗有瘀点、瘀斑者，加牡丹皮、丹参、益母草、赤芍、红花；若夹湿热，症见纳呆，苔黄腻者，加茵陈、苦参、藿香、佩兰；若兼气滞，症见胸闷、喜叹息者，可酌加绿萼梅、佛手、香橼等理气而不伤阴之品；口干渴，加生地黄、玄参。

常用中成药：维C银翘片每次2片，每日3次。疏风解表，清热解毒。用于风热感冒，发热头痛，口干等。银翘解毒胶囊每次4粒，每日2～3次。疏风解表，清热解毒。用于风热感冒，发热头痛，口干等。生脉注射液益气养阴，复脉固脱，用于气阴两虚所致脱证、心悸胸痹。20～60mL加入5%～10%葡萄糖注射液250～500mL，静脉滴注。参麦注射液益气固脱，养阴生津，生脉，用于病毒性心肌炎表现为气阴两虚者。10～60mL加入5%～10%葡萄糖注射液250～500mL，静脉滴注。

针灸：

1)治法：泻热解毒，益气养阴。

2)配穴：曲池、大椎、外关、合谷、足三里、三阴交、心俞、厥阴俞。

3)方义：曲池、大椎、外关、合谷可清热泻火解毒，以针泻之可泻热解毒。足三里健脾益气，三阴交滋阴安神，心俞、厥阴俞益心气，宁心神，针用补法可起益气养阴之效。

(二)按心律失常类型辨证论治

1.过早搏动

偶发室早、结早常无症状，无须治疗。对伴发于器质性心脏病的室早，治疗目的是预防室性心动过速、心室颤动和心性猝死。对于恶性室早(器质性改变室性期前收缩)应酌用抗心律失常药。

治疗以“调节气血阴阳平衡”为原则，“广补其不足泻其有余”，气虚则补益，血虚则养血，痰浊内扰，则豁痰开窍，瘀血内阻可化瘀通络等。

(1)辨证要点

1)心律失常(期前收缩)的病位在心，属本虚标实，虚多于实。首分虚实尤为重要，虚是由气、血、阴、阳亏虚；实多由痰火、瘀血、水饮所致。

2)期前收缩属“心悸”“怔忡”范畴。要区别心悸与怔忡之不同。大凡惊悸的发病,多由情绪因素有关,可由骤遇惊恐。情绪过用而诱发,多为阵发性,病情较轻,实证居多;怔忡多由久虚体病,心脏受损所致,无精神因素也可发生。常持续心悸,不能自控,活动后加重,每属虚证或虚中兼实。

3)心悸多伴脉结代等脉律失常症,要品味结、代、迟、涩、促脉及其临床意义,结合病史、症状,推断脉证从舍。首先要对结、代进行鉴别,然后再注意相兼脉。结脉为无规律的间歇脉,代脉为有规律的间歇脉。结脉主实,代脉主虚。沉结为气滞血瘀;弦结为寒凝气滞;滑而结为痰郁气结;涩而结为寒凝气滞或气滞血瘀;结代为气阴俱虚,阳虚气滞。凡久病本虚而脉弦滑搏指者为逆;病情重笃而脉散乱模糊者危。

4)临证应四诊合参,结合体检及有关现代仪器检查(特别是心电图一般不应缺少),明确心悸病因,对辨证分型和辨病治疗,实属必要。

(2)分证论治

1)心气不足

临床表现:心悸、气短乏力,头晕自汗,动则加剧,胸闷,舌质淡红,苔薄白,脉细弱或结代。

治法:益气安神。

常用方:炙甘草汤(《伤寒论》)加减。炙甘草、人参、黄芪、大枣、干地黄、麦冬、阿胶、麻仁、生姜。

(2)心血不足

临床表现:心悸眩晕,倦怠乏力,面色不华,唇舌色淡,脉虚细成结代。

治法:养血安神。

常用方:四物汤(《太平惠民和剂局方》)加减。熟地黄、当归、白芍、川芎、酸枣仁、龙眼肉、柏子仁、党参、鸡血藤、炙甘草。

(3)心阳不振

临床表现:心悸不安,胸闷气短,面色㿠白,形寒肢冷,乏力气短。舌淡苔白,脉沉细或结代。

治法:温补心阳。

常用方:桂枝甘草龙骨牡蛎汤(《伤寒论》)加减。桂枝、甘草、附片、龙骨先煎、牡蛎先煎、人参、白术、丹参。加减:若瘀血明显者,加当归、鸡血藤等活血之品;若饮邪上犯、恶心呕吐、眩晕加半夏、细辛、干姜以化饮降逆;若阳虚水泛,小便短少,肢体水肿者,加泽泻、茯苓、车前子,益母草。

(4)心脉瘀阻

临床表现:心悸不安,胸闷不舒,心前区刺痛,入夜尤甚,或见唇甲青紫,舌质紫暗或瘀斑,脉涩或结代。

治法:活血化瘀,理气通络。

常用方:桃仁红花煎(《素庵医案》)加减。桃仁、红花、丹参、赤芍、当归、制香附、延胡索、青皮、川芎、生地黄。加减:气虚加黄芪、党参、黄精;血虚加何首乌、枸杞子、熟地黄;阴虚加麦冬、玉竹、女贞子;阳虚加熟附片、肉桂、淫羊藿;痰浊者加半夏、薤白、瓜蒌。

(5)痰扰心神

临床表现:心悸胸闷,眩晕恶心,失眠多梦,痰多口苦,苔腻稍黄,脉滑或结代。

治法:化痰定悸。

常用方,温胆汤(《三因极一病证方论》)加减。法半夏、陈皮、枳实、竹茹、茯苓、生姜、大枣、生龙齿先煎、远志。加减：痰郁化热，加黄连、栀子、黄芩；心悸重症，加珍珠母先煎、酸枣仁、石决明先煎；火郁伤阴，加沙参、麦冬、生地黄、石斛；兼见脾虚加山药、白术、党参。

2.阵发性室上性心动过速

中医认为室上速病位在心，可直接发病，也可与其他疾病并发。常与体质虚弱，情志所伤、饮食劳倦、外邪侵袭等因素有关。病机多属心气阴两虚、阴虚火旺或肾阳虚弱，此外，尚与瘀滞化热有关。热可致急，瘀可致乱，心体失健，心用失常而见心悸脉促。

(1)辨证要点

1)室上性心动过速病位在心，病机多属心气阴两虚、阴虚火旺或肾阳虚衰，此外，尚与瘀滞化热有关。热可致急，瘀可致乱，心体失健，心用失常而心悸脉促，组方用药时应注意益气通脉、凉血养心。

2)脉症不符时，应舍症从脉用药。从脉用药规律遵循《濒湖脉学》“涩脉血少或精伤”“促脉惟将火病医”，适当加入补血养阴之品，加重凉血补气之药，每能获效。

3)治疗原则，短暂发作，可不治疗；急性发作期首选兴奋刺激迷走神经的物理方法：深吸气后屏气，再用力作呼气动作；或刺激咽喉引起恶心；或压迫一侧眼球或颈动脉窦。

(2)分证论治：治疗本病以“补虚泻实”为原则，虚者心气虚者补气养心安神，心阴虚者滋阴养心；实者，心火旺以清心降火，痰浊扰心以化瘀开窍，血瘀治以适血化瘀等。

1)阴虚火旺：心悸不宁，头晕目眩，口干盗汗，腰膝酸软，虚烦不宁，失眠多梦，头痛耳鸣，舌质红，苔薄少津，脉弦细数。

治法：滋阴降火，养心安神。

常用方：黄连阿胶汤(《伤寒论》)加减。

黄连、黄芩、阿胶、芍药、鸡子黄、炒枣仁、生龙牡先煎、桑寄生、牛膝。

加减：阴虚而火热不显者，可改用天王补心丹；热象较著，可改服朱砂安神丸；肝肾阴虚者加熟地黄、山茱萸；眩晕明显者加枸杞子、菊花、天麻、钩藤后下。

2)气虚血瘀，心悸气短，神虚乏力，胸闷或心痛。舌暗红，舌体胖边有齿痕，或有瘀点，脉细数。

治法：益气通脉，凉血养心。

常用方：生脉散(《内外伤辨惑论》)合四物汤(《太平惠民和剂局方》)加减。

太子参、麦冬、五味子、生地黄、赤芍、当归、川芎。

加减：兼胸闷不舒者，加郁金、香附、乌药；兼心悸易惊、失眠多梦者加酸枣仁、炙远志、生龙牡先煎；兼痰多、头重如裹者加姜半夏、陈皮、石菖蒲；出现代脉者加黄芪或人参；见涩脉加阿胶、郁金、丹参、三七粉。

3)心神不宁：心悸阵发，喜惊易恐，坐卧不安，多梦易醒，饮食少思。舌淡苔薄白，脉小数。

治法：镇惊定志，养心安神。

常用方：安神定志丸(《医学心悟》)加减。

龙齿先煎、琥珀先煎、磁石先煎、朱砂冲服、茯神、人参、石菖蒲、远志。

加减：若气虚明显者加黄芪、柏子仁、蒸黄精；兼心阳不振者加桂枝、熟附片；兼心血不足者加阿胶、熟地黄、夜交藤；兼心气郁结者加合欢花、绿萼梅、郁金、柴胡。

4)心血不足：心悸怔忡，面色不华，头晕目眩，舌质淡，脉细弱。

治法：补血养心，益气安神。

常用方：归脾汤(《济生方》)加减。

当归、龙眼肉、黄芪、人参、白术、茯神、远志、酸枣仁、煨木香、炙甘草。

加减：若气阴两虚，脉细数疾者可用炙甘草汤益气滋阴、补血复脉；气虚甚者加生脉散；阴虚甚者加麦冬、沙参、玉竹、石斛；失眠多梦者加合欢皮、夜交藤、五味子、莲子心。

5）痰火扰心：心悸怔忡，眩晕恶心，胸闷，心烦不得眠，舌苔黄腻，脉滑数。

治法：清火化痰，宁心安神。

常用方：黄连温胆汤（《备急千金要方》）加减。

黄连、竹茹、枳实、半夏、陈皮、茯苓、甘草、大枣、苦参、紫石英。

加减，痰火热甚者加炒栀子、黄芩、陈胆星、贝母、全瓜蒌以加强化痰清火之功；痰火互结、大便秘结者加大黄；心悸重症加远志、石菖蒲、生龙牡先煎、石决明先煎、酸枣仁、茯神；火郁伤阴者加南北沙参、麦冬、玉竹、生地黄；若脾虚便溏者加党参、炒白术、山药、谷麦芽。

3.心房纤颤

（1）辨证要点

1）房颤主要病机是心阴阳两虚。房颤患者出现胸闷胸痛，心悸气短。多汗易惊等气虚气滞、心阳浮越等表现，根据《难经》“损其心者，调其营卫”的古训，应在精确辨证的基础上，施以益气养心安神定惊之法，加用桂枝龙骨牡蛎汤。无论房颤有无病因诊断，重镇安神法贯穿治疗始终。重用金石介质，既可安神，又可潜敛浮越之心阳。

2）房颤辨证的关键是脉象。常见的脉象有促、结、代、疾、散，并常和沉、滑、虚、微、细、弱、弦等合并出现。但必须详细审察，反复验证，不可混淆。否则以代作结，以虚为实，必然戕害元气，形成不救。

治疗原则：

1）病因治疗。

2）控制心室率。

3）复律：经治疗 3～5 天，心室率稳定而房颤持续者，酌情选用电复律或药物复律。

虚证当益气养血安神为主，实证血瘀者活血化瘀；痰浊者健脾化痰，久病入络，则虚实夹杂，可攻补兼施。

（2）分证论治，中医认为脏腑虚损为房颤的发病基础，常因先天禀赋不足，劳欲过度、后天失养等，使心气耗伤而心气不足，血运无力，血脉瘀阻；七情内伤，气机郁滞，瘀久化热，暗耗阴血，气阴两虚；心气不足，痰浊内生，凝聚心脉，阳气亏耗，气不行水，水湿内停而发病。

1）心血不足：心悸（或怔忡），失眠健忘，寐少多梦，恍惚不安，眩晕。舌质淡苔薄白，脉细数结代。

治法：养血宁心，安神和络。

常用方，桂枝龙骨牡蛎汤（《伤寒论》）合四物汤（《太平惠民和剂局方》）加减。

生龙牡、桂枝、炙甘草、紫贝、当归、琥珀末、辰砂末、炒枣仁、柏子仁、首乌藤、远志、合欢皮、炙百合、丹参、鸡血藤、白芍。

2）气虚瘀阻：心悸气短，胸闷而痛，胁痛，失眠，多梦。舌质暗苔薄白，脉弦细结代。

治法：益气宣痹和络。

常用方：生脉散（《医学启源》）合金铃子散（《素问病机气宜保命集》）加减。

人参、麦冬、五味子、川楝子、延胡索、黄芪、赤白芍、丹参、煅龙牡、紫石英、紫贝齿、当归、檀香、三七粉。

3)气虚水停:心悸(或怔忡),气短,失眠多梦,五心烦热,咽干,自汗或盗汗,下肢沉重而肿。舌红苔薄少,脉细结代。

治法:益气养阴、兼以利水。

常用方:生脉散(《医学启源》)合五苓散(《伤寒论》)加减。

人参、麦冬、五味子、玉竹、桂枝、猪苓、茯苓、车前子、白术、生黄芪、泽泻、当归、仙鹤草、地锦草、琥珀粉、葶苈子。

4)阴虚阳亢:头晕目眩,腰膝酸软,失眠多梦,心中烦热,口干头痛,肢体麻木。舌红苔少,脉细弦结代。

治法:滋补肝肾、平肝潜阳。

常用方:镇肝息风汤(《医学衷中参西录》)加减。

怀牛膝、赭石、生龙牡、生龟甲、生白芍、玄参、天冬、川楝子、生麦芽、菊花、桑寄生、夏枯草、黄芩。

5)气虚痰痹:心悸气短,胸闷乏力,面色恍白,舌体胖,舌质淡暗,苔白腻,脉滑或结代。

治法:益气化痰、宣痹和络。

常用方:六君子汤(《太平惠民和剂局方》)合温胆汤(《金匮要略》)加减。

党参、白术、茯苓、甘草、陈皮、竹茹、枳实、黄芪、当归、丹参、红花。

4.房室传导阻滞

(1)辨证要点:本病病位在心,心阳不足,心气虚损,血脉鼓动无力为其主要病机。但也见于心阴不足,心失濡养而致心脉搏动徐缓者。然“心本乎肾”,肾为阴阳之根先天之本。若肾阳亏虚则不能助心阳搏动;肾阳强壮,心阳当然也可扶植。所以心脉正常运行也“资始于肾”。由于临床上房室传导阻滞多见于心肾阳气不足型,故大多医家主张心肾同治,气血兼顾。

治疗原则:

1)首先应针对病因治疗。

2)改善症状,防止阿—斯综合征的发作。Ⅰ型房室传导阻滞如心室率>50 次/分,则传导阻滞本身无须治疗。Ⅱ度Ⅱ型、Ⅲ度房室传导阻滞,心室率多缓慢并影响血液动力学,应积极提高心室率以改善症状,并防止阿一斯综合征发作。内科药物治疗无效或阿一斯综合征反复发作者,应安装人工心脏起搏器。

中医治疗本病多用温阳益气活血法。重用辛温之品可使心率提高,配以活血祛瘀可改善房室传导。审证求因,施以温补脾肾、养心安神、化痰祛痰之剂。

(2)分证论治

1)气虚瘀阻

心悸气短懒言,面色不华,肌肤甲错或唇甲青紫,头晕乏力,舌质淡暗有瘀斑,脉沉迟细涩或结代。

治法:益气化瘀,温通和络。

常用方:补阳还五汤合血府逐瘀汤(《医林改错》)加减。黄芪、赤白芍、川芎、当归尾、地龙、红花、桃仁、熟地黄、牛膝、桔梗、桂枝、枳壳、炙甘草。加减:气阴亏虚者加人参或西洋参、太子参、黄精；若血虚明显者加阿胶、何首乌、枸杞子；血瘀明显者加丹参、三棱；气滞者加沉香、甘松。

2)气阴两虚证

临床表现：心悸怔忡，心烦不寐，乏力气短，自汗口干，手足心热，舌红少津，脉虚细或结代。

治法：益气养阴。

常用方：炙甘草汤(《伤寒论》)合生脉散(《内外伤辨惑论》)加减。炙甘草、党参、丹参、生龙牡、生地黄、五味子、麦冬、肉桂。加减：若血瘀明显、兼胸闷痛、舌有瘀斑者，加川芎、红花、赤芍、降香以活血化瘀；若兼有痰湿、头晕目眩、呕吐痰涎者，加瓜蒌、半夏、竹茹、胆南星、茯苓等祛痰化浊。

3)心肾阳虚

临床表现：心悸气短，动则尤甚，神倦怯寒，面色㿠白，形寒肢冷，水肿，舌淡苔白厚，脉沉弱或结代。

治法：温补心肾。

常用方：参附汤(《校注妇人良方》)合右归丸(《景岳全书》)加减。人参、黄芪、熟地黄、补骨脂、淫羊藿、制附片、枸杞子、桂枝、鹿角胶。加减：有血瘀者加丹参、红花、川芎、桃仁；痰湿重者加半夏、干姜、苍术；兼水肿者加茯苓、防己、大腹皮。

4)阳虚欲脱

临床表现：心悸，汗出如珠，面色灰白，呼吸气微，四肢厥冷，精神委顿，甚或昏厥，舌质淡，脉微欲绝。

治法：益气回阳救脱。

常用方：独参汤(《景岳全书》)或参附汤(《校注妇人良方》)加味。红参 10～20g，煎服或切片咀嚼；炙党参、熟附片、炙黄芪、肉桂、山茱萸、煅龙牡。加减：偏阴虚者加玉竹、天冬、太子参。若心阳不振者，以心动过缓为著者酌加炙麻黄、桂枝、补骨脂；若兼痰湿血瘀者可加枳实、半夏、陈皮、丹参、红花。

5.病态窦房结综合征

本病为窦房结功能减退，窦房结的自律性下降，出现窦缓、窦性停搏、房室交界区逸搏；由于窦房结及周围组织的病变使窦性冲动向心房传导障碍引起窦房阻滞；窦房结衰竭往往导致室上性心动过速，心房颤动的发生，引起心动过缓过速综合征。

(1)辨证要点：本病的中医辨证首分虚实。虚证当分气、血、阴、阳之虚，实证当分清痰浊，瘀血之实。中医通过诊脉，认识病窦患者的心率或节律的异常改变，如迟脉、涩脉、结脉、代脉。概括其病机为阳虚阴虚气血虚损、气滞血瘀。其病在心，其本在肾，脾为次之。主要病理为心阳虚、心肾阳虚或兼脾阳不足。在阳虚的基础上夹有血瘀、痰凝之标证。病程迁延日久，阳损及阴，出现阴阳两虚之重证。

治疗原则：

1)病因治疗，宜积极治疗原发病。

2)对于窦性心动过缓(心率＞50 次/分)，无明显症状者，不需治疗。

3)对于心动过缓明显且有症状者，可试用提高窦房结兴奋性及促进传导的药物。

4)对治疗效果不满意屡有阿—斯综合征发作者，可安装人工心脏起搏器。

中医辨证治疗的原则守“虚则补元，实则泻之”，以补气养血，调节阴阳平衡，以及活血化瘀化痰为法。

(2)分证论治

1)心阳虚弱

临床表现:心悸气短,动则加剧,突然昏仆,汗出倦怠,面色㿠白,或形寒肢冷。舌淡苔白,脉沉弱或沉迟。

治法:温阳益气。

常用方,人参四逆汤(《伤寒论》)合苓桂术甘汤(《金匮要略》)加减。红参、制附片、干姜、炙甘草、桂枝、白术、茯苓。加减:若见水肿者,加防己、泽泻、车前子、益母草、丹参以活血利水。若有血瘀者,加丹参、赤芍、红花,枳壳以活血化瘀。

2)心肾阳虚

临床表现:心悸气短,动则加剧,面色㿠白,形寒肢冷,腰膝酸软,眩晕耳鸣,小便清长,舌质淡苔白,脉迟结代。

治法:温补心肾。

常用方:参附汤(《校注妇人良方》)合右归丸(《景岳全书》)加减。人参、黄芪、熟地黄、制附片、枸杞子、杜仲、桂枝、鹿角胶。加减:若水肿较甚者、加猪苓、茯苓、椒目、大腹皮以利水消肿。若血瘀内阻者,加益母草、泽兰、红花以活血化瘀。

3)气阴两虚

临床表现:心悸气短,乏力,失眠多梦,自汗盗汗,口干,五心烦热,舌红少津,脉虚细或结代。

治法:益气养阴。

方剂:生脉散(《内外伤辨惑论》)合炙甘草汤(《伤寒论》)加减。党参、炙甘草、麦冬、五味子、丹参、龙骨、牡蛎、生地黄、肉桂。加减:若血瘀重,兼有胸闷而痛,舌有瘀斑者,加川芎、红花,赤芍、降香以活血化瘀;若兼有痰湿,出现头晕目眩,呕吐痰涎或胸脘痞闷者,加瓜蒌、半夏、竹茹、南星等除痰化浊。

4)痰湿阻络

临床表现:心悸气短,咳嗽有痰,胸痛彻背,头晕目眩,舌质淡,苔白腻,脉弦滑或结代。

治法:化痰除湿,理气通络。

常用方:瓜蒌薤白半夏汤(《金匮要略》)合六君子汤(《校注妇人良方》)加减。瓜蒌、薤白、半夏、茯苓、白术、党参、陈皮、桂枝、炙甘草、砂仁。加减:若血瘀明显者,加丹参、枳实、郁金、延胡索以活血化瘀;若痰多而有寒象者,加附片等以温阳化痰;若痰多而眩晕者,加天麻、菊花等清利头目。

5)心脉瘀阻

临床表现:心悸气短,胸闷憋气,或刺痛阵作,牵引肩背,自汗,四肢厥冷,唇甲青紫,舌质紫暗,或有瘀点,脉涩或结代。

治法:温阳益气、活血化瘀。

常用方:参附汤(《校注妇人良方》)合冠心Ⅱ号方(郭士魁方)加减。人参、附片、桃仁、川芎、红花、当归、麻黄、细辛。加减:若阳损及阴,阴阳两虚者,加枸杞子、麦冬、生地黄以滋补阴血。

6)元阳欲脱

临床表现:汗出如珠,面色青灰、呼吸气微、四肢厥冷,精神萎靡,或昏厥。舌质淡,脉结代或微欲绝。

治法:回阳固脱。

常用方:参附龙桂汤(《经验方》)。人参、黄芪、附片、炙甘草、山茱萸、煅龙骨、肉桂。加减:若兼有阴虚者，加玉竹、天冬、太子参以养阴生津。若夹痰浊血瘀者。可分别加陈皮、枳壳、半夏、丹参、红花、郁金以理气化湿或活血化瘀。

(三)急证、变证治疗

心悸病常见的变证有：厥脱、心阳虚衰、昏迷、抽搐等。

1.厥脱

心悸若因某种诱因，阳气暴脱，见颜面苍白，大汗淋漓，四肢厥冷，喘气欲脱，甚或遗溺，脉微细欲绝，神志淡漠；或气阴耗竭见神恍惊悸，面色潮红，汗出如油，口渴欲饮，身热心烦，四肢温暖，舌光、干枯无苦，脉虚数或结代，此乃心悸加重，转入厥脱之危候。

厥脱西医属心源性休克范畴。应在常规抗休克治疗的基础上根据病情酌选参麦注射液、参附注射液等以回阳救逆、固脱生津，用法同前。

西医治疗：大剂量多巴胺和小剂量硝普钠以升高血压、改善循环、降低左心室充盈压和外周阻力。用法：先给予多巴胺 10mg 静注以尽快升高血压，然后从 300μg/min[约 6μg/(kg・min)]开始静滴，根据血压逐渐上调多巴胺量，在 500μg/min[约 10μg/(kg・min)]左右开始加硝普钠从 5μg/min 开始，随多巴胺增量而上调，至血压稳定、病情改善，逐渐减少 0.5g 药剂量直到完全停用。多巴胺最大量可至 1600μg/min[约 32μg/(kg・min)]，硝普钠最大量可至 25μg/min。

中医治疗：阳气暴脱型用参附注射液，气阴耗竭者用参麦注射液，用法同前。

在抗休克基础上，需积极应用药物、电复律、人工心脏起搏器等积极纠治或控制心律失常原发病。

在厥脱的救治过程中，若遇血压回升不满意，应考虑伤阴是否纠正以及瘀血和心阳虚衰等问题是否及时得以处理。

2.心阳虚衰

在心悸伴有心痛、胸闷、气短，头昏欲呕者，为变证的早期表现，应特别警惕进一步发展。若见喘息水肿，起卧不安，甚者迫坐，脉疾数而微，多为心肾阳虚之危证。

心阳虚衰症状多见于严重的心律失常导致的急性心功能不全或早期左心衰。

具体急救治疗措施如下：

(1)使患者取坐位或半卧位，两腿下垂，使下肢静脉回流减少。

(2)给氧。

(3)镇静：静脉注射 3～5mg 吗啡。

(4)舌下或静脉滴注硝酸甘油：但有引起低血压可能。确定收缩压在 100mmHg 或以上后，舌下首剂 0.3mg，5 分钟后复查血压，再给 0.3～0.6mg，5 分钟后再次测血压。如收缩压降低至 12kPa(90mmHg)或以下，应停止给药。静脉滴注硝酸甘油的起始剂量为 10μg/min，在血压测定监测下，每 5 分钟增加 5～10μg/mm，直至症状缓解或收缩压下降至 90mmHg 或以下。继续以有效剂量维持静脉滴注，病情稳定后逐步减量至停用，突然中止静滴可能引起症状反跳。

(5)静脉注射呋塞米 40mg 或依他尼酸钠 50mg(以 50%葡萄糖液稀释)，对血压偏低的患者应慎用，以免引起低血压或休克。

(6)其他辅助治疗：

1)静脉注射氨茶碱 0.25g，以 50%葡萄糖 40mL 稀释，15～20 分钟注完。

2)洋地黄制剂:对室上性快速心律失常引起的肺水肿有显著疗效。静脉注射毛花苷C(地高辛),对1周内未用过者首次剂量毛花苷C0.6mg,1周内用过者则宜从小量开始。

3)伴低血压的肺水肿患者,宜先静脉滴注多巴胺2～10μg/(kg·min),保持收缩压在100mmHg,再进行扩血管药物治疗。

并发心阳虚衰时可选中药强心剂足量静注:黄夹苷,1次0.25mg,根据病情,可重复1次。铃兰毒苷,饱和量0.2～0.3mg,在24小时内分2～3次注入;维持量:每日1次0.05～0.1mg。万年青总苷,1次0.1～0.4g。

3.昏厥、抽搐

此类并发症常继发于心肌梗死,严重的心动悸,心失所养,脏腑衰竭所致。若见脉搏散乱无根,游移不定,唇绀、意识突然丧失,或时清时昧等,常易并发昏厥、抽搐。

严重心悸导致的短暂意识丧失,西医称为心源性昏厥。昏厥发作持续数秒钟时可有四肢抽搐、呼吸暂停、紫绀等表现,称为阿一斯综合征。心源性昏厥、抽搐大多数较短暂,但有反复发作可能,治疗重在迅速控制心律失常,预防发作,具体参照本章节西医治疗部分。

中医常用急救措施:

参麦注射液或参附注射液大剂量静脉推注,后改为滴注维持治疗,疗效较好。

若为痰湿阻窍的昏迷,清开灵注射液10mL加入50%葡萄糖注射液20～40mL中,静脉滴注,连续1～2次。

若为痰火扰心,醒脑静注射液10mL加入50%葡萄糖注射液40mL中,静脉滴注,连续2～3次。然后再改用静脉滴注。

第三节　心力衰竭

心力衰竭是由不同病因引起心脉气力衰竭,心体受损,心动无力,血流不畅,逐渐引起诸脏腑功能失调,以心悸、喘促、尿少、水肿等为主要临床表现的危重病证。心衰在临床有急慢之分。其急者表现怔忡,气急,不能平卧,呈坐位,面色苍白,汗出如雨,口唇青紫,阵咳,咯出粉色泡沫样痰,脉多疾数。慢者表现心悸,短气不足以息,夜间尤甚,不能平卧或睡中憋醒,胸中如塞,口唇、爪甲青紫,烦躁,腹胀,右胁下癥块,下肢水肿。

心衰的病位在心,但与肺、脾、肝、肾有关。其发生可源于心脏本身,也可源于其他四脏,其病机关键为心肾阳虚,肺肝血瘀,为本虚标实之疾,其本虚有气虚、阳损、阴伤,或气阴两虚,或阴阳俱损。标实为气滞、血瘀、水结。治疗当标本兼治,急则治标,缓则治本。治本不外益气温阳敛阴,治标为化瘀、利水、逐饮。中医治疗在改善症状、提高生命质量、减少再住院率、降低病死率等方面具有优势。

据国外统计,人群中心衰的患病率为1.5%～2.0%,65岁以上可达6%～10%,且在过去的40年中,心衰导致的死亡人数增加了3～6倍。我国对35～74岁城市居民共15518人随机抽样调查的结果:心衰患病率为0.9%,按计算约有400万名心衰患者,其中男性为0.7%,女性为1.0%,女性高于男性。随着年龄增高,心衰的患病率显著上升,城市高于农村,北方明显高于南方。心功能不全具备上述临床表现者，均可以参考本节辨证论治。

一、诊断标准

（一）中医诊断标准

病史：原有心脏疾患，如心痛，心悸，肺心同病等，多因外感、过劳而复发或加重。

主症：心悸气短，活动后加重，乏力。

次症：咳喘不能平卧，尿少，水肿、下肢肿甚，腹胀纳呆，面色晦暗或黧紫，口唇紫暗，颈静脉怒张，胁下癥块，急者咯吐粉红色泡沫样痰，面色苍白，汗出如雨，四肢厥冷，更甚者昏厥，脉数疾、雀啄、促、结代、屋漏、虾游。

具备病史，主症，可诊断为心衰之轻症。若在病史，主证的基础上，兼有次症 2 项者，可明确诊断。

（二）西医诊断标准

目前诊断标准尚不统一，也无特异性检查指标，但根据临床表现，呼吸困难和心源性水肿的特点，以及无创性和（或）有创性辅助检查及心功能测定，一般即可做出诊断。临床诊断应包括心脏病的病因、病理解剖、病理生理、心律及心功能分级等诊断。

1.心衰的定性诊断指标

主要标准：

(1)夜间阵发性呼吸困难或端坐呼吸。

(2)劳累时呼吸困难和咳嗽。

(3)颈静脉怒张肺部啰音。

(4)心脏肥大。

(5)急性肺水肿。

(6)第三心音奔马律。

(7)静脉压升高＞1.57kPa(16cmH_2O)。

(8)肺循环时间＞25 秒。

(9)肝颈静脉回流征阳性。

次要标准：

(1)踝部水肿。

(2)夜间咳嗽。

(3)活动后呼吸困难。

(4)肝大。

(5)胸腔积液。

(6)肺活量降低到最大肺活量的 1/3。

(7)心动过速（心率＞120 次/分）。

主要或次要标准：治疗中 5 天内体重下降≥4.5kg。

确诊必须同时具有以上 2 项主要标准，或者具有 1 项主要或 2 项次要标准。

2.心功能的分级标准

参照美国纽约心脏病学会NYHA1994年第9次修订心脏病心分级而制定。

(1)心功能Ⅰ级:患有心脏病,但体力活动不受限制,一般体力活动不引起过度的疲乏、心悸、呼吸困难或心绞痛,通常称心功能代偿期。

(2)心功能Ⅱ级:患有心脏病,体力活动轻度限制,静息时无不适,但一般体力活动可出现疲乏、心悸、呼吸困难或心绞痛,也称Ⅰ度或轻度心力衰竭。

(3)心功能Ⅲ级,患有心脏病,体力活动明显受限,休息时尚感舒适,但稍有体力活动就会引起疲乏、心悸、呼吸困难或心绞痛,也称Ⅱ度或中度心力衰竭。

(4)心功能Ⅳ级,患有心脏病,体力活动能力完全丧失,休息状态下也可有心力衰竭或心绞痛症状,任何体力活动后均可加重不适,也称Ⅲ度或重度心力衰竭。

二、鉴别诊断

(一)哮病

急性左心衰者,原有心脏之疾,如心悸(心肌炎)、真心痛等,由某种诱因引发(如过劳、情绪激动、外感等)。临床以猝然心悸,喘急不能平卧,汗出烦躁,常伴咯吐粉红色血沫痰为特征,而哮病患者多无心脏病史,多有过敏史,以反复发作为特征,发作时喉间哮鸣有声,咯出大量痰涎后则喘止。

(二)喘病

慢性心衰在活动后往往见呼吸急促,但多以短气不足以息为特征,休息可减轻或缓解,而喘病患者多有肺病史,多因外感而诱发,多伴咳嗽、咳痰。

(三)背性水肿

慢性心衰重症阶段出现尿少,水肿,而水肿呈下垂性,卧位时腰骶部水肿,兼有纳呆、腹胀、右下腹胀痛等胃肠道症状。而肾性水肿多与外感风寒、风热有关,起病较急,面目先肿,兼有尿少、腰痛,或兼头胀头痛,借助尿常规检查可发现蛋白尿或血尿,血中尿素氮、肌酐增高。

三、证候诊断

(一)心气(阳)虚证

心悸,气短,乏力,活动后明显,休息后可减轻,纳少,头晕,自汗,畏寒,舌质淡,苔薄白,脉细弱无力。

(二)气阴两虚证

心悸气喘,动则加重,甚则倚息不得卧,疲乏无力,头晕,自汗盗汗,两颧发红,五心烦热,口干咽燥,失眠多梦,舌红,脉细数。

(三)阳虚水泛证

心悸气喘,畏寒肢冷,腰酸,尿少水肿,腹部膨胀,纳少脘闷,恶心欲吐,舌体淡胖有齿痕,脉沉细或结代。

(四)气虚血瘀证

心悸气短,活动后加重,左胸憋闷或疼痛,夜间痛甚,两颧暗红,口唇青紫,胁下癥块,舌紫暗,苔薄白,脉沉涩或结代。

(五)阳衰气脱证

喘悸不休,烦躁不安,汗出如雨或如油,四肢厥冷,尿少水肿,面色苍白,舌淡苔白,脉微细欲绝或疾数无力。

四、病因

(一)原发病因

1.源于心

久患心脏之疾,如心悸、心痹、心痛、克山病、心肌炎及先天性心脏病等,导致心气内虚,日久心体肿胀,若再遇外邪侵袭,或情绪刺激,或因过劳,进一步损伤心体,侵蚀心阳,心阳不振,心力乏竭,不能鼓动血液运行,使瘀血阻滞,心脉不通。一则脏腑、肌腠缺血而失养,二则迫使血中水津外渗,进而出现脏腑功能失调,水饮凌心射肺或停积局部及水湿泛溢肌肤之证候,发为心衰。

2.源于肺

久咳、久喘、久哮等肺系慢性疾病反复发作,迁延或失治,痰浊潴留,伏着于肺,肺气壅塞不畅,痰瘀阻于肺管气道,使肺气胀满不能敛降,导致肺之体用俱损,病变首先在肺,继则影响脾、肾,后期病及于心。因肺朝百脉,肺气辅佐心脏运行血脉,肺伤则不能助心主治节,致使血行不畅,血瘀肺脉,肺气更加壅塞,造成气虚血滞、血滞气郁,由肺及心,心血瘀阻不通,日久心力乏竭,心体受损,发为心衰。

3.源于肝

久患肝脏之疾,或暴怒伤肝,导致肝失疏泄之机和条达之性,肝所藏之血不能施泄于外,血结于内,引起肝气滞心气乏,鼓动无力,血循不畅,瘀阻于心,引发血中水津外渗而致水肿、喘咳等证候,发为心衰。

4.源于肾

肾为精血之源,又为水火既济之脏,肾脉上络于心,久患肾脏之疾,则肾体受损,肾阳受伤,命火不足,相火不发,不能蒸精化液生髓,髓少不能生血,血虚不能上奉于心,心体失养,心阳亏乏,心气内脱,心动无力,则血行不畅,瘀结于心,导致心体胀大,发为心衰。

5.源于脾胃

脾胃之脉络于心,心气之源受之于脾,脾又为统血之脏。食气入胃,浊气归心。因此久患脾胃之疾,或思虑过度,或饮食不节(肥甘滋腻及长期饮酒、咸食),损伤脾胃,致使中气虚衰,中轴升降无力,引起水谷精微不能奉养于心主。元气不能上充于心,则心气内乏,鼓动无力,血瘀在心,日久心体胀大,或津血不足,心体失养,体用俱损,发为心衰。

(二)诱因

1.外感

多由外感六淫之邪,袭卫束表,内迫于肺,肺失宣降,痰浊内蕴,影响辅心以治节功能,使心不主血脉,加重心衰。

2.过劳

劳则气耗,心气受损,发为心衰。

3.药物

某些药物如过于苦寒，过于辛温，或输液过速等均导致心气耗散，诱发心衰。

五、病机

（一）发病

多以起病缓慢，逐渐加重为特点。初起见劳累后心悸，气短，疲乏无力，休息后可缓解，逐渐发展为休息时仍觉心悸不宁，喘促难卧，尿少，水肿，口唇爪甲青紫等。少数发病急，突然气急，端坐呼吸，不得卧，面色苍白，汗出如雨，口唇青黑，阵咳，咯吐粉红色泡沫样痰，脉多疾数。

（二）病位

在心，为心之体用俱病，与肺、脾、肝、肾密切相关。

（三）病性

为本虚标实之疾。虚者，以气虚、阳虚为本。病初多为气虚，病久则见阳虚，根据患者体质及原发疾病不同，少数患者可见血虚或阴虚。病变过程中，逐渐形成病理产物，为饮、为痰、为瘀、为浊，阻滞气机，发展为气滞血瘀水结之标实之疾。最终为心肾阳虚，肺肝血瘀，虚实夹杂。

（四）病势

缓慢发病者，初起时症状较轻，仅见劳累后心悸，气短，乏力，休息后症状可减轻或消失。随病情加重，出现休息状态下仍觉心悸不宁，喘促难卧，腹胀尿少，水肿，甚至神昏等。发病急骤者，突然气急呈端坐呼吸，面色苍白，汗出如雨，咯吐血色泡沫痰，唇青肢冷，救治及时，尚可转安，稍有延误，则昏厥死亡。

（五）病机转化

多种原因导致心气虚，心动无力，久之则心力内乏，乏久必竭。心气虚衰而竭，则血行不畅，引起机体内外血虚和血瘀的病理状态。血行不畅则五脏六腑失其濡养，心失所养则心气更虚，瘀阻更甚，日久则心体胀大；子盗母气，心体胀大日久则累及于肝，血瘀在肝，则肝体肿大，失其疏泄之职，气机不畅，影响脾胃升降之机，见腹胀，纳呆，便溏或便秘；瘀血在肾，则水道不通，开阖不利，形成水肿；瘀血在肺，则上焦不宣，肺气郁闭，壅塞不畅，故见咳喘，呼吸困难。

津血同源，血瘀日久导致阴津不足，出现气阴两虚，故患者表现口干，心烦。由于心气不足，血不能行全身以濡养诸脏，肾失所养而导致肾虚，肾阳虚则膀胱失其气化，水渎失司。另外，心肾阳虚，不能温煦脾胃，可使中焦运化无权，湿浊内蕴。同时“血不利则为水”，水邪内泛外溢，凌心射肺，则悸喘不宁。心阳根于肾阳，阳气衰竭，心气外脱，心液随气外泄，故见喘悸不宁，烦躁不安，汗出如雨如油，四肢厥冷，尿少水肿等症。

总之，心衰是全身性疾患，病初以气虚阳虚为主，偶见阴虚；病变过程中，因气虚无力运血或阴虚脉道不充，则成血瘀；阳气不足，水津失于气化，形成水肿；病延日久者，正气日衰，五脏俱败，正不胜邪，最终可致心气衰微，心阳欲脱之险证。虚和瘀贯穿疾病的始终，虚有气虚、阴虚、阳虚。瘀有因虚致瘀、因实致瘀，虚越甚，瘀越重。水是疾病发展过程中的病理产物，病越重，水越盛。

所以心肾阳虚为病之本，血瘀水停为病之标，本虚标实。又因心衰患者内脏俱病，正气虚衰，每易罹受外邪，新感引动宿疾，使心衰反复而逐年加重。

（六）证类病机

心衰过程是因虚致实，实又可致更虚的恶性循环，以气虚阳虚为本，发展为气阴两虚、气虚血瘀、阴阳两虚、阳虚水泛、阳衰气脱等不同病理过程。

心气（阳）虚证：由于年老体弱，久患心脏之疾或他脏之疾累于心，使心气亏耗。心气内乏，无力帅血，心神涣散而不藏，故见心悸不安；动则气耗，故见乏力，气短不足以息，动则益甚。汗为心之液，气不固护，见汗液自出。脉道鼓动无力，则见脉弱或结或代。此候为心衰早期表现。

气阴两虚证：心居胸中，为宗气所聚，心气亏虚，气不生津，津随气耗，出现阴虚；或心气亏乏，不能固护，营阴不能内守；或气（阳）虚日久，阳损及阴，出现气阴两虚。也可见于急性或慢性心衰反复发作之人久用温阳利水之剂，耗竭阴津，致心之气阴两虚。由于心气不足，气不布津，津液不能上承，故出现口干；心阴亏虚，虚火内生，蒸津外泄，故见盗汗；扰动心神，则心烦，少寐多梦。舌红少津，脉细弱。

气虚血瘀证，心气虚无力推动血液运行，导致血行迟滞而形成瘀；因心肺气血不畅，上焦不宣，引起中焦枢机不转，脾失运化之力，胃失腐熟水谷之能，致使升降功能呆滞，肝之疏泄功能受阻，水渎功能不畅，而致气滞血瘀水泛。此候为心衰发展的中晚期阶段，由心及于肺、脾（胃）、肾、肝、三焦，气血阴阳亏虚，瘀、水、气（滞）、痰互结。血行不利，脉络瘀滞，见口唇爪甲青紫，胁下积块；脾不运化，则纳呆，腹胀；水渎不利，则尿少水肿；水饮凌心则怔忡；射肺则咳喘不宁。本愈虚标愈实，心阳、脾阳、肾阳皆虚，患者表现畏寒肢冷，汗多，易外感；津血不行，阴液枯竭，虚热内生，则见口干不欲饮或欲饮冷，烦躁不安。舌红少津或舌淡胖，脉细涩。

阳虚水泛证：由于心阳不振，无力温运水湿，可致湿浊内蕴；随疾病进展，脾阳受损，不能健运，复加肺气亏虚，水道失其通调，水湿内停；后期肾阳虚衰，膀胱气化不利，水饮内泛；心阳根于肾阳，心肾阳虚，肾不纳气，心阳外越，故见心悸气喘，动则益甚；母病及子，脾失阳助，则脾不制水而反侮，中轴不运，见腹部膨胀，纳少脘闷，恶心欲吐；膀胱气化失司，津不化气而为水，见尿少水肿。阳虚不能温于四末，故见四肢厥冷。

阳衰气脱证：疾病发展末期，诸脏之阳皆亏，阴盛于内，阳脱于外，虚阳外越，故见喘急而悸；动荡心神，则见烦躁不安；阳虚则寒，见四肢厥冷，且逆而难复；汗为心之液，心阳衰竭，不能固守营阴，真津外泄，故见汗出如珠如油。舌脉均见阴阳离绝之象。

六、分证论治

（一）辨证思路

1.辨急性与慢性

心衰在临床上有急慢之分。急者可见怔忡，气急，不能平卧、呈坐状，面色苍白，汗出如雨，口唇青黑，阵咳，咯吐粉红泡沫样痰，脉多疾数。慢者可见心悸，短气不足以息，夜间尤甚，不能平卧或夜间憋醒，胸中如塞，口唇、爪甲青紫，烦躁，腹胀，右胁下癥块，下肢水肿。

2.辨原发病证

既往有无能引发心衰之病，如胸痹心痛、心痹、肺心同病、心悸、瘿病、肾脏之疾、消渴等。

原有胸痹心痛者，在心衰证候基础上常伴有胸闷，左胸膺部疼痛，向左肩背部放射，疼痛多短暂，但反复发作。多发于年老之人，平素经常胸闷，时有左胸膺部疼痛，持续时间较短，服用芳香开窍药物可缓解，多因过劳、情绪激动、饱食或寒冷刺激而诱发。或伴心悸，逐渐出现喘促不能平卧，尿少水肿，夜间憋醒，舌质青紫、苔腻、脉沉弦。

原有肺胀病者，有长期反复咳喘的病史，心衰加重多与感受外邪有关，颜面、口唇、爪甲青紫暗明显，稍有外感则咳喘发作，痰多，胸满，心悸，尿少水肿，腹胀，纳呆，口唇、颜面及爪甲紫黑，苔厚腻、脉滑数。本病病变早期在肺，继则影响脾、肾。

3.辨诱因

心衰最常见诱因为感受外邪。如出现恶寒发热，咳嗽，咯白痰者，多外感寒邪；如发热重，咯黄痰者，多感受热邪。有些药物可诱发心衰，如抗心律失常药、药物过敏、输液反应、输液速度过快等。另外，过劳及情绪刺激也可诱发心衰。

4.辨标本虚实

本虚有气虚、阳损、阴伤、或气阴两虚、或阴阳俱损之分。气虚者，多为心衰之初期，症见气短，乏力，活动后心悸加重；阳损者，在气虚的基础上见畏寒，肢冷，面色青灰，下肢水肿，多为心衰中期表现 4 月伤者，可见形体消瘦，两颧暗红，口干，手足心热，心烦等；气阴两虚者为气虚证与阴伤证并见，多见于心肌炎之心衰；阴阳俱损为阴伤与阳损并见，为心衰之重证。标实为气滞、血瘀、水结。气滞者，症见胸闷，胁腹胀满，脘胀纳呆；血瘀者，症见面色晦暗，口唇、爪甲及舌质青紫，脉促、结、代，或涩；水结者，症见面浮水肿，呕恶脘痞，喘悸难卧，舌体胖大，边有齿痕。另外，患者反复心衰或经常应用利尿剂，使阴阳俱损，阳虚水泛，阴虚生热，水热互结，出现尿赤少、水肿、心烦、口渴、喜冷饮等寒热错杂证。

5.辨病位

心衰病位虽然在心，但常见二脏或数脏同病，虚实错杂。不论先为心病而后及于他脏，或先有肺、肾、肝、脾之病而后及心，病至心衰，多见五脏俱病，但仍以心为主，因“心为五脏六腑之大主”。心肺气虚，肾不纳气，则见心悸，咳嗽，气喘，倚息不得卧等症状；心肾阳虚，则见畏寒肢冷，水肿，心悸，短气，喘促，动则更甚等证候；心肺阴虚可见心悸，咳嗽，咯吐血痰，口干，盗汗等证候；心脾两虚可见心悸，乏力，血虚，腹胀，纳呆，不寐，便溏等证候；若肺肝脾肾同病，则形成气滞血瘀水结证候。

6.辨病情

心衰以悸、喘、肿为三大主症，其中以心悸、怔忡贯穿始终，如果单纯表现为心悸、乏力、气短者，病情相对较轻；如见有咳嗽、咯白痰者，或外邪引动内饮，或有水邪射肺，如咯粉红泡沫样痰，多为急性左心衰，病情危重；心衰出现喘或喘不能平卧者，源于病久及肺作喘或肾虚不能纳气作喘，属心衰发展至中晚期；如喘与水肿同时出现，多为心衰晚期，三焦同病，五脏受损，病情较重。

7.辨舌脉

舌体胖大或有齿痕者，多为阳虚兼水湿内蕴；舌体瘦小，质干或有裂纹，为阳衰阴竭；舌紫暗或隐青，为阳气虚衰，血行瘀阻；如兼有热象，可见红绛舌；舌苔一般为薄白苔，兼有痰饮者多为白腻苔，肺有痰热者多见黄腻或灰黄腻苔，痰湿重者可见灰腻苔。脉沉细数或结代，为气阴两虚；脉沉数而疾无力，或涩而沉，或结或促或代，或雀啄、鱼翔，为气(阳)虚血瘀；脉微细而数，或结代、雀啄，为阳衰气脱；脉微欲绝散涩，或浮大无根，为阴竭阳绝危证。

因此治疗当标本兼顾，急则治标，缓则治本。治本不外益气温阳敛阴，治标为化瘀、利水、逐饮。

(二)分证论治

1.心气(阳)虚

症舌脉:心悸,气短,乏力,活动时明显,休息后可减轻,纳少,头晕,自汗,畏寒,舌质淡、苔薄白、脉细弱无力。

病机分析:此证型常见于各种心脏之疾导致心衰之早期,或中重度心衰经过治疗之恢复阶段,相当于心功能Ⅰ、Ⅱ级。本证主要临床表现为心悸、气短,无论是各种心脏病本身,还是他脏之疾,如肺系之疾,饮食伤脾,肝脏或肾脏之疾,首先损伤心气,使心气力不足。心气帅血以动,营运周身,今气虚不能帅血,使周身失其血之濡养,故见乏力、头晕等症。病位主要在心,可及于肺、脾。

治法:补心益气。

常用方:保元汤(《博爱心鉴》)加减。黄芪、人参、肉桂、甘草、淫羊藿、补骨脂、茯苓。加减:出现胸闷胸痛者,多由于气虚血行不畅,心脉不通所致,加丹参、川芎、赤芍或加桃红四物汤(《医宗金鉴》)、黄芪桂枝五物汤(《金匮要略》)、补阳还五汤(《医林改错》)等;形寒肢冷,胸痛者,为心阳不足,加附子、干姜、桂枝、薤白;胸胁胀满者,为气虚气滞,加醋柴胡、醋青皮;患者除心悸、气短,还见有头晕、健忘者,用归脾汤(《济生方》);心悸重,脉结代者,用炙甘草汤(《伤寒论》);动则心悸汗多者,加桂枝甘草龙骨牡蛎汤(《伤寒论》)。

常用中成药:补心气口服液每次10mL,每日3次。补益心气,活血理气止痛,适用于心气心阳不足又兼血瘀、痰浊之心衰。福王黄芪口服液每次10～20mL,每日2次。益气固表,利水消肿,补中益气,适用于心气亏虚之心衰。人参片每次4片,每日2次。大补元气,补益肺脾。适用于以心气不足为主要症状的心衰。黄芪注射液20mL加入5%葡萄糖注射液或0.9%氯化钠注射液250mL中,静脉滴注,每日1次。补益肺脾,益气升阳。用于症见气短、乏力等气虚之象者。

体针:常取心俞、神门、内关、间使、胆俞、阳陵泉、足三里、曲池等穴,每次取穴3～5个,每日1次,7天为1个疗程,以补法为主。

耳针:常取心、定喘、肺、肾、神门、交感、内分泌等穴,可用针刺、按压、埋针等方法,每次3～4个穴位。

2.气阴两虚

症舌脉:心悸气喘,动则加重,甚则倚息不得卧,疲乏无力,头晕,自汗盗汗,两颧发红,五心烦热,口干咽燥,失眠多梦,舌红、少苔、脉细数或沉细。

病机分析:此证型多见于慢性反复发作之心衰患者,长期应用利尿剂或抗生素治疗,利尿剂直伤阴津,抗生素乃苦寒之品。由于阴阳相互依存,心衰日久,由气虚而损及于阴;或久用、过用温燥而伤阴;或水肿患者应用利尿之剂,使阴液亏耗。两颧红,五心烦热为阴亏虚阳上扰之证。有些患者甚则出现口干渴,渴而喜冷饮,此非实热,乃心衰日久,多脏虚损,脾不能为胃行其津液,阴虚燥热所致;津伤肠燥,还可出现大便秘结不行。

治法:益气养阴。

常用方:生脉散(《内外伤辨惑论》)加减。生晒参、麦冬、五味子、黄芪、黄精、玉竹、生地黄、阿胶、白芍。加减:若见阴阳两虚,畏寒、肢冷者,加附子、干姜、桂枝;气虚重者,重用黄芪;水肿者加泽泻、车前子、白术;腹胀者加厚朴、大腹皮、莱菔子、砂仁;心烦者加黄连;脉结代者,用炙甘草汤(《伤寒论》)。

常用中成药:参麦注射液40~60mL加入5%葡萄糖注射液250mL中,静脉滴注,每日1次。益气固脱,滋阴生津,养心复脉。用于气阴两虚之心衰。生脉注射液40mL加入5%葡萄糖注射液250mL中,静脉滴注,每日1次。补气养阴,生津复脉,益气强心。用于气虚津伤,脉微欲绝之心衰。补心气口服液、滋心阴口服液,每次各10mL,每日3次。两者合用益气养阴,活血通脉。用于气阴两虚之心衰。

体针:常取心俞、神门、内关、间使、厥阴俞、阳陵泉、足三里、三阴交等穴,每次取穴3~5个,每日1次,7天为1个疗程,以补法为主。慢性肺心病,常取肺俞、肾俞、腋中、气海、足三里。心慌加内关。

耳针:常取心、定喘、肺、肾、神门、交感、内分泌等穴,每次3~4个穴位,可用针刺、按压、埋针等方法。慢性肺心病,常取心、神门、交感、肾、肾上腺等穴。

3.阳虚水泛

症舌脉:心悸气喘,畏寒肢冷,腰酸,尿少水肿,咳逆倚息不得卧,腹部膨胀,或胁下积块,纳少脘闷,恶心欲吐,颈脉动,口唇爪甲青紫,舌体淡胖有齿痕、脉沉细或结代。

病机分析:本证型属本虚标实,为疾病发展至中晚期之征,相当于临床上心功能Ⅲ、Ⅳ级。心居胸中,为阳中之阳,心气心阳亏虚,出现心悸、怔忡,动则气喘。在此阳虚不单心阳虚,脾阳、肾阳皆虚,土不制水而反克,肾不制水而妄行,水邪泛滥,内蓄外溢,外溢肌肤则面浮肢肿;上凌心肺则加重心悸、喘促,甚则咳逆倚息;聚留胸腹则出现胸腹腔积液。诸脏皆病,三焦气化不利,津聚不行,瘀血内停,瘀于心脉则见胸中隐痛,咳唾血痰,唇甲紫暗,颈部及舌下青筋显露;瘀于肺,则短气喘促、呼吸困难;瘀于肝,则胁下积块。瘀血水饮虽继发于心气亏虚,但一旦形成又可进一步损伤阳气,形成由虚致实、由实致虚的恶性病理循环。

治法:温阳利水。

常用方:五苓散合真武汤(《伤寒论》)加减。桂枝、制附子、茯苓、白术、白芍、生姜、泽泻、猪苓、车前子、丹参、红花、益母草。加减:喘促甚者加葶苈子、桑白皮、地龙或加葶苈大枣泻肺汤(《金匮要略》);中阳不足兼痰饮者,可用苓桂术甘汤(《金匮要略》);腹胀者加大腹皮、莱菔子、厚朴;恶心呕吐者加生姜汁、半夏、旋覆花。

常用中成药:参附注射液10~20mL加入5%葡萄糖注射液250~500mL中,静脉滴注,每日1次。回阳救逆,益气固脱。用于心阳不振,症见四肢不温,尿少水肿者。福寿草片每次1片,每日2次。强心,利尿,镇静。用于治疗心衰水肿患者。补益强心片每次4片,每日3次。益气养阴,化瘀利水。用于治疗气阴两虚,血瘀水停所致心衰。强心力胶囊每次4粒,每日3次。温阳益气,化麻利水。用于治疗阳气虚乏,血瘀水停所致心衰。

针灸:取心俞、神门、内关、间使、通里、少府、足三里、膻中、气海、中脘等穴,每次取穴3~5个,每日1次,7天为1个疗程,以补法为主。水肿者配太溪、三阴交。

4.气虚血瘀

症舌脉,心悸气短,活动后加重,左胸憋闷或疼痛,夜间痛甚,两颧潮红,口唇青紫,胁下癥块,或有小便少,下肢微肿,舌紫暗、苔薄白、脉沉涩或结代。

病机分析:心主血脉,血脉运行全赖心中阳气之推动,诚如《医学入门》所说:“血随气行,气行而行,气止则止,气湿则滑,气寒则凝”。气为血之帅,血为气之母,因此心衰患者自出现之始,即也存在着血行不畅,脉道不利,因虚致瘀是心衰出现瘀象的主要病机,但也可由于津液亏虚致瘀或水不行而为瘀或气滞血瘀。随病情进展，心衰反复发作，诸脏失血之濡润，首先肝血不藏，肝体不柔，出现胁下积块；心气亏虚，络脉失充，心脏失养，心脉不通，不通则痛，见胸痛；瘀血阻络，肺失宣降，则可出现胸闷、咳喘。瘀血阻碍气机，进一步加重脏腑之虚，表现为本虚标实。

治法：益气化瘀。

常用方：补阳还五汤（《医林改错》）加减。黄芪、当归、赤芍、地龙、桃仁、川芎、红花、泽兰、益母草。加减：瘀象较重者，可合用桂枝茯苓丸；心痛甚者加全瓜蒌、薤白、郁金、或合用芳香化瘀类药物，如速效救心丸、心可舒、银杏叶片等；胁下癥块，加三棱、莪术。

常用中成药：冠心安口服液每次10mL，每日2～3次。宽胸散结，活血行气。用于治疗冠心病气滞血瘀型心衰。舒心口服液每次20mL，每日2次。补益心气，活血化瘀。用于治疗气虚血瘀心衰患者。丹红注射液20mL加入5%葡萄糖注射液250mL中，静脉滴注，每日1次。益气化瘀止痛。用于治疗心血瘀阻证型各种心脏病。疏血通注射液6mL加入5%葡萄糖注射液250mL中，静脉滴注，每日1次。活血化瘀通络。用于治疗各种血瘀型心脏病。苦碟子注射液40mL加入5%葡萄糖注射液250mL中，静脉滴注，每日1次。化瘀止痛，用于治疗血瘀型冠心病。

针灸：取心俞、神门、内关、间使、厥阴俞、膈俞、膻中、太冲等穴，每次取穴3～5个，每日1次，7天为1个疗程，以泻法为主。

5.阳衰气脱

症舌脉：喘悸不休，烦躁不安，汗出如雨或如油，四肢厥冷，尿少水肿，面色苍白，舌淡苔白、脉微细欲绝、或疾数无力。

病机分析：此证型多见心衰患者发展至终末阶段，也可见于暴受温邪、心脉闭塞等导致心阳暴脱，如急性感染性心肌炎、急性大面积心肌梗死等。患者不单阳衰，阴亦竭，故常表现躁动不安，乃阴不敛阳，虚阳外越之象。

治法：回阳救逆，益气固脱。

常用方：急救回阳汤（《医林改错》）加减。人参、附子、炮姜、白术、炙甘草、桃仁、红花。加减：阴竭阳绝，兼舌干而萎，口渴者，可改用阴阳两救汤，病情转安后，可用生脉散（《内外伤辨惑论》）调治；肢冷，汗多，喘而脉微欲绝者，选参附龙牡汤（《伤寒论》）或加麻黄根、浮小麦、山茱萸。

常用中成药：参附注射液20～50mL加入5%葡萄糖注射液100mL中，静脉滴注，每日1～2次，肢冷汗出脉微者，可直接静脉推注。益气回阳固脱。用于治疗阳衰气脱型心衰患者。

针灸：取心俞、神门、内关、三阴交、足三里、膻中、气海、关元等穴，每次取穴3～5个，每日1次，7天为1个疗程，以补法并灸为主。

七、按主症辨证论治

（一）心悸

心悸是心衰患者始终存在的症状，往往与气短并见，听诊时心率可增快，可闻及奔马律，可有心律不齐。脉诊可见促、结、代、疾、数等脉。初期多以心气亏虚为主，疾病恢复期多以阴虚、阳浮或痰火、水饮为主。

1.心气（阳）虚

临床表现：心中悸动不安，气短，动则加剧，乏力，自汗，舌质淡或隐青、苔白滑、脉多沉细而结或代或涩。上述表现为心气不足之象，如见形寒不足，面色苍白，脉见沉迟，则为心阳不足之象。心电图多见心律不齐，各种期前收缩或传导阻滞。

辨证要点：心悸，气短，乏力，形寒。

治法：益气温阳止悸。

常用方：桂枝甘草龙骨牡蛎汤(《伤寒论》)。桂枝、炙甘草、生龙骨、生牡蛎。加减：乏力、气短明显者，可加人参、黄芪；心中空虚而悸，脉沉迟，形寒肢冷甚者，可用麻黄附子细辛汤(《伤寒论》)；心虚胆怯，神不自主而悸者，可用安神定志丸(《医学心悟》)。

常用中成药：灵宝护心丹每次 3～4 丸，每日 3～4 次。强心益气、通阳复脉、芳香开窍、活血镇痛，用于缓慢型心律失常及心功能不全。

针灸：主穴内关、通里、郜门、三阴交，心神不宁加神门、间使，心阳虚衰灸关元、神阙。

临证参考：心悸是伴随心衰始终之症状，有虚实之分。言其虚，多因心气、心阴、心血之不足。心悸，乏力，气短者，属心气不足，重用参、芪。人参人脾肺二经，有大补元气、固脱生津及安神之功效。现代药理研究证实人参有强心作用，对心脏病患者，人参可通过改善心肌营养代谢而使心功能改善。黄芪入肺、脾二经，不但可以补气固表，还可利水消肿，对于心衰出现自汗、水肿者尤宜。现代药理研究证明黄芪可加强心肌收缩力，增加心输出量，减慢心率，还可直接扩张血管，利尿，减轻心脏负荷，故为救治心衰不可缺少的药物。

2.阴虚火旺

临床表现：心中悸动不安，心烦，少寐多梦，口干，脉多疾数。心电图表现多为快速型心律失常。

辨证要点：心悸，心烦，脉细数。

治法：滋阴清热，宁心安神。

常用方：天王补心丹(《摄生秘剖》)加减。生地黄、五味子、当归、天冬、麦冬、柏子仁、酸枣仁、人参、玄参、丹参、白茯苓、远志、桔梗、朱砂。加减：若热象明显者，可加黄连；心烦重者，加栀子；若阴不敛阳者，可用三甲复脉汤(《温病条辨》)。

常用中成药：稳心颗粒每次 1 包，每日 3 次。益气养阴，定悸复脉，活血化瘀。适用于各种快速性心律失常。利心丸每次 3g，每日 2 次。养心安神。用于快速性心律失常。

针灸：体针取穴内关、迎香、厥阴俞，强刺激。耳针取心、神门、交感，中等至强刺激。

3.水饮凌心

临床表现：心悸而喘咳，眩晕，胸脘痞满，尿少或水肿，舌苔白滑，脉多弦滑。听诊双肺可闻及水泡音，心率多快，可闻及奔马律。

辨证要点：心悸，咳喘不得卧，尿少水肿。

治法：振奋心阳，化气行水。

常用方：葶苈大枣泻肺汤(《伤寒论》)。葶苈子、大枣。加减：如水饮上逆，恶心呕吐者，加半夏、陈皮、生姜以和胃降逆；如肾阳虚衰，不能制水，水气凌心，症见心悸喘咳，不能平卧，四肢不温者，选真武汤(《伤寒论》)；头晕，小便不利，水肿甚者，选苓桂术甘汤(《伤寒论》)。

针灸：肺俞、合谷、三焦俞、肾俞、水分、足三里、三阴交、复溜等穴，补泻兼施。

(二)喘促

心衰往往伴有气促，甚则短气不足以息，故首先要辨虚实。《素问·调经论》提出："气有余则喘咳上气，不足则息不利少气。”《景岳全书—杂证谟—喘促》说：“实喘者有邪，邪气实也；虚喘者无邪，元气虚也。实喘者长而有余，虚喘者气短而不续。实喘者胸胀气粗，声高息涌，膨膨然若不能容，唯呼出为快也；虚喘者慌张气怯，声低息短，惶惶然若气欲断，提之若不能升，吞之若不相及，劳动则甚，而惟急促似喘，但得引长一息为快也。”从以上论述看，心衰之气喘当属虚喘，乃责于肺肾，但也有由于水饮凌心射肺使肺实作喘者。

1.痰饮上凌于肺

临床表现，咳喘不能平卧，喉中痰鸣，胸高息粗，咳嗽大量黏痰或涎液，尿少水肿，舌苔多腻，脉滑数。查体双肺可闻及干湿啰音。

辨证要点：咳喘不能平卧，喉中痰鸣，咳嗽大量黏痰或涎液。

治法：祛痰利气化饮。

常用方，二陈汤(《太平惠民和剂局方》)合葶苈大枣泻肺汤(《金匮要略》)加减。半夏、陈皮、茯苓、甘草、葶苈子、瓜蒌、款冬花。加减：若痰黄者加黄芩、黄连、栀子、川贝；痰有腥味者加鱼腥草、金荞麦；痰白清稀，形寒肢冷者可合真武汤(《伤寒论》)。

针灸：定喘、列缺、尺泽、合谷、膻中、中脘、丰隆、肾俞、太溪等穴，可用泻法。

临证参考：本证型多见于慢性心衰合并肺内感染患者或急性左心衰患者，最常见于肺心病心衰患者。外邪犯肺，肺失宣降，痰浊内蓄，或久病脾虚失运，聚湿生痰，上溃于肺，或肾阳虚衰，水无所主，上凌于肺。总之，痰与饮皆为有形之实邪，故治疗当急则治标，治痰治水。

2.肺肾气虚

临床表现：喘促，气不得续，动则益甚，汗多，心悸，形寒肢冷，或尿少水肿，舌质淡、苔薄或滑，脉沉弱。辨证要点：喘促，气不得续，动则益甚。

治法：补肾纳气。

常用方：金匮肾气丸(《金匮要略》)合生脉饮(《内外伤辨惑论》)。制附子、桂枝、熟地黄、山茱萸、山药、茯苓、牡丹皮、泽泻、人参、麦冬、五味子。加减：若尿少水肿明显者，可加牛膝、车前子；若咳喘者，可加葶苈子、生龙骨、生牡蛎，若腹胀者，加厚朴、枳实。

针灸：肺俞、定喘、膏肓俞、太渊、足三里、肾俞、气海、太溪等穴，多用补法，并灸。

(三)水肿

临床表现：尿少，水肿，从下而上，多与心悸、喘促并见，形寒肢冷，苔白滑，脉沉滑。

辨证要点：悸、喘、肿，形寒肢冷。

治法：温阳利水。

常用方，五苓散(《伤寒论》)合真武汤(《伤寒论》)。桂枝、制附子、茯苓、白术、泽泻、猪苓、白芍、干姜。加减：腹胀者，加冬瓜皮、大腹皮；水肿较甚，有胸腹腔积液者，可加牵牛子或商陆以攻逐水邪。

针灸：腰以上肿取肺俞、三焦俞、列缺、合谷、阴陵泉，用泻法；腰以下肿取肾俞、脾俞、水分、复溜、足三里、三阴交，用补法。

(四)多汗

临床表现：心衰患者自汗多见，在活动后如进食、排便等，大汗淋漓；也可见盗汗或冷汗。

辨证要点：汗自出或盗汗。

治法：调和营卫。

常用方：气虚自汗者，可加用玉屏风散（《丹溪心法》）：黄芪、白术、防风；心阳虚者，可加用桂枝加附子汤（《伤寒论》）：桂枝、附子、芍药、甘草、生姜、大枣；阴虚盗汗者，可加用当归六黄汤（《兰室秘藏》）：当归、生地黄、熟地黄、黄芪、黄芩、黄连、黄柏。加减：自汗多者，可加用浮小麦、麻黄根；阳虚明显，大汗淋漓，汗出欲脱者，用大剂参附龙牡汤；阴虚明显者，可重用山茱萸，加五味子、五倍子、乌梅等以酸收。

临证参考：心衰患者汗多，乃由于心气阳虚，汗液不能自敛之故，或心阳暴脱，真津外泄所致。如出现额部冷汗如珠，四肢不温，多为脱证（心源性休克）先兆，应密切监测血压、脉搏变化。

（五）腹胀

临床表现：腹胀，食则加剧，按之较硬或按之柔软，大便干结或无。

辨证要点：腹胀，食则加剧。

治法：实则通利，虚则健运。

常用方：实证用己椒苈黄汤（《金匮要略》）：防己、椒目、葶苈子、大黄；或中满分消丸（《兰室秘藏》）：厚朴、枳实、黄连、黄芩、知母、半夏、陈皮、茯苓、猪苓、泽泻、砂仁、干姜、姜黄、人参、白术、炙甘草。虚证者用甘草泻心汤（《伤寒论》）：甘草、半夏、黄芩、干姜、黄连、大枣。

针灸：膻中、内关、气海、阳陵泉、足三里、太冲等穴，补泻兼施。

八、变证治疗

心衰患者常出现咯血变证，依其临床表现可见下列 3 种证型：

（一）心肾阳虚

症舌脉：咯稀血痰，心悸胸闷，咳喘，肢冷自汗，水肿，舌淡苔白、脉沉细或结代。

病机分析：由于心肾阳虚，阴阳不相为守，卫气虚散，阴血妄行，即“阳虚阴必走”。

治法：温通阳气，收敛止血。

常用方：桂枝甘草龙骨牡蛎汤（《伤寒论》）加白及、仙鹤草、白茅根。

桂枝、甘草、龙骨、牡蛎、白及、白茅根、仙鹤草。

（二）阴虚火旺

症舌脉：咯血鲜红，心悸心烦不得眠，口干咽燥，头晕耳鸣，腰膝酸软，舌红少苔、脉细数。

病机分析：心衰日久，阳虚阴竭，阴虚于下，火亢于上，灼伤血络，故出现咯血。

治法：滋阴降火，凉血止血。

常用方：黄连阿胶汤（《伤寒论》）加侧柏叶、茜草、白茅根。

黄连、阿胶、白芍、鸡子黄、侧柏叶、茜草、白茅根。

（三）瘀血阻络

症舌脉：咯血紫暗或血块，心悸气喘，胸闷胸痛，口干，两颧潮红，唇甲紫绀，舌红、脉涩。

病机分析：心衰患者因虚致瘀，瘀血阻塞脉道，血流不通，溢于脉外，则引起咯血。

治法：活血降逆止血。

常用方：血府逐瘀汤（《医林改错》）加三七、花蕊石、藕节、旋覆花。

生地黄、桃仁、红花、枳壳、赤芍、柴胡、川芎、桔梗、牛膝、甘草、三七、花蕊石、藕节、旋覆花。

第四节　不寐

不寐是以经常不能获得正常睡眠为特征的一类病证，主要表现为睡眠时间、深度的不足，轻者入睡困难，或寐而不酣，时寐时醒，或醒后不能再寐，重则彻夜不寐，常影响人们的正常工作、生活、学习和健康。

不寐在《黄帝内经》(简称《内经》)称为“不得卧”“目不瞑”。认为是邪气客于脏腑，卫气行于阳，不能人阴所得。《素问・逆调论》记载有“胃不和则卧不安”。后世医家引申为凡脾胃不和，痰湿、食滞内扰，以致寐寝不安者均属于此。

汉代张仲景《伤寒论》及《金匮要略》中将其病因分为外感和内伤两类，提出“虚劳虚烦不得眠”的论述，至今临床仍有应用价值。《景岳全书・不寐》中将不寐病机概括为有邪、无邪两种类型。“不寐证虽病有不一，然惟知邪正二字则尽之矣。盖寐本乎阴，神其主也，神安则寐，神不安则不寐。其所以不安者，一由邪气之扰，一由营气不足耳。有邪者多实证，无邪者皆虚证。”

明代李中梓结合自己的临床经验对不寐证的病因及治疗提出了卓有见识的论述：“不寐之故，大约有五：一曰气虚，六君子汤加酸枣仁、黄芪；一曰阴虚，血少心烦，酸枣仁一两，生地黄五钱，米二合，煮粥食之；一曰痰滞，温胆汤加南星、酸枣仁、雄黄末；一曰水停，轻者六君子汤加菖蒲、远志、苍术，重者控涎丹；一曰胃不和，橘红、甘草、石斛、茯苓、半夏、神曲、山楂之类。大端虽五，虚实寒热，互有不齐，神而明之，存乎其人耳。”

明代戴元礼《证治要诀・虚损门》又提出“年高人阳衰不寐”之论。清代《冯氏锦囊・卷十二》。也提出“壮年人肾阴强盛，则睡沉熟而长，老年人阴气衰弱，则睡轻微易知。”说明不寐的病因与肾阴盛衰及阳虚有关。

西医学的神经官能症、更年期综合征、慢性消化不良、贫血、动脉粥样硬化症等以不寐为主要临床表现时，可参考本节内容辨证论治。

一、病因病机

人之寤寐，由心神控制，而营卫阴阳的正常运作是保证心神调节寤寐的基础。每因饮食不节，情志失常，劳倦、思虑过度及病后、年迈体虚等因素，导致心神不安，神不守舍，不能由动转静而致不寐病证。

(一)病因

1.饮食不节

暴饮暴食，宿食停滞，脾胃受损，酿生痰热，壅遏于中，痰热上扰，胃气失和，而不得安寐。《张氏医通・不得卧》阐述其原因：“脉滑数有力不得卧者，中有宿滞痰火，此为胃不和则卧不安也。”此外，浓茶、咖啡、酒之类饮料也是造成不寐的因素。

2.情志失常

喜怒哀乐等情志过极均可导致脏腑功能的失调，而发生不寐病证。或由情志不遂，暴怒伤肝，肝气郁结，肝郁化火，邪火扰动心神，神不安而不寐；或由五志过极，心火内炽，扰动心神而不寐；或由喜笑无度，心神激动，神魂不安而不寐；或由暴受惊恐，导致心虚胆怯，神魂不安，夜不能寐，如《沈氏尊生书·不寐》云:“心胆俱怯,触事易惊,梦多不祥,虚烦不眠”。

3.劳逸失调

劳倦太过则伤脾,过逸少动也致脾虚气弱,运化不健,气血生化乏源,不能上奉于心,以致心神失养而失眠。或因思虑过度,伤及心脾,心伤则阴血暗耗,神不守舍;脾伤则食少,纳呆,生化之源不足,营血亏虚,不能上奉于心,而致心神不安。如《类证治裁·不寐》说:“思虑伤脾,脾血亏损,经年不寐”。《景岳全书·不寐》云:“劳倦、思虑太过者,必致血液耗亡,神魂无主,所以不眠。”可见,心脾不足造成血虚,会导致不寐。

4.病后体虚

久病血虚,年迈血少,引起心血不足,心失所养,心神不安而不寐,正如《景岳全书·不寐》中说:“无邪而不寐者,必营气不足也,营主血,血虚则无以养心,心虚则神不守舍”。也可因年迈体虚,阴阳亏虚而致不寐。若素体阴虚,兼因房劳过度,肾阴耗伤,阴衰于下,不能上奉于心,水火不济,心火独亢,火盛神动,心肾失交而神志不宁。如《景岳全书·不寐》所说:“真阴精血不足,阴阳不交,而神有不安其室耳。”

(二)病机

不寐的病因虽多,但其病理变化,总属阳盛阴衰,阴阳失交。一为阴虚不能纳阳,一为阳盛不得入于阴。其病位主要在心,与肝、脾、肾密切相关。

因心主神明,神安则寐,神不安则不寐。而阴阳气血之来源,由水谷之精微所化,上奉于心,则心神得养;受藏于肝,则肝体柔和;统摄于脾,则生化不息;调节有度,化而为精,内藏于肾,肾精上承于心,心气下交于肾,则神志安宁。

若肝郁化火,或痰热内扰,神不安宅者以实证为主。心脾两虚,气血不足,或由心胆气虚,或由心肾不交,水火不济,心神失养,神不安宁,多属虚证,但久病可表现为虚实兼夹,或为瘀血所致。

不寐的预后,一般较好,但因病情不一,预后亦各异。病程短,病情单纯者,治疗收效较快;病程较长,病情复杂者,治疗难以速效。且病因不除或治疗不当,易产生情志病变,使病情更加复杂,治疗难度增加。

二、诊查要点

(一)诊断依据

(1)轻者入寐困难或寐而易醒,醒后不寐,连续3周以上,重者彻夜难眠。

(2)常伴有头痛、头昏、心悸、健忘、神疲乏力、心神不宁、多梦等症。

(3)本病证常有饮食不节,情志失常,劳倦、思虑过度,病后,体虚等病史。

(二)病证鉴别

不寐应与一时性失眠、生理性少寐、它病痛苦引起的失眠相区别。不寐是指单纯以失眠为主症,表现为持续的、严重的睡眠困难。若因一时性情志影响或生活环境改变引起的暂时性失眠不属病态。至于老年人少寐早醒,也多属生理状态。若因其他疾病痛苦引起失眠者,则应以祛除有关病因为主。

(三)相关检查

临床可检测多导睡眠图:

(1)测定其平均睡眠潜伏期时间延长(长于50min)。

(2)测定实际睡眠时间减少(每夜不足6.5小时)。

(3)测定觉醒时间增多(每夜超过30min)。

三、辨证论治

(一)辨证要点

本病辨证首分虚实。虚证,多属阴血不足,心失所养,临床特点为体质瘦弱,面色无华,神疲懒言,心悸健忘。实证为邪热扰心,临床特点为心烦易怒,口苦咽干,便秘溲赤。次辨病位,病位主要在心。由于心神的失养或不安,神不守合而不寐,且与肝、胆、脾、胃、肾相关。如急躁易怒而不寐,多为肝火内扰;脘闷苔腻而不寐,多为胃腑宿食,痰热内盛;心烦心悸,头晕健忘而不寐,多为阴虚火旺,心肾不交;面色少华,肢倦神疲而不寐,多属脾虚不运,心神失养;心烦不寐,触事易惊,多属心胆气虚等。

(二)治疗原则

治疗当以补虚泻实,调整脏腑阴阳为原则。实证泻其有余,如疏肝泻火,清化痰热,消导和中;虚证补其不足,如益气养血,健脾补肝益肾。在此基础上安神定志,如养血安神,镇惊安神,清心安神。

(三)证治分类

1.肝火扰心证

不寐多梦,甚则彻夜不眠,急躁易怒,伴头晕头胀,目赤耳鸣,口干而苦,不思饮食,便秘溲赤,舌红苔黄,脉弦而数。

证机概要:肝郁化火,上扰心神。

治法:疏肝泻火,镇心安神。

代表方:龙胆泻肝汤加减。本方有泻肝胆实火,清下焦湿热之功效,适用于肝郁化火上炎所致的不寐多梦,头晕头胀,目赤耳鸣,口干便秘之症。

常用药:龙胆草、黄芩、栀子清肝泻火;泽泻、车前子清利湿热;当归、生地黄滋阴养血;柴胡疏畅肝胆之气;甘草和中;生龙骨、生牡蛎、灵磁石镇心安神。

胸闷胁胀,善太息者,加香附、郁金、佛手、绿萼梅以疏肝解郁;若头晕目眩,头痛欲裂,不寐躁怒,大便秘结者,可用当归龙荟丸。

2.痰热扰心证

心烦不寐,胸闷脘痞,泛恶嗳气,伴口苦,头重,目眩,舌偏红,苔黄腻,脉滑数。

证机概要:湿食生痰,郁痰生热,扰动心神。

治法:清化痰热,和中安神。

代表方:黄连温胆汤加减。本方清心降火,化痰安中,适用于痰热扰心,见虚烦不宁,不寐多梦等症状者。

常用药:半夏、陈皮、茯苓、枳实健脾化痰,理气和胃;黄连、竹茹清心降火化痰;龙齿、珍珠母、磁石镇惊安神。

不寐伴胸闷嗳气,脘腹胀满,大便不爽,苔腻脉滑,加用半夏秫米汤和胃健脾,交通阴阳,和胃降气;若饮食停滞,胃中不和,嗳腐吞酸,脘腹胀痛,再加神曲、焦山楂、莱菔子以消导和中。

3.心脾两虚证

不易入睡,多梦易醒,心悸健忘,神疲食少,伴头晕目眩,四肢倦怠,腹胀便溏,面色少华,舌淡苔薄,脉细无力。

证机概要:脾虚血亏,心神失养,神不安舍。

治法:补益心脾,养血安神。

代表方:归脾汤加减。本方益气补血,健脾养心,适用于不寐健忘,心悸怔忡,面黄食少等心脾两虚证。

常用药:人参、白术、甘草益气健脾;当归、黄芪补气生血;远志、酸枣仁、茯神、龙眼肉补心益脾安神;木香行气舒脾。

心血不足较甚者,加熟地黄、芍药、阿胶以养心血》不寐较重者,加五味子、夜交藤、合欢皮、柏子仁养心安神,或加生龙骨、生牡蛎、琥珀末以镇静安神;兼见脘闷纳呆,苔腻,重用白术,加苍术、半夏、陈皮、茯苓、厚朴以健脾燥湿,理气化痰。若产后虚烦不寐,或老人夜寐早醒而无虚烦者,多属气血不足,也可用本方。

4.心肾不交证

心烦不寐,入睡困难,心悸多梦,伴头晕耳鸣,腰膝酸软,潮热盗汗,五心烦热,咽干少津,男子遗精,女子月经不调,舌红少苔,脉细数。

证机概要:肾水亏虚,不能上济于心,心火炽盛,不能下交于肾。

治法:滋阴降火,交通心肾。

代表方:六味地黄丸合交泰丸加减。前方以滋补肾阴为主,用于头晕耳鸣,腰膝酸软,潮热盗汗等肾阴不足证;后方以清心降火,引火归原,用于心烦不寐,梦遗失精等心火偏亢证。

常用药:熟地黄、山茱萸、山药滋补肝肾,填精益髓;泽泻、茯苓、丹皮健脾渗湿,清泄相火;黄连清心降火;肉桂引火归原。

心阴不足为主者,可用天王补心丹以滋阴养血,补心安神;心烦不寐,彻夜不眠者,加朱砂、磁石、龙骨、龙齿重镇安神。

5.心胆气虚证

虚烦不寐,触事易惊,终日惕惕,胆怯心悸,伴气短自汗,倦怠乏力,舌淡,脉弦细。

证机概要:心胆虚怯,心神失养,神魂不安。

治法:益气镇惊,安神定志。

代表方:安神定志丸合酸枣仁汤加减。前方重于镇惊安神,用于心烦不寐,气短自汗,倦怠乏力之症;后方偏于养血清热除烦,用于虚烦不寐,终日惕惕,触事易惊之症。

常用药:人参、茯苓、甘草益心胆之气;茯神、远志、龙齿、石菖蒲化痰宁心,镇惊安神;川芎、酸枣仁调血养心;知母清热除烦。

心肝血虚,惊悸汗出者,重用人参,加白芍、当归、黄芪以补养肝血;肝不疏土,胸闷,善太息,纳呆腹胀者,加柴胡、陈皮、怀山药、白术以疏肝健脾;心悸甚,惊惕不安者,加生龙骨、生牡蛎、朱砂以重镇安神。

第五节　眩晕

一、概述

眩晕是以头晕,眼花为主症的一类病证,又称“眩冒”“掉眩”“头眩”“风眩”。眩即眼花,晕是头晕,两者常同时并见,故统称为“眩晕”。轻者眼花,头重脚轻,有摇晃、漂浮感,闭目可止;重者如坐车船,旋转不定,不能站立、行走,甚至仆倒或恶心、呕吐、出汗、面色苍白等。一般无神志异常。各年龄均有发病,可反复发作,影响工作生活。本病以内伤为主,多由虚损所致。常由情志失调,饮食、劳倦不节等致病因素,长期作用,相互影响,肝、肾、脾三脏功能失常,致清窍失养,或清阳受阻而发病。西医学多种疾病均可出现眩晕,可参照本章辨证论治。如梅尼埃病、迷路炎、脑动脉硬化、椎一基底动脉供血不足、颅内占位性病变、高血压、低血压、贫血、眼疲劳、抑郁症、更年期综合征等。

二、辨证论治

眩晕病位在脑,与肝、肾、脾三脏功能密切相关。发病以三脏阴阳、气血盛衰变化为本,以风、火、痰、瘀等邪气为标,相互影响,互为因果,形成肝。肾亏虚,虚风内动;气血亏虚,清窍失养;肾精亏虚,脑髓失充;痰浊阻遏,升降失常;痰火气逆,上犯清窍;瘀血闭窍等证型。分证论治如下。

(一)肾精亏虚证

【主症】

眩晕,耳鸣,腰膝酸软,神疲健忘,少寐多梦。偏阴虚者,五心烦热,颧红咽干,舌嫩红少苔,脉弦细数;偏阳虚者,形寒肢冷,面色㿠白或黧黑,舌胖嫩,脉沉细。

【症析】

肾精亏虚,无以充脑,故眩晕神疲;肾主骨,腰为肾之府,肾虚故腰膝酸软。肾开窍于耳,肾虚故耳鸣、耳聋;心肾不交,水火不济,故少寐、梦多、健忘;肾精不足,阴不维阳,虚热内生,故五心烦热,颧红咽干,舌红少苔,脉细数;精亏无以化气,阴损及阳,故形寒肢冷,面色㿠白或黧黑,舌胖嫩,脉沉细。

【治法】

补肾填精。偏阳虚者兼温阳,偏阴虚者兼滋阴。

【选方】

(1)地黄饮子(《圣济总录》)

组成:熟地黄、巴戟天(去心)、山茱萸(炒)、肉苁蓉(酒浸切焙)、附子(炮裂,去皮脐)、石斛(去根)、五味子(炒)、桂(去粗皮)、白茯苓(去黑皮)各30g,麦门冬(去心焙)、远志(去心)、菖蒲各15g。

用法:上一十二味,判如麻豆,每服三钱匕,水一盏,生姜三片,枣二枚,劈破,同煎七分。去滓食前温服。

功用:滋肾阴,补。肾阳。

主治:肾虚不能上承之证。

方解:本方方义已在中风章节论述。亦可治肾阴阳俱虚所致之眩晕。

(2)左归丸(《景岳全书》)

组成:大怀熟地黄 24g,山药(炒)12g,枸杞子 12g,山茱萸肉 12g,川牛膝(酒洗,蒸熟,精滑者不用)9g,菟丝子(制)12g,鹿胶(敲碎,炒珠)12g,龟胶(切碎,炒珠)12g。

用法:先将熟地黄蒸烂,杵膏,余为细末,炼蜜丸,梧桐子大。每食前用滚汤或淡盐汤送下百余丸(现代用法:蜜丸,每服 9g,日 2～3 次;亦可作汤剂,水煎服)。

功用:峻补肾阴,填精益髓。

主治:真阴不足之证。

方解:本方方义已在中风章节论述。亦可治真阴不足,精髓亏损所致之头晕。

(3)右归丸(《景岳全书》)

组成:熟地黄 24g,山药(炒)12g,枸杞子(微炒)12g,山茱萸(微炒)9g,菟丝子(制)12g,鹿角胶(炒珠)12g,杜仲(姜汁炒)12g,肉桂 6g～12g,当归 9g,制附子自二两渐可加至 6g～18g。

用法:将熟地黄蒸烂杵膏,余为细末,加炼蜜为丸,如弹子大。每嚼服二三丸,以滚白汤送下(现代用法:蜜丸,每服 9g;亦可作汤剂,水煎服)。

功用:温补肾阳,填精益髓。

主治:元阳不足之证。

方解:方中除用桂、附外,还加入鹿角胶、菟丝子、杜仲,以加强温阳补肾之功;又加当归、枸杞子,配合熟地黄、山药、山茱萸以增滋阴养血益髓之效。即《景岳全书》所说"善补阳者,必于阴中求阳"之意。主治肾阳不足,命门火衰之头晕。

【用药特点】

常用药物主要有:熟地黄、枸杞子、山茱萸、菟丝子、鹿角胶等。性味多甘温,入肝、肾经,具有填精益髓,养血补虚之功效。熟地黄,甘微温,归肝、肾经,功效为补血养阴,填精益髓,可用于肝肾阴虚诸证,如《本草从新》载其"滋肾水,封填骨髓,利血脉,补益真阴,聪耳明目,黑发乌须",《本草纲目》载其"填骨髓,长肌肉,生精血,补五脏内伤不足,通血脉,利耳目"。枸杞子甘平,入肝、肾经,滋肾润肺,补肝明目,善治肝肾阴亏之腰膝酸软,头晕目眩,如《药性论》谓其"能补益精,诸不足,易颜色,变白,明目,安神",《本草述》载其"治中风眩晕,虚劳"。山茱萸酸涩微温,归肝、肾经,补益肝肾,涩精固脱,用于眩晕耳鸣,腰膝酸痛等症,《药性论》谓其"补肾气,兴阳道,添精髓,疗耳鸣",《日华子本草》谓其"暖腰膝,助水脏,除一切风,逐一切气,破癥结,治酒皶"。菟丝子甘温,归肝、肾、脾经,长于补肾益精,养肝明目,《本经逢原》谓"菟丝子,风明目,肝肾气分也"。鹿角霜成温,归肝、肾经,功效为补虚助阳,《本草便读》载:"鹿角胶、鹿角霜,性味功用与鹿茸相近,然总不外乎血肉有情之品。能温补督脉,添精益血。"可配伍其他药物,如石菖蒲化湿开胃,开窍豁痰,醒神益智;远志安神益智,祛痰,消肿;知母、生地黄清热凉血,养阴,生津;钩藤、蒺藜清热平肝,息风定惊;仙茅、淫羊藿温肾阳壮;祛除寒湿;眩晕重者加生龙骨、生牡蛎、生磁石之类,以重镇潜阳。

(二)气血虚弱证

【主症】

眩晕,动则加甚,劳累则发,神疲懒言,气短声祛,心悸怔忡,健忘少寐,纳谷不香,面色㿠白或萎黄,唇甲无华,舌淡嫩,有齿痕,脉细弱。

【症析】

气血虚弱，脑失所养，故头晕目眩；动则气耗，故劳累则发或尤甚；气虚阳气不布，故神疲懒言；肺脾气虚，故气短声祛，面色㿠白或萎黄；血虚不能养心，心神不宁，故心悸怔忡，少寐健忘；气虚脾失健运，故纳呆；血虚不能濡养周身，故唇甲、面色无华。舌淡，脉细弱皆为气血两虚之征象。

【治法】

补气养血。

【选方】

(1)归脾汤(《济生方》)

组成：白术、茯神(去木)、黄芪(去芦)、龙眼肉、酸枣仁(炒，去壳)各30g，人参、木香(不见火)各15g，甘草(炙)6g，当归3g，远志(蜜炙)3g。

用法：上㕮咀，每服12g，水一盏半，加生姜五片，枣一枚，煎至七分，去滓温服，不拘时候(加生姜、大枣，水煎，分2～3次服)。

功用：益气补血，健脾养心。

主治：气血亏虚之证。

方解：方中黄芪、人参性味甘温，补脾益气；龙眼肉甘平，补心安神，益脾养血；共为主药。白术助人参、黄芪补脾益气；茯神、酸枣仁补心安神；当归滋养营血；远志交通心肾，宁心安神；木香引之，理气醒脾，使诸多益气养血之品补而不滞；炙甘草调和诸药；生姜、大枣调和营卫。取益气养血养心安神之效。治脾气虚寒，不能运血归经之头晕。

(2)补中益气汤(《内外伤辨惑论》)

组成：黄芪(病甚、劳役、热甚者一钱)、甘草(炙)各9g，人参(去芦)6g，当归(酒焙干或晒干)6g，橘皮(不去白)6g—9g，升麻6g，柴胡6g～9g，白术9g。

用法：上㕮咀，都作一服，水二盏，煎至一盏，去滓，食远稍热服(现代用法：水煎，分2～3次服)。

功用：补中益气。

主治：清阳下陷证。

方解：黄芪补中益气升阳为主药；配以人参、白术、甘草甘温益气，补益脾胃；陈皮调理气机，当归补血和营；升麻、柴胡协同参、芪升举清阳。综合全方，一则补气健脾，使后天生化有源；一则升提中气，恢复中焦升降之功能。治气虚不能运血上荣之头晕。

(3)八珍汤(《正体类要》)

组成：人参9g，白术9g，茯苓9g，当归9g，川芎9g，白芍9g，熟地黄9g，甘草9g。

用法：水煎，分2～3次服。

功用：气血双补。

主治：气血两虚诸证。

方解：人参、白术、茯苓、甘草，甘温之品也，所以补气；当归、川芎、芍药、地黄，质润之品也，所以补血。气旺则百骸资之以生，血旺则百骸资之以养，人之身，气血而已，不可使其失养者也。共治血气俱虚，元神失养之头晕。

【用药特点】

常用药物主要有黄芪、人参、当归、熟地黄、龙眼肉、远志等。多为性味甘、微温，入肺、心、脾经，具有补益心脾、养血安神之功效。黄芪甘温，归肺、脾经，功效为补气健脾，升阳举陷为主，《医学衷中参西录》谓："能补气，兼能升气，善治胸中大气(即宗气)下陷。"人参甘微苦，平，归脾、肺、心经，功效为大补元气，复脉固脱，补脾益肺，生津，安神，《神农本草经》载其"主补五脏，安精神，定魂魄，止惊悸，除邪气，明目，开心益智"，《本草纲目》谓其"治男妇一切虚证，发热自汗，眩晕头痛，诸病"。当归甘辛温，归肝、心、脾经，功效为补血活血，调经止痛，《名医别录》载其"温中止痛，除客血内塞，中风痉、汗不出，湿痹，中恶客气、虚冷，补五藏，生肌肉"，《本草再新》谓其"治浑身肿胀，血脉不和，阴分不足，安生胎，堕死胎"。熟地黄甘微温，归肝、肾经，功效为补血养阴，填精益髓，《珍珠囊》谓"大补血虚不足，通血脉，益气力"，《本草纲目》载"填骨髓，长肌肉，生精血。补五脏内伤不足，通血脉，利耳目"。龙眼肉甘温，归心、脾经，功效为补益心脾，养血安神，《神农本草经》谓"主五脏邪气，安志、厌食，久服强魂魄，聪明"，《滇南本草》载"养血安神，长智敛汗，开胃益脾"。远志苦辛温，归心、肾、肺经，安神益智，《神农本草经》谓"补不足，除邪气，利九窍，益智慧，耳目聪明，不忘，强志倍力"，《滇南本草》谓"养心血，镇惊，宁心，散痰涎"。可配伍其他药物，如茯神，宁心安神，用于心悸怔忡、失眠健忘等；白术，健脾益气，燥湿利水，用于脾虚食少，腹胀泄泻，痰饮眩悸；升麻、柴胡升举阳气，用于中气不足，气虚下陷甚者。

(三)痰浊中阻证

【主症】

眩晕，头重如裹，胸闷恶心，呕吐痰涎，少食多寐，倦怠无力，舌苔白腻，脉濡滑。

【症析】

痰浊中阻，蒙蔽清窍，清阳不升，故眩晕而头重如裹；痰浊阻滞，气机不利，故胸闷；胃气上逆，故呕吐痰涎；脾阳不振，故少食多寐；舌苔白腻，脉濡滑均为痰浊内蕴之象。

【治法】

健脾燥湿，化痰息风。

【选方】

(1)半夏白术天麻汤(《医学心悟》)

组成：半夏一钱9g，天麻、茯苓、橘红各6g，白术18g，甘草3g。

用法：生姜一片，大枣二枚，水煎，分2～3次服。

功用：健脾燥湿，化痰息风。

主治：风痰上扰证。

方解：半夏燥湿化痰，降逆止呕，以治痰为主；天麻善平肝息风而止头眩，《脾胃论》曰："足太阴痰厥头痛，非半夏不能疗；眼黑头眩，风虚内作，非天麻不能除"，二药相合，为治风痰眩晕、头痛之要药。白术健脾燥湿，茯苓渗湿健脾，均治生痰之源；橘红理气化痰，使气顺痰消，生姜、大枣调和脾胃，生姜兼制半夏之毒；甘草协和诸药。诸药相伍，共奏燥湿化痰，平肝息风之功。主痰饮上逆之头昏眩晕。

(2)温胆汤(《三因极一病证方论》)

组成：半夏(汤洗去滑)、麦门冬(去心)各9g，茯苓9g，酸枣仁(炒)15g，炙甘草、桂心、远志(去心，姜汁炒)、黄芩、萆薢、人参各9g。

用法：水煎，分2～3次服。

功用：清胆和胃，燥湿祛痰。

主治：胆虚痰热证。

方解：半夏辛温，和胃降逆，燥湿祛痰，为主药，专治风痰眩晕。麦门冬、酸枣仁、远志、人参养心安神；茯苓、萆薢、桂心温化湿痰；黄芩清心开郁；全方燥湿祛痰，开郁醒神。治痰饮内阻。心神失养，惊恐失眠之眩晕。

(3)导痰汤(《重订严氏济生方》)

组成：半夏(汤泡七次)6g，天南星(炮，去皮)、橘红、枳实(去瓤，麸炒)、赤茯苓(去皮)各 9g，甘草(炙)9g。

用法：水煎，分 2～3 次服。

功用：祛风导痰，下气开郁。

主治：头晕之痰厥。

方解：天南星燥湿化痰，祛风散结，枳实下气行痰，共为君药；半夏功专燥湿祛痰，橘红下气消痰，均为臣药，辅助君药加强豁痰顺气之力；茯苓渗湿，甘草和中，为佐使药。全方共奏燥湿化痰，行气开郁之功。气顺则痰自下降，眩晕可除。

【用药特点】

常用药物主要有半夏、陈皮、茯苓、白术、竹茹等。多为味辛、性温，入脾、胃、肺经，具有燥湿化痰、健脾利水之功效。半夏辛温，归脾、胃、肺经，功效为燥湿化痰，降逆散结，《神农本草经》谓其“主伤寒寒热，心下坚，下气，喉咽肿痛，头眩胸胀，咳逆，肠鸣，止汗”。陈皮苦辛温，归肺、脾经，功效为理气健脾，燥湿化痰，《本草纲目》谓其“其治百病，总取其理气燥湿之功，同补药则补，同泻药则泻，同升药则升，同降药则降”。茯苓甘淡平，归心、肺、脾、肾经，功效为利水渗湿，健脾宁心，《药征》谓其“主治悸及肉瞤筋惕，旁治头眩烦躁”，《名医别录》载其“开胸腑，调脏气，伐肾邪，长阴，益气力，保神守中”。白术苦甘温，脾、胃经，功效为健脾益气，燥湿利水，《名医别录》载其：“主大风在身面，风眩归头痛，目泪出，消痰水，逐皮间风水结肿，除心下急满。”竹茹甘微寒，归肺、胃经，功效为清热化痰除烦，《本草再新》谓其：“泻火除烦，润肺开郁，化痰凉血。”可配伍其他药物，如藿香、佩兰芳香化湿祛浊；生薏苡仁、白豆蔻醒脾化湿；天麻、钩藤、蒺藜、菊花清热平肝，息风定惊；眩晕重者加龙骨、牡蛎、珍珠母之类，以重镇潜阳。

(四)肝阳上亢证

【主症】

眩晕耳鸣，头痛且胀，面色潮红，急躁易怒，失眠多梦，遇恼怒或烦劳加重，目赤，口苦，尿赤，便秘，舌红苔黄糙，脉弦或弦数。

【症析】

肝阳上亢，冒犯巅顶，故头晕且胀；肝阳上亢，血随气升，故面赤易怒；火扰心神，故少寐多梦；肝火循经上炎，故目赤，口苦；火热灼津，故尿赤便秘；舌红苔黄、脉弦数均为肝阳上亢之征。

【治法】

平肝潜阳，息风清脑。

【选方】

(1)天麻钩藤饮(《中医内科杂病证治新义》)

天麻 9g，钩藤 12g，生决明 18g，山栀、黄芩各 9g，川牛膝 12g，杜仲、益母草、桑寄生、首乌藤、朱茯神各 9g。

用法：水煎，分 2～3 次服，生石决明先煎。

功用：平肝息风，清热安神。

主治：肝阳上亢，风火上扰之证。

方解：方义已在中风章节论述。本方亦可治疗肝厥眩晕头痛等。

(2)建瓴汤(《医学衷中参西录》)

组成：生怀山药 30g，怀牛膝 30g，生赭石(轧细)24g，生龙骨(捣细)18g，生牡蛎(捣细)18g，生怀地黄 18g，生杭芍 12g，柏子仁 12g。

用法：磨取铁锈浓水，以之煎药(现代用法：水煎，分 2～3 次服)。

功用：镇肝息风，滋阴安神。

主治：肝阳上亢证。

方解：重用生山药滋补肾阴，怀牛膝滋补肝肾，引血下行，共为主药；生赭石镇肝降胃，平气血冲逆，生龙骨、生牡蛎平肝潜阳息风，生地黄滋补肾阴，菊花、柏子仁清肝养心安神。磨铁锈水煎药取其有“平肝坠热”(《本草纲目》)之效。诸药相合，可治肝阳上亢之头晕等。

(3)羚角钩藤汤(《通俗伤寒论》)

组成：羚角片 4.5g，霜桑叶 6g，京川贝 12g，鲜生地黄 15g，双钩藤 9g，滁菊花 9g，茯神木 9g，生白芍 9g，生甘草 2.49，淡竹茹 15g。

用法：水煎服。

功用：凉肝息风，增液舒筋。

主治：热盛动风证。

方解：羚羊角、钩藤二药合用可增强清热凉肝之用；桑叶、菊花清热息风；白芍、生地黄、甘草养阴柔肝，竹茹、川贝母清热除痰，茯神安神定志；甘草调和诸药。诸药合用，共奏平肝息风，清热止晕之效。

【用药特点】

常用药物主要有：钩藤、天麻、龙骨、牡蛎、栀子、白芍等。多为性味甘、凉，入肝、心包经，具有清热安神，平肝潜阳之功效。钩藤甘凉，归肝、心经，功效为清热平肝，息风定惊，《本草纲目》载其可治：“大人头旋目眩，平肝风，除心热。”天麻甘平，入肝经，功效为息风定惊，《本草汇言》谓其：“主头风，头痛，头晕虚旋，癫痫强痉，四肢挛急，语言不顺，一切中风，风痰。”龙骨甘涩平，入心、肝、肾经，功效为镇惊安神，平肝潜阳，《本草纲目》载其了“益肾镇静”牡蛎咸微寒，归肝、胆、肾经，功效为重镇安神，潜阳补阴，《海药本草》谓其“能补养安神，治孩子惊痫”。栀子苦寒，归心、肺、三焦经，功效为清热，泻火，凉血，《医学启源》谓其：“疗心经客热，除烦躁，去上焦虚热，治风。”白芍苦酸微寒，归肝、脾经，功效为养血柔肝，平抑肝阳，《滇南本草》载其可：“收肝气逆疼，调养心肝脾经血，舒经降气，止肝气疼痛。”可配伍其他药物，如菊花、蒺藜、夏枯草平肝清肝息风；龙胆草、牡丹皮清肝泻热；当归、生地黄养血柔肝；茯神、首乌藤以养心安神。

（五）瘀血内停证

【主症】

眩晕，头痛，面色黧黑，舌质紫暗，或舌边有瘀斑，脉弦涩或细涩。

【症析】

瘀血阻络，气血不通，脑失所养，故见眩晕；血脉瘀滞，不通则痛，故头痛；瘀阻血络，故见面色黧黑；舌质紫暗，或舌边有瘀斑，脉弦涩均为瘀血内停之象。

【治法】

活血祛瘀通络。

【选方】

(1)通窍活血汤(《医林改错》)

组成：赤芍 3g，川芎 3g，桃仁(研泥)9g，红花 9g，老葱(切碎)6g，鲜姜(切碎)9g，红枣(去核)5g，麝香(绢包)0.15g，黄酒 250g。

用法：用黄酒 250 毫升，将前七味煎至 150 毫升，去滓，将麝香入酒内，再煎二沸，临卧服。

功用：活血通窍。

主治：瘀血阻滞头部诸证。

方解：方中麝香辛温走窜，开通诸窍，活血通络，为主药；老葱辛温通窍；鲜姜辛温发散，助麝香通窍活血，达于巅顶；佐以赤芍、川芎、桃仁、红花，均为活血化瘀之品；大枣调和营卫；黄酒活血通窍，以助药势。诸药合用，活血化瘀，通窍活络以止晕。

(2)补阳还五汤(《医林改错》)

组成：黄芪(生)30～120g，当归尾 6g，赤芍 4.5g，地龙(去土)3g，川芎 3g，桃仁 3g，红花 3g。

用法：水煎，分 2～3 次服。

功用：补益元气，活血通络。

主治：气虚血瘀之证。

方解：重用生黄芪补益元气，当归尾、川芎、赤芍、桃仁、红花活血化瘀，地龙通经活络。诸药合用，使气旺血行，瘀祛络通，头晕渐愈。

(3)血府逐瘀汤(《医林改错》)

组成：桃仁 12g，红花 9g，当归 9g，生地黄 9g，川芎 4.5g，赤芍 6g，牛膝 9g，桔梗 4.5g，柴胡 3g，枳壳 6g，甘草 6g。

用法：水煎，分 2～3 次服。

功用：行气活血化瘀。

主治：瘀血阻滞，清阳不升之证。

方解：桃仁、红花、当归、川芎、赤芍活血祛瘀；当归、生地黄养血活血；柴胡、枳壳疏肝理气；牛膝破瘀通经，引瘀血下行；桔梗开肺气，引药上行；甘草缓急，调和诸药。共奏活血调气之功以止晕。

【用药特点】

常用药物主要有桃仁、红花、川芎、赤芍、地龙等。多为味辛，性温，入心、肝经，具有活血祛瘀之功效。桃仁苦甘平，归心、肝经，功效为活血祛瘀，《本草经疏》载："桃仁，性善破血，散而不收，泻而无补。"红花辛温，归心、肝经，功效为活血通经，散瘀止痛，《本草汇言》谓："红花，破血、行血、和血、调血之药也。"川芎辛温，归肝、胆、心包经，功效为活血行气，祛风止痛，《日华子本草》载其："治一切风，一切气，一切劳损，一切血，补五劳，壮筋骨，调众脉，破癥结宿血，养新血。"赤芍苦微寒，归肝经，功效为清热凉血，散瘀止痛，《本草求真》载："赤则能于血中活滞，因于积热而成者，用此则能凉血逐瘀。"地龙咸寒，归肝、脾经，功效为清热息风通络，《本草纲目》载："蚯蚓……性寒而下行，性寒故能解诸热疾，下行故能利便，治足疾而通经络。"可配伍其他药物，如黄芪益气活血；附子、桂枝温经活血；麝香、石菖蒲开窍醒神。

有学者对近5年来发表的有关中医药治疗眩晕的文献进行总结和分析，筛选出治疗眩晕的高频方剂，频次由高到低依次为半夏白术天麻汤、天麻钩藤饮、镇肝息风汤、左归丸、通窍活血汤、归脾汤、补中益气汤、葛根汤、四物汤等18首。涉及10类药物，使用频次由高到低依次为补虚药、平肝息风药、活血化瘀药、清热药、利水渗湿药、安神药、理气药、解表药、化痰药、祛风湿药。排在前10位的草药，由高到低依次为天麻、牛膝、黄芪、党参、白术、茯苓、陈皮、甘草、泽泻、半夏。

另有学者对汉代以来15位著名医家治疗眩晕方剂进行数据研究，发现药物应用的关联现象，并进行归纳总结。得出的结果是，治疗眩晕最常用的单药是茯苓(49次，38.3%)；最常用的对药是炙甘草—白术(2g次，22.7%)；最常用的角药是炙甘草—白术—茯苓(17次，占13.3%)；关联度高的药物组合是白术＋当归→炙甘草(置信度为0.9375)。其中得到的22组3味药的核心组合中，核心药物为人参、白术、炙甘草、陈皮、茯苓、当归。得到的结论是，研发治疗眩晕的中药新药应优先以肝阳上亢证为适应证；单药、对药、角药优先考虑：茯苓、炙甘草、白术；配伍规律优先考虑白术、当归配伍炙甘草，陈皮、白术配伍人参等；核心方剂优先考虑：茯苓—茯神—炙甘草，桑叶—白术—菊花等；候选方优先考虑：茯苓、茯神、炙甘草、陈皮，桑叶、菊花、白术、人参等。

第六节　头痛

一、概述

头痛是指由于脉络拘急或失养、清窍不利所引起的以头部疼痛为临床特征的疾病。头痛既是一种常见病证，也是一个常见症状，可以发生于多种急慢性疾病过程中，有时亦是某些相关疾病加重或恶化的先兆。本病从青少年到老年人均可发病，病因可分为外感和内伤两大类。外感头痛多因感受风、寒、湿、热等外邪，而以风邪为主；内伤头痛与肝、脾、肾三脏为主。此外，外伤跌仆，久病入络，以致气滞血瘀，脉络瘀阻，亦可导致本病。现代医学中的偏头痛、紧张性头痛、丛集性头痛等功能性头痛，以及各种脑瘤、脑血管病、外伤、五官科疾病等引起的继发性头痛，凡符合本病证候特征者均可参考本章辨证论治。

二、辨证论治

头痛的治疗当首辨外感与内伤。因于外感者，多因起居不慎，坐卧当风，风邪自肌表侵袭经络，上犯巅顶，使清阳受阻，气血凝滞，阻遏络道，而致头痛。且风为百病之长，多夹时气而发病，若风夹寒邪，寒凝血滞，阻遏脉络，血瘀于内而发头痛；若风夹热邪，火热炎上，侵扰清窍，气血逆乱而发头痛；若风夹湿邪，蒙蔽清窍，清阳不升，亦致头痛。治疗当以祛邪通络为主，视其邪气性质之不同，分别采用祛风、散寒、化湿、清热等法，外感以风为主，故强调风药的使用。因于内伤者，多因情志恼怒，肝气郁结，气郁化火，肝火上冲，或素体阴虚，肝阳上扰头目而致头痛；或久病体虚，失血之后，血虚不能上荣脑髓，而致头痛；也可由于饮食不节，恣食肥甘，或思虑过度，致使脾运失司，痰湿内生，痰浊上干，阻遏清阳，引起头痛；此外，因跌仆损伤，脑髓受震，气血运行失畅，或日久不已，久病入络，络脉不通，瘀血停滞，均可引起头痛。内伤所致多虚，治疗以补虚为要，视其所虚，分别采用益气升清、滋阴养血、益肾填精等法，若因风阳上亢则治以息风潜阳，因痰瘀阻络又当化痰活血为法。虚实夹杂，扶正祛邪并举。

（一）风寒头痛

【主症】

多发于风寒侵袭之后，头痛时作，程度剧烈，多为紧束感，或痛及项背，恶风寒，口不渴，苔薄白，脉浮紧。

【症析】

头为诸阳之会，风寒外袭，循太阳经上犯巅顶，清阳之气被遏，故作头痛；太阳经主一身之表，其经脉上行巅顶，循项背，故其痛连及项背；风寒束于肌表，卫阳被遏，不得宣达，故恶风畏寒；无热则口不渴；苔薄白，脉浮紧均为风寒在表之征。

【治法】

疏风散寒。

【选方】

(1)川芎茶调散(《太平惠民和剂局方》)

组成：川芎 12g，荆芥 12g，羌活 6g，白芷 6g，甘草 6g，细辛 3g，防风 45g，薄荷 24g。

用法：上为细末，每服 6g，食后茶清调下。

功用：疏风散寒。

主治：风塞外束，阻遏脉络。

方解：方中川芎味辛，行血中之气，祛血中之风，上行头目，为治头痛之要药；羌活辛温疏风散寒，治太阳经头痛及项背部强痛；白芷、细辛、荆芥、防风辛温升散上行，疏风散寒止痛，治头面部诸风百疾；薄荷辛凉、轻扬升浮，可清利头目，且可佐制诸药辛温之燥性；甘草和中，调和诸药，清茶苦寒，清上而降下，使升中有降。本方用药多祛风解表散寒之品，所谓“高巅之疾，非风药不能到达”，故诸药相伍，疏风散寒止痛力胜，可谓风寒头痛之第一良方。

(2)再造散(《伤寒六书》)

组成：黄芪 6g，人参 3g，桂枝 3g，甘草 15g，熟附子 3g，细辛 2g，羌活 3g，防风 3g，川芎 3g，煨生姜 3g。

用法：水二盅，枣二枚，煎至一盅；或加炒芍药一撮，煎三沸，温服(现代用法：原方比例，水煎服)。

功用：散寒解表，助阳益气。

主治：素体阳虚，复感风寒。

方解：本方所治头痛为素体阳虚、复感风寒所致。方中以附子、桂枝、细辛温里助阳，散寒解表，更用人参、黄芪补元气，固肌表，既助药势以鼓邪外出，又可防阳随汗脱；羌活、防风、川芎疏风行血，加强解表散寒之功，更为治疗风寒头痛要药；芍药凉血益阴合营，兼制附、桂、羌、辛之温燥；生姜、大枣升腾脾胃，调和营卫而助汗出。如此配伍，益气温阳，散寒而头痛可除。

(3)葱白七味饮(《外台秘要》)

组成：葱白(连根切)9g，干葛(切)9g，豆豉6g，生姜(切)6g，生麦门冬(去心)9g，干地黄9g，劳水(以勺扬之一千遍)八升。

用法：上药用劳水煎至三分减一，去滓，分温三服(现代用法：水煎服)。

功用：养血滋液，解表散邪。

主治：阴血亏虚或失血后，外感风寒。

方解：本方用于血虚之人复感风寒所致的头痛。外邪在表而头痛无汗者，当发汗解表。然素体阴血亏虚，汗血同源，所以当养血以滋汗源，发表以解风寒，二者并行，标本兼治。方中既葱白、淡豆豉、葛根、生姜之发汗解表，又有生地黄、麦冬之养血滋阴，更用味甘体轻之劳水以养脾胃，使汗出表解而血不伤。

【用药特点】

治疗风寒头痛的药物多为辛、温之品，常用药物主要有川芎、荆芥、防风、藁本、白芷、当归、细辛、吴茱萸、附子等。川芎，药性辛温升散，《神农本草经》谓其“主中风入脑头痛、寒痹，筋脉缓急”，主要功效为活血行气，祛风止痛，能“上行头目”，无论风寒、风热、风湿、血虚、血瘀头痛均可随证配伍用之，故李东垣言“头痛须用川芎”。白芷、细辛发散风寒，通络止痛，荆芥、防风上行升散，可助川芎、白芷、细辛疏风止痛。藁本辛温，归膀胱经，善治风寒表证、巅顶头痛，常用治疗太阳风寒，循经上犯，症见头痛、鼻塞、巅顶痛者，每与羌活、苍术、川芎等祛风湿、止痛药同用，如神术散(《太平惠民和剂局方》)。当归辛甘温，入手少阴、足太阴、厥阴经，主要功效为养血活血，主要用于风寒阻遏，脉络凝滞之头痛。吴茱萸，其性热味苦辛，有散寒止痛，降逆止呕之功，用于治疗寒邪直中厥阴而见巅顶头痛，呕逆吐涎，手足厥逆之证。

(二)风热头痛证

【主症】

起病急，头呈胀痛，甚则头痛如裂，发热或恶风，口渴欲饮，面红目赤，便秘溲黄，舌红苔黄，脉浮数。

【症析】

热为阳邪，其性炎上，风热中于阳络，上扰清窍，故头痛而胀，甚则头痛如裂；面红目赤，亦为热邪上炎之征；风热之邪犯卫，故发热恶风；热盛耗津，则口渴欲饮，便秘溲赤；舌红苔黄，脉浮数均为风热邪盛之象。

【治法】

疏风清热。

【选方】

(1)芎芷石膏汤(《医宗金鉴》)

组成：川芎9g，白芷12g，石膏15g，菊花12g，藁本9g，羌活9g。

用法：水煎服。

功用：祛风清热。

主治:外感风热头痛。

方解:方中石膏辛甘大寒,既清肺胃郁热,又能解肌透表;川芎辛温疏风止痛,上行头目,通行十二经,白芷辛香温散,祛风止痛,善治阳明经头痛,三药合用,辛能止痛,温能散寒,甘寒除热;加用菊花辛甘苦凉,可透表泻热,清利头目,藁本、羌活辛温香燥,散风胜湿止痛,可入太阳、厥阴经,助川芎辛温通络,活血行气止痛。方中以辛甘苦寒、辛凉为主配伍辛温之品,疏散风热,清热解毒,同时兼可疏风止痛,清透并用,相得益彰。辛温香燥之川芎、当归与辛寒之石膏相伍则活血行气止痛而无温燥伤阴助热之弊。诸药合用共奏疏风清热,通络止痛之功,对于外感风热,太阳枢机不利之头痛,此为该方使用之常法。

(2)菊花散(《证治准绳》)

组成:甘菊花 4.5g,旋覆花 4.5g,防风 4.5g,麸炒枳壳 4.5g,川羌活 4.5g,蔓荆子 4.5g,石膏 4.5g,炙甘草 4.5g。

用法:上作一服,水二盅,姜五片,煎一盅,不拘时服(现代用法:水煎服)。

功用:疏风清热。

主治:风热头痛。

方解:本方为祛风清热之剂,原文用于治疗"风热上攻,头痛不止"。胡光慈《中医内科杂病证治新义》:"以菊花、蔓荆子、旋覆花、羌活、防风之祛风,石膏之重镇清热,共奏止痛之功。余如枳壳健胃畅中,甘草缓以调味以为配合,则尤为周到,故为风热内伤头痛之良法。"

3.银翘散(《温病条辨》)

组成:连翘 9g,金银花 9g,苦桔梗 6g,薄荷 6g,竹叶 4g,生甘草 5g,荆芥穗 49,淡豆豉 5g,牛蒡子 6g。

用法:上杵为散,每服 6g,鲜苇根汤煎,日三服,夜一服(现代用法:水煎服)。

功用:辛凉透表,清热解毒。

主治:温邪上犯头痛。

方解:本方适用于风热、温热邪气上攻所致的头痛。方中金银花、连翘芳香清解,既能辛凉透邪清热,又可芳香辟秽解毒;更配伍薄荷、牛蒡子辛凉之品疏散风热,清利头目;荆芥穗、淡豆豉辛散透表,开皮毛以助驱邪;桔梗、甘草清热解毒,竹叶、芦根清热除烦;诸药相合,辛凉解肌,疏风清热,头痛可除。

【用药特点】

常用药物主要有:川芎、菊花、金银花、连翘、薄荷、石膏、淡豆豉、蝉蜕、竹叶、荆芥穗、白芷、芦根、柴胡、葛根等。川芎辛、温,主入少阳,走而不守,上行巅顶,下达血海,外透皮毛,内及筋骨,旁及四肢,为血中气药,对各种部位的头痛均有良好疗效,《神农本草经》谓其"主中风入脑头痛,寒痹,筋挛缓急";连翘,苦微寒,金银花,甘寒,二者均能辛凉透表,清热解毒,适于风热、风温等外感热病症见发热不恶寒、头昏头痛者;菊花、薄荷、蝉蜕轻宣上行,尤擅疏风散热,清利头目;淡豆豉、竹叶、芦根清热生津除烦,宣畅三焦;荆芥穗、白芷疏风解表,通络止痛;柴胡味苦,微寒,主入少阳,热性头痛用之为宜,善治偏头痛,常作引经药;葛根辛、甘、凉,入太阳经,升阳解肌,善治头后痛,且对头痛有肌肉痉挛者较为适宜。

(三)风湿头痛

【主症】

头痛如裹,肢体困重,纳呆脘痞,不思饮食,小便不利,大便或溏,苔白腻,脉濡。

【症析】

风湿外邪,上犯巅顶,清窍为邪阻遏,故头痛如裹;脾司运化而主四肢,湿浊中阻,脾阳为湿所困,故见肢体困重,纳呆胸闷;湿邪内蕴,不能分清泌浊,故小便不利,大便或溏;苔白腻,脉濡均为湿浊中阻之象。

【治法】

祛风胜湿。

【选方】

(1)羌活胜湿汤(《内外伤辨惑论》)

组成:羌活 6g,独活 6g,藁本 3g,防风 3g,炙甘草 3g,川芎 3g,蔓荆子 2g。

用法:水煎服,日 2 次。

功用:祛风胜湿止痛。

主治:风湿在表之头痛。

方解:风湿合邪,侵袭肌表,阻滞经络,故头痛,伴身重、肩背疼痛、不可转侧。仲景有云"治风湿者,发其汗,但微微似欲汗出者,风湿俱去也"。方中羌活、独活皆为辛苦温燥之品,其辛散祛风,味苦燥湿,性温散寒,故皆可祛风除湿止痛。其中羌活善祛上部风湿,独活善祛下部风湿,两药相合,既辛散周身,又疏利经输,通痹止痛。防风祛风解表。以助二活之用。佐以藁本、蔓荆子、川芎,祛风散邪以止头痛。其中藁本为太阳经药,善治巅顶痛;蔓荆子长于祛散在上之风湿,亦主头痛;川芎上行头目,有行血止痛之功;炙甘草调和诸药。纵观全方,以辛苦温散之品为主组方,共奏祛风胜湿止痛之效,使客于肌表之风湿随汗而解。

(2)新加香薷饮((温病条辨))

组成:香薷 6g,厚朴 6g,金银花 9g,鲜扁豆花 9g,连翘 6g。

用法:水煎服。

功用:祛暑解表,清热化湿。

主治:暑温复感寒湿之头痛。

方解:本方所治头痛多由夏受暑温之邪,留伏于里,后感寒湿,引动而发,除头痛外,常兼发热,恶寒、口渴面赤、胸闷不舒、舌苔白腻等症。方中香薷性辛温,且气芳香,所谓"夏月之麻黄",以之解表散寒,祛暑化湿;厚朴辛苦气香而性温,辅之行气下气,化湿除满;更益扁豆花健脾和中,渗湿消暑;再配伍金银花、连翘,共奏"辛温复辛凉法",祛暑解表化湿而止头痛。

【用药特点】

常用药物主要有:羌活、川芎、香薷、黄连、藿香、厚朴、白扁豆、荷叶、淡豆豉等。羌活辛、苦、温,人太阳经其气味雄烈,善行人之上半身,头痛属寒湿者用之为宜,《本草备要》谓其"泻肝气,搜肝风,治风湿相搏,本经(太阳)头痛,督脉为病,脊强而厥,刚痉柔痉,中风不语,头旋目赤"。川芎活血行气,为血中之气药,祛风止痛。香薷辛温,表散阴邪,发越阳气。厚朴苦温,祛除湿邪,通行滞气;扁豆甘淡,行水和中。藿香、荷叶祛暑化湿和中。黄连苦寒,清热燥湿,泻火解毒,清心除烦;淡豆豉清热除烦。

(四)肝阳头痛

【主症】

头胀痛而眩，头痛眩晕，心烦易怒，常因精神紧张而诱发。或兼夜眠不宁，口干口苦，面红目赤，耳鸣便秘，舌质红，苔少或薄黄，脉弦有力。

【症析】

诸风掉眩，皆属于肝，肝失条达，肝阳偏亢，循经上扰清窍，故头痛而眩；肝火偏亢，扰乱心神，则心烦易怒，夜眠不宁；肝胆气郁化火，肝阳上亢，故胁痛，口苦面红；舌红苔薄黄，脉弦有力均为肝阳亢盛之象。

【治法】

平肝潜阳。

【选方】

(1)天麻钩藤饮(《中医内科杂病证治新义》)

天麻 9g，钩藤 12g，生决明 18g，山栀、黄芩各 9g，川牛膝 12g，杜仲、益母草、桑寄生、首乌藤、朱茯神各 9g。

用法：水煎，分 2～3 次服。生石决明先煎。

功用：平肝息风，清热活血，补益肝肾。

主治：肝阳偏亢，肝风内扰。

方解：本方方义已在中风章节论述。诸药相合，平肝息风，清热宁神，滋补肝肾，引血下行，头痛自止。若头痛头晕甚者，可加珍珠母、白芍；兼胃肠燥热而大便干结者，可加大黄。

(2)建瓴汤(《医学衷中参西录》)

组成：生怀山药 30g，怀牛膝 30g，生赭石(轧细)24g，生龙骨(捣细)18g，生牡蛎(捣细)18g，生地黄 18g，生杭芍 12g，柏子仁 12g。

用法：磨取铁锈浓水，以之煎药(现代用法：水煎，分 2～3 次服)。

功用：镇肝息风，滋阴安神。

主治：肝阳上亢证。

方解：本方善治肝阳上亢之头痛，伴见头晕、耳鸣目胀、心烦不宁、口眼㖞斜、半身不遂者。原文言明治疗“脑充血头痛”。以生地黄、怀山药滋阴补水，白芍敛肝缓急止痛，赭石、龙骨、牡蛎之镇肝降逆，柏子仁宁心安神，牛膝引血下行，共奏滋肾水以涵肝，镇逆安神之功。本方中重用滋养阴液，柔肝息风之品，辅以重镇潜阳，养血安神之药，既能平肝潜阳，又能宁心安神，使肝阳得平，内风息除，心神安守，诸证自解。取“高屋建瓴”之意，比喻服用本方后，其镇肝息风之效，好像瓶水从高屋脊上向下倾倒，言其居高临下，不可阻挡之势。张锡纯认为“服后能使脑中之血如建瓴之水下行，脑充血之证自愈”。

(3)镇肝息风汤(《医学衷中参西录》)

组成：怀牛膝 30g，生赭石 30g，生龙骨 15g，生牡蛎 15g，生龟板 15g，生杭芍 15g，玄参 15g，天冬 15g，川楝子 6g，生麦芽 6g，茵陈 6g，甘草 4.5g。

用法：水煎服。

功用：镇肝息风，滋阴潜阳。

主治：肝风内动，气血上逆。

方解：本方原为治肝阳上亢、气血上逆之类中风而设。方义已在中风章节论述。适用于气血逆乱见有脑部时常作痛发热等症。

【用药特点】

常用药物主要有天麻、钩藤、生龙骨、生牡蛎、龟甲、羚羊角、栀子、黄芩、牡丹皮、夏枯草等。多有咸寒或辛凉之性，主入少阴、厥阴经脉，具有平肝息风、解痉舒筋等特点。天麻甘平，主入厥阴，功效为平肝息风，祛风通络，长于定眩解痉止痛，历代医家谓之“治风神药”和“定风草”(《药性论》《证类本草》《本草纲目·草部》)。钩藤甘而微寒，主入手、足厥阴，功效为平肝息风，疏泄郁火。二药为本证最多选用。生龙骨、生牡蛎，二者主入厥阴、少阴，质重沉降，潜阳镇逆，《注解伤寒论》谓“龙骨、牡蛎、……，收敛神气而镇惊”。龟甲甘咸寒，主入足厥阴、足少阴经，质重潜降，善滋阴潜阳。羚羊角咸寒，主入厥阴和少阴，功善息风止痉，清泄肝热，与钩藤配伍，可增强清肝热、息肝风、平肝阳之功。栀子、黄芩、牡丹皮苦寒清泄肝热。桑寄生、杜仲补益肝肾。牛膝、益母草活血调血，引血下行，可配伍白芍平肝益阴，养血荣经，能缓筋脉之急。

(五)肾虚头痛

【主症】

头痛而空，每兼眩晕耳鸣，腰膝酸软，神疲乏力，遗精，带下，少寐健忘，舌红少苔，脉沉细无力。

【症析】

脑为髓海，其主在肾，肾虚髓不上荣，脑海空虚，故头脑空痛，眩晕耳鸣；腰为肾之府，肾虚精关不固而遗精，女子则带脉不束而带下；少寐，舌红少苔，脉细是肾阴不足，心肾不交之象。

【治法】

滋阴补肾。

【选方】

(1)大补元煎(《景岳全书》)

组成：人参(补气补阳，以此为主，10g)，山药(炒，6g)，熟地黄(补精补阴，以此为主，6～9g)，杜仲 6g，当归(若泄泻者，去之，6～9g)，山茱萸(如畏酸吞酸者，去之，3g)，枸杞 6～9g，炙甘草 3～6g。

用法：水二盅，煎七分，食远温服(现代用法：水煎服)。

功用：益肾填精。

主治：肾精不足，髓空头痛。

方解：本方以熟地黄、山茱萸、山药、枸杞子滋补肝肾之阴；人参、当归气血双补；杜仲益肾强腰。全方共奏滋补肝肾、益精填髓之功。若偏于阳虚，可加鹿茸或鹿角胶、熟附子、肉桂等；偏于阴虚，可加女贞子、墨旱莲、知母、黄柏等；伴腰膝酸软，可加续断、怀牛膝以壮腰膝；伴遗精带下，可加莲须、芡实、金樱子收敛固涩。

(2)右归丸(《景岳全书》)

组成：熟地黄 24g，山药(炒)12g，枸杞子(微炒)12g，山茱萸(微炒)9g，菟丝子(制)12g，鹿角胶(炒珠)12g，杜仲(姜汁炒)12g，肉桂 6～12g，当归 9g，制附子自二两渐可加至 6～18g。

用法：将熟地黄蒸烂杵膏，余为细末，加炼蜜为丸，如弹子大。每嚼服二三丸，以滚白汤送下(现代用法：蜜丸，每服 9g；亦可作汤剂，水煎服）。

功用：温补肾阳，填精益髓。

主治：肾阳不足，髓空头痛。

方解：本方主治肾虚头痛偏阳虚者。方中重用熟地黄益肾填精，所谓"精不足者补之以味"；以肉桂温肾补命门之火，附子峻补元阳，益火之源；鹿角乃血肉有情之品，功擅温补肾阳，填精补髓；山茱萸补肝益肾固精；山药健脾固肾益精；当归、枸杞子补肝肾精血；菟丝子补阳益阴；杜仲补益肝肾、强筋壮骨。诸药相伍，阴中求阳，温肾填精固精，为治。肾阳不足，髓空头痛之良方。

(3)麻黄附子细辛汤(《伤寒论》)

组成：麻黄 6g，炮附子 9g，细辛 3g。

用法：水煎服。

功用：温肾散寒，表里双解。

主治：太少两感，少阴头痛。

方解：《伤寒论》中本方适用于肾阳不足、复感外寒的太少两感，即"少阴病，始得之，反发热，脉沉者"，《兰室秘藏·头痛门》云，"少阴经头痛，三阴三阳经不流行而足寒，气逆为寒厥，其脉沉细，麻黄、附子、细辛为主"。方中麻黄辛温，发汗解表，开泄皮毛，逐邪于外；附子辛热，温肾助阳，振奋阳气，鼓邪外达。二药配合，为助阳解表常用组合。细辛归肺、肾二经，性善走窜，通澈表里，既能助麻黄解表，又助附子温里，为少阴头痛要药。临证可酌情配伍当归活血养血，川芎辛温活血行气止痛，白芷散寒止痛。

【用药特点】

此类头痛治疗多以补肾、填精、温阳等为主，常用药物有熟地黄、山茱萸、山药、枸杞子、杜仲、鹿角胶、菟丝子、附子、肉桂等。熟地黄味甘，微温，归肝、肾经，滋阴补肾，填精益髓。山茱萸酸涩微温，归肝、肾经，补养肝肾，并能涩精，取"肝肾同源"之意。山药补益脾阴，亦能固肾。三药合用，肾肝脾三阴并补，取六味地黄丸"三补"之义。附子、肉桂、鹿角胶温补肾阳，填精补髓；枸杞子滋阴益肾，养肝补脾；菟丝子补阳益阴；杜仲补益肝肾；当归养血和血，可助鹿角胶以补养精血。

(六)血虚头痛

【主症】

头痛而晕，午后或遇劳加重，神疲乏力，心悸不宁，头昏眼花，面色少华。舌质淡，苔薄白，脉细弱。

【症析】

血分不足，清窍失养，虚火上逆，故头痛而晕；血不足则心神失养，故心悸易慌；血虚易致气虚，气虚则神疲乏力；面色少华，舌淡，脉细弱均为血虚之象。

【治法】

养血滋阴，和络止痛。

【选方】

(1)加味四物汤(《金匮翼方》)

组成：生地黄 12g，当归 6g，蔓荆 3g，黄芩 6g，酒炒白芍 6g，炙甘草 2g，甘菊 49，川芎 3g。

用法：水煎服。

功用：养血息风。

主治：血虚头痛。

方解：《金匮翼》以该方治疗“血虚头痛者，血虚脉空，自鱼尾上攻头痛者”。脾虚气血生化失源或失血，导致血虚不能上荣头面故头痛。本方为养血息风之剂，以四物汤补血为主，其中当归、川芎有活血止痛之功，益以白芍之敛、黄芩之清、菊花之轻以平肝，蔓荆以祛风，甘草合白芍可缓急止痛。《中医内科杂病证治新义》：“如结合现代药理体会，实即具有补血、弛缓神经、缓解头痛之效，为贫血性头痛之良剂。方中当归、川芎又为调经良药，黄芩、菊花亦能消炎，故可用于经期之反射性头痛及一般炎症之头痛。”临证时若兼气虚，加入参、黄芪、白术或用人参养荣汤以益气养血；若肝血不足，宜加炒枣仁、制何首乌、珍珠母。

(2)归脾汤(《济生方》)

组成：白术、茯神(去木)、黄芪(去芦)、龙眼肉、酸枣仁(炒，去壳)各30g，人参、木香(不见火)各15g，甘草(炙)6g，当归3g，远志(蜜炙)3g。

用法：上㕮咀，每服12g，水一盏半，加生姜五片，枣一枚，煎至七分，去滓温服，不拘时候(加生姜、大枣，水煎，分2～3次服。)

功用：益气补血，健脾养心。

主治：心脾不足，气血两虚证。

方解：方中四君子汤补气健脾，使脾胃强健，气血生化有源；黄芪、当归取补当归补血汤之义，补气生血，使气固血充；龙眼肉、酸枣仁、远志养心安神；木香理气醒脾，使补而不滞；生姜、大枣调和营卫。诸药合用，气血双补，上荣头面，头痛自止。

【用药特点】

常用药物有熟地黄、当归、川芎、白芍、党参、茯苓、白术、黄芪、龙眼肉、炒枣仁、远志等，多为补益气血之品。熟地黄甘温味厚，而质柔润，长于滋阴养血；当归补血养肝，和血调经；白芍养血肉和营，川芎活血行气、调畅气血，为头痛要药。其中生地黄、白芍为阴柔之品，与辛温之当归、川芎相配，补血而不滞血，和血而不伤血。人参、白术、茯苓健脾益气。炙甘草益气和中。龙眼肉、酸枣仁、远志与上述益气补血之品合用，可助补益心脾、养血安神，和络止头痛。

(七)痰浊头痛

【主症】

头痛昏重，胸脘满闷，呕恶痰涎，纳食呆滞，身体困重，苔白腻，舌胖大或有齿痕，脉弦滑。

【症析】

脾失健运，痰浊中阻，上蒙清窍，清阳不展，故头痛昏蒙；痰阻胸膈，故胸脘满闷；痰浊上犯，则呕恶痰涎；苔白腻、舌胖大齿痕，脉滑或弦滑均为痰湿内停之象。

【治法】

运脾化痰祛湿。

【选方】

(1)半夏白术天麻汤(《医学心悟》)

组成：半夏一钱9g，天麻、茯苓、橘红各6g，白术18g，甘草3g。

用法：生姜一片，大枣二枚，水煎，分2～3次服。

功用:燥湿化痰,平肝息风。

主治:风痰上扰。

方解:本方所治头痛,多因素体脾虚失运,聚湿生痰,又复肝风内动所致,多可兼见眩晕、胸闷呕恶等症。本方证重点是痰与风,故化痰息风治标为主,健脾祛湿治本为辅。方中半夏燥湿化痰,降逆止呕,天麻平肝息风而止头痛,两药合用,为治风痰眩晕头痛要药;白术、茯苓健脾祛湿,以治生痰之源;陈皮理气化痰,使气顺痰消;甘草调和诸药;煎加姜枣,以和中健脾。诸药合用,能使风息痰消,头痛自愈。本方半夏化痰、白术健脾、天麻息风,三味配伍,风痰并治,肝脾两调,标本兼顾,乃风痰头痛、眩晕之代表方。

(2)导痰汤(《重订严氏济生方》)

组成:半夏12g,天南星3g,橘红3g,枳实3g,赤茯苓3g,炙甘草1.5g,生姜十片。

用法:水煎,分2～3次服。

功用:燥湿化痰,行气开郁。

主治:痰厥头痛。

方解:本方主治痰厥上逆所致头痛吐逆,或兼见痰涎壅盛、头目眩晕、胸膈痞塞、喘急痰嗽等症。方中天南星燥湿化痰,祛风散结,枳实下气行痰;半夏功专燥湿祛痰,橘红下气消痰,加强豁痰顺气之力;茯苓渗湿,甘草和中。全方共奏燥湿化痰,行气开郁之功,生姜与半夏、天南星同用又可降低其毒性。气顺则痰自下降,头痛可除。

(3)半夏白术天麻汤(《脾胃论》)

组成:黄柏3g,干姜3g,天麻6g,苍术6g,茯苓6g,黄芪6g,泽泻6g,人参6g,白术10g,炒神曲10g,半夏15g,麦芽15g,橘红15g。

用法:为粗末,每服50g,水煎,食前热服。(现代用法:水煎服。)

功用:益气健脾,化痰息风。

主治:痰厥头痛。

方解:本方与《医学心悟》之半夏白术天麻汤均可治疗头痛头重、眩晕呕恶之痰厥头痛证。但本方以人参、黄芪益气补脾,干姜温中,白术、苍术健脾燥湿,天麻祛风定眩;泽泻利湿,神曲、麦芽消食和胃,茯苓渗脾湿;半夏燥湿痰;橘红利气和胃;干姜温中气;黄柏清利湿热,兼制苍术之燥。其以温凉并用,补泻兼施为特点,因此益气健脾、燥湿化痰、消食和胃之力较强,适合痰湿兼有食积之痰厥头痛。

(4)芎辛导痰汤(《证治准绳》)

组成:川芎4.5g,细辛3g,胆南星4.5g,陈皮4.5g,茯苓4.5g,半夏6g,炒枳实3g,甘草3g。

用法:上作一服,水二盅,姜七片,煎至一盅,食后服。(现代用法:水煎服。)

功用:涤痰祛风。

主治:痰厥头痛。

方解:本方为祛风涤痰之剂,用川芎细辛以除头风,二陈汤和南星以祛其痰,枳实以畅中,故为内伤痰厥头痛之良法。如果湿邪明显而见头重者,亦可加苍术以燥其湿。

【用药特点】

常用药物有白术、半夏、天麻、茯苓、橘红、陈皮、枳实、胆南星、黄芩、礞石等,多为健脾燥湿、化痰助运之品。半夏辛温,归脾、胃经,其性燥而功能化痰,其所化之痰,以脾不化湿,聚而成痰者为主，为治湿痰的要药。天麻平肝息风而止头痛，与半夏合用，为治风痰眩晕头痛要药。白术健脾燥湿，茯苓健脾渗湿，以治生痰之源。陈皮、橘红理气化痰，使气顺痰消。半夏化痰，白术健脾，天麻息风，三味配伍，风痰并治，肝脾并调，为治疗痰湿头痛常用药群。胆南星燥湿化痰，祛风散结，枳实下气行痰，二者合用，可奏燥湿化痰、行气开郁之功，常用于痰厥头痛。礞石甘咸平，入肺、肝经，性烈而质重，主要用于顽痰癥结或积痰惊痫等症，往往配合清热泻火之黄芩、泻火通便之大黄芩药物泻火逐痰，善治痰火头痛。

(八)瘀血头痛

【主症】

头痛经久不愈，痛处固定不移，痛如锥刺，入夜尤甚，反复发作，或有头部外伤史。舌紫或有瘀斑、瘀点，脉细或细涩。

【症析】

久病入络，或头部外伤，致瘀血内停，脉络不畅，故头痛经久不愈，痛有定处，且如锥刺；舌紫暗、瘀斑瘀点、脉细涩均为瘀血内阻之征。

【治法】

活血止痛。

【选方】

(1)通窍活血汤(《医林改错》)

组成：赤芍 3g，川芎 3g，桃仁(研泥)9g，红花 9g，老葱(切碎)6g，鲜姜(切碎)9g，红枣(去核)5g，麝香(绢包)0.15g，黄酒 250g。

用法：用黄酒 250 毫升，将前七味煎至 150 毫升，去滓，将麝香入酒内，再煎二沸，临卧服(现代用法：水煎服)。

功用：活血通窍。

主治：头面瘀阻。

方解：头部外伤、瘀血内阻，或头痛日久、久病入络致瘀血内阻脑脉，可见头痛剧烈，经久不愈，痛处固定不移，夜间加重，治疗宜活血通窍、行气止痛。方中麝香、生姜、葱白、黄酒温经通络开窍，其中麝香味辛性温，功专开窍通闭，解毒活血；桃仁、红花、川芎、赤芍行气活血化瘀，佐以大枣健脾益气、缓和芳香辛窜药物之性。诸药合用有活血化瘀、通窍止痛之功效。

若兼见神疲乏力，少气懒言，为气虚血瘀，可酌加黄芪、党参补气以助血运；若头痛剧烈，可配虫类药搜剔入络之品，如僵蚕、蜈蚣、全蝎、地龙等。

(2)血府逐瘀汤(《医林改错》)

组成：桃仁 12g，红花 9g，当归 9g，生地黄 9g，川芎 4.5g，赤芍 6g，牛膝 9g，桔梗 4.5g，柴胡 3g，枳壳 6g，甘草 6g。

用法：水煎，分 2～3 次服。

功用：活血祛瘀，行气止痛。

主治：胸中瘀血。

方解：全方活血化瘀为主，兼以行气开胸止痛，系由桃红四物汤合四逆散加桔梗、牛膝而成。方中当归、川芎、赤芍、桃仁、红花活血化瘀；牛膝祛瘀血，通血脉，引瘀血下行。柴胡疏肝解郁，升达清阳;桔梗开宣肺气,载药上行,又可合枳壳一升一降,开胸行气,使气行则血行;生地黄凉血清热,合当归又能养阴润燥,使祛瘀而不伤阴血;甘草调和诸药。全方既行血分瘀滞,又解气分郁结,活血而不耗血,祛瘀又能生新。合而用之,使瘀去气行,诸症可愈。

【用药特点】

常用药物多为活血化瘀、通络开窍之品,如桃仁、红花、当归、川芎、赤芍、川牛膝、柴胡、枳壳、全蝎、蜈蚣、老葱、黄酒等。川芎行气活血,为治疗头痛要药,张元素称其"上行头目,下行血海,能散肝经之风,治少阳厥阴经头痛,及血虚头痛之圣药也",李东垣也认为"头痛需用川芎,如不愈,各加引经药";赤芍、桃仁、红花活血通络,常与川芎配伍使用;老葱、生姜通阳散寒,黄酒通络开窍;柴胡疏肝解郁、升达清阳;桔梗开宣肺气,载药上行,常与枳壳相伍一升一降,气行则血行;全蝎、蜈蚣虫类药,功善搜剔入络,又可息风止痛,治疗瘀血头痛经久不愈时可酌情使用。有学者归纳总结了古今治疗头痛的方剂用药及配伍规律。治疗头痛药物使用频率最多的前10味药物,古代(以宋代方书为主)依次为川芎、甘草、石膏、防风、生姜、清茶、细辛、南星、荆芥、薄荷;现代依次为川芎、白芍、甘草、白芷、柴胡、当归、全蝎、天麻、细辛、羌活。结果显示,无论古代与现代治疗头痛的方剂中川芎的使用率均为首位,为治疗头痛的第一要药。头痛病因中,风乃百病之长,风邪上犯巅顶,阻遏络道,以致经络不通,从而产生头痛。川芎味辛性温,具有活血行气、祛风止痛的作用。一方面可直达巅顶,祛除风邪,使得气血畅通,头痛自解;另一方面川芎为血中之气药,可破瘀行气散结,亦可作为引药上达清窍。现代药理研究表明,川芎能扩张脑血管,降低血管阻力,改善微循环,且对中枢神经系统有一定的镇静作用。川芎可与多种药物配伍,用于治疗不同类型的头痛:如与解表药羌活、藁本配伍可散太阳经风寒湿邪所致头痛;与柴胡合用可治肝郁气滞型头痛或少阳头痛;与温里药吴茱萸配伍可治疗厥阴头痛;对于久治不愈之顽固性头痛可配合全蝎、蜈蚣等搜风通络止痛之品。无论风寒、风热、风湿、血虚、血瘀头痛均可随证配伍用之,故李东垣言"头痛须用川芎"。

古今医家治疗头痛,除善用川芎外,亦有许多常用的药对,临床配伍使用常获良效。如疏风解表药对:荆芥、防风,二药参合,发散表邪,疏络通经止痛;钩藤、薄荷,二药伍用,发散祛风、解表止痛;薄荷、蝉蜕,相互为用,疏通肌表、祛风止痛。和表里调气血药对:白芍、桂枝,二药相配,一阴一阳,调和营卫、缓急止痛作用增强;白芍、柴胡,二药相合,一散一收,相互为用,和解表里、散邪止痛。清利通窍药对:石菖蒲、蝉蜕,二药相合,相互促进,开窍止痛。活血化瘀药对:当归、川芎,相互为用,气血兼顾,行气活血、散瘀止痛之效加强。补肝肾药对:枸杞子、菊花,二药配伍,滋补肝肾、清肝明目。平肝息风药对:蒺藜、僵蚕,二药伍用,息风解痉、祛风通络、平肝止痛;白芷、僵蚕,二药参用,化痰散结、息风解痉、通络止痛;天麻、钩藤,二药相配,平肝息风、解痉定痛。

第七节　痴呆

一、概述

痴呆是一种以记忆和认知功能进行性损害为特征的疾病。后世医家根据其病证特点又称“呆病”“呆痴”“愚痴”等。轻者可见近事遗忘，反应迟钝，寡言少语，但日常生活能部分自理；重者常表现为远事也忘记，时空混淆，不识亲友，言语重复或错乱，或终日不语、神情淡漠或烦躁，或忽哭忽笑，或不欲饮食，数日不知饥饿，日常生活完全需他人帮助。本病多因先天禀赋不足，或老年精气亏虚，或情志失调，外伤等因素，致髓减脑消或痰瘀痹阻脑络，导致脑的智能活动发生严重障碍。现代医学中的阿尔茨海默病、血管性痴呆、额颞叶痴呆等可参照本章辨证论治。

二、辨证论治

痴呆病位在脑，基本病机为髓海渐空，元神失养；痰瘀痹阻脑络，神机失用。阴精、气血亏虚，髓海失充；亦或是痰、瘀、火、毒内阻，上扰清窍，均与心、肝、脾、肾功能失调密切相关。因此，论治应遵循辨虚实、辨脏腑的辨证要点。虚证以髓海空虚、脾肾两虚、气血亏虚为主；实证以痰浊、瘀血、火盛、毒邪为主。肾不藏精，髓海渐空，多见于老年或久病；心血亏虚、肝血不足、脾不生血，多责之禀赋不足、后天失养；痰浊、瘀血、火盛、毒邪，多缘于七情内伤、久病留邪。所以，治疗以调补精、气、血，充髓养脑；疏肝解郁；化痰祛瘀，开窍醒脑为原则。临床主要分为禀赋不足、精气亏虚、痰湿阻窍、气血瘀阻四型进行辨治。

（一）禀赋不足证

【主症】

痴呆多伴有发育不良，如囟门迟闭，头颅偏小，嘴唇外凸，眼裂较窄，舌大，吐字不清等。成年后神情呆滞，反应迟钝，词不达意，日常生活需要照料。舌体淡胖、质暗，苔薄白或腻，脉细缓或滑，尺脉细弱。

【症析】

胎元发育不良，禀赋不足，精气亏虚，体弱多病，生长迟缓，发育不全。亦或肾精不足，髓海不充，脑髓失养，神机失聪。

【治法】

益肾健脑。

【选方】

(1)七福饮(《景岳全书》)

组成：人参 6g，熟地黄 9g，当归 9g，白术 6g，酸枣仁 6g，远志 6g，炙甘草 3g。

用法：水煎，分 2～3 次服。

功用：滋补肝肾，生髓养脑。

主治：气血虚亏，心神不安。

方解：方用熟地黄滋阴补肾；当归养血补肝，调补先天；人参、白术、炙甘草益气健脾，补养后天；

酸枣仁、远志养心安神。诸药配伍，补益气血而安心神。若肾虚先天不足明显者，加鹿角胶、龟甲胶、阿胶等血肉有情之品；痰迷心窍者可加石菖蒲、郁金、法半夏等化痰醒神；有虚热者可加知母、黄柏、牡丹皮等以清虚热。

(2)河车大造丸(《活人方》)

组成：紫河车 120g，熟地黄 240g，人参 120g，白术 120g，当归 120g，枸杞 120g，茯苓 120g，砂仁、芍药各 120g，天冬、麦冬、黄柏、黄芪各 90g，川芎 90g，杜仲 90g，牛膝 120g，山药 90g，肉桂 30g，甘草 90g。

用法：口服，每次 10g，每日 3 次。

功用：滋补肝肾，填精养血。

主治：先天不足，精气本虚。

方解：本方以血肉有情之品紫河车为主药，以峻补精血，滋养肺肝肾；配龟甲滋阴潜阳；麦冬、天冬、熟地黄养阴清热；黄柏清虚火，护真阴；配杜仲、牛膝补益肝肾、强筋健骨；配人参补益元气；砂仁、茯苓理气醒脾，以助运化之功。尤适合于痴呆伴见虚劳骨蒸、腰膝酸软之肺肾亏虚证。

(3)龟鹿二仙胶(《医便》)

组成：鹿角 480g，龟板 240g，人参 60g，枸杞子 90g。

用法：上前二味袋盛，放长流水内浸三日，用铅坛二只，如无铅坛，底下放铅一大片亦可，将角并板放入坛内，用水浸高三五寸，黄蜡三两封口，放大锅内，桑柴火煮七昼夜。煮时坛内一日添热水一次，勿令沸起。锅内一昼夜添水五次，候角酥取出，洗滤净去滓。其滓即鹿角霜、龟板霜。将清汁另放。另将人参、枸杞子用铜锅以水三十六碗，熬至药面无水，以新布绞取清汁。将滓置石臼中水捶捣细，用水二十四碗，又熬如前。又滤又捣又熬，如此三次，以滓无味为度，将前龟、鹿汁并参、杞汁和入锅内，文火熬至滴水成珠不散，乃成胶也。每服初起一钱五分，十日加五分，加至三钱止，空腹酒化下(现代用法：口服，每次 10g，一日服 3 次)。

功用：滋阴填精，益气壮阳。

主治：真元虚损，精血不足证。

方解：方中鹿角胶，温肾壮阳，益精养血；龟甲胶，填精补髓，滋阴养血。俱为血肉有情之品，能补肾益髓以生阴阳精血，共为君药。人参大补元气，既可补气生精以助滋阴壮阳之功，又能藉补后天脾胃以资气血生化之源；枸杞子补肾益精，滋补肝肾精血。丸剂药力持久，专治禀赋不足，真元虚损之痴呆。

【用药特点】

常用药物主要有：人参、鹿角胶、龟甲、熟地黄、远志、枸杞子等。多为味甘、性微温，归肝、肾经，具有滋补肝肾，填精养血功效。人参，甘、微苦，平，归脾、肺、心经，大补元气，复脉固脱，补脾益肺，生津，安神，《神农本草经》谓“主补五脏，安精神，定魂魄，止惊悸，除邪气，明目，开心益智”，《药性论》载“主五脏气不足，五劳七伤，虚损瘦弱，吐逆不下食，止霍乱烦闷呕哕，补五脏六腑，保中守神”。鹿角胶，甘、咸，温，归肾、肝经，温补肝肾，益精养血，《药性论》谓“主男子肾藏气衰虚劳损。”《本草纲目》载“生精补髓，养血益阳，强筋健骨，治一切虚损。耳聋目暗，眩晕虚痢”。龟甲，咸、甘，微寒，归肝、肾、心经，滋阴益肾，养血补心，《本草纲目》谓“补心、补肾、补血，皆以养阴也”，《本草通玄》载“大有补水制火之功，故能强筋骨，益心智”。熟地黄，甘，微温，归肝、肾经。滋阴补血，益精填髓，《珍珠囊》载“大补血虚不足，通血脉，益气力”，《本草纲目》谓“填骨髓，长肌肉，生精血，补五脏、内伤不足，通血脉，利耳目，黑须发”。枸杞子，甘，平，归肝、肾经，滋补肝肾，益精明目，《药性论》载“能补益精诸不足，易颜色，变白，明目，安神”，《食疗本草》载“坚筋耐老，除风，补益筋骨，能益人，去虚劳”。远志，苦、辛、温，归心、肾、肺经，安神益智，《神农本草经》谓“补不足，除邪气，利九窍，益智慧，耳目聪明，不忘，强志倍力”。若肾精不足，水不制火，可配伍莲子心、石菖蒲清心宣窍；内蕴痰热，可加黄芩、竹茹。

(二)精气亏虚

【主症】

年老表情呆滞，行动迟缓，记忆力明显减退，言语迟钝，说话颠倒，行为幼稚，喜独居，悲观失望，忽哭忽笑，或头摇肢颤。伴头晕眼花，听力减退，头发稀少，牙齿脱落，腰膝酸软，神疲乏力，心悸失眠，多梦易醒，面色无华，纳呆食少，大便溏薄，舌淡胖，苔薄白，脉弦细，尺脉细弱。

【症析】

此型多见于年老体衰，多病体弱者，肾精衰少，脾气亏虚，气血生化乏源，精血同源，精气亏虚，脑髓失充，心神失养，故见是证。

【治法】

补益精气。

【选方】

(1)还少丹(《洪氏集验方》)

组成：干山药 21g，牛膝 15g，山茱萸 12g，白茯苓 15g，五味子 9g，肉苁蓉 12g，石菖蒲 12g，巴戟天 12g，远志 9g，杜仲 15g，褚实子 15g，小茴香 6g，枸杞子 15g，熟干地黄 15g。

用法：水煎，分 2～3 次服。

功用：补肾健脾，益气生精。

主治：脾肾两虚。

方解：方中熟地黄、枸杞子、山茱萸滋阴补肾；肉苁蓉、巴戟天、小茴香入肾经气分，温补肾阳，同补命门相火之不足，火旺则脾能健运；杜仲、牛膝、褚实子补益肝肾，助阳补虚；茯苓、山药益气健脾而补后天；远志、五味子、石菖蒲养心安神，交通心肾。丸剂药力持久，专治久病，脾肾虚损之痴呆。

(2)归脾汤(《济生方》)加减方

组成：白术 12g，茯神 9g，黄芪 9g，龙眼肉 24g，酸枣仁 9g，人参 9g，木香 6g，甘草 6g，当归 9g，远志 6g，熟地黄 12g，枸杞子 12g，肉苁蓉 12g。

用法：水煎，分 2～3 次服。

功用：益气养血，安神宁志。

主治：气血亏虚，精亏血少之痴呆。

方解：方中人参、黄芪、白术、甘草补脾益气；当归养肝血而生心血；茯神、酸枣仁、龙眼肉养心安神；熟地黄、枸杞子、肉苁蓉补肾益精；远志交通心肾，定志宁神；木香理气醒脾，防益气补血药之滋腻；共奏益气养血填精之用。治疗心肾不交、精气亏虚之痴呆。

(3)无比山药丸(《太平惠民和剂局方》)

组成：山药 60g，肉苁蓉 120g，五味子 180g，菟丝子 90g，杜仲 90g，牛膝 30g，泽泻 30g，干地黄 30g，山茱萸 30g，茯神 30g，巴戟天 30g，赤石脂 30g。

用法：上十二味，研末，蜜为丸，如梧桐子大，空腹时以酒送服 20～30 丸(现代用法：水煎服)。

功用：健脾补肾，温阳益精。

主治：脾肾两虚，精气亏虚之痴呆。

方解：方中肉苁蓉、菟丝子、杜仲、巴戟天补肾固阳以固精；熟地黄、山茱萸滋阴补肾；茯苓、山药补脾胃、益肺肾；泽泻、牛膝健脾利湿；全方共奏补脾固肾之功。丸剂药力持久，专治久病，脾肾阳虚之痴呆。

【用药特点】

常用药物主要有熟地黄、山茱萸、肉苁蓉、黄芪、山药、茯苓等。多为性味甘，微温，归脾、肝、肾经，具有补肾健脾，益气生精功效。熟地黄甘微温，归肝、肾经，具有滋阴补血，益精填髓之功，《珍珠囊》载“大补血虚不足，通血脉，益气力”，《本草纲目》谓其“填骨髓，长肌肉，生精血，补五脏、内伤不足，通血脉，利耳目，黑须发”。山茱萸酸涩，微温，归肝、肾经，具有补益肝肾，涩精固脱之功，《药性论》谓其“治脑骨痛，止月水不定，补。肾气；兴阳道，添精髓，疗耳鸣，除面上疮，主能发汗，止老人尿不节”。肉苁蓉甘咸温，归肾、大肠经，具有补肾阳，益精血之功，《药性论》载其“益髓，悦颜色，延年，治女人血崩，壮阳，大补益”，《神农本草经》谓其“主五劳七伤，补中，除茎中寒热痛，养五脏，强阴，益精气”。黄芪甘温，归肺、脾经，具有补气健脾，升阳举陷之功，《医学衷中参西录》谓“能补气，兼能升气，善治胸中大气(即宗气)下陷”。山药甘平，归脾、肺、肾经，具有补脾养胃，生津益肺，补肾涩精之功，《神农本草经》谓“主伤中，补虚，除寒热邪气，补中益气力。长肌肉，久服耳目聪明”，《药性论》载“补五劳七伤，去冷风，止腰痛，镇心神，补心气不足，患人体虚羸，加而用之”。茯苓甘淡平，归心、肺、脾、肾经，具有利水渗湿，健脾宁心之功，《用药心法》载“茯苓，淡能利窍，甘以助阳，除湿之圣药也。味甘平补阳，益脾逐水，生津导气”。若伴纳呆食少，可配伍麦芽、鸡内金、山楂消食行气健胃；加首乌藤、合欢皮解郁安神；加丹参、当归养血活血；加郁金、佛手、绿萼梅理气解郁。

(三)痰湿阻窍

【主症】

精神抑郁，表情呆钝，静而少言，或默默不语，或喃喃自语，哭笑无常，头重如裹，纳呆，脘腹胀满，口多痰涎，面色㿠白或苍白无华，气短乏力，舌体胖大，舌质淡，苔白腻，脉沉滑。

【症析】

本证多由癫痫日久而成。病多起于肝气郁结，肝气郁则克犯脾胃，脾胃虚弱，运化失司，痰湿积于胸中，蒙闭清窍，神明不清，故痴呆诸症丛生。面白气短乏力，为中气虚惫；纳呆，脘腹胀满，口多痰涎，乃脾虚不运之候。

【治法】

化痰宣窍。

【选方】

(1)指迷汤(《辨证录》)

组成：人参 9g，白术 12g，半夏 9g，神曲 12g，制南星 9g，甘草 9g，陈皮 9g，菖蒲 15g，附片 9g，肉豆蔻 9g。

用法：水煎，分 2～3 次服。

功用：健脾化痰，开窍醒神。

主治：脾胃气虚，痰浊蒙窍之痴呆。

方解：方中人参益气健脾；白术健脾燥湿，尤善消痰，既治痰之本，又治痰之标，共为主药。半夏、制南星辛温，燥湿祛痰，利气开郁，和中降逆，为臣药。神曲、陈皮和中消食化痰；石菖蒲芳香化浊醒脾，开心益智；附子、肉豆蔻温里通阳，鼓舞阳气，为佐药。诸药共奏健脾益胃，化痰开窍，醒神益智之功。专治脾胃气虚，痰浊蒙窍之痴呆。

(2)洗心汤(《辨证录》)

组成：人参9g，茯神12g，半夏3g，陈皮12g，神曲9g，甘草9g，附子6g，菖蒲12g，生酸枣仁15g。

用法：水煎，分2～3次服。

功用：益气健脾，化痰开郁。

主治：痰浊蒙窍之痴呆。

方解：方中人参、甘草益气；陈皮、半夏健脾化痰；附子温通阳气，正气健旺则痰浊可除；茯神、酸枣仁宁心安神；石菖蒲芳香开窍；神曲和胃。专治脾气亏虚，痰浊扰心之痴呆。

(3)涤痰汤(《奇效良方》)

组成：制胆南星6g，半夏9g，枳实9g，茯苓12g，橘红15g，石菖蒲9g，人参9g，竹茹9g，甘草6g，生姜(1片)。

用法：水煎，分2～3次服。

功用：益气扶正，涤痰开窍。

主治：痰迷心窍。

方解：重用制南星、半夏治风燥湿化痰，为主药。橘红、茯苓理气燥湿化痰，为辅药。枳实行痰下气；竹茹化痰清热；人参益气扶正；石菖蒲化浊开窍；生姜化痰，疏通经络，解制南星、半夏之毒，共为佐药。甘草调和诸药。用于痰迷心窍痴呆的治疗。

【用药特点】

常用药物主要有半夏、陈皮、制胆南星、茯苓、石菖蒲等。多为味辛，性温，归脾、胃、肺经，具有健脾祛痰之功效。半夏辛温，归脾、胃、肺经，具有燥湿化痰，消痞散结之功，《主治秘要》云其“燥胃湿，化痰，益脾胃气，消肿散结，除胸中痰涎”，《药性论》谓其“消痰涎，开胃健脾，止呕吐，去胸中痰满，下肺气，主咳结”。陈皮苦辛温，归肺、脾经，具有理气健脾，燥湿化痰之功，《本草纲目》谓“其治百病，总取其理气燥湿之功”。制胆南星辛温，归肺、肝、脾经，具有燥湿化痰，散结消肿之功，《医学启源》载“去上焦痰及头眩晕”，《开宝本草》谓“主中风，除痰，麻痹，下气，破坚积，消痈肿，利胸膈”。茯苓甘淡平，归心、肺、脾、肾经，具有利水渗湿，健脾宁心之功，《神农本草经》谓“主胸胁逆气，忧恚惊邪恐悸，心下结痛，寒热烦满，咳逆，口焦舌干，利小便”。石菖蒲辛苦温，归心、胃经，具有化湿开胃，开窍豁痰，醒神益智之功，《广西中草药》载“治癫狂，惊痫，痰厥昏迷，胸腹胀闷或疼痛”。可配伍其他药物，如酸枣仁、柏子仁养心安神；柴胡、白芍疏肝解郁；黄芩、竹茹清化热痰；党参、白术、砂仁健脾理气，以截生痰之源。

(四)气血瘀阻

【主症】

神情淡漠，反应迟钝，寡言少语，健忘易怒，睡中惊醒，或妄思不寐，两目凝视，舌质紫暗，或见瘀斑瘀点，苔薄白，脉细涩或迟。

【症析】

本证多有产伤及外伤病史，由产伤或外伤之后，致痫病反复发作，病久演变痴呆；或不发痫病，至中年以后逐渐呆傻；血瘀阻滞脉络，气血不能上荣于脑，元神失养，发为痴呆。

【治法】

活血化瘀，通窍醒脑。

【选方】

(1)通窍活血汤((医林改错))

组成：赤芍3g，川芎3g，桃仁(研泥)9g，红花9g，老葱(切碎)6g，鲜姜(切碎)9g，红枣(去核)5g，麝香(绢包)0.15g，黄酒250g。

用法：用黄酒250毫升，将前七味煎至150毫升，去滓，将麝香入酒内，再煎二沸，临卧服。

功用：活血通窍。

主治：瘀血阻窍。

方解：方中麝香辛温走窜，开通诸窍，活血通络，无所不利，为主药；老葱辛温通窍；鲜姜辛温发散，助麝香通窍活血，达于巅顶；佐以赤芍、川芎、桃仁、红花，均为活血化瘀之品；大枣调和营卫；黄酒活血通窍，以助药势。诸药合用，共奏通窍活血之功。是治疗瘀血阻窍痴呆的名方。

(2)补阳还五汤(《医林改错》)

组成：黄芪(生)30～120g，当归尾6g，赤芍4.5g，地龙(去土)3g，川芎3g，桃仁3g，红花3g。

用法：水煎，分2～3次服。

功用：补益元气，活血通络。

主治：气虚血瘀之证。

方解：方中重用生黄芪补益元气，使气旺则血行，为主药；辅以当归尾活血；佐以赤芍、川芎、桃仁、红花活血和营；地龙通经活络。诸药合用，共奏补气活血通络之功。可治疗脑络瘀阻兼气虚的痴呆之证。

(3)血府逐瘀汤(《医林改错》)

组成：桃仁12g，红花9g，当归9g，生地黄9g，川芎4.5g，赤芍6g，牛膝9g，桔梗4.5g，柴胡3g，枳壳6g，甘草6g。

用法：水煎，分2～3次服。

功用：活血行气通窍。

主治：瘀血阻滞，清阳不升之证。

方解：方中当归、桃仁、红花活血化瘀，为主药；赤芍、川芎助主药活血化瘀；生地黄配当归养血活血；枳壳、桔梗一升一降，气行则血行，牛膝破血逐瘀，引血下行。合而用之，活血而不耗血，行气而不伤阴。治疗气血瘀阻痴呆的基本方剂。

【用药特点】

常用药物主要有桃仁、红花、川芎、赤芍、地龙等。多为味辛，性温，入心、肝经，具有活血祛瘀，通窍醒脑之功效。桃仁苦甘平，归心、肝经，具有活血祛瘀之功。《本草经疏》载"桃仁，性善破血，散而不收，泻而无补"。红花辛温，归心、肝经，具有活血通经，散瘀止痛之功，《本草汇言》谓"红花，破血、行血、和血、调血之药也"。川芎辛温，归肝、胆、心包经，具有活血行气，祛风止痛之功，《日华子本草》载"一切风,一切气,一切劳损,一切血,补五劳,壮筋骨,调众脉,破癥结宿血,养新血"。赤芍苦微寒,归肝经,具有清热凉血,散瘀止痛之功,《用药法象》谓"赤芍药破瘀血而疗腹痛,烦热亦解。仲景方中多用之者,以其能定寒热,利小便也"。地龙咸寒,归肝、脾经,具有清热息风通络之功。如病久气血不足,可配伍黄芪、党参、当归益气活血;病久瘀血化热,可加钩藤、菊花、夏枯草清热平肝;麝香、石菖蒲开窍醒神。

研究学者收集了国内1979～2010年关于防治老年性痴呆的临床报道2398篇,从中选取疗效确切、处方完整的临床研究文章175篇,并以此建立老年性痴呆证候、中草药数据库,对用药规律进行统计分析。研究表明补虚药、开窍安神药、活血化瘀药、祛痰药、利水渗湿药使用频率最多,其中补虚药在临床的使用最多,说明阴阳亏虚、气血不足导致的脑髓失养,神机失用是老年性痴呆的重要病机。同时,高频用药分析显示石菖蒲为治疗老年性痴呆首选中药。并通过上述研究,筛选出用于治疗早期老年性痴呆常用中草药为:石菖蒲、远志、川芎、熟地黄、何首乌、丹参、黄芪、山茱萸、茯苓、郁金等。

另有学者总结具有改善认知功能的中药活性成分有大豆异黄酮、三七皂苷、茶多酚、白藜芦醇、淫羊藿总黄酮、小檗碱、人参皂苷、甘草酸、吴茱萸碱、石杉碱甲、二苯乙烯苷、川芎嗪、阿魏酸、红花苷、枸杞多糖、细辛醚、夏天无总生物碱等。

第三章　心血管疾病

第一节　心绞痛

冠状动脉粥样硬化性心脏病简称冠心病，是因粥样硬化使冠状动脉管腔狭窄甚至闭塞，影响冠状动脉循环的一种心脏病。根据其临床表现特点又可分为无症状性心肌缺血、心绞痛、心肌梗死、心律失常与心力衰竭、猝死。心绞痛是冠心病的特征性表现，亦为临床常见类型，故本章讨论心绞痛。

心绞痛是冠状动脉供血不足，心肌急剧的、暂时的缺血与缺氧所引起的临床综合征，是冠心病最主要和最常见的类型。其特点为阵发性的前胸压榨性疼痛感觉，主要位于胸骨后，可放射至心前区和左上肢，持续数分钟，经休息或用硝酸酯制剂后往往迅速消失。劳累、情绪变化、饱食、受寒、阴雨天气、血压升高等为心绞痛发作的常见诱因。本病多见于男性，发病年龄多在40岁以上，女性多发生于绝经期前后。据统计，2008年中国城市居民冠心病患病率为15.9％，农村地区为4.8％，城乡合计为7.7％，较前有较大幅度升高。

心绞痛属于中医“胸痹”“心痛”“厥心痛”等范畴。

一、病因病机

中医认为本病的发生与年老肾虚、饮食不节、情志失调、寒邪侵袭、劳逸失度等因素有关。其病位在心，与心、肝、肾、脾诸脏的盛衰相关，多属本虚标实之证，常在心气、心阳、心血、心阴不足或肝、脾、肾失调的基础上，兼夹痰浊、气滞、血瘀、寒凝等病变，产生不通则痛与不荣则痛的表现。

(一)病因

(1)年老肾虚：中年以后，肾气渐虚。因肾为先天之本，肾虚后其他脏腑也出现衰退，导致脏腑功能失调。肾阳虚衰无以温煦脾阳，而脾运化无权，营血虚少，脉道不充，血液运行不畅，以致心失所养，心阳不振，心气不足，血脉失于温运，痹阻不畅；或心肾阳虚，阴寒痰饮乘踞阳位，阻滞心脉；肾阴虚不能滋养五脏之阴，肾水不能上济于心，心阴不足，心火燔炽下汲肾水，则阴伤气耗，心脉失于充养而运行滞涩，或阴虚火旺，灼津为痰，痰瘀痹阻，皆可致胸阳不运，心脉阻滞而发生本病。

(2)饮食不节：嗜食肥甘厚味、酒烟辛香之品，损伤脾胃，脾失健运，聚生痰湿，湿郁化热，热耗津液，熬液成痰。痰阻脉络，上犯心胸清旷之区，清阳不振，气机不畅，心脉痹阻，或痰阻脉络，气滞血瘀，胸阳失展而成心痛。

(3)七情所伤：忧思恼怒，可致心肝之气郁滞，气机不利，血脉运行不畅，胸阳不振，肝失条达，疏泄失常，发生不通则痛；或长期伏案，喜静少动，使脾失健运，痰湿内生，痰阻脉络，气血运行受阻，致使气结血凝，发生胸痛；或气滞血瘀；或因脏腑亏损，元气亏虚，气虚推动血液无力，血液停留而瘀滞不行，均可发生瘀血而导致本病。

(4)寒暑犯心：素体阳虚，胸阳不振，阴寒之邪乘虚侵袭，寒凝气滞，血行不畅，胸阳失展，心脉痹阻，不通则痛。偶尔或因酷暑炎热，犯于心君，耗伤心气，亦每致血脉运行失畅而心痛。故病者常于气候突变，特别是遇寒冷时，易猝然发生本病。

(5)劳逸失度:过劳包括劳力过度、劳神过度和房劳过度,《素问·举痛论》曰:"劳则气耗",过劳则耗气伤阴,络脉失养;《素问·宣明五气》曰:"久卧伤气",过度安逸则气血运行不畅,络脉瘀滞,均可致胸痹心痛。明代医家对于心痛的劳逸病因比较重视,刘纯在《玉机微义》中记载:"亦有病久,气血虚损,及素作劳羸弱之人患心痛者,皆虚痛也。"过劳则气阴两伤,久病者气血虚损,心气不足,血不养心,则心痛作矣。

(二)病机

胸痹心痛的病机关键在于阳微阴弦,心脉闭阻,血行不畅,其病位在心,但与肝、脾、肾三脏功能的失调有密切的关系。心主血脉,与肝之疏泄、脾之运化、肾藏精主水等密切相关。病性有虚实两方面,常常为本虚标实,虚实夹杂,虚者多见气虚、阳虚、阴虚、血虚,尤以气虚、阳虚多见;实者不外气滞、寒凝、痰浊、血瘀,并可交互为患,其中又以血瘀、痰浊多见。但虚实两方面均以心脉痹阻不畅,不通则痛为病机关键。上焦阳虚,功能减弱,直接影响血液循环,不通则痛,呈现胸痹心痛症状;或因长期精神紧张,思虑太过,致使心肝气机阻滞,气机不畅,气滞血瘀,而致心脉痹阻,不通则痛;或因饮食不节,过食肥腻;或酗酒好饮,以致脾胃受损,纳运失常,痰湿内生,阻塞心脉,影响气血运行,不通则痛;或因年老体衰,肝肾阴血已伤,日久阴损及阳,心阳不振,每易导致心脉瘀塞不畅,加之气血渐衰,气虚不能行血,血瘀脉阻,不通则痛。或因本已阳虚而又外感寒邪,阴寒内盛,气血凝滞,心脉不通,亦可发生疼痛。以上各种原因相互影响,又可导致痰浊内生,气滞血瘀,心脉痹阻或气血运行不畅,不能供养于心,而致心胸作痛。以上病因病机可同时并存,交互为患,病情进一步发展,可见下述病变:瘀血闭阻心脉,心胸猝然大痛,而发为真心痛;心阳阻遏,心气不足,鼓动无力,而表现为心动悸、脉结代,甚至脉微欲绝;心肾阳衰,水邪泛滥,凌心射肺而为咳喘、水肿,多为病情深重的表现,要注意结合有关病种相互参照,辨证论治。

二、临床表现

(一)稳定型心绞痛

(1)性质:呈压榨紧缩、压迫窒息、沉重闷胀性疼痛,而非"绞痛"。少许患者可表现为烧灼感、紧张感或呼吸短促,伴咽部不适。

(2)部位:常位于胸骨或附近,也可发生在上腹至咽部之间。对于疼痛或不适感分布的范围,患者常需用整个手掌或拳头来描述,仅用一手指的指端来指示者极少。

(3)持续时间:1～15 分钟,常为 3～5 分钟。

(4)诱发因素:以体力劳累为主,其次为情绪激动。平地快步走、饱餐后活动、用力大便、暴露于寒冷环境、进食冷饮、情绪激动等均可诱发。

(5)含服硝酸甘油 1～2 分钟可缓解。

(6)根据心绞痛的严重程度及其对体力活动的影响,加拿大心脏协会(CCS)将稳定型心绞痛分为 4 级:

Ⅰ级:日常体力活动不引起心绞痛。通常的步行或上楼并不引起心绞痛发作,但可发生于强烈或长时间的劳力情况下(指工作或体力活动)。

Ⅱ级:日常体力活动轻度受限。心绞痛发生于快速步行或上楼、上坡,餐后步行或上楼,或者在寒冷情况下，顶风逆行时，情绪激动时，或醒来时的最初几小时内。平地行走两个街区，或常速情况下上相当于 3 楼以上的高度能诱发心绞痛。

Ⅲ级：日常体力活动明显受限。心绞痛发生于平地行走 1～2 个街区，或以平常的速度上 3 楼。

Ⅳ级：轻微体力活动均可引起心绞痛发作，严重者甚至休息时也会发生心绞痛。

（二）不稳定型心绞痛

（1）性质：典型的心绞痛呈发作性胸骨后闷痛，紧缩压榨感，可反射至左肩、下颌等，呈间断性或持续性，可伴汗出、恶心、呼吸困难等。不典型表现为牙痛、咽痛、上腹隐痛、消化不良、胸部针刺样痛或仅有呼吸困难。

（2）特征

1）静息时或夜间发生心绞痛常持续 20 分钟以上。

2）新近发生的心绞痛（病程在 2 个月内）且程度严重。

3）近期心绞痛逐渐加重（包括发作的频率、持续时间、严重程度和疼痛所放射到的部位。

（3）根据不稳定型心绞痛发生的严重程度和临床环境，可将不稳定型心绞痛作以下分级（Braunwald 分级）

Ⅰ级：初发的、严重或加剧性心绞痛。发生在就诊前 2 个月内，没有静息时疼痛。每日发作 3 次或 3 次以上，或者稳定型心绞痛患者心绞痛发作更频繁或更严重，持续时间更长，或诱发体力活动的阈值降低。

Ⅱ级：静息型亚急性心绞痛。在就诊前 1 个月内发生过一次或多次静息性心绞痛，但近 48 小时内无发作。

Ⅲ级：静息型急性心绞痛。在 48 小时内有一次或多次静息性心绞痛发作。

A 级：继发性不稳定型心绞痛。在冠状动脉狭窄的基础上，同时伴有冠状动脉血管床以外的疾病引起心肌氧供和氧需之间平衡的不稳定，加剧心肌缺血。这些因素包括：贫血、感染、发热、低血压、快速性心律失常、毒性弥漫性甲状腺肿、继发于呼吸衰竭的低氧血症。

B 级：原发性不稳定型心绞痛。没有可引起或加重心绞痛发作的心脏以外的因素，并且患者 2 周内没有发生过心肌梗死。这是不稳定型心绞痛的常见类型。

C 级：心肌梗死后不稳定型心绞痛。在确诊心肌梗死后两周内发生的不稳定型心绞痛。约占心肌梗死患者的 20%。

（三）常见并发症

心绞痛的常见并发症有心律失常、心力衰竭，严重者可发生急性心肌梗死。

三、诊断要点

（一）病史与症状

根据典型的发作特点和体征，含服硝酸甘油后缓解，结合年龄和存在冠心病易患因素，除外其他原因所致的心绞痛，一般即可建立心绞痛的诊断。根据疼痛的病史、部位、性质、持续时间、诱发因素、缓解方式，进一步确定心绞痛的分型分级诊断。

（二）体征

通常患者无明显阳性体征，当有下列体征时有助于诊断。心前区痛伴心率加快和血压升高；心前区痛伴新加强的第四心音;心前区痛伴新的短暂的心尖部收缩期杂音;心前区痛伴第二心音逆分裂,症状缓解后消失。

(三)辅助检查

各种辅助检查可为心绞痛的诊断提供客观依据。冠状动脉急、慢性缺血时,心电图通常可出现ST段和T波的改变;普通心电图未见明显异常者,可做运动负荷心电图和动态心电图检查;冠状动脉造影能够显示冠状动脉血管各个分支,了解其解剖的详细情况及侧支循环状况,确定冠状动脉病变部位和程度,被称为诊断冠心病的金标准;超声心动图及冠脉CT、MR等检查也可为诊断提供帮助;此外,心肌标志物(如CK、CK-MB、cTn)也可不同程度升高。

注:血管痉挛性心绞痛多发生于休息时和日常活动时,与劳累、精神紧张无关,较一般心绞痛症状重、持续时间长,呈周期性发作,休息后未能缓解,含服硝酸甘油或硝苯地平可迅速缓解;心电图或运动平板试验提示心肌缺血,发作时痉挛处的冠状动脉管腔完全闭塞或次全闭塞,远端不显影或显影迟缓,经硝酸甘油或硝苯地平冠状动脉内推注后可使痉挛解除。结合病史和临床特点、相关检查结果可确诊。

四、鉴别诊断

(一)急性心肌梗死

本病疼痛部位与心绞痛相仿,但性质更剧烈,持续时间可达数小时,常伴有休克、心律失常及心力衰竭,并有发热,含服硝酸甘油多不能使之缓解。心电图中面向梗死部位的导联ST段抬高,并有异常Q波。实验室检查示白细胞计数及心肌损伤标志物(肌钙蛋白、肌红蛋白、肌酸磷酸肌酶)增高,红细胞沉降率增快。

(二)肋间神经痛

本病疼痛常累及1~2个肋间,但并不一定局限在前胸,为刺痛或灼痛,多为持续性而非发作性,咳嗽、用力呼吸和身体转动可使疼痛加剧,沿神经行径处有压痛,手臂上举活动时局部有牵拉疼痛,故与心绞痛不同。

(三)肋软骨炎

肋软骨炎的主要症状为局部疼痛,痛点较为固定,咳嗽、深呼吸、扩展胸壁等引起胸廓过度活动时会加剧疼痛。常见的病变好发部位为左侧第二肋软骨,其次是右侧第二肋软骨以及第三、四肋软骨。表面皮肤并无红、肿、热等炎症改变。受累的软骨膨隆、肿大,有明显的自发性疼痛和压痛,局部无红、热改变。

(四)食管病变

一般表现为胸骨后疼痛,以进食后、平卧时为甚,呈烧灼感、针刺感,部分患者可伴食管异物感,甚至出现吞咽困难。

(五)心脏神经官能症

患者常诉胸痛,但为短暂(几秒钟)的刺痛或持久(几小时)的隐痛,患者常喜欢不时地深吸一大口气或做叹息性呼吸。胸痛部位多在左胸乳房下心尖部附近,或经常变动。症状多在疲劳之后出现,而不在疲劳的当时,做轻度体力活动反觉舒适,有时可耐受较重的体力活动而不发生胸痛或胸闷。含服硝酸甘油无效或在十多分钟后才"见效",常伴有心悸、疲乏及其他神经衰弱的症状。

(六)其他疾病引起的心绞痛

严重的主动脉瓣狭窄或关闭不全、风湿性冠状动脉炎、梅毒性主动脉炎、心肌桥引起冠状动脉狭窄或闭塞、肥厚型心肌病等均可引起心绞痛,根据其临床表现及相关检查可以鉴别。

冠心病心绞痛的治疗应本着"急则治标""缓则治本"的原则,在发作期主要选用有速效止痛作用之药物以迅速控制病情,缓解心痛,必要时行侵入性治疗方法;而在缓解期则重在根据不同证型予以补气养阴、活血化瘀、疏通心脉等治疗,并针对与发病有关的危险因素采取综合性防治措施,控制或消除危险因素,以预防和减少心痛的发生。但对于严重心痛者,应及时采用中西医结合治疗控制病情,以免发展为心肌梗死。

五、治疗

(一)辨证治疗

本病主要症状是胸痛、胸闷、心悸、短气等,但部分危重病者可以无痛或仅出现面色苍白、大汗淋漓、四肢厥冷、脉微欲绝或脉涩结代等厥脱表现。在发作期必须做出及时处理以缓解心痛,缓解期则予辨证施治,常以攻补兼施为原则,以减少乃至控制心绞痛发作。

1.发作期的治疗

心绞痛发作时舌下含化麝香保心丸、速效救心丸等缓解疼痛。

2.缓解期的治疗

(1)心脉瘀阻

【证候特点】

心胸剧痛,如刺如绞,部位固定,入夜尤甚,心悸不宁,舌质紫暗,或有瘀点瘀斑,脉沉涩或结代。

【治法】

活血化瘀,通脉止痛。

【推荐方剂】

血府逐瘀汤加减。

【基本处方】

当归 10g,生地黄 15g,桃仁 12g,红花 8g,枳壳 12g,桔梗 10g,赤芍 15g,柴胡 12g,川芎 10g,牛膝 12g,甘草 6g。每日 1 剂,水煎服。

【加减法】

若兼胁痛者加郁金 15g、延胡索 18g 以增强疏肝理气止痛之力;若兼心气阴不足者加太子参 10g,麦冬 15g 益气养心;若兼心烦失眠者加酸枣仁 15g、夜交藤 20g 安神助眠。

(2)气滞心胸

【证候特点】

心胸满闷,疼痛阵发,痛有定处,喜叹息,遇情志波动时容易诱发或加重,常伴胃脘胀闷,嗳气则舒。舌苔薄或薄腻,脉弦细。

【治法】

疏肝理气,活血通络。

【推荐方剂】

柴胡疏肝散加减。

【基本处方】

陈皮 10g，柴胡 15g，川芎 10g，香附 15g，枳壳 12g，芍药 12g，丹参 20g，延胡索 15g，炙甘草 5g。每日 1 剂，水煎服。

【加减法】

若兼血瘀，心痛甚者，合丹参饮、失笑散；肝气不舒，郁而化热，可加栀子 10g、牡丹皮 10g。

(3)痰浊痹阻

【证候特点】

胸闷如窒而痛，痛引肩背，气短喘促，多形体肥胖，肢体沉重，或伴咳嗽，咯吐痰涎，伴倦怠乏力，纳呆便溏，舌苔浊腻，脉弦滑。

【治法】

通阳泄浊，化痰开胸。

【推荐方剂】

瓜蒌薤白半夏汤加减。

【基本处方】

瓜蒌 15g，薤白 15g，法半夏 12g，陈皮 10g，茯苓 15g，枳实 15g，胆南星 12g，生姜 3 片，甘草 6g。每日 1 剂，水煎服。

【加减法】

若兼阳虚有寒者，加熟附子(先煎)12g、肉桂(焗服)3g 助阳散寒；兼心脉瘀阻者，加丹参 20g、三七末(冲服)3g 活血通脉；若痰郁化火者，加黄连 9g、天竺黄 15g 清热除痰；若痰热伤津，加生地黄 10g、麦冬 10g、沙参 10g 养阴；若痰扰清窍眩晕者加天麻 12g、石菖蒲 12g 定眩止晕。

(4)寒凝心脉

【证候特点】

胸痛彻背，感寒痛甚，心悸气短，面色苍白，四肢厥冷，冷汗自出，口淡不渴或吐清涎，小便清长，大便溏薄，舌淡苔白，脉沉迟。

【治法】

温通心阳，散寒止痛。

【推荐方剂】

瓜蒌薤白白酒汤合当归四逆汤加减。

【基本处方】

瓜蒌 15g，薤白 15g，当归 15g，桂枝 10g，白芍 10g，细辛 3g，通草 10g，白酒 30mL。每日 1 剂，水煎服。

【加减法】

若兼血瘀心脉痛剧者，加丹参 20g、三七末(冲服)3g 活血通脉；若阴寒极盛，加高良姜 10g、乌头 10g(先煎)散寒温通；若兼气虚者加人参 15g 补益心气。

(5)气阴两虚

【证候特点】

胸闷隐痛,时发时止,心悸气短,动则益甚,倦怠乏力,少气懒言,面色少华,易汗出,舌偏红或有齿印,脉细数或结代。

【治法】

益气养阴,通脉止痛。

【推荐方剂】

生脉散合炙甘草汤加减。

【基本处方】

太子参 10g,麦门冬 15g,五味子 6g,炙甘草 10g,桂枝 9g,生地黄 15g,阿胶(烊化)15g,大枣 15g。每日 1 剂,水煎服。

【加减法】

心血虚明显者,可加当归 12g、川芎 10g、白芍 12g,以补心血;心烦不眠者,可加酸枣仁 18g、夜交藤 20g 以宁心安神;心胸翳痛明显者加丹参 18g、三七末(冲服)3g 活血通络;心脾两虚者,可加茯苓 10g、半夏 10g 健脾和胃。

(6)心肾阴虚

【证候特点】

胸闷胸痛,心悸盗汗,心烦不寐,腰膝酸软,头晕耳鸣,口干,大便秘结,舌红少苔或无苔,脉细数。

【治法】

滋阴补肾,养心安神。

【推荐方剂】

左归饮合天王补心丹加减。

【基本处方】

山茱萸 12g,熟地黄 18g,山药 15g,枸杞子 15g,茯苓 15g,五味子 6g,当归 10g,麦门冬 15g,天门冬 15g,酸枣仁 15g,柏子仁 12g,丹参 15g,炙甘草 10g。每日 1 剂,水煎服。

【加减法】

心胸翳痛明显者加丹参 18g、三七末(冲服)3g 活血止痛;心气虚弱者加人参 10g 补气养心;腰痛者加续断 15g、杜仲 15g 固肾强腰;虚火上扰眠差者可合黄连阿胶汤。

(7)心肾阳虚

【证候特点】

心胸疼痛,气短乏力,自汗,形寒肢冷,面色苍白,四肢欠温,或见唇甲青紫,舌淡苔白,脉沉微或迟缓无力。

【治法】

补气助阳,温通心脉。

【推荐方剂】

参附汤合右归饮加味。

【基本处方】

人参(另炖)15g,熟附子(先煎)12g,肉桂(焗服)3g,鹿角胶 10g,熟地黄 15g,山药 15g,山茱萸 15g,枸杞子 10g,菟丝子 15g,杜仲 10g,当归 10g。每日 1 剂,水煎服。

【加减法】

若兼血瘀心痛者,可加丹参 20g、三七末(冲服)3g 活血通脉;若阳虚不能治水,水饮上凌心肺,加黄芪 20g、茯苓 20g、猪苓 18g、防己 10g 利水消肿;若阳损及阴,阴阳两虚,可加麦冬 15g,五味子 10g 养阴。

(二)其他治疗

1.中成药

(1)复方丹参滴丸活血化瘀、理气止痛,适用于血瘀心脉之心痛。每次 10 粒,每日 3 次。

(2)通心络胶囊:益气活血、通络止痛,适用于气虚血瘀阻络之心痛。每次 2～4 粒,每日 3 次。

(3)麝香保心丸:芳香温通、益气强心,适用于心气虚弱、心脉不通之心痛,每次含服或吞服 1～2 粒。

(4)速效救心丸:益气活血、化痰通络,适用于痰浊瘀血痹阻心脉之胸痹心痛,每日 2 次,每次含服或吞服 4～6 粒。

(5)丹红注射液:活血化瘀、通脉舒络,适用于瘀血闭阻之胸痹心痛;每次 2～4mL 肌内注射或每次 20～40mg 加入 5%葡萄糖注射液 100～250mL 静脉滴注,每日 1～2 次。

(6)灯盏花素注射液:活血化瘀、通络止痛,适用于瘀血阻络之胸痹心痛;每次 5mL 肌内注射或 10～20mL 加入 10%葡萄糖注射液 500mL 静脉滴注,每天 1 次。

2.针灸

辨证分型:气滞血瘀、心阴亏虚、心阳不振、痰湿中阻、寒凝心脉。

取穴:内关、心俞、膻中、通里、足三里、间使。

手法:每次选用 4～5 穴,轮流使用,连续治疗 10 次后可停针数日,再行治疗。对心阳不振,寒凝心脉者可用灸法。

加减:气滞血瘀配膈俞、阴郄;心阴亏虚配阴郄、太溪、三阴交;心阳不振配命门(灸)、巨阙;痰浊中阻配中脘、丰隆;寒凝心脉配关元(灸)、气海(灸)。

3.穴位敷贴

(1)心绞痛宁膏:每次 2 帖,贴敷心前区,24 小时更换 1 次。

(2)麝香心绞痛膏:外敷心前区痛处与心俞穴。

(3)补气活血软膏:将软膏敷贴于胸骨的左缘及左第二肋间以下 6cm×6cm 的范围,每次 5g,1 日 2 次,15 天为 1 个疗程。

4.耳针

可选心、皮质下、交感区等穴埋针或埋豆,自行按压刺激,亦可达到缓解疼痛的目的。

5.推拿按摩

以拇指或手掌按揉心俞、膈俞、厥阴俞、内关、间使、三阴交、心前区阿是穴,每次 10 分钟。

(三)西医治疗

治疗的目的主要在于稳定斑块、防止冠脉血栓形成、发展,甚至破裂所致急性冠脉综合征,预防心肌梗死和猝死,改善生存,降低并发症和病死率;改善严重心肌耗氧与供氧的失平衡,缓解缺血症状,从而减轻症状和缺血发作,改善生活质量。

1.稳定型心绞痛治疗

(1)发作时的治疗:

1)休息:发作时立即休息,一般患者在停止活动后症状可以消除。

2)药物治疗:较重发作,可使用硝酸酯制剂。这类药物通过扩张冠状动脉,降低阻力,增加冠状循环的血流量外,还通过对周围血管的扩张作用,减低心脏前后负荷和心肌的需氧,从而缓解心绞痛。

硝酸甘油:可用0.3～0.6mg,舌下含化,1～2分钟即开始起作用,约半小时后作用消失,对约92%的患者有效,其中76%在3分钟内见效。延迟见效或完全无效时提示患者并非患冠心病或患严重的冠心病。长期反复应用可产生耐药性效力减低,停用10小时以上,即可恢复有效。不良反应与各种硝酸酯一样,有头昏、头胀痛、头部跳动感、面红、心悸等,偶有血压下降。因此第一次用药时,患者宜平卧片刻,必要时吸氧。

在应用上述药物无效时,可考虑用镇静药。

(2)缓解期治疗:尽量避免应尽量避免各种诱发的因素,如过度的体力活动、情绪激动、饱餐等,冬天注意保暖。调节饮食,进食不宜过饱,避免油腻饮食,禁绝烟酒。调整日常生活与工作量;减轻精神负担;保持适当的体力活动,以不致发生胸痛症状为度;治疗高血压、高脂血症、糖尿病、贫血、甲状腺功能亢进等相关疾病。

1)改善预后的药物:抗血小板药物:阿司匹林通过抑制环氧化酶和血栓烷的合成达到抗血小板聚集的作用,所有患者只要没有用药禁忌证都应该服用。阿司匹林的最佳剂量范围为75～150mg/d。其主要不良反应为胃肠道出血及过敏。不能耐受阿司匹林的患者,可改用氯吡格雷作为替代治疗。氯吡格雷通过选择性的不可逆的抑制血小板受体而阻断依赖激活的复合物,有效地减少介导的血小板激活和聚集。主要用于支架植入以后及阿司匹林有禁忌证的患者。该药起效快,顿服300mg,2小时后即能达到有效血药浓度。常用维持剂量为75mg/d。

β受体阻滞剂:心肌梗死后患者长期接β受体阻滞剂二级预防治疗,可降低相对死亡率。具有内在拟交感活性的β受体阻滞剂心脏保护作用较差。目前可供选择的β受体阻滞剂有很多,要指出的是,阿替洛尔尚无明确证据表明能影响患者的死亡率。推荐使用无内在拟交感活性的β受体阻滞剂。β受体阻滞剂的使用剂量应个体化,从较小剂量开始,逐级增加剂量,以能缓解症状,心率不低于50次为宜。常有的β受体阻滞剂有:琥珀酸美托洛尔47.5mg,每日1次、富马酸比索洛尔2.5～10mg,每日1次。

调脂治疗:他汀类药物是调脂治疗的基石。他汀类药物和HMG-CoA竞争与该酶的活性部位相结合,从而阻碍HMG－CoA还原酶的作用,后者是胆固醇合成过程中的限速酶,因而胆固醇的合成受抑制,LDL的清除加速,使血胆固醇和LDL下降,也可使血TG和VLDL下降,而HDL和aPoA1增高。他汀类药能有效降低胆固醇以及LDL,并因此降低心血管事件。他汀类药物治疗还有延缓斑块进展,使斑块稳定和抗炎等有益作用。

LDL-C 仍是调脂治疗的首要靶点。LDL-C 每降低 1mmol/L，冠心病死亡风险降低 20%。就心血管事件而言，LDL-C 水平绝对降低至 L8mmol/L(＜70mg/dL)，或者 LDL-C 相对减少 50%可提供最大的获益。因此，针对极高 CV 风险患者，LDL-C 治疗目标值应＜1.8mmol/L(＞70mg/dL)或者相对基线 LDL-C 下降≥50%。对于高危患者，可考虑 LDL-C＜2.5mmol/L(＜100mg/dL)。中度风险患者，可考虑 LDL-C＜3mmol/L(＜115mg/dL)。

既往比较受关注的指标——高密度脂蛋白胆固醇(HDL-C)，因尚缺乏有力证据，新指南明确建议不作为治疗的靶目标。

常用药物阿托伐他汀 10～20mg，每晚 1 次。瑞舒伐他汀 5mg，每晚 1 次。

血管紧张素转换酶抑制剂：对于心绞痛合并高血压、糖尿、心功能不全、无症状的左心衰以及心梗后患者，近几年大量研究结果表明 ACEI 类药物能降低心血管死亡、心肌梗死、卒中的风险。所有冠心病患者均能从治疗中获益，但低危患者获益可能较小，故需综合衡量治疗的花费以及不良作用风险后给予。

2)减轻症状、改善缺血的药物：减轻症状及改善缺血的药物应与预防心肌梗死和死亡的药物联合使用，其中有一些药物，如受体阻滞剂，同时兼有两方面的作用。目前减轻症状及改善缺血的主要药物包括三类：β 受体阻滞剂、硝酸酯类药物和钙拮抗剂。

β 受体阻滞剂：阻断拟交感胺类对心率和心肌收缩力的作用，减慢心率、降低血压，减低心肌收缩力和氧耗量，从而缓解心绞痛的发作。此外，还减低运动时血流动力的反应，使同一运动量水平上心肌氧耗量减少；使不缺血的心肌区小动脉(阻力血管)缩小，从而使更多的血液通过极度扩张的侧支循环(输送血管)流入缺血区。只要无禁忌证，尽受体阻滞剂应作为稳定型心绞痛的初始治疗药物。β 受体阻滞剂能降低心肌梗死后稳定型心绞痛患者死亡和再梗死的风险。目前可用于治疗心绞痛的 β 受体阻滞剂有很多种，当给予足够剂量时，均能有效预防心绞痛发作。更倾向于使用选择性和受体阻滞剂。常用制剂是美托洛尔 12.5～50mg，2 次/日；比索洛尔 2.5～10mg，1 次/日。

在有严重心动过缓和高度房室传导阻滞、窦房结功能紊乱、明显的支气管痉挛或支气管哮喘的患者，禁用 β 受体阻滞剂。外周血管疾病及严重抑郁是应用 β 受体阻滞剂的相对禁忌证。慢性阻塞性肺病及哮喘的患者可小心使用高度选择性 β 受体阻滞剂。没有固定狭窄的冠状动脉痉挛造成的缺血，如变异型心绞痛，不宜使用受体阻滞剂，这时钙拮抗剂是首选药物。

本药可与硝酸酯制剂合用，但要注意：

(1)本药与硝酸酯制剂有协同作用，因而始用剂量应偏小，以免引起体位性低血压等不良反应。

(2)停用本药时应逐步减量，如突然停用有诱发心肌梗死的可能。

(3)支气管哮喘以及心动过缓者不用为宜。

(4)剂量应逐渐增加到发挥最大疗效，但要注意个体差异。

钙离子拮抗剂：本类药物抑制钙离子进入细胞内，也抑制心肌细胞兴奋一收缩偶联中钙离子的作用。因而抑制心肌收缩，减少心肌氧耗；扩张冠状动脉，解除冠状动脉痉挛，改善心肌的供血；扩张周围血管，降低动脉压，减轻心脏负荷，对变异型心绞痛或以冠状动脉痉挛为主的心绞痛，钙拮抗剂是一线药物。地尔硫䓬和维拉帕米能减慢房室传导，常用于伴有心房颤动或心房扑动的心绞痛患者，这两种药不应用于已有严重心动过缓、高度房室传导阻滞和病态窦房结综合征的患者。还降低血黏度，抗血小板聚集，改善心肌微循环。常用制剂有：维拉帕米 80mg，3 次/日或缓释剂 240mg/d；硝苯地平 10～20mg，3 次/日，其缓释制剂 20～40mg，1～2 次/日，目前推荐使用控释、缓释或长效剂型；地尔硫䓬 30～90mg，3 次/日，其缓释制剂 45～90mg，2 次/日。治疗变异型心绞痛以钙离子拮抗剂的疗效为好。本类药可与硝酸酯同服，但维拉帕米和地尔硫䓬与β受体阻滞剂合用时则有过度抑制心脏的危险。停用本类药时也宜逐渐减量然后停服，以免发生冠状动脉痉挛。当稳定型心绞痛合并心力衰竭必须应用长效钙拮抗剂时，可选择氨氯地平或非洛地平。

硝酸酯类：硝酸酯类药为内皮依赖性血管扩张剂，能减少心肌需氧和改善心肌灌注，从而改善心绞痛症状。硝酸酯类药会反射性增加交感神经张力使心率加快。因此常联合负性心率药物如受体阻滞剂或非二氢吡啶类钙拮抗剂治疗慢性稳定型心绞痛。联合用药的抗心绞痛作用优于单独用药。舌下含服或喷雾通常用于急性发作。长效硝酸酯制剂用于减低心绞痛发作的频率和程度，并可能增加运动耐量。长效硝酸酯类不适宜用于心绞痛急性发作的治疗，而适宜用于慢性长期治疗。每次用药时应注意给予足够的无药间期，以减少耐药性的发生。常用制剂是单硝酸异山梨酯20～50mg，1～2次/日。

硝酸酯类药物的不良反应包括头痛、面色潮红、心率反射性加快和低血压，以上不良反应以给予短效硝酸甘油更明显。对由严重主动脉瓣狭窄或肥厚型梗阻性心肌病引起的心绞痛，不宜用硝酸酯制剂，因为硝酸酯制剂降低心脏前负荷和减少左室容量能进一步增加左室流出道梗阻程度，而严重主动脉瓣狭窄患者应用硝酸酯制剂也因前负荷的降低进一步减少心搏出量，有造成晕厥的危险。

3)其他药物治疗：代谢性药物曲美他嗪通过调节心肌能源底物，抑制脂肪酸氧化和增强葡萄糖氧化，优化心肌能量代谢，能改善心肌缺血及左心功能，缓解心绞痛。常用剂量为20mg，每日分三次口服。

(3)介入治疗：由于创伤小、恢复快、危险性相对较低，易于被医生和患者所接受，近年来PCI日益普遍应用于临床。对于稳定型心绞痛并且冠状动脉解剖适合行PCI患者的成功率提高，手术相关的死亡风险为0.3%～1.0%。对于相对高危险患者及多支血管病变的稳定型心绞痛患者，PCI缓解症状更为显著，生存率获益尚不明确。应用药物洗脱支架显示了持续的优于金属裸支架的治疗效果，减少了再狭窄风险以及包括靶血管血管重建在内的主要负性心脏事件的风险。

PCI对稳定性冠心病的血运重建：对于慢性稳定型心绞痛患者，治疗的两个主要目的是改善预后和缓解症状。

对于治疗具有下列特征的患者进行血运重建可以改善预后：左主干病变直径狭窄＞50%；前降支近段狭窄≥70%伴左心室功能减低的2支或3支病变；大面积心肌缺血，心肌核素等检测方法证实缺血面积大于左心室面积的10%。非前降支近段的单支病变且缺血面积小于左心室面积10%者，则对预后改善无助。

具有下列特征的患者进行血运重建可以改善症状：任何血管狭窄≥70%伴心绞痛且优化药物治疗无效者。有呼吸困难或慢性心力衰竭且缺血面积大于左心室的10%或存活心肌的供血由狭窄≥70%的罪犯血管提供者。优化药物治疗下无明显限制性缺血症状者则对改善症状无助。

对于病变既适于PCI又适于CABG而预期外科手术死亡率低的患者，可以采用SYNTAX积分帮助制定治疗决策。

(4)外科治疗：外科治疗主要是施行主动脉—冠状动脉旁路移植手术(CABG)或内乳动脉远端—冠状动脉吻合术。本手术目前在冠心病发病率高的国家中已成为最普通的择期性心脏外科手术，对缓解心绞痛有较好效果。本手术适应证：

1)冠状动脉多支血管病变，尤其是合并糖尿病的患者。

2)冠状动脉左主干病变。

3)不适合于行介入治疗的患者。

4)心肌梗死后合并室壁瘤,需要进行室壁瘤切除的患者。

5)狭窄段的远段管腔要通畅,血管供应区有存活心肌。

最近的微创冠状动脉旁路手术,采用心脏不停跳的方式,进行冠状动脉旁路手术,并发症少,患者恢复快。

2.不稳定型心绞痛

(1)早期监护和一般治疗:

1)卧床休息:卧床休息 1～3 天,吸氧、持续心电监护。对于低危患者留院观察期间未再发生心绞痛、心电图也无缺血改变,无左心衰竭的临床证据,留院观察 12～24 小时期间未发现 CK-MB 升高,肌钙蛋白正常,可留院观察 24～48 小时后出院。对于中危或高危患者,特别是 cTnT 或 cTnI 升高者,住院时间相对延长,内科治疗也应强化。

2)吸氧:急性心肌梗死患者常有不同程度的动脉血氧张力降低,在休克和左心室功能衰竭时尤为明显。当患者出现发绀以及呼吸困难时,应给予患者吸氧。吸氧有利于伴有休克或左心室功能衰竭的患者改善症状,对一般患者也有利于防止心律失常,并改善心肌缺血缺氧,可有助于减轻疼痛。通常在发病早期用鼻导管或面罩吸氧 2～3 天,3～5L/min,并发心力衰竭、休克或肺部疾患者则根据氧分压处理。

3)监测:在冠心病监护室内进行心电图、血压和呼吸的监测,并同时注意观察神志、出入量和末梢循环,必要时还需插入 Swan-Ganz 漂浮导管进行血流动力学监测。

(2)抗缺血坏死以及止痛药物:

1)硝酸酯类:硝酸酯类药物可选择口服,舌下含服,经皮肤或经静脉给药,用短效或长效制剂。在最初 24 小时的治疗中,静脉内应用硝酸甘油有利于控制心肌缺血发作。可从 5～10μg/min 的剂量开始,持续滴注。每 5～10 分钟增加 10μg/min,直至症状缓解或出现明显不良反应(头痛或低血压、收缩压为 90mmHg 或比用药前的收缩压下降 30mmHg)。目前推荐静脉应用硝酸甘油的患者症状消失 24 小时后,就改用口服制剂或应用皮肤贴剂。药物耐受现象可能在持续静脉应用硝酸甘油 24～48 小时内出现。

2)镇痛剂:如硝酸酯类药物不能使疼痛迅速缓解,应即用吗啡,10mg 稀释成 10mL,每次 2～3mL 静脉注射。哌替啶 50～100mg 肌内注射,必要时 1～2 小时后再注射一次,以后每 4～6 小时可重复应用,注意呼吸功能的抑制。急性下壁梗死增加迷走神经张力,选用哌替啶更为合适。疼痛较轻者可用罂粟碱,30～60mg 肌内注射或口服。

3)β 受体阻滞剂:β 受体阻滞剂可用于所有无禁忌证的不稳定型心绞痛的患者,可减少心肌缺血发作和心肌梗死的发生。在已服用硝酸酯或钙离子拮抗剂仍发生不稳定型心绞痛的患者加用 β 受体阻滞剂可减少有症状和无症状心肌缺血发作的频度和持续时间。艾司洛尔是一种快速作用的 β 受体阻滞剂,可以静脉应用 25μg/(kg・min),安全而有效,甚至可用于左心功能减退的患者,药物作用在停药后 20 分钟内消失。β 受体阻滞剂的剂量应调整到患者安静时心率 50～60 次/分。

4)钙离子拮抗剂:钙离子拮抗剂与 β 受体阻滞剂一样能有效地减轻症状。但所有的大规模临床试验表明,钙离子拮抗剂应用于不稳定型心绞痛,不能预防急性心肌梗死的发生或降低病死率。但在使用硝酸酯类药物和 β 受体阻滞剂之后,或对于应用 β 受体阻滞剂的有禁忌的患者,在没有明显左心衰的临床表现前提下，非二氢吡啶类钙离子拮抗剂可以作为治疗持续性心肌缺血的首选药物。对心功能不全的患者，应用β受体阻滞剂以后再加用钙离子拮抗剂应特别谨慎。

(3)抗血小板治疗：

1)阿司匹林：抗血小板治疗中，阿司匹林通过不可逆地抑制血小板内 COX-1 防止 TXA_2形成，因而阻断血小板聚集。在诊断 UA/NSTEMI 时，如果既往没有用过阿司匹林，可以嚼服首剂阿司匹林 300mg，或口服水溶性制剂，以后 75～150mg/日。每位 UA/NSTEMT 患者均应使用阿司匹林，除非有禁忌证。

2)氯吡格雷：氯吡格雷是二磷酸腺苷(ADP)受体拮抗剂，它们对血小板的抑制是不可逆的。有研究表明，氯吡格雷疗效等于或大于阿司匹林，因而对不能耐受阿司匹林者，氯吡格雷可作为替代治疗。阿司匹林联合使用氯吡格雷，心血管死亡、心肌梗死或卒中的发生率明显低于单用阿司匹林，PCI 患者中阿司匹林联合使用氯吡格雷与单用阿司匹林比较，可明显降低 PCI 后心血管死亡、心肌梗死或急诊靶血管重建治疗发生率。因此在 PCI 患者中应常规使用氯吡格雷。但阿司匹林＋氯吡格雷可以增加择期 CABG 患者术中、术后大出血危险，因而准备行 CABG 者，应停用氯吡格雷 5～7 天。用法：负荷剂量 300mg，然后 75mg/日。

对于阿司匹林联合氯吡格雷抗血小板的患者，经常给予抑酸药防止出现消化道溃疡以及相关的出血。PPI 类药物被发现可干扰氯吡格雷代谢。有研究指出，对于氯吡格雷以及 PPIs 联合用药出现心血管不良反应与具体 PPI 选用相关，特别是那些会抑制 CYP450 以及 2C19 酶的 PPIs，比如奥美拉唑、兰索美拉唑、雷贝拉唑。有报告指出，奥美拉唑会明显降低氯吡格雷抗血小板聚集的效力。泮托拉唑由于不涉及 CYP450 以及 2C19 酶的一直作用，因此较为安全。

3)血小板 GPⅡb/Ⅲα 受体拮抗剂：包括阿昔单抗、依替巴肽和替罗非班(非肽类)等。阿司匹林、氯吡格雷和 GPⅡb/Ⅲα 受体拮抗剂联合应用是目前最强的抗血小板措施。有研究表明，GPⅡb/Ⅲα 受体拮抗剂在行 PCI 的 UA/NSTEM1 患者中可能明显受益。对于那些具有高危特征，肌钙蛋白等生物标志物升高、糖尿病以及进行血运重建患者，建议与阿司匹林联合抗血小板治疗。常用药物，替罗非班：0.4μg/(kg · min)静脉滴注 30 分钟，继之以 0.1μg/(kg · min)静脉滴注 48～96 小时。

(4)抗凝血酶治疗：在 UA/NSTEMI 中早期使用肝素，可以降低患者 AMI 和心肌管缺血的发生率，联合使用阿司匹林获益更大。LMWH 与普通肝素疗效相似，依诺肝素疗效还优于普通肝素(ESSENCE，TIMI11B 和 FRAXIS 试验)。LMWH 可以皮下注射，并无需监测 APTT，较少发生肝素诱导的血小板减少，因此在某些情况下可以替代普通肝素。其他直接抗凝血酶制剂只是用于肝素诱导的血小板减少患者的抗凝治疗。华法林低强度或中等强度抗凝不能使 UA/NSTEMI 患者受益，因而不宜使用。但是如果有明确指征，如合并心房颤动和人工机械瓣，则应当使用华法林。常用剂量：60～70IU/kg，静脉团注(bolus)，最大剂量 5000IU。然后静脉滴注 12～15IU/(kg · h)，最大剂量 1000IU/h0 将激活的部分凝血活酶时间(APTT)控制在对照值的 1.5～2.5 倍。依诺肝素 1mg/kg，皮下注射，每 12 小时 1 次，首剂可以 1 次静脉滴注 30mg。

(5)他汀类药物在 ACS 中的应用：在 ACS 早期给予他汀类药物，可以改善预后，降低终点事件，这可能和他汀类药物抗炎症及稳定斑块作用有关。因此 ACS 患者应在 24 小时内检查血脂，在出院前尽早给予较大剂量他汀类药物。

第二节　高血压

高血压是指以动脉收缩压和(或)舒张压增高,常伴有心、脑、肾和视网膜等器官功能性或器质性改变为特征的全身性疾病。

临床上常将高血压分为原发性高血压(占 90%～95%)和继发性高血压(占 5%～10%)两大类。原发性高血压是原因目前仍未清楚的高血压,其发生与遗传、年龄的增长、高盐饮食、酗酒、肥胖、吸烟、精神紧张等因素有关。继发性高血压是病因明确的高血压,当查出病因并有效去除或控制病因后,作为继发症状的高血压可被治愈或明显缓解,故称为继发性高血压。

高血压病是最常见的心血管病之一,根据 WHO 调查结果,成人确诊高血压患病率在 8%～18%左右,在美国成人高血压患病率为 17.5%,日本为 17%～22%。根据 2002 年调查数据,我国 18 岁以上成人高血压患病率为 18.8%,高血压病有逐年增多趋势,估计我国每年新增高血压患者 1000 万人,估计目前我国约有 2 亿高血压患者,每 10 个成年人中就有 2 人患有高血压,约占全球高血压总人数的 1/5。

高血压不仅使冠心病的发病率成倍增加,而且是造成脑血管意外及心、肾功能损害的重要原因。高血压是我国人群脑卒中及冠心病发病及死亡的主要危险因素。

高血压病属于中医“眩晕”“头痛”等范畴。

一、病因病机

根据高血压的临床表现,中医主要是通过眩晕、头痛来认识其病因病机的。

(一)病因

(1)情志失调:高血压病中的情志失调常见过度恼怒、长期忧思及恐惧紧张和情绪波动等,这些因素一旦破坏人体的阴阳平衡,使脏腑气血功能失调,就会导致本病的发生。

(2)饮食不节:饥饱失常,损伤脾胃,脾虚失运,酿生痰浊,上蒙清窍,及过食温热肥腻之品,体内痰热内盛,上冲清窍,导致本病发生。

(3)久病过劳:久病和过劳可伤及人体正气,阴阳平衡失调,脏腑功能紊乱,发生本病。

(4)先天禀赋异常:人体先天禀赋主要取决于父母之素质,即父母素质之偏盛偏衰可影响后代。父母因阴阳平衡失调而患高血压病,使其子女易患高血压病。

(二)病机

在上述病因的作用下,机体的阴阳平衡失调,脏腑、经络、气血功能紊乱,就形成了以头晕、头痛为主要表现的高血压病。其主要病机如下:

(1)肝阳上亢:素体阳盛阴衰之人,阴阳平衡失其常度,阴亏于下,阳亢于上;长期精神紧张或忧思郁怒,使肝失调达,肝气郁结,气郁化火伤阴,肝阴耗伤,风阳易动,上扰头目而出现眩晕、头痛。

(2)肝肾阴虚:肝藏血,肾藏精,肾阴不足常可导致肝阴不足,肝阴不足亦可致肾阴不足。肝肾阴虚,不能涵敛阳气,阳气亢逆上冲,而出现眩晕、头痛。

(3)痰湿中阻:饮食不节,肥甘厚味太过,损伤脾胃,或忧思劳倦伤脾,以致脾虚健运失职,聚湿生痰;或肝气郁结,气郁湿滞生痰。痰湿中阻,或兼内生之风火作祟,则表现为头痛、脘闷、眩晕欲仆等。

(4)瘀血阻络：中医认为“初病在经，久病入络”“初病在气，久病入血”“气病累血，血病则累气”。高血压病随病程的延续，病情进一步发展，殃及血分，使血行不畅，终至瘀血阻络。

(5)阴阳两虚：多因病久不愈，阴阳俱损而致。在高血压病患者中多见阴损及阳，最终阴阳两虚。

二、临床症状

(一)症状

高血压病根据起病和病情进展的缓急及病程的长短可分为缓进型和急进型两型，前者又称良性高血压，绝大部分患者属此型，后者又称恶性高血压，仅占高血压病患者的1%～5%。

1.缓进型高血压病

缓进型高血压病多为中年后起病，起病多数隐匿，病情发展慢，病程长。患者的主观症状和血压升高的程度不一致，约半数患者无明显症状，只是在体格检查或因其他疾病就医时发现有高血压，少数患者则在发生心、脑、肾等器官的并发症时才明确高血压病诊断。

患者可有头痛，多发于枕部，尤其发生在睡醒时，尚可有头晕、头胀、颈部扳紧感、耳鸣、眼花、健忘、注意力不集中、失眠、烦闷、乏力、四肢麻木、心悸等。这些症状并非都是由高血压直接引起，部分是高级神经功能失调所致，无临床特异性。此外，尚可出现身体不同部位的反复出血，如眼结膜下出血、鼻出血、月经过多，少数有咯血等。

早期患者由于血压波动幅度大，可有较多症状，而在长期高血压后，即使在血压水平高时也无明显症状。因此，不论有无症状，患者应定期随访血压。随着病情的发展，血压明显而持续性升高，则可出现脑、心、肾、眼底等器质性损害和功能障碍，并出现相应的临床表现。

(1)脑部表现：高血压脑部表现主要为头痛、头晕和头胀，经降压药物治疗后上述症状可消失或减轻。但要注意有时高血压下降得过多时也可引起头晕。

(2)心脏表现：高血压病起病数年至十余年后多出现高血压性心脏病，早期心功能代偿期仅有心悸、胸闷等表现，心功能失代偿时则可出现左心衰竭表现，晚期可发展为全心衰竭。另外高血压可促进动脉粥样硬化，部分患者可因合并冠状动脉粥样硬化性心脏病而有心绞痛、心肌梗死的表现。部分高血压病患者发生心肌梗死或发生脑出血后，血压可能降至正常，并长期或不再升高。

(3)肾脏表现：早期可先出现蛋白尿、血尿，当肾功能进一步减退时，血中非蛋白氮、肌酐、尿素氮常增高，酚红排泄试验示排泄量明显降低，尿素廓清率可明显低于正常，上述改变可随肾脏病变的加重而加重，最终出现尿毒症。

(4)眼底表现：早期可见视网膜动脉痉挛，动脉变细，呈银丝状，动静脉交叉压迫，晚期出现出血或渗出，甚则视神经盘水肿。

2.急进型高血压

在未经治疗的原发性高血压病患者中，约1%可发展成急进型高血压。发病较急骤，男女比例约3∶1，多在青中年发病。其表现基本上与缓进型高血压病相似，但症状如头痛等明显，具有病情严重、发展迅速、视网膜病变和肾功能很快衰竭等特点。血压显著升高，舒张压多持续在130～140mmHg或更高。各种症状明显，小动脉的纤维样坏死性病变进展迅速，常于数月至1～2年内出现严重的脑、心、肾损害，发生脑血管意外、心力衰竭和尿毒症。并常有视力模糊或失明，视网膜可发生出血、渗出物及视神经乳头水肿。由于肾脏损害最为显著,常有持续蛋白尿、血尿和管型尿,24 小时尿蛋白可达 3g,最后多因尿毒症而死亡,但也可死于脑血管意外或心力衰竭。

3.高血压急症和高血压亚急症

高血压急症和高血压亚急症曾被称为高血压危象。高血压急症是指原发性或继发性高血压患者,在某些诱因作用下,血压突然和显著升高(一般超过 180/120mmHg),同时伴有进行性心、脑、肾等重要靶器官功能不全的表现。高血压急症包括高血压脑病、颅内出血(脑出血和蛛网膜下腔出血)、脑梗死、急性心力衰竭、肺水肿、急性冠状动脉综合征(不稳定型心绞痛、急性非 ST 段抬高和 ST 段抬高心肌梗死)、主动脉夹层动脉瘤、子痫等。高血压亚急症是指血压显著升高但不伴靶器官损害,患者可以有血压明显升高造成的症状,如头痛,胸闷,鼻出血和烦躁不安等。血压升高的程度不是区别高血压急症与高血压亚急症的标准,区别两者的唯一标准是有无新近发生的急性进行性的严重靶器官损害。

高血压急症和高血压亚急症是高血压时的急重症,可见于缓进型高血压各期和急进型高血压,血压改变以收缩压突然明显升高为主,舒张压也可升高,常在诱发因素作用下出现,如强烈的情绪变化、精神创伤、心神过劳、寒冷刺激和内分泌失调等。患者出现剧烈头痛、头晕、眩晕,有的伴随自主神经功能紊乱症状,如发热、口干、出汗等;严重者可出现心绞痛、肺水肿、肾衰竭、高血压脑病等。发作时尿中出现少量蛋白和红细胞,血尿素氮、肌酐可增加,血糖也可升高,眼底检查小动脉痉挛可伴出血、渗出或视神经乳头水肿。发作一般历时短暂,控制血压后,病情可迅速好转,但易复发。在有效降压药普遍应用的人群,此危象已很少发生。

4.高血压脑病

在急进型或严重的缓进型高血压病患者,尤其是伴有明显脑动脉硬化时,可出现脑部小动脉先持久而明显地痉挛,继之被动性或强制性扩张,急性的脑循环障碍导致脑水肿和颅内压增高从而出现一系列临床表现,在临床上称为高血压脑病。发病时常先有血压突然升高,收缩压、舒张压均高,以舒张压升高为主,患者出现剧烈头痛、头晕、恶心、呕吐、烦躁不安,脉搏多慢而有力,可有呼吸困难或减慢、视力障碍、黑矇、抽搐、意识障碍,甚至昏迷,也可出现暂时性偏瘫、失语、偏身感觉障碍等。检查可见视神经乳头水肿,脑脊液压力增高、蛋白含量增高。发作短暂者历时数分钟,长者可数小时甚至数天。妊娠高血压综合征、肾小球肾炎、肾血管性高血压和嗜铬细胞瘤的患者,也可能发生高血压脑病这一危急病症。

(二)体征

高血压主要靠测量血压时发现,本身无特殊体征,体格检查听诊时可有主动脉瓣区第二心音亢进、收缩期杂音或收缩期早期喀喇音,少数患者在颈部或腹部可听到血管音。当合并并发症时有相应体征。

(三)常见并发症

高血压病常见并发症有脑血管意外、心功能不全、肾衰竭及主动脉夹层动脉瘤等。

三、诊断要点

(一)诊断标准

在未使用降压药物的情况下,收缩压≥140mmHg 和(或)舒张压≥90mmHg;根据血压升高水平，又进一步将高血压分为1级，2级和3级。尤其对于轻、中度血压升高。一般需要非同日测量3次来判断血压升高及其分级。详见下表3－1。

表3－1　高血压水平的定义和分级

分类	SBP(mmHg)			DBP(mmHg)
正常血压	＜120	和		＜80
正常高值血压	120～139	和	（或）	80～89
高血压	≥140	和	（或）	≥90
1级高血压(轻度)	140～159	和	（或）	90～99
2级高血压(中度)	160～179	和	（或）	100～109
3级高血压(重度)	≥180	和	（或）	≥110
单纯收缩期高血压	≥140	和	（或）	＜90

注：当收缩压和舒张压分属于不同级别时，以较高的分级为准。

高血压病的诊断要点为：

(1)年龄一般在40岁以上，男女发病率大致相等。

(2)在至少两次不同场合下的血压测量(每次不少于3个测量值)均符合高血压的诊断标准。

(3)除外症状性高血压。

(4)血压达到确诊高血压水平时，应注意分级的确定。

(5)注意有无合并症的存在。

(二)危险性的分层

高血压及血压水平是影响心血管事件发生和预后的独立危险因素，但是并非唯一决定因素。大部分高血压患者还有血压升高以外的心血管危险因素。因此，高血压患者的诊断和治疗不能只根据血压水平，必须对患者进行心血管风险的评估并分层。高血压患者的心血管风险分层，有利于确定启动降压治疗的时机，有利于采用优化的降压治疗方案，有利于确立合适的血压控制目标，有利于实施危险因素的综合管理。

表3－2　高血压患者心血管风险水平分层

其他危险因素和病史	1级高血压	2级高血压 3级高血压
无	低危	中危 高危
1～2个其他危险因素	中危	中危 很高危
≥3个其他危险因素或靶器官损害高危		高危 很高危
临床并发症或合并糖尿病	很高危	很高危 很高危

高血压患者危险程度的估计根据：(1)血压水平；(2)心血管疾病危险因素；(3)靶器官损害以及临床并发症或合并糖尿病。

表 3－3 影响高血压患者心血管预后的重要因素

心血管危险因素	靶器官损害	伴临床疾患
·高血压(1～3 级)	·左心室肥厚	·脑血管病
·男性>55 岁;女性>65 岁	心电图	脑出血,缺血性脑卒中,短暂性脑缺血发作
·吸烟	Sokolow-Lyons>38mm 或 Cronell>2440mm·ms	·心脏疾病 心肌梗死史,心绞痛,冠状动脉血运重建时,慢性心衰
·糖耐量受损(餐后 2 小时血糖 7.8～11.0mmol/L)和(或)空腹血糖异常(6.1～6.9mmol/L)	超声心动图 LVMI: 男≥125g/m^2,女≥120g/m^2	·肾脏疾病 糖尿病肾病,肾功能受损,血肌酐:男性>133μmol/L,女性>124μmol/L,蛋白尿>300mg/24h
·血脂异常 TC≥5.7mmol/L 或 LDOC>3.3mmol/L 或 HDL-C<1.0mmol/L	·颈动脉超声 MT≥0.9mm 或颈动脉粥样斑块	·外周血管疾病
·早发心血管病家族史 (一级亲属发病年龄男性<55 岁,女性<65 岁)	·颈一股动脉脉搏波速度>12m/s	·视网膜病变 出血或渗出,视乳头水肿
·腹型肥胖 (腰围:男性≥90cm,女性≥85cm)或肥胖(BMI>28kg/m^2)	·踝臂血压指数<0.9	·糖尿病 空腹血糖≥7.0mmol/L 餐后 2 小时血糖≥11.1mmol/L 糖化血红蛋白≥6.5%
·血同型半胱氨酸升高(≥10μmol/L)	·eGFR 降低 (eGFR<60mL·min^{-1}·1.73^{-2}) 或血清肌酐轻度升高: 男性 115～133μmol/L 女性 107～124μmol/L	
	·微量白蛋白尿: 30～300mg/24h 或白蛋白/肌酐比:≥30mg/g	

注:TC:胆固醇;LDL-C:低密度脂蛋白胆固醇;HDL-C:高密度脂蛋白胆固醇;BMI:体质指数;LVMI:左心室质量指数;IMT:颈动脉内中膜厚度;eGFR:估算的肾小球滤过率

四、鉴别诊断

(一)肾实质病变性高血压

包括急性肾小球肾炎、慢性肾小球肾炎、肾盂肾炎、狼疮性肾炎、肾结核、多囊肾、糖尿病性肾病、肾肿瘤等。其中以急、慢性肾小球肾炎为常见。原发性高血压病与急性肾小球肾炎的鉴别点有:后者有典型的发热、肉眼血尿、少尿、浮肿等临床表现,尿镜检可见大量蛋白、红细胞和管型。这些是原发性高血压病所不具备的。慢性肾小球肾炎与原发性高血压病伴肾损害的鉴别点是:后者的肾损害发生于高血压病后,尿异常较轻,肾小管功能损害较肾小球功能损害为早、为重,并还常伴有心脏并发症。慢性肾小球肾炎有血尿、蛋白尿,并常反复发作,还多有不同程度的贫血,肾小球功能损害明显。

(二)肾血管性高血压

包括肾动脉畸形、肾血管发育不良、肾动脉粥样硬化、肾动脉纤维病和大动脉炎累及肾动脉等。肾动脉发育不良和肾动脉粥样硬化均可造成肾动脉狭窄,属于肾动脉畸形。后者与原发性高血压病的鉴别要点是:肾血管性高血压病无高血压病家族史,一般降压药物治疗效果不佳,约80%的患者在上腹部或肾区可听到血管杂音。肾动脉血管造影可显示狭窄部位和程度。肾动脉纤维瘤多见于青、中年妇女,病变多见于肾动脉外2/3与分支处。肾动脉造影和分侧肾静脉肾素比值测定可确诊该病。大动脉炎是指主动脉及其主要分支和肺动脉的非特异性炎性病变,致血管壁增厚,甚至某些部位血管狭窄、堵塞。该病发病年龄轻,女性多于男性,多表现为急进型恶性高血压,药物治疗效果差。部分患者有低热,胸痛,体重下降,血象和血沉异常,腹部可闻及收缩期杂音,四肢脉搏搏动异常。

(三)嗜铬细胞瘤

管该病因肾上腺髓质或交感神经节大量分泌去甲肾上腺素和肾上腺素,引起阵发性或2持续性血压增高,临床多见年轻人。常因精神刺激、剧烈运动、体位改变、挤压肿瘤引病起。表现为剧烈头痛、心悸、出汗、面色苍白等症。血压可骤然升高达(200～250)/(100～150)mmHg,发作间歇期血压明显下降,甚至正常,测量血液中肾上腺素或去甲临肾上腺素、尿中3-甲基-4-羟基苦杏仁酸明显增高。靠超声波双肾及肾上腺检查和CT、磁共振成像检查均可定位诊断。

(四)原发性醛固酮增多症

本病是因肾上腺皮质增生或肿瘤致分泌过多醛固酮人血,引起水钠潴留、血容量增多,钠离子引起血管反应性增强,使血压升高。临床中多见于青、中年女性。症状有饮水多、尿多、乏力或阵发性肌无力及肌麻痹的典型表现,极少出现浮肿。血生化检查见有血清钾低、钠高、尿醛固酮增多、尿钾增高、血浆肾素活性降低等特征。超声波、同位素和CT检查均可定位诊断。

(五)库欣综合征

本病由于肾上腺皮质肿瘤或因下丘脑一垂体分泌过多促肾上腺皮质激素(ACTH),使肾上腺皮质增生并分泌过多糖皮质激素,致水钠潴留引起高血压病。临床以女性多见,表现为躯干肥胖,满月脸,水牛肩,腹垂悬,而四肢肌肉消瘦,多血质面容,腹部及大腿内侧有紫纹出现,有不同程度的性征改变。实验室检查见24小时尿17-羟皮质类固醇增高,X线蝶鞍检查、脑CT和肾上腺CT扫描皆有确诊价值。

(六)甲状腺功能亢进症

临床症状和血清甲状腺素 T_3、T_4增高都可与原发性高血压病相区别。

五、治疗

高血压病的诊断一经确立,即应考虑治疗。原发性高血压大多数患者需长期甚至终身坚持治疗,继发性高血压多数可通过药物治疗或手术治疗治愈。目前高血压治疗按照个体化的原则,结合患者的具体情况将高血压分为不同的类型,例如顽固性高血压、老年收缩期高血压、白大衣高血压、盐敏感高血压、妊娠期高血压、儿童高血压。

高血压治疗的主要目的是降低动脉血压至正常或尽可能接近正常,以控制并减少与高血压有关的心、脑、肾和周围血管等靶器官损害,最大限度地降低心血管病的总死亡率和病残率。

高血压治疗包括中医治疗和西医治疗,非药物治疗和药物治疗。

(一)辨证治疗

中医根据不同的患者、不同的病情,依据高血压病的证候特点,分成下列六种基本证型进行治疗。

1.肝阳上亢

【证候特点】

头晕头痛,面红目赤,烦躁易怒,口干口苦,溲黄便秘,舌红苔黄,脉弦。

【治法】

平肝潜阳,清热息风。

【推荐方剂】

羚羊角汤加减。

【基本处方】

羚羊角骨(先煎)15g,钩藤 18g,石决明(先煎)30g,龟甲(先煎)20g,夏枯草 12g,生地黄 18g,牛膝 12g,白芍 15g,菊花 12g,牡丹皮 15g,酸枣仁 18g,甘草 6g。如无羚羊角骨则用水牛角或山羊角25g 代替。每日 1 剂,水煎服。

【加减法】

若肝火偏盛,可加龙胆草 15g 以增强清肝泄热之力;如大便秘结者,可加大黄 10g 以通腑泄热;若阳盛生风眩晕,加天麻 12g 息风。

2.阴虚阳亢

【证候特点】

头晕头痛,耳鸣眼花,失眠多梦,腰膝酸软,五心烦热,舌红苔少,脉弦细数。

【治法】

滋阴潜阳,平肝息风。

【推荐方剂】

天麻钩藤饮加减。

【基本处方】

天麻 12g,钩藤 18g,石决明(先煎)30g,杜仲 20g,牛膝 12g,白芍 15g,茯苓 15g,生地黄 15g,黄芩 12g，夜交藤 25g，栀子 12g，甘草 6g。每日 1 剂，水煎服。

【加减法】

眩晕，肢麻甚者，加白僵蚕 15g、胆南星 10g 以息风通络；肥胖多痰者，加法半夏 15g、全瓜蒌 15g 以化痰；兼血瘀头痛者，加延胡索 12g、丹参 15g 以活血化瘀；兼失眠者加酸枣仁 18g 安神。

3.肝肾阴虚

【证候特点】

头晕耳鸣，目涩视朦，腰膝酸软，五心烦热，小便黄短，大便干结，舌红少苔或无苔，脉弦细或细数。

【治法】

滋补肝肾。

【推荐方剂】

杞菊地黄汤加减。

【基本处方】

枸杞子 15g，菊花 12g，生地黄 15g，山茱萸 12g，泽泻 12g，牡丹皮 15g，茯苓 15g，山药 15g，杜仲 20g，酸枣仁 18g，甘草 6g。每日 1 剂，水煎服。

【加减法】

若症见手足心热、盗汗、咽干、舌红少苔等虚火上炎征象者，加知母 10g、黄柏 10g、龟甲（先煎）15g 以滋阴泻火；若畏寒肢冷甚，小便清长，夜尿频数者，加鹿角胶（烊化）15g、淫羊藿 12g 以温阳补肾。

4.痰浊中阻

【证候特点】

头晕头重，困倦乏力，心胸烦闷，腹胀痞满，呕吐痰涎，少食多寐，手足麻木，舌淡苔腻，脉弦滑。

【治法】

健脾化湿，除痰息风。

【推荐方剂】

半夏白术天麻汤或温胆汤加减。

【基本处方】

天麻 12g，白术 15g，法半夏 15g，姜竹茹 12g，枳实 12g，茯苓 15g，马兜铃 10g，石菖蒲 12g，远志 9g，罗汉果 6g。每日 1 剂，水煎服。

【加减法】

若痰阻血瘀心胸翳痛者加丹参 18g、延胡索 12g 以活血止痛；若脘闷腹胀，纳呆便溏者，加砂仁（后下）10g、藿香 12g 以行气化浊止泻；若痰浊化热，舌苔黄腻者，加黄连 10g 以清热。

5.血脉瘀阻

【证候特点】

头痛经久不愈，固定不移，偏身麻木，心痛胸痹，面唇发绀，舌质紫暗，脉弦涩。

【治法】

活血祛瘀,疏通血脉。

【推荐方剂】

血府逐瘀汤加减。

【基本处方】

赤芍 15g,桃仁 10g,生地黄 15g,川红花 10g,柴胡 12g,郁金 12g,牛膝 12g,益母草 18g,合欢皮 20g,甘草 6g。每日 1 剂,水煎服。

【加减法】

兼气虚者,自汗,加黄芪 30g 以补气固表止汗;若兼血瘀化热者,加牡丹皮 12g、地骨皮 12g 以清瘀热。

6.阴阳两虚

【证候特点】

头晕眼花,头痛耳鸣,心悸气短,腰酸腿软,失眠多梦,遗精阳痿,肢冷麻木,夜尿频数或少尿水肿,舌淡苔白,脉弦细,尺弱。

【治法】

补肾养肝,益阴助阳。

【推荐方剂】

金匮肾气丸合二仙汤加减。

【基本处方】

熟地黄 15g,山茱萸 12g,山药 15g,茯苓 15g,牡丹皮 12g,泽泻 12g,熟附子(先煎)10g,肉桂(焗服)1.5g,淫羊藿 15g,金樱子 30g,炙甘草 6g。每日 1 剂,水煎服。

【加减法】

若兼见手足心热、盗汗、咽干、舌红少苔等虚火上炎征象者,加知母 10g、黄柏 10g、龟甲(先煎)15g 以滋阴泻火。若畏寒肢冷甚,小便清长,面色白者,加鹿角胶(烊化)15g、杜仲 18g,以温阳补肾。

上述各种证型可以单独出现,但更多的是混合出现。本病早期大多属于肝阳上亢证;久而久之肝肾受损,多见阴虚阳亢,后期则阳气受损,所谓阴损及阳,阴阳两虚;另一方面,久病多瘀,除了有肝肾阴虚、肾阴阳两虚证外,尚兼有血瘀。临床应用时须根据实际情况灵活加减。

(二)其他治疗

1.中成药

(1)全天麻胶囊:每次 3 粒,每日 3 次。适用于肝肾阴虚、肝阳上充型。

(2)夏桑菊:每次 1 小包,每日 3 次。适用于肝阳上亢型。

(3)杞菊地黄丸:每次 6g,每日 3 次。适用于阴虚阳亢型。

(4)附桂八味丸:每次 6g,每日 3 次。适用于阴阳两虚型。

(5)复方罗布麻片:每次 2 粒,每日 3 次。适用于肝阳上亢、痰浊中阻、血脉瘀阻型。

(6)松龄血脉康:每次 4 粒,每日 3 次。适用于血脉瘀阻型。

(7)六味地黄丸(浓缩丸):每次 8 丸,每日 3 次,口服。适用于轻度高血压以及高血压所致肾脏损害。

(8)水蛭土元粉:水蛭、土元按 1∶1 比例混合粉碎后装入胶囊,每粒含生药 0.25g。每次 1.0g,每日 3 次,口服。适用于轻中型高血压病。

(9)高血压速降丸:一次 1 袋(20 粒),一日 2 次,口服。适用于各型高血压及高血压引起的头晕、头痛、失眠、易怒等。体虚胃弱者酌减。

(10)粉防己碱:每次 20～40mg,每日 3 次,口服;每次 120～180mg,每日 2 次,静注。

2.针灸

(1)主穴:风池、曲池、足三里、太冲。

(2)手法:每次选主穴 2 个和配穴 1～2 个,行稍强针法,留针 20 分钟。

(3)加减:肝火炽盛加行间、太阳。阴虚阳亢加太溪、三阴交、神门。痰湿内盛加丰隆、内关。阴阳两虚加气海、关元(灸)。

3.沐足疗法

茺蔚子、钩藤、桑树皮各 50g,共煎水浸泡双足 30 分钟。或邓铁涛浴足方(药物组成:怀牛膝 30g,川芎 30g,天麻 10g,钩藤 10g,夏枯草 10g,吴茱萸 10g,肉桂 10g。),共煎水浸泡双足 30 分钟。

4.穴位注射

取穴:

(1)足三里、内关。

(2)合谷、三阴交。

(3)太冲、曲池。

方法:三组穴可交替使用,每穴注射 0.25%盐酸普鲁卡因 1mL,每日 1 次。

5.耳针疗法

取穴:皮质下、神门、心、交感、降压沟。

方法:每穴捻针半分钟,留针 30 分钟,每日 1 次。掀针埋藏,或王不留行籽按压,每次选 2～3 穴,可埋针 1～2 天,10 天为 1 个疗程。

6.皮肤针疗法

选部:脊柱两侧,以腰骶椎为重点叩刺部位,并兼叩颈椎、前额、后脑及眼区、四肢末端。

方法:采用轻刺激。先自脊椎部叩起,自上而下,先内侧,后外侧,然后再叩击颈项、头额等部。亦可用中号或大号火罐在除头部以外的上述部位拔罐 10 个左右,时间约 15 分钟。

7.穴位埋线疗法

取穴:

(1)曲池、足三里。

(2)心俞、太冲。

方法:每次埋 1 组,埋 15～20 天,2 组交替使用。

以上针灸方法,适用于本病阴阳失调者。

8.贴敷疗法

吴茱萸适量研粉,醋调,贴于两足心。

9.医院制剂

(1)防芪胶囊(内含黄芪、防己等):每次 3 粒,每日 3 次。用于各型高血压病引起的眩晕、头痛等,可长期服用。

(2)晕乃停口服液(内含天麻、法半夏、川芎等):每次10mL,每日3次。适用于本病痰浊中阻、血虚血瘀的眩晕、头痛。

(3)脑脉Ⅰ号口服液(内含黄芪、川芎、天麻、石菖蒲等):每次10mL,每日3次。适用本病痰浊中阻、脑脉瘀阻者。

(4)脑脉Ⅱ号口服液(内含人工牛黄粉、水牛角、水蛭、虎杖等):每次10mL,每日3次。适用本病肝阳上亢、肝肾阴虚者。

(三)西医治疗

积极应用非药物疗法和(或)药物疗法治疗高血压并将之控制在正常范围内,可以有效地预防相关并发症的发生;已经出现靶器官损害的,有助于延缓甚至避免心、脑、管肾病变的恶化,提高患者生活质量,降低病死率和病残率。

1.高血压治疗的主要目的和原则

高血压治疗的主要目的是最大限度地降低心脑血管病并发症的发生和死亡的总体危险。高血压治疗的基本原则:

(1)高血压是一种以动脉血压持续升高为特征的进行性“心血管综合征”,常伴有其他危险因素、靶器官损害或临床疾患,需要进行综合干预。

(2)抗高血压治疗包括非药物和药物两种方法,大多数患者需长期甚至终身坚持治疗。

(3)定期测量血压;规范治疗,改善治疗依从性,尽可能实现降压达标;坚持长期平稳有效地控制血压。

2.高血压的治疗策略

按低危、中危、高危及很高危分层,应全面评估患者的总体危险,并在危险分层的基础上做出治疗决策。

(1)高危、很高危患者:一旦确诊,立即开始对高血压及并存的危险因素和临床情况进行综合治疗。

(2)中危患者:先对患者的血压及其他危险因素进行为期数周的观察,评估靶器官损害情况,然后,决定是否以及何时开始药物治疗。

(3)低危患者:对患者进行较长时间的观察,反复测量血压,尽可能进行24小时动态血压监测,评估靶器官损害情况,然后决定是否以及何时开始药物治疗。

3.高血压患者的降压目标

一般高血压患者,应将血压降至140/90mmHg以下;65岁及以上的老年人的收缩压应控制在150mmHg以下,如能耐受还可进一步降低;伴有肾脏疾病、糖尿病,或病情稳定的冠心病或脑血管病的高血压患者治疗更宜个体化,一般可以将血压降至130/80mmHg以下,脑卒中后的高血压患者一般血压目标为＜140/90mmHg;老年或伴严重冠心病的糖尿病患者血压目标是＜140/90mmHg。对急性期的冠心病或脑卒中患者,应按照相关指南进行血压管理。DBP低于60mmHg的冠心病患者,应在密切监测血压的前提下逐渐实现SBP达标。

特殊人群降压治疗的目标如下:

(1)脑卒中:急性脑卒中的血压处理缺乏临床试验足够证据。参照2010年中国高血压指南供参考建议如下:

1)急性缺血性卒中溶栓前血压应控制在<185/110mmHg;急性缺血性卒中发病24小时内血压升高的患者应谨慎处理,除非收缩压≥180mmHg或舒张≥110mmHg,或伴有严重心功能不全、主动脉夹层、高血压脑病者,一般不予降压,降压的合理目标是24小时内血压降低约15%。有高血压病史且正在服用降压药物者,如神经功能平稳,可于卒中后24小时开始使用降压药物。

2)急性脑出血患者,如果收缩压>200mmHg或平均动脉压>150mmHg,要考虑用持续静脉滴注积极降低血压,血压的监测频率为每5分钟一次。如果收缩压>180mmHg或平均动脉压>130mmHg,并有疑似颅内压升高的证据者,要考虑监测颅内压,用间断或持续的静脉给药降低血压;如没有疑似颅内压升高的证据,则考虑用间断或持续的静脉给药轻度降低血压(例如,平均动脉压110mmHg或目标血压为160/90mmHg),密切观察病情变化。

(2)肾功能不全:肾功能损害是高血压的常见合并症,也是高血压致死、致残的主要环节之一。高血压病与肾功能不全两者存在伴发关系,高血压病可引起肾脏损害,后者又使血压进一步升高,并难以控制。肾脏疾病所致的高血压称之为肾性高血压,主要由肾血管疾病(如肾动脉狭窄)和肾实质性疾病(肾小球肾炎,慢性肾盂肾炎、多囊肾等)所致,在肾脏疾病进展过程中可产生高血压,后者又加剧肾脏病变使肾功能减退,形成恶性循环。

高血压患者如出现肾功能损害的早期表现,如微量白蛋白尿或肌酐水平轻度升高,应积极控制血压,在患者能够耐受下,可将血压降至<130/80mHg,必要时可联合应用2～3种降压药物,其中应包括一种RAAS阻滞剂(ACEI或ARB)。终末期肾病的降压目标<140/90mmHg。

4.高血压病的非药物治疗和药物治疗

非药物治疗(生活方式干预):非药物治疗主要指生活方式干预,即去除不利于身体和心理健康的行为和习惯。它不仅可以预防或延迟高血压的发生,还可以降低血压,提高降压药物的疗效,从而降低心血管风险。包括减少钠盐摄入,增加钾盐摄入;控制体重;戒烟;不过量饮酒;体育运动;减轻精神压力,保持心理平衡。改善患者生活方式应作为治疗任何类型高血压患者的基础。

药物治疗

(1)降压药物的治疗原则:降压治疗药物应用应遵循以下4项原则,即小剂量、优先选择长效制剂、联合用药及个体化。

1)小剂量:初始治疗时通常应采用较小的有效治疗剂量,并根据需要,逐步增加剂量。

2)优先应用长效制剂:尽可能使用一天一次给药而有持续24小时降压作用的长效药物,以有效控制夜间血压与晨峰血压,更有效预防心脑血管并发症发生。

3)联合用药:可增加降压效果又不增加不良反应,在低剂量单药治疗疗效不满意时,可以采用两种或多种降压药物联合治疗。事实上,2级以上高血压为达到目标血压常需联合治疗。对血压≥160/100mmHg或中危及以上患者,起始即可采用小剂量两种药联合治疗,或用小剂量固定复方制剂。

4)个体化:根据患者具体情况和耐受性及个人意愿或长期承受能力,选择适合患者的降压药物。

(2)降压药物的选择:无论选用何种药物,其治疗目的均是将血压控制在理想范围,预防或减轻靶器官损害。钙通道阻滞剂、ACEI、ARB、利尿剂和β受体阻滞剂及其低剂量固定复方制剂,均可作为降压治疗的初始用药或长期维持用药,单药或联合治疗。尽管五大类降压药物均可作为初始和维持用药,但不能简单地理解为可以不加选择地随意使用药物,或五大类药物作为首选药物的机会均等。相反,应根据患者的危险因素、亚临床靶器官损害以及合并临床疾病情况,合理使用药物,优先选择某类降压药物，有时又可将这些临床情况称为适应证。

(3)降压药物的常用种类和作用特点：常用降压药物包括钙通道阻滞剂、血管紧张素转换酶抑制剂(ACEI)、血管紧张素受体阻滞剂(ARB)、利尿剂和β受体阻滞剂五类，以及由上述药物组成的固定配比复方制剂。此外，α-受体阻滞剂或其他种类降压药有时亦可应用于某些高血压人群。

1)钙拮抗剂(CCB)：主要通过阻断血管平滑肌细胞上的钙离子通道发挥扩张血管降低血压的作用。包括二氢吡啶类钙拮抗剂和非二氢吡啶类钙拮抗剂。前者如硝苯地平、尼群地平、拉西地平、氨氯地平和非洛地平等。我国以往完成的较大样本的降压治疗临床试验多以二氢吡啶类钙拮抗剂为研究用药，并证实以二氢吡啶类钙拮抗剂为基础的降压治疗方案可显著降低高血压患者脑卒中风险。此类药物可与其他4类药联合应用，尤其适用于老年高血压、单纯收缩期高血压、伴稳定型心绞痛、冠状动脉或颈动脉粥样硬化及周围血管病患者。常见不良反应包括反射性交感神经激活导致心跳加快、面部潮红、脚踝部水肿、牙龈增生等。二氢吡啶类CCB没有绝对禁忌证，但心动过速与心力衰竭患者应慎用，如必须使用，则应慎重选择特定制剂，应优选长效CCB作为控制高血压的基本药物。急性冠脉综合征患者一般不推荐使用短效硝苯地平。

临床上常用的非二氢吡啶类钙拮抗剂主要包括维拉帕米和地尔硫䓬两种药物，也可用于降压治疗，常见不良反应包括抑制心脏收缩功能和传导功能，有时也会出现牙龈增生。2～3度房室传导阻滞、心力衰竭患者，禁止使用。因此，在使用非二氢吡啶类CCB前应详细询问病史，应进行心电图检查，并在用药2～6周内复查。二氢吡啶类钙拮抗剂常用制剂有：硝苯地平，10～30mg，每日2～3次；硝苯地平缓释片，10～80mg，每日2次；硝苯地平控释片，30～60mg，每日1次；非洛地平缓释片，2.5～10mg，每日1次；氨氯地平，2.5～10mg，每日1次；左旋氨氯地平，1.25～5mg；尼群地平，20～60mg，每日2～3次；拉西地平，4～8mg，每日1次。非二氢吡啶类钙拮抗剂常用制剂有：维拉帕米，80～480mg每日2～3次；维拉帕米缓释片，120～480mg每日1～2次；地尔硫䓬胶囊，90～360mg，每日1～2次。

2)血管紧张素转换酶抑制剂(ACEI)：通过抑制ACE使血管紧张素Ⅱ生成减少，并抑制激肽酶使缓激肽降解减少，发挥降压作用。作用机制是抑制血管紧张素转化酶阻断肾素血管紧张素系统发挥降压作用。常用药包括卡托普利、依那普利、贝那普利、雷米普利、培哚普利等，在欧美国家人群中进行了大量的大规模临床试验，结果显示此类药物对于高血压患者具有良好的靶器官保护和心血管终点事件预防作用。ACE单用降压作用明确，对糖脂代谢无不良影响。限盐或加用利尿剂可增加ACEI的降压效应。尤其适用于伴慢性心力衰竭、心肌梗死后伴心功能不全、糖尿病肾病、非糖尿病肾病、代谢综合征、蛋白尿或微量白蛋白尿患者。最常见不良反应为持续性干咳，多见于用药初期，症状较轻者可坚持服药，不能耐受者可改用ARB。其他不良反应有低血压、皮疹，偶见血管神经性水肿及味觉障碍。长期应用有可能导致血钾升高，应定期监测血钾和血肌酐水平。妊娠和肾动脉狭窄、肾衰竭(血肌酐$>265\mu$mol/L或3mg/dL)患者禁用。常用制剂：卡托普利，25～300mg，每日2～3次；依那普利，2.5～40mg，每日2次；贝那普利，5～40mg，每日1～2次；培哚普利，4～8mg，每日1次；雷米普利，1.25～20mg，每日1次；福辛普利，10～40mg，每日1次(其中福辛普利为肝肾双通道降压药物)。ACEI的主要不良反应有咳嗽和高钾血症等。

3)血管紧张素Ⅱ受体拮抗剂(ARB)：作用机制是阻断血管紧张素1型受体发挥降压作用。常用药包括氯沙坦、缬沙坦、厄贝沙坦、替米沙坦等，也在欧美国家进行了大量较大规模的临床试验研究，结果显示，ARB可降低高血压患者心血管事件危险；降低糖尿病或肾病患者的蛋白尿及微量白蛋白尿。尤其适用于伴左室肥厚、心力衰竭、心房颤动预防、糖尿病肾病、代谢综合征、微量白蛋白尿或蛋白尿患者，以及不能耐受 ACEI 的患者。不良反应少见，偶有腹泻，长期应用可升高血钾，应注意监测血钾及肌酐水平变化。双侧肾动脉狭窄、妊娠妇女、高钾血症者禁用。常用的药物有：氯沙坦，25～100mg，每日 1 次；厄贝沙坦，150～300mg，每日 1 次；缬沙坦，80～160mg，每日 1 次；替米沙坦，20～80mg，每日 1 次；奥美沙坦，20～40mg，每日 1 次；坎地沙坦，4～32mg，每日 1 次。

4)利尿剂：通过利钠排水、降低高血容量负荷发挥降压作用。主要包括噻嗪类利尿剂、袢利尿剂、保钾利尿剂与醛固酮受体拮抗剂等几类。用于控制血压的利尿剂主要是噻嗪类利尿剂。在我国，常用的噻嗪类利尿剂主要是氢氯噻嗪和吲达帕胺。此类药物尤其适用于老年和高龄老年高血压、单独收缩期高血压或伴心力衰竭患者，也是难治性高血压的基础药物之一。其不良反应与剂量密切相关，故通常应采用小剂量。噻嗪类利尿剂可引起低血钾，长期应用者应定期监测血钾，并适量补钾。痛风者禁用；对高尿酸血症，以及明显肾功能不全者慎用，后者如需使用利尿剂，应使用袢利尿剂，如呋塞米等。保钾利尿剂因可升高血钾，应尽量避免与 ACE 抑制剂合用，禁用于肾功能不全者。噻嗪类利尿剂常用的制剂有：氢氯噻嗪，6.25～25mg，每日 1 次；氯噻酮，12.5～25mg，每日 1 次；吲达帕胺，0.625～2.5mg，每日 1 次；吲达帕胺缓释片，1.5mg，每日 1 次。袢利尿剂常用的制剂有：呋塞米，20～80mg，每日 1～2 次；托拉塞米，10～20mg，每日 1 次。保钾利尿剂常用的制剂有：螺内酯，20～60mg，每日 1～3 次。

5)β 受体阻滞剂：通过减慢心率、减低心肌收缩力、降低心排血量、减低血浆肾素活性等多种机制发挥降压作用。美托洛尔、比索洛尔对 β_1 受体有较高选择性，不良反应较少，既可降低血压，也可保护靶器官、降低心血管事件风险。β 受体阻滞剂尤其适用于伴快速性心律失常、冠心病心绞痛、慢性心力衰竭、交感神经活性增高以及高动力状态的高血压患者。常见的不良反应有疲乏、肢体冷感、激动不安、胃肠不适等，还可能影响糖、脂代谢。高度心脏传导阻滞、哮喘患者为禁忌证。慢性阻塞型肺病、运动员、周围血管病或糖耐量异常者慎用；必要时也可慎重选用高选择性 β 受体阻滞剂。长期应用者突然停药可发生反跳现象，即原有的症状加重或出现新的表现，较常见有血压反跳性升高，伴头痛、焦虑等，称之为撤药综合征。常用的 β 受体阻滞剂有：美托洛尔平片，25～100mg，每日 2 次；美托洛尔缓释片，47.5～190mg，每日 1 次；阿替洛尔，12.5～50mg，每日 1～2 次；比索洛尔，2.5～10mg，每日 1 次。

此外还有 α 受体阻滞剂和肾素抑制剂药物。

α 受体阻滞剂可阻断突触后 α 受体，对抗去甲肾上腺素的缩血管作用。不作为一般高血压治疗的首选药，适用高血压伴前列腺增生患者，也用于难治性高血压患者的治疗。降压效果较好，但因易致体位性低血压，近年来临床应用在逐渐减少。由于这类药物对血糖、血脂等代谢过程无影响，当患者存在相关临床情况时，仍不失为一种较好的选择。常用制剂有：压宁定（或利喜定），30mg，每日 2～3 次；压宁定（或利喜定），25mg 加于注射液 40mL 中静脉缓慢推注，可继以 25～100mg 加入注射液 100～250mL 中静滴维持；酚妥拉明 5～10mg 加于 5%葡萄糖注射液 20mL 中静注或 15～30mg 加于 5%葡萄糖注射液 250mL 中静滴，滴速 0～3mg/min。最好使用控释制剂，使用时应从小剂量开始，逐渐增加用量，开始用药应在入睡前，以避免体位性低血压反应的发生，使用中注意测量坐立位血压。体位性低血压者禁用，心力衰竭者慎用。

肾素抑制剂为一类新型降压药，其代表药为阿利吉伦，可显著降低高血压患者的血压水平，但对心衰治疗无益。

(4)降压药物的联合应用:循证医学证据表明,小剂量联合应用不同种类降压药物比单用较大剂量的某一种药物降压效果更好且不良反应较少,因此联合应用降压药物日益受到推崇与重视。合理地联合用药,不同药物之间可协同作用或作用相加,而其不良作用可以相互抵消或至少不重叠或相加。联合用药用的适应证:2 级高血压和(或)伴有多种危险因素、靶器官损害或临床疾患的高危人群,往往初始治疗即需要应用两种小剂量降压药物,如仍不能达到目标水平,可在原药基础上加量或可能需要 3 种,甚至 4 种以上降压药物。联合用药方案。

常用的联合用药方案:

1)ACEI 或 ARB 加噻嗪类利尿剂。

2)二氢吡啶类钙通道阻滞剂加 ACEI 或 ARB。

3)钙通道阻滞剂加噻嗪类利尿剂。

4)二氢吡啶类钙通道阻滞剂(D-CCB)加 β 受体阻滞剂。

多种药物的合用:

1)三药联合的方案:在上述各种两药联合方式中加上另一种降压药物便构成三药联合方案,其中二氢吡啶类钙通道阻滞剂+ACEI(或 ARB)+噻嗪类利尿剂组成的联合方案最为常用。

2)四药联合的方案:主要适用于难治性高血压患者,可以在上述三药联合基础上加用第四种药物如 β 受体阻滞剂、螺内酯、可乐定或 α 受体阻滞剂等。

固定配比复方制剂:是常用的一组高血压联合治疗药物。是常用的一组高血压联合治疗药物。通常由不同作用机制的两种小剂量降压药组成,也称为单片固定复方制剂。与分别处方的降压联合治疗相比,其优点是使用方便,可改善治疗的依从性,是联合治疗的新趋势。对 2 或 3 级高血压或某些高危患者可作为初始治疗的药物选择之一。应用时注意其相应组成成分的禁忌证或可能的不良反应。固定配比复方制剂包括:传统的复方制剂如复方利血平(复方降压片)、复方利血平氨苯蝶啶片(降压 0 号)、珍菊降压片;新的复方制剂如 ACEI+噻嗪类利尿剂;ARB+噻嗪类利尿剂;二氢吡啶类钙通道阻滞剂+ARB;二氢吡啶类钙通道阻滞剂+β 受体阻滞剂;噻嗪类利尿剂+保钾利尿剂等。此外降压药与其他心血管治疗药物组成的固定配比复方制剂:有二氢吡啶类钙通道阻滞剂+他汀、ACEI+叶酸,此类复方制剂使用应基于患者伴发的危险因素或临床疾患,需掌握降压药和相应非降压药治疗的适应证及禁忌证。

(5)老年人高血压的降压药物选择:积极的降压治疗同样可以使老年高血压患者获益,降压治疗可使脑卒中减少 40%,心血管事件减少 30%。老年高血压患者的血压应降至 150/90mmHg 以下,如能耐受可降至 140/90mmHg 以下。对于 80 岁以上的高龄老年人的降压的目标值为<150/90mmHg。选择降压药物时应充分考虑到这一特殊人群的特点,如常伴有多器官疾病、肝肾功能不同程度的减退、药物耐受性相对较差、药物相关性不良反应的发生率相对较高等。老年患者降压治疗应强调收缩压达标,同时应避免过度降低血压;在能耐受降压治疗前提下,逐步降压达标,应避免过快降压;对于降压耐受性良好的患者应积极进行降压治疗。治疗老年高血压的理想降压药物应符合以下条件:

1)平稳、有效。

2)安全,不良反应少。

3)服药简便,依从性好。常用的 5 类降压药物均可以选用。

(6)妊娠高血压的降压药物选择:由于所有降压药物对胎儿的安全性均缺乏严格的临床验证,

而且动物试验中发现一些药物具有致畸作用，因此，药物选择和应用受到限制。妊娠期间的降压用药不宜过于积极，治疗的主要目的是保证母子安全和妊娠的顺利进行。治疗的策略、用药时间的长短及药物的选择取决于血压升高的程度，以及对血压升高所带来危害的评估。在接受非药物治疗措施以后，血压≥150/100mmHg 时应开始药物治疗，治疗目标是将血压控制在(130～140)/(80～90)mmHg。

降压治疗原则与一般高血压基本相同，但药物选择时应考虑到所用药物对胎儿是否有影响，必要时谨慎使用降压药。常用的静脉降压药物有甲基多巴、拉贝洛尔和硫酸镁；口服药物包括 β 受体阻滞剂或钙通道阻滞剂；硫酸镁是治疗严重先兆子痫的首选药物，血压轻度升高的先兆子痫，不建议常规应用硫酸镁，但需要密切观察血压和尿蛋白变化以及胎儿状况；对重度先兆子痫，建议静脉应用硫酸镁，密切观察血压、腱反射和不良反应，并确定终止妊娠的时机。一般认为，ACEI 和 ARB 可能会引起胎儿生长迟缓、羊水过少或新生儿肾衰，亦可能引起胎儿畸形，妊娠期间禁用 ACEI 或 ARB。

(7)高血压急症和亚急症的治疗：高血压急症和高血压亚急症曾被称为高血压危象。高血压急症是指原发性或继发性高血压患者，在某些诱因作用下，血压突然和显著升高(一般超过 180/120mmHg)，同时伴有进行性心、脑、肾等重要靶器官功能不全的表现。高血压亚急症是指血压显著升高但不伴靶器官损害。患者可以有血压明显升高造成的症状，如头痛，胸闷，鼻出血和烦躁不安等。相当多数的患者有服药顺从性不好或治疗不足。区别两者的唯一标准是有无新近发生的急性进行性的严重靶器官损害。

第四章 糖尿病

糖尿病是一种常见的内分泌代谢性疾病，其基本生理病理的改变是由于胰岛素分泌绝对或相对不足，或伴有外周组织对胰岛素不敏感，引起以糖尿病代谢紊乱为主，包括脂肪和蛋白质代谢紊乱的全身性疾病。它的主要特点是高血糖和糖尿，临床表现为多尿、多饮、多食、消瘦、衰弱等症状。糖尿病是一种慢性疾病，病变过程中容易并发酮症酸中毒、糖尿病高渗性昏迷等急性病变，并发心血管、肾、视网膜及神经等慢性病变更是普遍。由于当今许多传染病、感染性疾病得到控制，而糖尿病发病率高，其死亡率、致残率亦高，故在发达国家已将其列为继心血管疾病及肿瘤之后的第三大疾病。

中医称糖尿病为“消渴病”，亦有“消瘅”“肺消”“三消”“消中”“上消”“中消”“下消”等名称，但以“消渴病”命名最为通用。

一、诊断

（一）西医诊断

参照《中国2型糖尿病防治指南》2017年版，糖尿病的临床诊断应依据静脉血浆血糖而不是毛细血管血的血糖检测结果，若无特殊提示文中所提到的血糖均为静脉血浆葡萄糖水平值。血糖的正常值和糖代谢异常的诊断切点主要依据血糖值与糖尿病特有的慢性并发症和糖尿病发生风险的关系来确定。目前常用的诊断标准和分类有WHO（1999年）标准和ADA（2003年）标准。指南采用WHO（1999年）糖尿病诊断糖代谢状态分类标准和糖尿病的分型体系，FPG或75g0GTT的2小时血糖值可单独用于流行病学调查或人群筛查。但我国资料显示仅查FPG的漏诊率较高，理想的调查是同时检查FPG及OGTT后2小时血糖值OGTT，其他时间点血糖不作为诊断标准，建议已达到糖调节受损的人群，应行OGTT检查。

糖尿病诊断标准：①典型的糖尿病症状（多饮、多尿、多食、体重下降）加上随机血糖检测≥11.1mmol/L或加上②FPG检测≥7.0mmol/L或加上③葡萄糖负荷后2小时检测≥11.1mmol/L。无糖尿病症状者，改日重复检查。

空腹状态指至少8小时未进食热量，随机血糖指不考虑上次用餐时间，一天中任意时间的血糖，不能用来诊断空腹血糖受损或糖耐量异常。

（二）中医诊断

中医古籍中并未有“糖尿病”病名，但其与“消渴”关联密切，遂参照《实用中医内科学》，消渴是指因禀赋不足、饮食失节、情志失调及劳欲过度等导致肺、胃（脾）、

肾功能失调，出现阴虚燥热，久则气阴、阴阳两虚或兼血瘀所引起的以多饮、多食、多尿、形体消瘦，或尿有甜味为特征的病证。

（三）中医证候诊断

1.肺燥津亏证

口舌干燥，烦渴多饮，尿量频多，舌边尖红，苔薄黄少津，脉洪数。

2.胃热炽盛证

多食易饥，口渴，尿多，形体消瘦，大便干燥，舌苔黄燥，脉滑实有力。

3.脾气亏虚证

能食口渴，或饮食减少，或见便溏，身体肥胖而不耐劳累，或逐渐消瘦，精神不振，四肢乏力，舌淡胖，苔白而干，脉弱。

4.气阴两虚证

口渴多饮、多食善饥、尿量频多等症状不显，而见困倦乏力，动则神疲气短，汗多，形体渐瘦，而烦热，或大便不实，苔薄黄，舌质嫩红或胖大，脉细无力或略数。

5.肾阴亏虚证

尿频尿多，浑浊如脂膏，或尿甜，腰膝酸软，乏力，头晕耳鸣，五心烦热，口干唇燥，皮肤干燥，瘙痒，舌红，苔少，脉细数。

6.阴阳两虚证

小便频数，浑浊如膏，甚则饮一溲一，面容憔悴，耳轮干枯，腰膝酸软，四肢欠温，畏寒怕冷，阳痿或月经不调，舌淡，苔白而干，脉沉细无力。

7.瘀血内阻证

病程日久，舌质紫暗，或舌有瘀点、瘀斑，舌下脉络粗大纡曲，脉细涩或结代。或时发胸中刺痛，心悸，或头痛，眩晕，耳鸣，甚或半身不遂。

8.并发症

(1)疮痈：消渴易并发疮痈，反复发作或久久难愈，甚则高热神昏，舌红苔黄，脉数。

(2)白内障、雀目、耳聋：初期视物模糊，渐至昏蒙，直至失明；或夜间不能视物，白昼基本正常；也可以出现暴盲。或见耳鸣耳聋，逐渐加重。

(3)厥证(气虚)：因饥饿、劳累过度，可出现神疲气短，心悸汗出，面色苍白，四肢不温，口干口渴，脉虚数，严重者神昏倒地，发生气厥虚证。

二、治疗

(一)辨证论治

1.肺燥津亏证

【治法】

清热润燥，生津止渴。

【方药】

消渴方(《丹溪心法》)加减。天花粉 30g，黄芩 15g，黄连 15g，生地黄 30g，知母 15g，藕汁 15g。

【加减】

口燥甚，加麦冬、葛根以养阴生津；肺胃热盛者，心烦、渴而引饮，舌苔黄燥，脉洪大，或兼善饥，便结，加生石膏；热伤肺阴，兼见心烦口渴，咽燥鼻干，或潮热盗汗，颧赤，微咳少痰，气短，呼吸不畅，或见胸闷不舒，加天冬、麦冬、沙参；燥热耗气，气短懒言，乏力困倦，动则汗出，加太子参、黄芪。

2.胃热炽盛证

【治法】

清胃泻火,养阴增液。

【方药】

玉女煎(《景岳全书》)加减。生石膏30g,知母15g,生地黄30g,麦冬15g,川牛膝15g,黄连15g,栀子10g。

【加减】

胃热肠燥,大便秘结,渴饮喜冷,胃中痞满嘈杂,烦躁昏闷,口干唇焦,或口舌溃烂,牙龈肿痛,苔黄燥,脉滑数,可用增液承气汤润燥通腑,增水行舟,待大便通畅后,再转上方治疗;肝胃郁热,因恚怒而诱发加重,烦躁易怒,失眠多梦,口干口苦,胁肋胀满,脉弦劲有力者,加牡丹皮、栀子、夏枯草。

3.脾气亏虚证

【治法】

健脾益气,升清止渴。

【方药】

七味白术散加减(《小儿药证直诀》)。党参20g,白术15g,茯苓15g,甘草10g,木香10g,藿香10g,葛根15g。

【加减】

若因过用苦寒攻下,致脾胃寒湿、阳气衰微者,加干姜、肉桂;若兼情志抑郁,烦躁易怒,因情志波动而使病情加重,胸胁胀满,或大便溏薄,脉弦,证属肝郁脾虚者,加柴胡、香附、白芍等。

4.气阴两虚证

【治法】

益气养阴,润燥生津。

【方药】

玉液汤(《医学衷中参西录》)加减。黄芪30g,葛根15g,山药10g,知母15g,天花粉30g,五味子15g,鸡内金15g。

【加减】

脾虚明显,食少腹胀,困倦乏力明显者,加人参、白术、白豆蔻仁、谷麦芽等,以加强健脾运化之功;若肾气亏虚,小便清长,夜尿频多,腰膝酸软,加黄精、菟丝子、桑寄生、益智仁、芡实等以补肾固涩。

5.肾阴亏虚证

【治法】

滋阴补肾,润燥止渴。

【方药】

六味地黄丸(《小儿药证直诀》)加减。熟地黄30g,枸杞子15g,山茱萸15g,山药30g,茯苓15g,泽泻15g,牡丹皮15g。

【加减】

阴虚火旺而烦躁、五心烦热、盗汗、失眠、遗精者,可加知母、黄柏,滋阴泻火;肾气虚失于固摄、尿量多而浑浊，加益智仁、桑螵蛸、五味子等，益肾缩尿；气阴两虚，伴见困倦，气短乏力，舌质淡红，可加人参、黄芪、黄精等，补益正气；肾阴久亏，水不涵木，肝阳上亢，表现为头痛眩晕，视物昏花，口渴多饮，烦躁失眠，颜面浮红，脉弦：宜滋养肝肾，潜阳息风，可选用镇肝息风汤加减。

6.阴阳两虚证

【治法】

温阳益阴，补肾固摄。

【方药】

金匮肾气丸(《金匮要略》)加减。熟地黄 30g，山茱萸 30g，山药 30g，茯苓 15g，制附子 10g，肉桂 10g，菟丝子 15g，桑螵蛸 15g。

【加减】

以肾阳虚为主，症见口干多饮、尿频量多、畏寒肢冷、面色㿠白、脉沉迟弱者，酌加鹿茸粉 0.5g 冲服，以启动元阳，助全身阳气之气化；肾阳亏虚，水失所主，肢体浮肿，小便不利，加猪苓、泽泻；阳虚水停，水饮上凌心肺，症见肢体浮肿，心悸喘促，不能平卧，加葶苈子、五加皮、炒紫苏子。

7.瘀血内阻证

【治法】

活血化瘀。

【方药】

桃红四物汤(《医宗金鉴》)加减。川芎 15g，赤芍 15g，桃仁 10g，红花 15g，丹参 15g，郁金 10g，益母草 15g，泽兰 15g，生地黄 30g，当归 15g。

【加减】

病久痼疾，瘀滞难化，正气尚盛者，可酌情选加地鳖虫、地龙、水蛭、穿山甲等虫类药破瘀通络；兼有痰浊，痰瘀互结，症见眩晕健忘、胸闷或时有胸痛、舌苔黄腻者，加法半夏、竹茹、胆南星、石菖蒲。

8.并发症治疗

(1)疮痈

【治法】

清热解毒。

【方药】

五味消毒饮(《医宗金鉴》)、黄芪六一散加减。神昏谵语者，加用安宫牛黄丸(《温病条辨》)。

(2)白内障、雀目、耳聋

【治法】

滋补肝肾，益精养血。

【方药】

杞菊地黄丸(《麻疹全书》)、羊肝丸(《肘后备急方》)、磁朱丸(《备急千金要方》)加减。

(3)厥证(气虚)

【治法】

益气养阴固脱。

【方药】

急服独参汤(《十药神书》)、生脉散(《医学启源》)。

(二)病证结合治疗

根据病证结合的原则,在糖尿病治疗过程中,坚持中西医结合治疗,突出中医防治合并症、解毒增效,治未病的优势。在上述辨证论治的基础上,进行以下干预。

由于糖尿病的病因和发病机制尚未完全阐明,目前仍缺乏病因治疗。近年循证医学的发展促进了糖尿病的治疗观念的进步,糖尿病的控制已从传统意义上的治疗转变为系统管理,最好的管理模式是以患者为中心的团队式管理。综合治疗应包括:

1.糖尿病健康教育

每位糖尿病患者一旦诊断即应接受糖尿病教育。教育的目标是使患者充分认识糖尿病,并掌握糖尿病的自我管理能力,糖尿病教育可以是大课堂式、小组式或个体化,内容包括饮食、运动、血糖监测和自我管理能力的指导,小组式或个体化形式的针对性更强,更易于个体化。这样的教育和指导应该是长期和随时随地进行的,特别是当血糖控制较差需调整治疗方案或因出现并发症需进行胰岛素治疗时,具体的教育和指导是必不可少的。教育应尽可能地标准化和结构化,为患者提供优质和连续的教育。任何为患者提供的教育项目最好应获得认证并定期进行项目的评估和审计。

2.医学营养治疗

糖尿病及糖尿病前期患者均需要接受个体化医学营养治疗。由熟悉糖尿病治疗的营养师或综合管理团队包括糖尿病教育者指导下完成,应在评估患者营养状况的情况下设定合理的质量目标,控制总能量的摄入,合理均衡分配各种营养素,达到患者的代谢控制目标,并尽可能满足个体饮食喜好,针对超重或肥胖者推荐适度减重,配合体育锻炼和行为改变,有助于维持减重效果。

医学营养治疗的目标:

(1)维持合理体重。超重、肥胖患者减重的目标是36个月减轻体重的5%～10%。消瘦者应通过合理的营养计划恢复并长期维持理想体重。

(2)提供均衡营养的膳食。

(3)达到并维持理想的血糖水平,降低HbA1c水平。

(4)减少心血管疾病的危险因素,包括控制血脂异常和高血压。

(5)减轻胰岛素抵抗,降低胰岛细胞负荷。

3.运动治疗

运动锻炼在糖尿病患者的综合管理中占重要地位。规律运动可增加胰岛素敏感性。有助于控制血糖,减少心血管危险因素,减轻体重,提升幸福感,而且对糖尿病高危人群一级预防效果显著。流行病学研究结果显示:规律运动8周以上可将2型糖尿病患者HbA1c降低0.66%。坚持规律运动12～14年的糖尿病患者病死率显著降低。糖尿病患者运动时应遵循的原则,运动治疗应在医师指导下进行、运动前要进行必要的评估,特别是心肺功能和运动功能的医学评估如运动负荷试验等。

4.戒烟

吸烟有害健康，吸烟与肿瘤、糖尿病大血管病变、糖尿病微血管病变、过早死亡的风险增高相关。研究表明新发糖尿病患者戒烟有助于改善代谢指标，降低血压和白蛋白尿。应劝诫每一位吸烟的糖尿病患者停止吸烟或停用烟草类制品。对患者吸烟状况以及尼古丁依赖程度进行评估，提供短暂咨询，戒烟热线，必要时加用药物等帮助戒烟。

5.降糖药物治疗

(1)口服降糖药

①双胍类：目前临床上使用的双胍类药物主要是盐酸二甲双胍。双胍类药物的主要药理作用是通过减少肝脏葡萄糖的输出和改善外周胰岛素抵抗而降低血糖。

②磺脲类药物：磺脲类药物属于胰岛素促泌药。主要药理作用是通过刺激胰岛 B 细胞分泌胰岛素，增加体内的胰岛素水平而降低血糖。消渴丸是含有格列本脲和多种中药成分的固定剂量复方制剂，消渴丸的降糖效果与格列本脲相当。与格列本脲相比，消渴丸低血糖发生的风险低，改善糖尿病相关中医症候的效果更显著。

③TZDs：主要通过增加靶细胞对胰岛素作用的敏感性而降低血糖。目前在我国上市的 TZDs 主要有罗格列酮和吡格列酮。

④格列奈类药物：为非磺脲类胰岛素促泌药。我国上市的有瑞格列奈、那格列奈和米格列奈。本类药物主要通过刺激胰岛素的早时相分泌而降低餐后血糖。

⑤α-葡萄糖苷酶抑制药：α-葡萄糖苷酶抑制药通过抑制糖类在小肠上部的吸收而降低餐后血糖。适用于以糖类为主要食物成分和餐后血糖升高的患者。国内上市的 α-葡萄糖苷酶抑制药有阿卡波糖、伏格列波糖和米格列醇。

⑥DPP-4 抑制药：DPP-4 抑制药通过抑制 DPP-4 而减少 GLP-1 在体内的失活，使内源性 GLP-1 的水平升高，GLP-1 以葡萄糖浓度依赖的方式增强胰岛素分泌，抑制胰高血糖素分泌。

(2)GLP-1 受体激动药：GLP-1 受体激动药通过激动 GLP-1 受体而发挥降低血糖的作用。GLP-1 受体激动药以葡萄糖浓度依赖的方式增强胰岛素分泌，抑制胰高血糖素分泌，并能延缓胃排空，通过中枢性的食欲抑制来减少进食量。

(3)胰岛素：胰岛素治疗是控制高血糖的重要手段。1 型糖尿病患者需依赖胰岛素维持生命，也必须使用胰岛素控制高血糖并降低糖尿病并发症的发生风险。2 型糖尿病患者虽不需要胰岛素来维持生命，但当口服降糖药效果不佳或存在口服药使用禁忌时，仍需使用胰岛素，以控制高血糖并减少糖尿病并发症的发生危险。在某些时候，尤其是病程较长时胰岛素治疗可能是最主要的甚至是必需的控制血糖措施。

(三)手术治疗糖尿病

肥胖是 2 型糖尿病的常见并发症，肥胖与 2 型糖尿病发病及心血管病变发生的风险增加显著相关。尽管肥胖伴 2 型糖尿病的非手术减重疗法(如控制饮食、运动、药物治疗)能在短期内改善血糖和其他代谢指标，但在有些患者中，这些措施对长期减重及维持血糖良好控制的效果并不理想。2009 年 ADA 在 2 型糖尿病治疗指南中正式将减重手术列为治疗肥胖伴 2 型糖尿病的措施之一。2011 年 IDF 也发表立场声明：正式承认减重手术可作为治疗伴有肥胖的 2 型糖尿病的方法，2011 年 CDS 和中华医学会外科学分会也就减重手术治疗 2 型糖尿病达成共识，认可减重手术是治疗伴有肥胖的2型糖尿病的手段之一，并鼓励内外科合作共同管理实施减重手术的2型糖尿病患者。

(四)外治法

1.糖尿病周围神经病变中药熏洗疗法

用中药消痹方外用熏洗。细辛、桂枝、桃仁、红花、海风藤、络石藤、牛膝、当归各50g，散剂，每次用量为100g，36～37℃恒温熏洗双足20min，每日2次。治疗前后糖尿病周围神经病变症状均有改善，在肢体无力、局部发凉等症状改善方面，取得较好的临床疗效，是治疗糖尿病周围神经病变的一种较好的辅助治疗手段。

2.糖尿病皮肤溃疡中药油剂外敷

溃疡油组成以大黄、川芎、白芷3药按比例粉碎后调匀，加入麻油调成糊状。能有效缩短皮肤愈合时间，促进皮肤疮疡恢复。

3.推拿疗法

推拿疗法具有平衡阴阳、疏通经络、行气活血、理筋整复、调理脏腑等作用，可改善糖尿病周围神经病变患者的自觉症状及神经传导速度。司世雷采用穴位按摩疗法，周晖等采用中医循经点穴疗法，于兆华等采用推拿捏脊点穴疗法，其结果都显示推拿疗法治疗糖尿病性周围神经病变效果优于单纯的西药治疗。

(五)针灸疗法

1.基本治疗

(1)治法：养阴生津，清热润燥。取相应脏腑背俞穴及足太阴、足少阴经穴为主。

①主穴：肺俞、脾俞、肾俞、胃脘下俞、太溪、三阴交。

②配穴：肺燥津伤配太渊、少府；胃热津伤配内庭、地机；肾阴亏虚，配太冲、复溜；阴阳两虚，配关元、命门。视物模糊，配睛明、光明；口干，配金津、玉液；大便秘结，配天枢；皮肤瘙痒，配曲池、血海；上肢疼痛、麻木，配曲池、合谷；下肢疼痛、麻木，配风市、阳陵泉、解溪。

2.其他治疗

(1)耳针法，取胰胆、肺、胃、内分泌，毫针刺或埋针法、压丸法。

(2)穴位注射法，取肺俞、脾俞、胃俞、肾俞、心俞、三焦俞，每次选2穴，用当归或黄芪注射液或小剂量胰岛素，每穴0.5～1.0mL，隔日1次。

第五章　消化道肿瘤疾病

第一节　食管癌

食管癌是原发于食管的恶性肿瘤，以鳞状上皮癌多见，临床上以进行性吞咽困难为其最典型的症状。中国是世界上食管癌的高发国家，也是食管癌高病死率的国家之一。本病病史较长，很多患者就诊时已处于中晚期，而且食管癌往往是多点发生，容易早期转移，且患者多为老年并伴发营养不良等症状，手术可行性差，术后恢复效果欠佳，严重威胁人们的身体健康和生活质量。中医在治疗食管癌方面积累了丰富的经验，具有独特的优势，在食管癌各期综合治疗中发挥着重要作用。

一、病名病状

食管癌属中医“噎膈”范畴，噎即噎塞，指吞咽时哽噎不顺；膈为格拒，指饮食不下，或食入即吐。噎属噎膈之轻证，可以单独为病，亦可为膈的前驱表现，故临床统称为“噎膈”。“膈”的名称始见于《黄帝内经》(简称《内经》)，《素问・阴阳别论》提出“三阳结谓之膈”。“噎”的名称较早见于《诸病源候论》：“夫阴阳不和，则三焦隔绝，三焦隔绝，则津液不利，故令气塞不调理也，是以成噎。”《黄帝内经》(简称《内经》)记载“脾脉……微急为膈中，食饮入而还出，后沃沫”，文中所载饮食进入后又吐出，伴有吐涎沫，很像食管癌的表现。《诸病源候论》中说“饮食入则噎塞不通……胸内痛，不得喘息，食不下，是故噎也”，描述了食管的梗阻症状。宋代严用和在《济生方》中首先提出“噎膈”之病名，并提出治疗大法为“调顺阴阳，化痰下气”。后许多医家曾对“噎”和“膈”进行了区分和比较，元代朱丹溪明确把噎与膈区别开，《局方发挥》中指出：“积而久也，血液俱耗，胃脘干槁。其槁在上，近咽之下，水饮可行，食物难入，间或可入亦不多，名之曰噎。其槁在下，与胃为近，食虽可入，难尽入胃，良久复出，名之曰膈。”明确说出了病变部位在咽喉与胃之间，即食管部位，由此可见中医的噎膈包括了现代的食管癌。

二、病因病机

(一)病因

致病因素较为复杂，主要为七情内伤、饮食所伤、年老肾虚等，且各因素之间常相互影响，互为因果，共同致病。

1.七情失调

导致食管癌的七情因素中，以忧思恼怒多见。忧思伤脾则气结，脾伤则水湿失运，滋生痰浊，痰气相搏；恼怒伤肝则气郁，气结气郁则津行不畅，瘀血内停，已结之气，与后生之痰、瘀交阻于食管、贲门，使食管不畅，久则使食管、贲门狭窄，而成食管癌。

2.饮食所伤

嗜酒无度，过食肥甘，恣食辛辣，助湿生热，酿成痰浊，阻于食管、贲门，或津伤血燥，失于濡润，使食管干涩，均可引起进食噎塞。此外，饮食过热，食物粗糙发霉，既可损伤食管脉络，又可损伤胃气，气滞血瘀阻于食管、贲门，也可形成食管癌。

3.年老肾虚

年老肾虚，精血渐枯，食管失养，干涩枯槁，发为此病。如《医贯》曰："唯男子年高者有之，少无噎膈。"又如《金匮翼》曰："噎膈之病，大都年逾五十者，是津液枯槁者居多。"若阴损及阳，命门火衰，脾胃失于温煦，脾胃阳虚，运化无力，痰瘀互结，阻于食管，也可形成噎膈。

4.瘀血阻络

张锡纯认为噎膈之证，方书有谓贲门枯干者，有谓冲气上逆者，有谓痰瘀者，有谓血瘀者。张氏认为此证系中气衰弱，不能撑悬贲门，以致贲门缩如藕孔(贲门与大小肠一气贯通，视其大便若羊屎，其贲门，大、小肠皆缩小可知)，痰涎遂易于壅滞，因痰涎壅滞冲气更易于上冲，所以不能受食。徐洄溪认为，噎膈之证是瘀血、顽痰、逆气阻隔胃气所致，其已成者无法可治。而张锡纯认为噎膈是由肝过于升，肺不能降，血之随气而升堵，历久遂成有形之瘀。其来也暴，故脱然而为吐血；其来也缓，故留连不出而为噎膈，并提出瘀血致噎膈。吴鞠通认为噎膈的成因亦有肝郁致瘀血。

(二)病机

1.发病

发病较为缓慢，临床上以进行性吞咽困难为其最典型的症状。男性高于女性，且发病年龄段较高。

2.病位

本病的发病部位在食管、贲门，属胃气所主，与肝脾肾也有密切关系。后期病情进展可出现全身表现。

3.病性

初起以邪实为主，随着病情发展，后期以正虚为主，或虚实并重。虚者重在扶正，分别施以益气、温阳、养阴之法，辅以降逆止呕之药，以求和胃止呕之功；虚实并见者，则要攻补兼施。

4.病势

发病较为隐匿，随着病情发展而缓慢加重。早期症状不显，也极易漏诊，常与呕吐混淆。食管癌病情较重，可以分为早期、中期、晚期。病程较长，治疗困难，预后不良。

5.病机转化

食管癌的病因以内伤饮食、情志失调、年老肾虚、脏腑失调为主，且各因素之间常相互影响，互为因果，共同致病，形成本虚标实的病理变化。初起以邪实为主，随着病情发展，气结、痰阻、血瘀愈显，食管、贲门狭窄更甚，邪实有加；又因胃津亏耗，进而损及肾阴，以致精血虚衰，虚者愈虚，两种因素相合，而成重证。部分患者病情继续发展，由阴损以致阳衰，则肾之精气并耗，脾之化源告竭，终成不治。

总之，食管癌的发病与年老体衰、脏腑气血亏虚、七情郁结、饮食不慎等有关。最终可因痰气搏结，瘀血停滞，阻于食管或热毒蕴结，日久而致津伤血燥，咽管干涩，从而形成食管癌。

三、临床表现

临床表现和肿瘤大小、具体位置、恶化程度等相关。开始多为噎，久则渐发展成膈，终而噎膈并见。同时也要指出，也有的噎膈始终以吞咽食物哽噎不顺为主要表现，并无膈的病象。

(一)进食困难

一般初起为饮食时胸膈部哽噎不顺，有食物下行缓慢并停留在食管某一部位不动之感，食毕则消失，这种感觉常在情志不舒时发生。此阶段食物尚可下咽，只是进食固体食物时发生困难。

(二)无法进食或食入即吐

随着哽噎症状的日渐加重,进食流质类饮食亦发生困难,以致不能进食,或食后随即吐出。吐出物为食物、涎沫,量不大,甚者吐出物为赤豆汁样,说明有出血。

(三)疼痛

本病常伴有疼痛,其出现有早有晚,开始为进食时胸膈疼痛,粗糙食物更明显,严重者可持续疼痛。

(四)肿瘤晚期

随着饮食渐废,病邪日深,正气凋残,患者表现为消瘦,乏力,面容憔悴,精神萎靡,终致大肉尽脱,形销骨立而危殆难医。

四、诊断与分期

(一)诊断

食管癌的早期发现和早期诊断十分重要。凡年龄在 50 岁以上(高发区在 40 岁以上),出现进食后胸骨后停滞感或咽下困难者,应及时做有关检查,以明确诊断。通过详细的病史询问、症状分析和实验室检查等,确诊一般无困难。对可疑患者及癌前病变(食管黏膜上皮增生)者,应定期追踪复查。

1.进行性吞咽困难

早期进食时胸骨后不适、吞咽食物后偶感胸骨后停滞或异物感、摩擦感,微痛或异物停留感,开始呈间歇性,以后渐变为经常性。当食管癌发展到中、晚期,则出现不同程度的吞咽不顺或困难,并逐渐加重,如先是固体食物难下,继则半流质饮食、流质饮食亦吞咽不畅,最后水亦不能咽下。随病情发展,亦常有疼痛,食物反流,吐流涎等表现。

2.食管黏膜脱落细胞检查

主要用于食管癌高发区的普查。吞入双腔塑料管线套网气囊细胞采集器,充气后缓缓拉出气囊。取套网擦取物涂片做细胞学检查,阳性率可达 90%以上,常能发现一些早期病例。

3.内镜检查与活组织检查

是发现与诊断食管癌的首选方法。可直接观察病灶的形态,并可在直视下作活组织病理学检查,以确定诊断。内镜下食管黏膜染色法有助于提高早期食管癌的检出率。

4.食管 X 线检查

早期食管癌 X 线钡剂造影的征象有:①黏膜皱襞增粗,迂曲及中断;②食管边缘毛刺状;③小充盈缺损与小龛影;④局限性管壁僵硬或有钡剂滞留。中晚期病例可见病变处管腔不规则狭窄、充盈缺损、管壁蠕动消失、黏膜紊乱、软组织影以及腔内型的巨大充盈缺损。

5.食管 CT 扫描检查

可清晰显示食管与邻近纵隔器官的关系。如食管壁厚度＞5mm,与周围器官分界模糊,表示有食管病变存在。CT 有助于制订外科手术方式,放疗的靶区及放疗计划。但 CT 扫描难以发现早期食管癌。

6.超声内镜

能准确判断食管癌的壁内浸润深度、异常肿大的淋巴结以及明确肿瘤对周围器官的浸润情况。对肿瘤分期、治疗方案的选择以及预后判断有重要意义。

(二)分期

表 5-1 食管癌的分期

TNM 分期	
T	原发肿瘤
T_x	原发肿瘤无法评价
T_o	无原发瘤证据
T_{is}	原位癌,即高度不典型增生,局限于上皮内
T_1	肿瘤侵及黏膜固有层、黏膜肌层或黏膜下层
T_{1a}	肿瘤侵及黏膜固有层和黏膜肌层
T_{1b}	肿瘤侵及黏膜下层
T_2	肿瘤侵及固有肌层
T_3	肿瘤侵及外膜
T_4	肿瘤侵及邻近结构
T_{4a}	肿瘤侵及胸膜、心包膜、奇静脉、膈肌
T_{4b}	肿瘤侵及邻近器官,如主动脉、椎体、气管等
N	淋巴结
N_0	无区域淋巴结转移
N_1	1～2 个区域淋巴结转移
N_2	3～6 个区域淋巴结转移
N_3	等于或多于 7 个区域淋巴结转移
M	远处转移
M_0	无远处转移
M_1	有远处转移
G	病理分级
G_X	分化程度不能确定,按 G_1 分期
G_1	高分化癌
G_2	中分化癌
G_3	低分化癌
G_4	未分化癌,按 G_3 鳞癌分期
L	肿瘤位置
X	无法定位
上段	颈段食管,至奇静脉下缘
中段	奇静脉下缘,至下肺静脉下缘
下段	下肺静脉下缘,至胃食管交界

表 5-2　食管鳞癌分期

分期	T	N	M	分级	部位
0	T_{1a}	N_0	M_0	G_1,G_x	任何
ⅠA	T_{1a}、T_{1b}	N_0	M_0	G_1、G_x	任何
ⅠB	T_{1a}、T_{1b}	N_0	M_0	$G_{2\sim3}$	任何
	T_2	N_0	M_0	G_1	任何
ⅡA	T_2	N_0	M_0	$G_{2\sim3}$、G_x	任何
	T_3	N_0	M_0	G_1	下段
ⅡB	T_3	N_0	M_0	$G_{2\sim3}$	中、上段
	T_3	N_1	M_0	任何	任何
	T_1	N_1	M_0	任何	任何
ⅢA	T_1	N_2	M_0	任何	任何
	T_2	N_1	M_0	任何	任何
ⅢB	T_2	N_2	M_0	任何	任何
	T_3	$N_{1\sim2}$	M_0	任何	任何
	T_{4a}	$N_{0\sim1}$	M_0	任何	任何
ⅣA	T_{4a}	N_2	M_0	任何	任何
	T_{4b}	$N_{0\sim2}$	M_0	任何	任何
	任何	N_3	M_0	任何	任何
Ⅳ	任何	任何	M_1	任何	任何

表 5-3　食管腺癌分期

分期	T	N	M	分级
0	T_{1a}	N_0	M_0	G_1,G_x
ⅠA	T_{1a}	N_0	M_0	G_1、G_x
ⅠB	T_{1a}	N_0	M_0	G_2
	T_{1b}	N_0	M_0	$G_{1\sim2}$、G_x
ⅠC	T_1	N_0	M_0	G_3
	T_2	N_0	M_0	$G_{1\sim2}$
ⅡA	T_2	N_0	M_0	G_3、G_x

续表

分期	T	N	M	分级
ⅡB	T_1	N_1	M_0	任何
	T_3	N_0	M_0	任何
ⅢA	T_1	N_2	M_0	任何
	T_2	N_1	M_0	任何
ⅢB	T_2	N_2	M_0	任何
	T_3	$N_{1\sim2}$	M_0	任何
	T_{4a}	N 0～1	M_0	任何
ⅣA	T_{4a}	N_2	M_0	任何
	任何	N_3	M_0	任何
ⅣB	任何	任何	M_1	任何

五、鉴别诊断

(一)反胃

两者均有食入复出的症状,因此需要鉴别。反胃为胃之下口障碍,幽门不放,食停胃中,多系阳虚有寒,症状特点是饮食能顺利下口入胃,食停胃中,经久复出,朝食暮吐,暮食朝吐,宿谷不化,食后或吐前胃脘胀满,吐后转舒,吐出物量较多,常伴胃脘疼痛;噎膈为食管、贲门狭窄,贲门不纳,症状特点是饮食咽下过程中哽噎不顺,初起并无呕吐,后期格拒时出现呕吐,系饮食不下或食入即吐,呕吐与进食时间关系密切,食停食管,并未入胃,吐出量较小,多伴胸膈疼痛。

(二)梅核气

梅核气属郁病中的一种证型,主要表现为自觉咽中如有物哽噎,咯之不出,咽之不下,噎膈有时也伴有咽中哽噎不舒的症状,故二者应进行鉴别。梅核气虽有咽中哽噎感,但此感觉多出现在情志不舒或注意力集中于咽部时,进食顺利而无哽噎感,多发于年轻女性;噎膈的哽噎部位在食管,哽噎出现在进食过程中,多呈进行性加重,甚则饮食不下或食入即吐,多发于老年男性。

六、辨证论治

本病在治疗上应辨标本虚实,分清主次,灵活掌握。因忧思恼怒、饮食所伤、寒温失宜,引起气滞、痰结、血瘀阻于食管,食管狭窄所致者为实;因热饮伤津、房劳伤肾、年老肾虚,引起津枯血燥,气虚阳微,食管干涩所致者为虚。症见胸膈胀痛、刺痛,痛处不移,胸膈满闷,泛吐痰涎者多实;症见形体消瘦、皮肤干枯,舌红少津,或面色苍白,形寒气短,面浮足肿者多虚。新病多实,或实多虚少;久病多虚,或虚实并重。临床所见,多虚实夹杂,相互交错。初起以标实为主,重在治标,以理气开郁,化痰消瘀为法,可少佐滋阴养血润燥之品;后期以正虚为主,或虚实并重,但治疗重在扶正,以滋阴养血润燥,或益气温阳为法,也可少佐理气开郁,化痰消瘀之品。但治标当顾护津液,不可过用辛散香燥之药；治本应保护胃气，不宜过用甘酸滋腻之品。

（一）痰气交阻证

【主证】

进食梗阻，脘膈痞满，甚则疼痛，情志舒畅则减轻，精神抑郁则加重，嗳气呃逆，呕吐痰涎，口干咽燥，大便艰涩，舌质红，苔薄腻，脉弦滑。

【病机分析】

本病多因情志因素加重所致。过食肥甘或辛辣刺激，或嗜酒无度，致使胃肠积热，津液耗损，痰热内结；忧思则伤脾，脾伤则气结，水湿失运，滋生痰浊；恼怒则伤肝，肝伤则气机郁滞，血液运行不畅，瘀血阻滞。舌脉均为佐证。

【治法】

开郁化痰，润燥降气。

【方药】

启膈散。沙参、丹参、茯苓、川贝母、郁金、砂仁壳、荷叶、厚朴、陈皮、制半夏、薤白。

【加减】

郁久化热，心烦口苦者，可加栀子、黄连、山豆根以清热；津伤便秘者，可加增液汤和白蜜，以助生津润燥之力；胃失和降，泛吐痰涎者，可加半夏、陈皮、旋覆花以和胃降逆。

（二）津亏热结证

【主证】

进食时哽噎而痛，水饮可下，食物难进，食后复出，胸背灼痛，形体消瘦，肌肤枯燥，五心烦热，口燥咽干，渴欲饮冷，大便干结，舌红而干，或有裂纹，脉弦细数。

【病机分析】

阴津枯竭，虚火上逆，胃失润降，故见食入格拒不下，入而复出；阴津枯竭，机体失于濡养，故见唇舌干燥，心烦口渴，大便干结；舌质光红，干裂少津，脉细数为津亏之象。

【治法】

养阴生津，泻热散结。

【方药】

沙参麦冬汤。北沙参、玉竹、麦冬、天花粉、白扁豆、桑叶、生甘草。

【加减】

肠燥失润，大便干结者，可加火麻仁、瓜蒌仁、何首乌润肠通便；腹中胀满，大便不通，胃肠热盛者，可用大黄甘草汤泻热存阴，但应中病即止，以免重伤津液；食管干涩，口燥咽干者，可饮五汁安中饮以生津养胃。

（三）瘀血内结证

【主证】

进食梗阻，胸膈疼痛，食不得下，甚则滴水难进，食入即吐，面色暗黑，肌肤枯燥，形体消瘦，大便坚如羊屎，或吐下物如赤豆汁，或便血，舌质紫暗，或舌红少津，脉细涩。

【病机分析】

瘀血内结，阻于食管，因而痛有定所，食人即吐，甚至水饮难下。由于病久，阴血更伤，肠失润泽，故大便干结，坚如羊屎。倘若络伤渗血，则吐出物如赤豆汁。长期饮食不入，化源告竭，必形体更为消瘦，肌肤枯燥，面色晦滞。舌红或带青紫，脉细涩，为血亏瘀结之征。

【治法】

破结行瘀，滋阴养血。

【方药】

通幽汤。当归、升麻、桃仁、红花、炙甘草、生地黄、熟地黄、莪术、郁金。

【加减】

可加乳香、没药、丹参、赤芍、三七、三棱、莪术破结行瘀；可加海藻、昆布、瓜蒌、贝母、玄参化痰软坚；可加沙参、麦冬、白芍滋阴养血。气滞血瘀，胸膈胀痛者，可用血府逐瘀汤；服药即吐，难于下咽者，可先服玉枢丹以开膈降逆，其后再服汤剂。

（四）气虚阳微证

【主证】

进食梗阻不断加重，饮食不下，面色苍白，精神衰惫，形寒气短，面浮足肿，泛吐清涎，腹胀便溏，舌淡苔白，脉细弱。

【病机分析】

病情严重发展，由阴损及阳。脾胃之阳气衰微，饮食无以受纳和运化，津液输布无权，长期饮食不下，泛吐清涎，精神疲惫。面浮、足肿、腹胀，则为脾肾俱败，阳气无以化津之象。面色㿠白，形寒气短，舌淡苔白，脉细弱，亦属气微阳虚之征。

【治法】

温补脾肾，益气回阳。

【方药】

温脾用补气运脾汤，温肾用右归丸。补气运脾汤：人参、白术、橘红、茯苓、黄芪、砂仁、甘草；右归丸：熟地黄、附子（炮附片）、肉桂、山药、山茱萸、菟丝子、鹿角胶、枸杞子、当归、杜仲。

【加减】

可加旋覆花、赭石降逆止呕；可加附子、干姜温补脾阳；气阴两虚者，加石斛、麦冬、沙参以滋阴生津。中气下陷，少气懒言者，可用补中益气汤；脾虚血亏，心悸气短者，可用十全大补汤加减。

噎膈至脾肾俱败阶段，一般宜先进温脾益气之剂，以救后天生化之源，待能稍进饮食与药物，再以暖脾温肾之方，汤丸并进，或两方交替服用。在此阶段，如因阳竭于上而水谷不入，阴竭于下而二便不通，称为关格，系开合之机已废，为阴阳离决的一种表现，当积极救治。

七、常用中成药及验方

（一）中成药

1.消癌平注射液

清热解毒，化痰软坚。适用于痰湿凝结，瘀毒内阻证。静脉滴注，每次 20～100mL，每日 1 次。

2.鸦胆子油软胶囊

清热解毒抗癌。适用于癌毒内蕴证。口服,每次 4 粒,每日 2～3 次。

3.参芪扶正注射液

益气扶正。适用于气虚诸证。静脉滴注,每次 250mL,每日 1 次。

4.康艾注射液

益气扶正。适用于气虚诸证。静脉滴注,每次 40～60mL,每日 1 次。

(二)验方

1.生赭石 30g(轧细),野山参、生姜、青黛各 10g,清半夏、龙胆各 15g,生杭芍、吴茱萸各 5g。

用法:水煎服,每日 1 剂,早晚温服。

适应证:食管癌。症见呕吐尤甚,呃逆纳差者。

2.党参 30g,天冬 20g,生赭石(轧细)40g,清半夏 15g,肉苁蓉 20g,知母 25g,当归身 15g,柿霜饼(含化、徐徐咽之,勿水冲)25g。

用法:水煎服,每日 1 剂,早晚温服。

适应证:食管癌。症见胃脘胀满,时时作痛,窜及两胁,呃逆呕吐者。

3.旋覆花(包煎)20g,赭石 50g,龙骨、牡蛎各 50g,柿蒂 50g,党参 30g,姜半夏 20g,大枣 4 枚,生姜 3 片。

用法:水煎服,每日 1 剂,早晚温服。

适应证:适用于食管癌。症见频繁呃逆不止,患者纳差消瘦,苔白,脉弦滑等。

4.旋覆花 9g,赭石 20g,党参 15g,茯苓 15g,黄芪 15g,夏枯草 20g,姜竹茹 10g,姜半夏 12g,白花蛇舌草 30g,丹参 30g,半边莲 30g,蜂房 9g,炙甘草 6g。

用法:水煎服,每日 1 剂,早晚温服。

适应证:适用于食管癌。症见进食少,咽下梗阻感,呕吐呃逆,时嗳气,消瘦,苔白滑,脉弦虚者。

八、转归预后

食管癌以少纳或不纳为病,水谷不进则气血生化无源,易引起五脏六腑之气血的衰竭。“凡患此者,在年少气壮时犹或可治,若精力衰微,脾胃虚弱,最不易疗。”患者初犯此病,气壮且正气足,犹可与邪气争,从而祛邪外出;疾病日久,气血亏虚,正气不足,不能祛邪外出,故难治。但是若虽年老,但其先天足且后天注意保养,不犯禁忌,并能及时服对症之方,也有救治的可能。若只出现噎的表现,病情多较轻而偏实,预后良好。若由实转虚,由噎至膈,则病情较重,预后不良,甚则脾肾衰败,转为关格,危及生命。如《临证指南医案・噎膈反胃》曰:“其已成者百无一治,其未成者,用消瘀去痰降气之药,或可望其通利。”

李用粹指出:“年满六旬者难治,粪如羊屎者不治。大吐白沫者不治,胸腹嘈痛如刀割者死,不绝酒色及忧恚者危。”张璐进一步指出其吐白沫和粪如羊屎的病机,“凡反胃而致大吐白沫如鸡子清者,是肺胃俱虚,矢如羊粪,则大肠血槁,即大补气血,终亦必亡而已”。吴谦在总结前人经验的前提下,进一步指出:“口出涎沫或呕血不止,则此病难治。”徐灵胎指出该病的生存周期,“今食既不入,则五脏六腑皆竭矣。所以得此症者,能少纳谷,则不出一年而死。全不纳谷,则不出半年而死。凡春得病者,死于秋;秋得病者,死于春。”若患者出现吐白沫、粪如羊屎之症,则须急当养气扶阳、益阴滋血，如此则肾水生而津液充润肠胃，以达上下通顺的目的。

九、预防与调摄

在日常生活中，首要的是积极预防食管癌的发生。《黄帝内经》(简称《内经》)云："圣人不治已病治未病，不治已乱治未乱。"关键是保养人体正气。一是要坚持身体锻炼，增强体质，提高机体防病御邪的能力，是有效预防的重要途径。二是要注意饮食调养，规律生活，做到饮食有节，清洁卫生，不偏食，改变不良的生活习惯，如不吸烟、不酗酒，不过食肥甘厚腻、陈腐变质、腌烤辛辣之品等，尤其是尽量减少烫食。三是要重视精神调节，中医认为"百病皆生于气"，气郁则诸郁成，气行则诸郁消。保持愉悦的心情，减少不良的精神刺激和避免过度的情绪波动，是配合治疗，防止恶化，延长生命的关键。鼓励患者树立战胜疾病的信心，消除患者紧张恐惧的心理，主动配合，积极接受治疗。实践证明，癌症患者，能面对现实，不恐惧，不紧张，治疗的效果和愈后均较好或生命的延续期均较长。四是对高发区和高诱因的患者，应定期查体，争取做到早发现，早治疗。

在食管癌的诊疗、调摄中应重视中医中药的作用。手术、放疗、化疗等方式虽对癌细胞的抑制和杀灭具有治疗作用，但都不同程度地损伤了人体正气，故中医中药在食管癌治疗中的作用越来越受到重视和广泛应用。治疗食管癌时要注意保护脾胃。"有胃气则生，无胃气则死"，脾胃为后天之本，气血生化之源。在食管癌治疗中调养胃气是癌症调养较为重要的环节。临床处方用药切忌一味抗癌，伐伤脾胃。具体来讲，一是用药要注意保护脾胃，比如常用的抗癌药物通常采用破血逐瘀、清热解毒之法，如白花蛇舌草、半枝莲等性质寒凉，易克伐胃气，不可大队过量使用，以免损伤脾胃；二是在治疗用药中应常配伍一些健脾和胃药物，如茯苓、白术、山楂等以顾护胃气；三是在治疗过程中要注意饮食的适宜，切忌荤腥厚味，大肆蛮补，阻碍脾胃对饮食的消化、吸收。另外，有研究指出，食管癌病初愈后，须戒粥饭与房欲。新病初愈，骤与粥饭，则易致邪恋不去，而房欲则耗气伤精，损伤正气。如李中梓指出："反胃新愈，切不可便与粥饭，每日用人参一两、陈皮三钱、焦仓米三钱煎汤细呷之，后可小试陈米饮及糜粥。如仓廪未固，骤贮米谷，往往败事，多致不救。"沈金鳌指出："一年内切禁房欲，若犯之，必复发旧症而死，此所屡见者，非虚言也。"

十、现代治疗方法概述

本病的根治关键在于对食管癌的早期诊断。治疗方法包括手术、放疗、化疗、内镜下治疗和综合治疗。

(一)手术治疗

我国早期食管癌外科手术切除率已达80%～90%，术后5年存活率已达30%以上，而早期切除常可达到根治效果。

(二)放射治疗

主要适用于手术难度大的上段食管癌和不能切除的中、下段食管癌。上段食管癌放疗效果不亚于手术，故放疗作为首选。手术前放疗可使癌块缩小，提高癌块的切除率和患者的存活率。

(三)化疗

一般用于食管癌切除术后。单独用化疗效果很差。为提高疗效，以铂类配紫杉类药物，或铂类配合平阳霉素(或博来霉素)、氟尿嘧啶(5-氟尿嘧啶)、氨甲蝶呤、长春地辛(长春花碱酰胺)或丝裂霉素等二联或三联等组合，相继用于临床。联合化疗比单药疗效有所提高，但总的化疗现状是不令人满意的。

（四）内镜介入治疗

对于高龄或因其他疾病不能行外科手术的早期食管癌患者，内镜治疗是一种有效的手段。早期食管癌的治疗方式有以下两种：①内镜下黏膜切除术：适用于病灶＜2cm，无淋巴转移的黏膜内癌；②内镜下消融术：虽有一定疗效，但缺点是治疗后不能得到标本用于病理检查。进展期食管癌的内镜治疗方式有以下三种：①单纯扩张：方法简单，但作用时间短且需反复扩张；对病变范围广泛者常无法应用；②食管内支架置放术：是在内镜直视下放置合金或塑胶的支架，是治疗食管癌性狭窄的一种姑息疗法，可达到较长时间缓解梗阻，提高生活质量的目的；但上端食管癌与食管胃连接部肿瘤不易放置；③内镜下实施癌肿消融术等。

（五）综合治疗

通常是手术、放疗、化疗、靶向治疗、中医中药、介入治疗等其他营养支持对症治疗，各种治疗措施可同时进行也可序贯应用，能提高食管癌的治愈率或局部控制率，减少远处转移，提高生活质量，延长生存期。

十一、医论提要

历代医家对“噎膈”的研究颇为丰富。《素问·通评虚实论》曰：“膈塞闭绝，上下不通，则暴忧之病也。”《灵枢·四时气》曰“食饮不下，膈塞不通，邪在胃脘”，指出本病病位在胃。《太平圣惠方》认为：“寒温失宜，食饮乖度，或恚怒气逆，思虑伤心，致使阴阳不和，胸膈否塞，故名膈气也。”《景岳全书》曰：“噎膈一证，必以忧愁思虑，积劳积郁，或酒色过度，损伤而成。”《医宗必读》说：“大抵气血亏损，复因悲思忧恚，则脾胃受伤，血液渐耗，郁气生痰，痰则塞而不通，气则上而不下，妨碍道路，饮食难进，噎塞所由成也。”《临证指南医案》谓：“噎膈之证，必有瘀血、顽痰、逆气，阻膈胃气。”《医碥》说：“酒客多噎膈，饮热酒者尤多，以热伤津液，咽管干涩，食不得入也。”又如《临证指南医案》谓：“酒湿厚味，酿痰阻气，遂令胃失下行为顺之旨，脘窄不能纳物。”较为详细地解释了噎膈的病因病机。

十二、名医经验

（一）焦中华经验

名医焦中华认为食管癌病机总虚实夹杂者多，虚重在阴津、脾肾，实则主要为气逆、痰壅，后期并兼有瘀血留结。故其治疗倡导扶正、逐邪并进，或在患者体质尚实时先予攻逐邪气，夺其病势，等邪气渐消，复以固本培元之品以善其后。临床验之多效。焦氏用药，有以下特点：①常以降逆化痰为主，在此基础上配合辨证用药，主方为旋覆代赭汤。②尤擅以虫类药物取效，临证常用蜈蚣、全蝎、僵蚕、天龙等。③噎塞不通、呕吐黏涎者以冰片，慢慢噙化，有开关通窍之功。④矿石类质重沉降之品对食少难下，烦闷欲吐者有一定效果，常用石决明、赭石、青礞石、生牡蛎等以重镇逆气，降胃止呕。焦氏辨证分型为痰气互结型，症见食入不畅，吞咽不顺，时有嗳气不舒，胸膈痞闷，或伴有胸骨区隐痛，舌质暗红，苔薄黄，脉弦细，治以抗癌祛邪、理气扶正之法。食管癌主方加莱菔子、郁金、浙贝母、紫苏梗。血瘀痰滞型，症见吞咽困难，胸骨疼痛，甚则饮水难下，食后即吐，吐多黏液，大便燥结，小便黄赤，形体消瘦，肌肤甲错，舌质暗红少津，或有瘀斑、瘀点，苔薄白，脉细涩，治以祛瘀散结，化痰解毒之法。食管癌主方加赤芍、三棱、莪术、水蛭、胆南星、威灵仙，大便干者加大黄、火麻仁。气(阳)血(阴)两虚型，为晚期食管癌，症见饮食不下，泛吐清涎或泡沫，形体消瘦，口干咽燥，气短乏力，面色无华，形寒肢冷，面足浮肿，大便干结，治以益气养血，滋阴温阳，抗癌祛邪之法。食管癌主方加人参或西洋参、黄芪、当归、白芍、女贞子、麦冬，偏阴虚者加生地黄、沙参，重用麦冬；偏阳虚者重用黄芪、人参，加淫羊藿、肉苁蓉。食管癌主方：旋覆花、赭石、清半夏、山豆根、蜂房、白花蛇舌草、蜈蚣、枳壳、砂仁、生黄芪、炒白术、茯苓、焦山楂、焦麦芽、焦神曲、鸡内金、生甘草。

——李芮.焦中华治疗食管癌经验.山东中医药大学学报，1999，23(4)：43－44.

(二)陈美芳经验

陈美芳教授分四型辨治食管癌。痰气互结型：症见食入不畅，吞咽不利，胸膈满闷，胸骨后隐痛不适，呕吐黏痰，色白黏稠，吐后则舒，苔薄白腻或白腻，脉滑或弦滑。此属脾虚津液失布，痰湿内停，痰气交阻，胃失和降。治宜用化痰消肿，和胃降逆之法，药如旋覆花、赭石、姜半夏、预知子、公丁香、降香、半枝莲、石上柏、石打穿、莱菔子、谷芽、麦芽。气滞血瘀型：症见吞咽困难，嗳气呃逆，胸骨后疼痛固定，形体消瘦，肌肤甲错，苔薄，舌质暗红或有瘀斑，脉细或细涩。此属瘀毒内阻胸膈，气机失调，胃失和降。治宜用活血理气、消肿解毒之法，药如紫苏梗、预知子、急性子、威灵仙、丹参、石打穿、半枝莲、野葡萄藤、刘寄奴、生山楂。痰毒内盛型：症见进食呕吐，咳吐黏稠痰涎，胸骨后疼痛伴烧灼感，大便秘结，苔薄腻、微黄，脉数或滑数。此乃痰毒热盛于上，腑气失通于下，治宜用清热解毒，涤痰通腑之法，药如南北沙参、玄参、半枝莲、野葡萄藤、石上柏、重楼、山豆根、生南星、生半夏、天龙、青礞石、生大黄。气血两虚型：症见形体消瘦，面色萎黄，神疲乏力，头晕纳差，吞咽困难，舌胖，苔薄腻，舌质淡或舌边有齿痕，脉濡。此乃疾病后期，邪毒未尽，气血亏损。治宜扶正为先，健脾助运，以培其本，辅以清热解毒之法祛其邪，药如炒党参、炒白术、茯苓、生薏苡仁、当归、预知子、半枝莲、野葡萄藤、金雀根、仙鹤草、鸡内金、谷麦芽。

——陈美芳.食管癌的中医防治.上海中医药杂志，1993(3)：41－42.

十三、结语

食管癌是以进食哽噎不顺，甚则食物不能下咽到胃，食入即吐为主要表现的一类病证。食管癌的病因主要为七情内伤、饮食所伤、年老肾虚等。病位在食管，属胃气所主，与肝脾肾也有密切关系。基本病机是脾胃肝肾功能失调，导致津枯血燥，气郁、痰阻、血瘀互结，而致食管干涩，食管、贲门狭窄。治疗时分清标本虚实而治。初起以标实为主，重在治标，以理气开郁、化痰消瘀为法，可少佐滋阴养血润燥之品；后期以正虚为主，或虚实并重，治疗重在扶正，以滋阴养血润燥，益气温阳为法，也可少佐理气开郁、化痰消瘀之品。食管癌目前尚属难治之病证，一经发现，应尽快结合西医学检查手段，查明原因争取早期诊断，早期治疗。

第二节　胃癌

胃癌是常见的恶性肿瘤之一，特别在我国其发病率和病死率均处于各种恶性肿瘤的前列。早期胃癌多无明显症状，随着病情进展，可出现无特异性、类似胃炎或胃溃疡的症状，上腹痛、进食困难是最常见的症状，少数患者可出现恶心、呕吐、食欲减退，偶有呕血、黑便等。

一、病名病状

古代中医文献中没有胃癌这个病名，但是通过临床症状体征，基本可以认为胃癌归属于中医“胃脘痛”“伏梁”“反胃”“噎膈”“积聚”等范畴。如《灵枢·邪气脏腑病形》曰：“胃病者，腹䐜胀，胃脘当心而痛……膈咽不通，食饮不下。”《灵枢·邪气脏腑病形》：“心脉……微缓为伏梁，在心下，上下行，时唾血。”《济生方》中对“伏梁”有了进一步的描述，说：“伏梁之状，起于脐下，其大如臂，上至心下，犹梁之横架于胸膈者，是为心积……其病腹热面赤，咽干心烦，甚则吐血，令人食少肌瘦。”心下，即剑突下，胃之所在。文中这些描述与中晚期胃癌表现的疼痛、食少、进食梗阻、呕血、消瘦和胃脘部肿块（心下至脐）相吻合。《诸病源候论》中指出了“伏梁”预后不良，曰“心之积，名曰伏梁……诊得心积脉，沉而芤，时上下无常处。病悸，腹中热，面赤而咽干，心烦，掌中热，甚即唾血，身瘛。夏瘥冬剧，唾脓血者死。又其脉牢强急者生，虚弱急者死。”张仲景《金匮要略》谓：“朝食暮吐，暮食朝吐，宿谷不化，名曰胃反。脉紧而涩，其病难治。”此与胃癌晚期幽门梗阻的情况相似。《灵枢·百病始生》：“留而不去，传舍于肠胃之外，募原之间，留着于脉，稽留而不去，息而成积。”《诸病源候论》：“积聚痼结者，是五脏六腑之气，已积聚于内，重因饮食不节，寒温不调，邪气重沓，牢痼盘结者也。若久即成症。”医籍中所描述的病症与晚期胃癌出现肿块时的症状相似，同时也阐述了其产生的病因与病机，对后世研究胃癌的发病和治疗有重要意义。

二、病因病机

（一）病因

1.七情内伤

情志不遂，气机郁结，可导致气滞血瘀，或气不布津，久则津凝为痰，血瘀、痰浊互结，渐而成块；或扰乱气机，伤及气血，久则致脏腑功能紊乱、阴阳失调，成为胃癌发病的内在原因。肝主疏泄，七情太过或不及，久不得疏，肝气郁滞、肝郁化火，均可使肝气犯胃，引动胃癌发病。

2.饮食失调

嗜好烟酒辛辣腌炸烧烤，损伤脾胃，脾失健运，正气亏虚，气虚血瘀；或正气亏虚，易感外邪或易致客邪久留。另一方面，脾失健运，不能升清降浊，敷布运化水湿，则痰湿内生，久则瘀血留着，邪毒内蕴，痰瘀毒聚，胶结不化，交阻于胃。此一系列病理改变，饮食不节致脾虚贯穿胃癌的始终，是胃癌发生、发展的重要因素。

3.宿有旧疾

机体脏腑阴阳的偏盛偏衰，气血功能的紊乱，如治不得法或失于调养，病邪久羁，损伤正气，或正气本虚，祛邪无力，加重或诱发气、痰、食、湿、水、血等凝结阻滞体内，则邪气壅结成块。

4.素体正虚

正气内虚，脏腑阴阳气血失调，是胃癌发生的重要病理基础。如《医宗必读·积聚》所说："积之成者，正气不足，而后邪气踞之。"素体正虚，气虚血瘀；或生活失于调摄，劳累过度，气阴耗伤，外邪每易乘虚而入，客邪留滞不去，气机不畅，终致血行瘀滞，结而成有形肿块。

(二)病机

1.发病

胃癌早期多无明显症状。随病情进展或可出现无特异性、类似胃炎或胃溃疡的症状，恶心、呕吐、食欲减退，偶有呕血、黑便等。

2.病位

病变部位位于胃，可认为胃癌是一个病变于胃而涉及整体的全身性疾病，可涉及脾、肝、肾等。

3.病性

胃癌的形成是一个本虚标实的过程。气滞、血瘀、痰凝、邪热为标，脾肾亏虚为本。初期以标实为主，后期以本虚为主，出现气血两亏，脏气衰弱。气滞血瘀，痰湿内阻是本病的主要病理特点。

4.病势

发病隐匿，进展迅速。初期病情较轻，主要是因情志不舒、饮食不节，损伤脾胃所致；中期是因初期脾胃气滞所致肝气郁结，进而气机失调，血滞成瘀，日渐成积；最后即形成本虚标实，是由气血进一步瘀积所致。

5.病机转化

胃癌初期以标实为主，后期以本虚为主。随着疾病进展，机体消耗，渐渐显示正虚之候。及至晚期，正气大伤，邪气无以制，脏腑功能严重受损，先后天之气衰败，精血无以化生，病情恶化，进入最后阶段，终至阴阳离决。

总之，目前虽然对胃癌证型病机的认识尚各不相同，但一般来说总归为本虚标实、虚实夹杂之证，以虚证为多见，病位在胃，涉及肝、脾、肾，是脾胃亏虚基础上产生的气滞、血瘀、痰湿等病理变化。这是在以虚证为主的基础上，因虚致实，气血瘀积，局部属实；继而机体消耗，整体属虚的全身性疾病。

三、临床表现

胃癌证候复杂，常因病变发生部位、大小、种类、发展阶段及有无转移或并发症而有所不同，临床上早期常无明显表现，随病情进展可出现上腹痛、恶心、呕吐、食欲减退、消瘦、乏力，偶有呕血、黑便等。

(一)上腹痛

这是最常见的症状，可表现为无特异性、类似胃炎或胃溃疡的症状，多见上腹不适、进食后饱胀，胀痛或隐隐作痛，有时表现为节律性痛，随着病情进展上腹疼痛进行性加重。给予相应治疗后可暂缓解，但短期内又重复发作。如疾病进一步发展，疼痛发作频繁并可向腰背部放射。贲门胃底癌可有胸骨后疼痛，腹部持续疼痛常提示肿瘤进展浸透胃壁。

(二)恶心、呕吐

常是因肿瘤引起梗阻或胃功能紊乱所致。因肿瘤的部位不同，也有其特殊表现。贲门胃底部的肿瘤可有胸骨后疼痛和进行性吞咽困难；幽门附近的肿瘤有幽门梗阻的表现，恶心症状最明显，其嗳气常有一种酸臭或蛋臭的气味，或出现呕吐，呕吐物多为宿食和胃液。

（三）食欲减退、消瘦、乏力

这一症状虽然是胃癌的症状，但是没有特异性，该症状在胃癌的任何时期都有可能出现，但有时可作为胃癌的首发症状。本组症状可能为疾病消耗出现恶病质，亦可能为进食后腹胀不适而自动限食所致。晚期胃癌患者常可出现贫血、消瘦、营养不良甚至恶病质等表现。

（四）呕血、黑便

主要是因为溃疡形成、胃癌肿瘤侵犯黏膜下血管所致，是可出现在胃癌患者任何时期的症状。因胃壁的黏膜下层具有丰富的动脉血供，胃癌浸润破坏黏膜下动脉时可发生大出血。

四、诊断与分期

（一）诊断

应当结合患者的临床表现、内镜及组织病理学、影像学检查等进行胃癌的诊断。

1.临床表现及体征

①早期可无症状和体征，或出现上腹部疼痛，饱胀不适，食欲减退；或原有胃溃疡症状加剧，腹痛为持续性或失去节律性，按溃疡病治疗症状不缓解。可出现呕血，黑便。②晚期多伴有体重下降，进行性贫血，低热，上腹部可触及包块并有压痛，可有左锁骨上淋巴结肿大，腹水及恶病质。③贲门部肿瘤侵犯食管时，可引起咽下困难。幽门部肿瘤可出现幽门梗阻症状和体征。④胃部溃疡型恶性肿瘤或晚期肿瘤侵及黏膜下血管时，可出现消化道出血或黑便。

2.辅助检查

(1)内镜检查：胃镜检查，是确诊胃癌的主要检查手段，可确定肿瘤的位置，获得组织标本以行病理检查。超声胃镜检查，有助于评价胃癌浸润深度、判断胃周淋巴结转移状况，推荐用于胃癌的术前评估。对拟施行内镜下黏膜切除（EMR）、内镜下黏膜下层切除（ESD）等微创手术者必须进行此项检查。对怀疑腹膜转移或腹腔内播散者，可考虑腹腔镜检查。

(2)实验室检查：早期可疑胃癌，游离胃酸低度或缺乏，红细胞比容、血红蛋白、红细胞下降，粪便隐血（＋），肿瘤标志物癌胚抗原（CEA）、糖类抗原 199（CA-199）可见异常升高。

(3)影像学检查：计算机断层扫描（CT），CT 平扫及增强扫描在评价胃癌病变范围、局部淋巴结转移和远处转移状况等方面具有重要价值，应当作为胃癌术前评估的常规方法。在无造影剂使用禁忌证的情况下，建议在胃腔呈良好充盈状态下进行增强 CT 扫描。扫描部位应当包括原发部位及可能的转移部位。磁共振（MRI）检查，MRI 检查是重要的影像学检查手段之一，推荐对 CT 造影剂过敏者或其他影像学检查怀疑转移者使用。MRI 有助于判断腹膜转移状态，可酌情使用。上消化道造影，有助于判断胃原发病灶的范围及功能状态，特别是气钡双重对比造影检查是诊断胃癌的常用影像学方法之一。对疑有幽门梗阻的患者建议使用水溶性造影剂。胸部 X 线检查，应当包括正侧位相，可用于评价是否存在肺转移和其他明显的肺部病变，侧位相有助于发现心影后病变。超声检查，对评价胃癌局部淋巴结转移情况及表浅部位的转移有一定价值，可作为术前分期的初步检查方法。经腹部超声检查可了解患者腹腔、盆腔有无转移，特别是超声造影有助于鉴别病变性质。此外还有 PET-CT、骨扫描等，根据临床情况而定。

3.组织病理学诊断

组织病理学诊断是胃癌确诊和治疗的依据。活检确诊为浸润性癌的患者进行规范化治疗。如因活检取材的限制，活检病理不能确定浸润深度，报告为癌前病变或可疑性浸润的患者，建议重复活检或结合影像学检查结果，进一步确诊后选择治疗方案。活检标本的来源主要是内镜下黏膜切除标本和胃切除术标本，后者包括肿瘤及切缘和淋巴结。对于患有无法手术的局部晚期、复发或转移性胃或食管胃结合部(EGJ)腺癌且正在考虑曲妥珠单抗治疗的患者，推荐使用免疫组化(IHC)和荧光原位杂交(FISH)或其他原位杂交方法进行肿瘤 HER2 过表达的评估。

(二)分期

表 5-2　胃癌的晚期

TNM 分期	
T	原发肿瘤
T_a	原发肿瘤无法评价
T_0	切除标本中未发现肿瘤
T_{in}	高度异型增生：肿瘤位于上皮内，未侵犯黏膜固有层
T_1	
T_{1a}	肿瘤侵犯固有层或黏膜肌层
T_{1b}	肿瘤侵犯黏膜下屋
T_2	肿瘤侵犯固有肌层
T_3	肿瘤侵及浆膜下结缔组织，未侵犯脏腹膜或邻近结构
T_4	肿瘤穿通浆膜层或侵犯邻近结构
T_{4a}	肿瘤穿透浆膜层未侵犯邻近结构
T_{4b}	肿瘤侵犯邻近组炽结构
N	淋巴结
N_a	区域淋巴结无法评价
N_0	区域淋巴结无转移
N_1	1～2 个区域淋巴结有转移
N_2	3～6 个区域淋巴结有转移
N_3	7 个及 7 个以上区域淋巴结转移
N_{3a}	7～15 个区域淋巴结有转移
N_{3b}	16 个(含)以上区域淋巴结有转移
M	远处转移
M_0	无远处转移
M_1	存在远处转移
分期	
0 期	Tis；N_0；M_0
ⅠA 期	T_1；N_0；M_0

ⅠB期	T_1；N_1；M_0
	T_2；N_0；M_0
ⅡA期	T_1；N_2；M_0
	T_2；N_1；M_0
	T_3；N_0；M_0
ⅡB期	T_1；N_{3a}；M_0
	T_2；N_2；M_0
	T_2；N_2；M_0
	T_{4a}；N_0；M_0
ⅢA期	T_2；N_{3a}；M_0
	T_3；N_2；M_0
	T_{4a}；N_1；M_0
	T_{4a}；N_2；M_0
	T_{4bN0}；M_0
ⅢB期	T_1；N_{3b}；M_0
	T_2；N_{3b}；M_0
	T_3；N_{3a}；M_0
	T_{4a}；N_{3a}；M_0
	T_{4b}；N_3；M_0
	T_{4b}；N2；M_0
ⅢC期	T_3；N_{3b}；M_0
	T_{4a}；N_{3b}；M_0
	T_{4b}；N_{3a}；M_0
	T_{4b}；N_{3b}；M_0
Ⅳ期	任何 T；任何 N；M_1

五、鉴别诊断

（一）胃痛

胃脘部疼痛，常伴有食欲不振，痞闷或胀满，恶心呕吐，吞酸嘈杂；发病多与情志不遂，饮食不节，劳累及受寒等因素有关；常反复发作，其痛势相对胃癌之疼痛较缓，不呈进行性加重，不伴极度消瘦、神疲乏力等恶病质征象。此外，借助现代诊断方法，可见胃、十二指肠黏膜炎症、溃疡等病变。若胃痛经严格内科治疗而症状仍无好转者，应做纤维胃镜及病理组织学检查等以排除癌变的可能。

（二）痞满

多以胃脘部痞塞，满闷不舒的自觉症状为主症，并有按之柔软，压之不痛，望无胀形的特点；起病多缓，反复发作；发病常与饮食、情志、起居、寒温等诱因有关。部分胃癌病例也可以痞满为主症，此时，可借助上消化道 X 线检查、纤维胃镜等检查以明确诊断。

(三)便血

因胃、肠脉络受损,出现血液随大便而下,或以大便呈柏油样为主要临床表现。可由多种胃肠道病引起。胃癌的便血常伴见胃脘部饱胀或疼痛、纳呆、消瘦、脘部积块等主症,大便稍暗或紫暗,甚至可呈柏油样,且多持续发生,应用一般止血药效果不理想,即使暂时止住,不久即可反复,重者可伴有吐血。可借助消化道 X 线检查、纤维胃镜等检查以明确诊断。

六、辨证论治

“证”是中医特有的概念,是对疾病特定阶段的病因、病性、病位及邪正关系的病理概括,是对疾病本质的认识。由于受到个体差异、疾病发展的不同阶段、治疗手段的多样性等因素的影响,胃癌的分型存在一定的难度。而目前关于胃癌的辨证分型,尚未有统一的认识,缺乏普遍适用的标准。一般认为术前患者以实证为主,主要为气滞、痰凝及血瘀;术后则以虚证为主,常见的是脾胃虚弱;多数患者在化疗后实证减少,虚证相应的增多。综合临床及结合理论探讨,具体论述如下。

(一)脾胃虚寒证

【主证】

胃脘隐痛,喜温喜按,腹部可触及积块,朝食暮吐,或暮食朝吐,宿食不化,泛吐清涎,面色㿠白,肢冷神疲,面部、四肢浮肿,便溏,大便可呈柏油样,舌淡而胖,苔白滑润,脉沉缓。

【病机分析】

脾胃虚弱作为胃癌的基本病机,早在古文中即对其有所论述。如《景岳全书》中所述:“凡脾肾不足及虚弱失调之人,多有积聚之病。”人体内互为表里的脾与胃同居中焦,为人体的后天之本。其在生理功能上可概括为脾主运化,胃主受纳,两者在腐熟水谷与运化水谷精微协调作用下共同完成对食物的消化和吸收,利于机体的健康运行。若脾胃虚寒的患者,其脾胃功能失调,水谷精微则无以运化濡养周身,同时气血生成不足,使得机体的抗邪能力大大下降而易受损伤,从而导致疾病的发生。且脾失健运则机体的津液输布功能失常,加之寒凝,致痰浊凝聚而形成邪毒,危害人体健康。

【治法】

温中散寒,健脾和胃。

【方药】

理中汤加减。人参、干姜、黄芪、炒山药、炒薏苡仁、桂枝、白术、乌药、白花蛇舌草、甘草。

【加减】

有呕吐者,可加丁香、吴茱萸温胃降逆止吐;若肢冷、呕吐、便溏等虚寒症状明显者,可加肉桂、附子即桂附理中汤,以增加温阳补虚散寒之力;全身浮肿者,可合真武汤以温阳化气利水;便血者,可合黄土汤温中健脾,益阴止血。

(二)胃热伤阴证

【主证】

胃脘部灼热,口干欲饮,胃脘嘈杂,食后剧痛,进食时可有吞咽哽噎难下之感,甚至食后即吐,纳差,五心烦热,大便干燥,形体消瘦,舌红少苔,或舌黄少津,脉细数。

【病机分析】

胃热而伤阴在朱丹溪《脉因证治》有相关记载："劳役太甚，饮食失节，中气不足，或寒邪乘虚而入客之，或久不散郁而生热，或素有热，虚热相搏，结于胃脘而痛，或有实积痰饮，或气与食相郁不散，停结胃口而痛""气得炎上之化，有升无降，熏蒸清道，甚而至于上焦不纳，中焦不化，下焦不渗，辗转传变""气血两亏，痰客中焦，妨碍升降，不得运用""痰夹瘀血，遂成窠囊"，不论内伤外感都可使气血运行失常，尤其火热之伤。

【治法】

清热养阴，益胃生津。

【方药】

竹叶石膏汤加减。竹叶、石膏、半夏、麦冬、金银花、芦根、天花粉、藤梨根、太子参、北沙参、粳米、甘草。

【加减】

大便干结难解者，加火麻仁、郁李仁润肠通便；若热证减轻，可石膏减量，加量甘草、粳米以扶助胃气。

（三）气血双亏证

【主证】

胃脘疼痛绵绵，全身乏力，心悸气短，头晕目眩，面色无华，虚烦不眠，自汗盗汗，面浮肢肿，或可扪及腹部积块，或见便血，纳差，舌淡苔白，脉沉细无力。

【病机分析】

素体气虚，或脾虚可导致痰湿内留，郁而化热，热毒内灼，伤阴耗气，精血生化无源，气血俱虚，机体抗邪能力大大下降，而肿瘤形成后因其生长、发展的速度远远超过正常组织，夺取了大量机体正常组织赖以荣养的气、血、津液，从而导致正气进一步损伤，病情进一步加重。

【治法】

益气养血。

【方药】

十全大补汤加减。党参、黄芪、白术、白芍、茯苓、肉桂、熟地黄、当归、炒山药、黄精、枸杞子、甘草。

【加减】

此证型多见于胃癌晚期，以虚为主，气血两亏，不任攻伐，当以救后天生化之源、顾护脾胃之气为要，待能稍进饮食与药物，再适当配合行气、化痰、活血等攻邪之品，且应与补益之品并进，或攻补两法交替使用。若气血亏虚损及阴阳，致阴阳俱虚，阳竭于上而水谷不入，阴竭于下而二便不通，则为阴阳离决之危候，当积极救治。

（四）痰湿凝结证

【主证】

胸闷膈满，面黄虚肿，呕吐痰涎，腹胀便溏，痰核累累，舌淡红，苔滑腻，脉弦滑。

【病机分析】

有关痰结所致胃癌的病因的论述，在中医理念中"百病多为痰作祟"，认为痰瘀具有广泛的致病性，更是大多数肿块形成的重要原因。清代《景岳全书发挥》中论述的"膈者在胸膈胃口之间，或痰……阻滞不通，食物入胃不得下达而呕出，渐至食下即吐而胃反矣"，讲明痰结是导致胃癌（胃反）的一个重要病理因素。

【治法】

燥湿化痰。

【方药】

导痰汤加减。制半夏、天南星、橘红、枳实、厚朴、苍术、茯苓、瓜蒌皮、白术、砂仁、甘草。

【加减】

若伴腹胀便溏，可加猪苓、泽泻以利水渗湿，健脾理气。

（五）瘀毒内阻证

【主证】

胃脘刺痛而拒按，痛有定处，或可扪及腹内积块，腹满不食，或呕吐物如赤豆汁样，或黑便如柏油样，或左颈窝有痰核，形体日渐消瘦，肌肤甲错，舌质暗紫，脉沉细涩。

【病机分析】

中医认为"毒"是对机体产生剧烈危害的不利因素。清代《医宗金鉴》中记载："热结不散，灼伤津液……贲门干枯，则纳入水谷之道路狭隘，故食不能下，为噎塞也；幽门干枯，则放出腐化之道路狭隘，故食入反出，为翻胃也。"从中可见毒热内蕴是形成胃癌的关键因素。病理过程分析：人体的血液在蕴积体内热量的干扰下可变得黏稠而凝结，体内津液被火邪煎灼则发生炼津为痰的病理现象，可见机体气血痰浊在毒邪的干扰下易对脏腑经络造成阻塞，形成肿块，而影响机体的正常生理功能，长时间的机体损伤可发生恶变。

【治法】

活血化瘀，行气止痛。

【方药】

膈下逐瘀汤加减。莪术、五灵脂、当归、郁金、牡丹皮、赤芍、乌药、延胡索、香附、佛手、枳壳、甘草。

【加减】

有呕血或黑便者，应注意把握活血药物的种类和剂量，可配伍白及、仙鹤草、地榆、槐花以止血；加海藻、瓜蒌化痰软坚；加沙参、麦冬、白芍滋阴养血。吞咽梗阻，腹满不食者，也可改用通幽汤破结行瘀，滋阴养血。

（六）肝胃不和证

【主证】

胃脘胀满，时时隐痛，窜及两胁，呃逆呕吐，舌质淡红，苔薄白或薄黄，脉沉或弦细。

【病机分析】

肝主疏泄，患者若较长时间情绪低落，肝气郁结，则不利于疾病的愈后。居于中焦的脾胃在肝的疏泄功能的辅助作用下才能促使脾升胃降的循环运动，从而利于气机的条畅。若患者脾胃虚弱，则肝气乘机犯脾从而导致胃肠疾病的发生。肝胃不和，是胃癌形成的重要因素。

【治法】

疏肝和胃，降逆止痛。

【方药】

柴胡疏肝散加减。柴胡、陈皮、佛手、预知子、合欢皮、白术、厚朴、木香、香附、枳壳、白芍、炙甘草。

【加减】

若有呃逆者，可加旋覆花、赭石降逆和胃止呃；若有两胁胀痛者，可加佛手理气止痛，健胃止呕；可加半夏，消痞散结，和胃降逆；纳食不馨者，可加白术、茯苓、砂仁、麦芽健脾祛湿，理气和胃。

七、常用中成药及验方

（一）中成药

1.消癌平注射液

清热解毒，化痰软坚。可针对痰湿凝结、瘀毒内阻型胃癌的治疗。静脉滴注用5%或10%的葡萄糖注射液稀释后滴注，每次20～100mL，每日1次。

2.华蟾素胶囊

具有解毒，消肿，止痛等功效。可用于胃热伤阴、瘀毒内阻型胃癌的治疗。口服，每次2粒，每日3～4次。

3.鸦胆子油软胶囊

清热解毒抗癌。适用于癌毒内蕴证。口服，每次4粒，每日2～3次。

4.平消胶囊

具有活血化瘀，散结消肿，解毒止痛之功效。用于毒瘀内结证。口服，每次4～8粒，每日3次。

5.华蟾素注射液

清热解毒抗癌。可用于胃热伤阴、瘀毒内阻型胃癌的治疗。30～50mL，每日1次，静脉滴注。

6.复方苦参注射液

具有清热利湿，凉血解毒，散结止痛的功用。可用于瘀毒内阻、胃热伤阴型胃癌的治疗。肌内注射，每次2～4mL，每日2次；或静脉滴注，每次12mL，用氯化钠注射液200mL稀释后应用，每日1次。

（二）验方

1.广郁金、醋延胡索、炒白术各10g，云茯苓、炒白芍、炒党参各12g，炒当归、绵黄芪、蓬莪术各10g，绿萼梅6g，生甘草3g，谷芽、麦芽各10g。

用法：水煎服，每日1剂，早晚分服。

适应证：适用于胃癌术后，或胃癌晚期，病情以正虚为主者。适用于胃癌不能切除，胃脘隐痛，不思饮食，面晦肢倦，舌有紫斑，脉细涩者。

2.藤梨根90g，水杨梅根90g，虎杖根60g，焦山楂6g，鸡内金6g。

用法：水煎服，每日1剂，早晚分服。

适应证：本方具有清热解毒，消积活血的作用，适用于胃癌热毒郁结者。

3.白英 30g，蛇莓 30g，龙葵 30g，丹参 14g，当归 9g，郁金 9g。

用法：水煎服，每日 1 剂，早晚分服。

适应证：适用于热毒型胃癌患者。

4.人参、丁香、柿蒂各 30g，甘草、高良姜各 15g。上药为细末，每次服 6g，热汤调下，不拘时候。

用法：水煎服，每日 1 剂，早晚分服。

适应证：适用于胃癌胃寒呕逆，反胃呕吐，心腹刺痛者。

八、转归预后

胃癌早期以邪实为主，如痰气交阻、瘀血内阻，可以理气化痰、活血化瘀消除邪实，并采取中西医结合的治法，部分患者病情可缓解；但也有部分患者转为胃热阴伤、脾胃虚寒、气血两虚，出现正虚邪盛之势。胃癌患者的预后一般较差，但如能早期诊断和治疗，尤其是中西医结合治疗，不少患者病情可缓解。晚期胃癌可合并大量便血、呕血或臌胀等，均为危重难治之证，预后不良。近年来，对晚期胃癌患者开展中西医结合综合治疗，用中药积极扶正培本，适当辅以攻邪，使不少患者的生存期得到延长。

九、预防与调摄

中医强调“未病先防”“不治已病治未病”。未病预防，养成良好的饮食习惯，如按时进餐，不食过烫、过冷、过辣、变质食物，少吃或不吃油炸、腌熏食品，细嚼慢咽，戒除烟酒；多食新鲜瓜果蔬菜、豆类，适当配合一定数量的粗杂粮。既病之后，应注意精神护理，使患者增强战胜疾病的信心，积极配合各种治疗。饮食应尽量做到色香味佳，富于营养又品种多样，如奶类、鱼、肉末、果汁等，有吞咽困难者应进食半流质或流质饮食，少食多餐。呕吐不能进食者，应适当补充液体、能量和维生素，以维持生命之必须。

十、现代治疗方法概述

早期胃癌(EGC)的定义为局限于黏膜或黏膜下层的腺癌。目前，其治疗原则为优先手术切除，然而多数胃癌患者诊断分期较晚，会失去根治手术的机会。对无法根治切除的晚期胃癌及复发转移性胃癌，临床一般采用全身化疗、局部放疗等多种方法综合治疗，对晚期胃癌患者生存期的延长和生活质量的提高均有重要意义。

(一)内镜治疗

内镜治疗早期胃癌的方式包括内镜下黏膜切除术(EMR)和内镜下黏膜剥离术(ESD)。EMR 手术主要用于组织学分化较好，病变表面未形成溃疡，病灶直径＜2cm 的黏膜内癌。ESD 的产生，使 EGC 内镜下一次性整块切除成为可能。ESD 扩大了 EGC 内镜下切除的适应证。学者们目前达成共识：确定无淋巴结转移的早期胃癌，条件适宜，可选择内镜治疗。

(二)手术治疗

早期胃癌淋巴结转移率＜10%，胃癌 D2 根治术一直作为早期胃癌外科治疗的标准术式，治疗效果佳，5 年生存率＞90%。其后，其治疗方式也有了很大的变迁，提出了缩小胃切除范围及淋巴结清除范围的手术，缩小术式包括腹腔镜下癌灶切除术、胃镜下胃黏膜切除术、幽门保留术、迷走神经保留术和缩小的淋巴结清扫术。进展期胃癌，推荐进行标准胃癌根治术。标准胃癌根治性手术是指足够切缘的完整病灶切除及D2淋巴结清扫。目前研究结果显示Ⅱ期和ⅢA期胃癌，尤其Ⅱ期胃癌行标准根治术能明显提高疗效，5年生存率可达70%～80%。

（三）新辅助化疗

新辅助化疗对术后复发或转移风险高的患者获益可能较大，但对体内肿瘤负荷过大或分期较晚（ⅢB/ⅢC）的患者意义可能有限，所以相对准确的术前分期尤为重要，关系到患者综合治疗模式的选择、化疗药物和方案甚至治疗周期的抉择。对于无远处转移的局部进展期胃癌患者，一般需要6～8周的术前辅助治疗，对$T_{4a}N_2$或T_{4b}者则可适当延长，但时间不宜超过10周。如已达到目的就应尽早及时手术。患者一般可在化疗后3～6周内恢复，所以从停止治疗到进行手术的间隔时间不应太久，如患者一般状况允许，以3～4周为佳。

（四）辅助治疗

1.化疗

患者术后体内残留的癌细胞被认为是复发、转移的主要根源，术后辅助化疗的目的在于杀灭这些残留的癌细胞及手术无法清除的微小病灶，减少复发、转移，提高患者的无进展生存期和总生存率。在临床实践中，我们要合理选择术后化疗方案，对于分期较早、耐受较差的患者在D2术后可接受替吉奥（S1）或替吉奥联合奥沙利铂（XELOX）方案化疗，且Ⅲ期患者则尽量接受XELOX方案辅助化疗。

2.放疗

放疗作为恶性肿瘤的三大治疗手段之一，主要是联合术后化疗。通过长期研究逐渐发现在以D2手术为主要手术方式的东亚地区术后放化疗是可耐受的，并可降低局部复发，因此术后辅助放化疗给分期较晚、淋巴结阳性的胃癌根治术后患者带来了更多的生存获益。

（五）靶向治疗

目前大多数的胃癌基因微序列的研究集中在胃癌发生相关基因及具有生物学活性的相关基因上。以后的胃癌治疗过程中，胃癌基因微序列与其他方法联合会作为胃癌早期诊断与治疗的一种可靠的方法。尽管条件尚待改善，但是其拓展了我们对于胃癌发生、治疗概念方面的理解。在胃癌患者治疗过程中，我们可以应用胃镜取得少量肿瘤组织，进行基因微序列扩增、功能学基因分析。目前不断出现的靶向药物主要可以分为表皮生长因子受体抑制剂和血管生成抑制剂，如抗VEGF药物贝伐珠单抗已推荐应用。另有国产小分子VEGFR抑制剂阿帕替尼也已被批准用于胃癌的治疗。对于无法切除的局限晚期、复发或转移性病变的全身治疗（不适合局部治疗），曲妥珠单抗应被加入针对HER2过表达转移性腺癌的一线化疗。

（六）免疫治疗

肿瘤免疫治疗作为一种新兴的治疗手段，其目的是激发或调动机体的免疫系统，提高患者的免疫应答能力，从而增强肿瘤微环境的抗肿瘤免疫力。常用药物如PD-1，PD-L1单抗在晚期胃癌治疗中逐渐发挥出优势作用。

十一、医论提要

中医古典医籍中并无胃癌病名，其主要症状描述与“胃脘痛”“伏梁”“反胃”“噎膈”“积聚”等病证范畴重合类似。《灵枢·邪气脏腑病形》：“脾脉……微急为膈中，食饮入而还出，后沃沫”“胃病者，腹胀，胃脘当心而痛……膈咽不通，食饮不下。”《灵枢·邪气脏腑病形》：“心脉……微缓为伏梁，在心下，上下行，时唾血。”《济生方》说：“伏梁之状，起于脐下，其大如臂，上至心下，犹梁之横架于胸膈者，是为心积……其病腹热面赤，咽干心烦，甚则吐血，令人食少肌瘦。”《诸病源候论》曰：“心之积，名曰伏梁……诊得心积脉，沉而芤，时上下无常处，病悸，腹中热，面赤，而咽干，心烦，掌中热，甚即唾血，身瘛。夏瘥冬剧，唾脓血者死。又其脉牢强急者生，虚弱急者死。”张仲景《金匮要略》谓：“朝食暮吐，暮食朝吐，宿谷不化，名曰胃反。脉紧而涩，其病难治。”这些医籍所描述的症状，与胃癌非常接近，并且提出“胃反”其病难治、“伏梁”预后不良等说法，与现代胃癌的转归预后相符。《医宗金鉴》：“三阳热结，谓胃、小肠、大肠三腑热结不散，灼伤津液也。胃之上口为贲门，小肠之上口为幽门，大肠之下口为魄门。三府津液既伤，三门自然干枯，而水谷出入之道不得流通矣，贲门干枯，则纳入水谷之道路狭隘，故食不能下，为噎塞也。幽门干枯，则放出腐化之道路狭隘，故食入反出为翻胃也。”阐述了其产生的病因与病机。《丹溪心法》：“年少者，四物汤清胃脘，血燥不润，便故涩，《格致余论》甚详；年老虽不治，亦用参术。”《景岳全书》：“治反胃之法，当辨其新久，及所致之因，或因酷饮无度，伤于酒湿；或以纵食生冷，败其真阳；或因七情忧郁，竭其中气，总之，无非内伤之甚，致损胃气而然。故凡治此者，必宜以扶助正气，健脾养胃为主。”通过辨证究其病因，并提出治疗当以扶正为主的指导思想，对目前胃癌的治疗仍有重要意义。

十二、名医经验

（一）国医大师李济仁经验

李济仁先生认为，凡治胃癌者，必宜以扶助正气、健脾养胃为主。若饮食未消，则兼去其滞；逆气未调，兼解其郁；热邪未去，兼清其热；痰结未散，兼化其痰；瘀血未祛，兼行其瘀；病久衰弱，则专用补养。不可标本杂进，以致重伤胃气，难能奏效。但其证确有气血、痰火、瘀积之实邪，又见机体正气尚盛，则当祛邪以养正，亦不可忽也。治疗上善用扶正祛邪兼攻癌毒之法，常用海螵蛸、枯矾、白及、牵牛子、小苏打、蛤粉、瓦楞子、陈皮、香附等，制细末，用于溃疡型胃癌。另用菝葜（根部）验方有效，经抑瘤试验证明，可见菝葜确有治癌良效。

（二）名老中医蒋文照经验

蒋教授在胃癌的治疗上最重视脾胃的调理，补虚、运脾、理气、化湿参合运用。并认为胃癌之虚与肾、肺有着密切关系，肾为先天之本，同时肾为胃关，肾可损及胃，当肾损伤严重，关门不利时，必然会影响到胃，前关不利，故聚水而从其类也。故蒋教授在扶正的治疗中，常常顾及此二脏。蒋教授在胃癌的治疗中贯彻以“扶正”为基础治则，同时根据辨证采用“和”“清”“利”“化”“疏”“降”等治法以祛邪。临证上，常用炙黄芪、潞党参、炒薏苡仁、淮山药、炒白术、白茯苓等健脾益气利湿；炙鸡内金、谷芽、麦芽、六神曲等健脾助运，资生化源，使气血旺盛，脏腑形体四肢百骸得养。正气存内，腠理固密，生机勃勃，抗病力强，《黄帝内经》（简称《内经》）就有“四季脾旺不受邪”之说；山药、杜仲、牛膝、桑寄生、菟丝子等温化益肾则可助扶正；运用北沙参、天冬、麦冬等润肺滋阴。

十三、结语

胃癌的发病率占整个消化道癌肿的40％～50％。我国是世界上胃癌发病率较高的国家，多发于中年以上男性，病变之初多有胃脘部饱胀或疼痛、纳呆等自觉症状，易被忽视；或久患胃痛、痞满等胃病经治无好转者，凡有以上症状持续出现者，应尽快结合现代检查方法，查明原因，以期早期诊断、早期治疗。通过手术、化疗、放疗、靶向治疗等现代医学治疗手段结合中医药治疗可提高临床疗效、提高患者生活质量、延长患者生存期，彰显中西医结合治疗的优势。胃癌病因多由饮食不节、情志失调、正气内虚等因素日久而成。病位在胃，与肝、脾、肾的关系密切。本病多为本虚标实之证，标实以痰气交阻、痰湿凝滞、瘀血内结为多见，本虚以胃热伤阴、脾胃虚寒、气血两虚为多见，常虚实夹杂，致使气滞、痰凝、湿聚、瘀血交结于胃腑，日久形成积块。胃之升降失调，气阴耗伤，甚至阴阳俱损，为本病的病机关键。因此以理气、化痰、燥湿、活血化瘀为治标之大法，并根据标本虚实之轻重缓急配合扶正之法是为标本兼治之治疗原则。始终顾护胃气，培补后天。胃癌初起以标实为主，久则以正虚为主，常标本同在，虚实夹杂，邪盛之证多见积块较大而质硬、疼痛剧烈、腹满不食等。正衰之象常见纳食极少，或食入即吐，极度消瘦，大量黑便，甚则呕血等。在临证时，应根据患者的具体病情，在不同阶段，选择不同的治疗方式，现代医学治疗手段联合中医药治疗可充分发挥增效减毒、扶正抗癌的作用，提高患者的生活质量，增强患者的自身免疫能力，预防复发转移，延长患者生存期。尤其对晚期胃癌患者生存期的延长和生活质量的提高均有重要意义。

第六章　肝胆胰腺疾病

第一节　肝硬化

肝硬化是由一种或多种原因引起的、以肝组织弥漫性纤维化、假小叶和再生结节为组织学特征的进行性慢性肝病。早期无明显症状，后期因肝变性、肝小叶结构和血液循环途径显著改变，临床以门静脉高压和肝功能减退为特征，常并发上消化道出血、肝性脑病、继发感染等而死亡。

本病属中医“积聚”范畴。大多因情志不遂、饮食不节、跌仆损伤、久病体虚而发病。病变脏腑在肝脾。并可与病理产物瘀血、痰浊互为因果。

一、诊断

（一）西医诊断

1.肝功能减退

表现为消化吸收不良、营养不良、黄疸、出血和贫血等；门静脉高压表现为脾大、腹水、腹壁静脉曲张及食管胃底静脉曲张出血等。

2.肝活检组织病理

可见弥漫性肝纤维化伴假小叶形成。

3.影像学证据

CT、B超或MRI提示典型的肝硬化及门静脉高压征象。

（二）中医诊断

（1）肝硬化出现黄疸、腹水等失代偿表现。

（2）在肝硬化早期，因缺乏特征性症状，且临床症状与病理改变常不一致，需结合病史、体征和辅助检查进行综合判断。

（3）胃镜检查一旦发现食管胃底静脉曲张且排除肝外阻塞，肝硬化诊断基本确立。

（4）病理学检查发现肝组织假小叶形成是最直接、最可靠的诊断方法。

（三）中医证候诊断

1.湿热内阻证

目肤黄染，色鲜明，恶心或呕吐，口干或口臭，脘闷，纳呆，腹胀，小便黄赤，大便秘结或黏滞不畅，胁肋灼痛，舌苔黄腻，脉弦滑或滑数。

2.肝脾血瘀证

痛如刺，痛处不移，腹大坚满，按之不陷而硬，腹壁青筋暴露，胁下积块（肝大或脾大），唇色紫褐，面色黧黑或晦暗，头、项、胸腹见红点赤缕，大便色黑，舌质紫暗，或有瘀斑瘀点，舌下静脉怒张，脉细涩或芤。

肝超微结构改变可见：以窦周隙胶原纤维沉积重度、窦周隙胶原纤维沉积轻度为主。

3.肝郁脾虚证

胁肋胀痛或窜痛，急躁易怒，喜太息，口干口苦，或咽部有异物感，纳差或食后胃脘胀满，便溏，腹胀，嗳气，乳房胀痛或结块，苔薄脉弦。

肝超微结构改变可见：以窦周隙胶原纤维沉积轻度为主。

4.脾虚湿盛证

腹胀如鼓，按之坚满或如蛙腹，胁下痞胀或疼痛，脘闷纳呆，恶心欲吐，小便短少，下肢浮肿，大便溏薄，舌苔白腻或白滑，脉细弱。

体征可见纳差或食后胃脘胀满，便溏或黏滞不畅，腹胀，气短，乏力，恶心或呕吐，自汗，口淡不欲饮，面色萎黄。

5.肝肾阴虚证

腰痛或腰酸腿软，胁肋隐痛，劳累加重，眼干涩，五心烦热或低热，耳鸣、耳聋，头晕眼花，大便干结，小便短赤，口干咽燥，舌红少苔，脉细或细数。

体征可见腰膝酸软，失眠多梦，视物模糊，两目干涩，五心烦热，耳鸣口干，性欲减退，大便干结。

6.脾肾阳虚型

腹部胀满，入暮较甚，大便稀薄，阳痿早泄，神疲祛寒，下肢水肿，小便清长或夜尿频数，脘闷纳呆，面色萎黄或苍白或晦暗，舌质淡胖，苔润，脉沉细或迟。

体征可见肝超微结构改变：以窦周隙胶原纤维沉积重度为主。

二、治疗

（一）辨证论治

1.湿热内阻证

【治法】

清热利湿，攻下逐水。

【方药】

中满分消丸（《兰室秘藏》）合茵陈蒿汤（《伤寒论》）加减。黄芩、黄连、知母、厚朴、枳实、陈皮、茯苓、猪苓、泽泻、白术、茵陈蒿、栀子、大黄、甘草。

【加减】

热毒炽盛、黄疸鲜明者加龙胆草、半边莲；小便赤涩不利者加陈葫芦、马鞭草；热迫血溢、吐血、便血者，去厚朴，加水牛角、生地黄、牡丹皮、生地榆；昏迷属热入心包者鼻饲安宫牛黄丸。

【中成药】

茵栀黄口服液：每次 10mL，每日 3 次。

2.肝脾血瘀证

【治法】

活血行气，化瘀软坚。

【方药】

膈下逐瘀汤（《医林改错》）加减。当归、川芎、赤芍、桃仁、红花、丹参、乌药、延胡索、牡蛎、郁金、炒五灵脂、枳壳。

【加减】

淤积明显者加炮穿山甲、䗪虫、水蛭;腹水明显者加葶苈子、瞿麦、槟榔、大腹皮;若兼见气虚者加白术、人参、黄芪;兼见阴虚者加鳖甲(研末冲服)、石斛、沙参等;兼见湿热者加茵陈、白茅根等。

【中成药】

扶正化瘀胶囊每次1.5g,每日3次;复方鳖甲软肝片每次4片,每日3次。

3.肝郁脾虚证

【治法】

疏肝理气健脾。

【方药】

柴胡疏肝散(《医学统旨》)加减。柴胡、白芍、枳壳、香附、川芎、陈皮、炙甘草。

【加减】

兼脾虚证者加四君子汤;伴有苔黄、口干苦、脉弦数、气郁化火者加牡丹皮、栀子;伴有头晕、失眠、气郁化火伤阴者加制何首乌、枸杞子、白芍;胁下刺痛不移、面青、舌紫者加延胡索、丹参;精神困倦、大便溏、舌质白腻、质淡体胖、脉缓、寒湿偏重者加干姜、砂仁。

【中成药】

强肝胶囊每次1.2g,每日3次。

4.脾虚湿盛证

【治法】

运脾化湿,理气行水。

【方药】

实脾饮(《济生方》)加减。白术、熟附子、干姜、木瓜、大腹皮、茯苓、厚朴、木香、草果、薏苡仁、车前子、甘草。

【加减】

水湿过重者加肉桂、猪苓、泽泻;气虚明显者加人参、黄芪;胁满胀痛加郁金、青皮、砂仁。

【中成药】

参苓白术散每次6～9g,每日2～3次。

5.肝肾阴虚证

【治法】

滋养肝肾,活血化瘀。

【方药】

一贯煎(《续名医类案》)合膈下逐瘀汤(《医林改错》)加减。生地黄、沙参、麦冬、阿胶(烊)、牡丹皮、当归、赤白芍、枸杞子、川楝子、丹参、桃仁、红花、枳壳。

【加减】

内热口干、舌红少津者加天花粉、玄参;腹胀明显者加莱菔子、大腹皮;阴虚火旺者加知母、黄柏;低热明显者加青蒿、地骨皮;鼻衄甚者加白茅根、墨旱莲。

【中成药】

二至丸每次 9g，每日 3 次；麦味地黄丸每次 9g，每日 3 次。

6.脾肾阳虚证

【治法】

温补脾肾。

【方药】

附子理中丸(《太平惠民和剂局方》)合五苓散(《伤寒论》)或《济生》肾气丸(《严氏济生方》)合五苓散(《伤寒论》)加减。熟附子、干姜、党参、白术、茯苓、泽泻、猪苓。

【加减】

偏于脾阳虚者用附子理中丸合五苓散，偏于。肾阳虚者用《济生》肾气丸合五苓散。若腹部胀满，食后较甚，在附子理中丸合五苓散基础上加木香、砂仁、厚朴；如面色灰暗、畏寒神疲、脉细无力可在《济生》肾气丸合五苓散基础上加巴戟天、淫羊藿；如腹壁青筋显露加赤芍、桃仁。

【中成药】

附子理中丸每次 1 丸，每日 2～3 次。

(二)病证结合治疗

根据病证结合的原则，在肝硬化治疗过程中，坚持以中医治疗为主，突出中医气血虚实辨证用药，缩短疗程、减缓病情的优势。

1.病因学治疗

(1)对乙型肝炎所致的代偿期肝硬化患者，不论 ALT 是否高，HBeAg 阳性者的治疗指征为 HBV DNA≥10^4拷贝/mL；HBeAg 阴性者为 HBV DNA≥10^3拷贝/mL；对 HBV DNA 可检测到但未达到上述水平者，如有疾病活动或进展的证据，且无其他原因可解释，在知情同意的情况下，可用核苷(酸)类似物治疗，治疗目标是延缓和降低肝功能失代偿和肝癌的发生。干扰素因其有导致肝功能失代偿等并发症的可能，应十分慎重。如认为有必要，宜从小剂量开始，根据患者的耐受情况逐渐增加到预定的治疗剂量。

(2)对于失代偿期乙肝肝硬化患者，治疗指征为 HBVDNA 阳性，ALT 正常或升高，建议在知情同意的基础上，应用核苷(酸)类似物抗病毒治疗，以改善肝功能并延缓或减少肝移植的需求。因需要长期治疗，最好选用耐药发生率低的核苷(酸)类似物治疗。干扰素治疗可导致肝衰竭，对失代偿期肝硬化患者属禁忌证。具体治疗方案参见中华医学会《慢性乙型肝炎防治指南》(2010 年版)。

(3)对代偿期丙型肝炎肝硬化(Child Pugh A 级)患者，尽管对治疗的耐受性和效果有所降低，但为使病情稳定，延缓或阻止肝衰竭和原发性肝癌等并发症的发生，建议在严密观察下给予抗病毒治疗。

(4)失代偿期丙型肝炎肝硬化不采用干扰素抗病毒治疗(具体治疗方案参见《丙型肝炎防治指南》)。酒精性肝硬化者必须绝对戒酒(其他病因所致的肝硬化亦应禁酒)；有血吸虫感染者应予杀血吸虫治疗；对肝豆状核变性所致的肝硬化患者应给予青霉胺等驱铜治疗。

2.抗肝纤维化治疗

肝硬化应积极用中药抗纤维化治疗，常用药物有扶正化瘀胶囊、复方鳖甲软肝片等。

3.一般治疗

代偿期患者应适当减少活动，注意劳逸结合，可参加轻工作；失代偿期的患者应卧床休息为主。饮食以高热量、高蛋白和高维生素易消化的食物为宜；肝性脑病时限制蛋白质的摄入；有腹水时应少盐或无盐；避免进食粗糙、坚硬食物；禁用损害肝的药物。

4.并发症的治疗

若出现肝硬化并发症时，需要对症治疗。如腹水的处理，食管－胃底静脉破裂出血的处理，肝性脑病和肝肾综合征的处理，脾功能亢进及自发性腹膜炎的处理，可参见中华医学会相关指南进行处理。

(三)外治法

1.针刺疗法

以期门、支沟、阳陵泉、足三里为基础穴位。湿热内阻证加水分、气海；肝脾血瘀证加膈俞、阿是穴；肝郁脾虚证加内关、太冲；脾虚湿盛证加脾俞、中脘、阴陵泉、水分；肝肾阴虚证加肝俞、肾俞、阴陵泉、三阴交、足三里；脾肾阳虚证加脾俞、肾俞、水分、气海。

2.穴位贴敷法

用 NdFeB 磁药贴(一种钕铁硼永磁材料，中药成分为苦参、大黄、郁金、山豆根、麝香)穴位贴敷治疗，每次贴敷 12 小时，14 天为 1 个疗程。

3.中药灌肠法

中药保留灌肠(基本方为大黄、芒硝、附片、厚朴、桃仁、牡蛎、泽泻等)每日 1 剂，分 2 次灌肠，每次灌肠液保留 20 分钟以上，15 天为 1 个疗程。

4.肝病治疗仪

该类仪器是将传统医学与现代电子物理技术相结合，通过脉冲电场及中医穴位刺激调节经络脏腑的作用，增加肝血流量，改善微循环，提高肝细胞膜通透性，增强肝细胞活力以恢复肝功能。

第二节　脂肪肝

脂肪肝(FLD)是以肝细胞脂肪过度贮积和脂肪变性为特征的临床病例综合征，又称为脂肪性肝病肝内脂肪变性。正常人每 100g 肝湿重约含 4～5g 脂类，其中磷脂占 50％以上，三酰甘油(TG)占 20％，游离脂肪酸(FFA)占 20％，胆固醇约占 7％，其余为胆固醇酯等。显微镜下正常肝组织仅少数贮脂细胞有脂滴，当肝细胞内脂质蓄积超过肝湿重的 5％，或组织学上每单位面积见 1/3 以上肝细胞脂变时，称为脂肪肝。临床上，根据有无长期过量饮酒分为非酒精性脂肪性肝病和酒精性脂肪性肝病。

本病属中医“肝癖”范畴。大多由于肝失疏泄，脾失健运等多种因素所致。病理因素以湿、痰、滞、瘀为主。以胁胀或痛，右胁下肿块为主要临床表现。病变脏腑主要在于肝胆，又与脾胃及肾有关。

一、诊断

(一)西医诊断

1.非酒精性脂肪性肝病临床诊断标准

(1)无饮酒史或每周饮酒折合酒精量男性＜140g,女性＜70g。

(2)除外药物性肝病、病毒性肝炎、自身免疫性肝病、肝豆状核变性、全胃肠外营养等一些可导致脂肪性肝病的疾病。

(3)除了原发疾病的临床表现而外,可有消化不良、肝区隐痛、乏力、肝大、脾大等非特异性的症状和(或)体征。可有体重超重和(或)内脏性肥胖、高血压、血脂代谢紊乱、空腹血糖增高等代谢综合征的相关表现。

(4)血清转氨酶和谷胺酰转酞酶水平可有轻至中度水平的增高(＜4 倍正常值上限),一般以谷丙转氨酶增高为主。

(5)肝影像学检查表现符合弥漫性、脂肪性肝病的影像学诊断标准。

(6)肝活体组织检查改变符合脂肪性肝病的病理学诊断标准。

凡是具备以上标准中第(1)～(4)项,以及第(5)或第(6)项中的任何一项即可诊断非酒精性脂肪肝性肝病。

2.酒精性性病临床诊断标准

(1)一般有大于 5 年的饮酒史,每日折合酒精量男性＞40g,女性＞20g,或者近 2 周内有大量饮酒史,折合每日酒精量＞80g。但应注意遗传易感性、性别等个体差异性的影响。

(2)临床可有食欲减退、体重减轻、腹部胀痛、乏力、发热、黄疸等非特异性症状,也可无症状。随着病情进展,或可出现蜘蛛痣、肝掌甚至神经精神症状等。

(3)谷丙转氨酶、谷草转氨酶、谷氨酰转肽酶、总胆红素、平均红细胞容积、缺糖转铁蛋白和凝血酶原时间等指标升高,禁酒一段时间后各项指标可出现明显下降,一般 4 周内可基本恢复正常,谷草转氨酶/谷丙转氨酶＞2,有助于诊断。

(4)肝超声检查或 CT 检查有典型表现。

(5)排除嗜肝病毒的感染、药物和中毒性肝损伤等。

凡是符合上述标准中的第(1)、(2)、(3)项及第(5)项,或者第(1)、(2)、(4)项以及第(5)项,即可诊断酒精性肝病。如果仅符合第(1)、(2)项,或第(5)项,则可疑诊为酒精性肝病。

3.脂肪肝的影像学诊断标准

由于肝脏组织病理学诊断难以做到普遍获取,而超声、CT 等影像检查在脂肪性肝病的诊断上有重要的使用价值,已成为临床常用的诊断方法。B 超诊断标准:凡是具备以下第(1)～(3)项腹部超声表现中的 2 项者,即为弥漫性脂肪肝:(1)肝近场回声弥漫性增强,回声强于肾;(2)肝远场回声逐渐衰减;(3)肝内管道结构不清晰。CT 诊断标准;弥漫性肝密度降低,肝/脾比值＜1。分级标准:轻度 0.7＜肝/脾 CT 比值＜1;中度:0.5＜肝/脾 CT 比值＜0.7;重度:肝/脾 CT 比值＜0.5。

(二)中医诊断

1.病史

有过食肥甘的病史,或有体重较重,或有血糖、血压、血脂等部分指标异常等。

2.主要症状

通常症状轻微甚至无症状，有肝区不适，易疲倦，食欲缺乏，恶心，呕吐，乏力等。

3.主要体征

肝大，质地柔软，有压痛。

4.辅助检查

B超提示肝区近场回声弥漫性增强(强于肾和脾)，远场回声逐渐衰减；或者有肝内管道结构显示不清；或者有肝轻至中度大，边缘角圆钝；或者彩色多普勒血流显像提示有肝内彩色血流信号减少或不易显示，但肝内血管走向正常；或者有肝右叶包膜及横膈回声显示不清或不完整的表现。CT提示弥漫性肝密度降低，肝与脾的CT值之比小于或等于1。肝功能检查提示异常。很多患者血生化检测提示血糖、血脂、血压等异常。患者体重，腰腹围往往较高。

(三)中医证候诊断

1.肝郁脾虚、痰湿阻滞证

肝区不适，易疲倦，头身困重，嗜卧乏力，胸脘痞闷，食欲缺乏，恶心，呕吐，厌食油腻，口黏不渴，便稀不爽。舌苔白腻，脉滑有力。

2.痰阻血瘀、湿郁化热证

胁肋胀痛触痛明显而拒按，或牵引肩背，伴纳呆恶心，厌食油腻，口干口苦，腹胀少尿，或有黄疸。舌苔黄腻，脉弦滑。

3.湿郁血瘀、肝阴不足证

肝区不适，胁肋隐痛，绵绵不已，遇劳加重，口干咽燥，心中烦热，两目干涩，头晕目眩，易疲倦。舌质紫暗有瘀斑瘀点，舌苔腻，脉弦细数。

二、治疗

(一)辨证论治

1.肝郁脾虚、痰湿阻滞证

【治法】

疏肝活血、健脾化湿。

【方药】

祛脂化痰降酶方(脂肪肝1号方)加减。柴胡6g，丹参20g，泽泻15g，海藻15g，生山楂10g，白术15g，薏苡仁15g。

【加减】

两胁胀痛明显者加川楝子、赤芍；腹胀者加川厚朴、枳壳；便溏者加苍术、薏苡仁；头晕乏力加生黄芪；恶心呕吐加竹茹、旋覆花、代赭石。

【中成药】

小柴胡颗粒每次10g，每日3次；肝苏颗粒每次3g，每日3次。

2.痰阻血瘀、湿郁化热证

【治法】

活血化瘀、清热化痰。

【方药】

化痰祛瘀降酶方(脂肪肝 2 号方)加减。丹参 20g,泽泻 15g,海藻 15g,生山楂 10g,白术 15g,虎杖 15g,茵陈 15g。

【加减】

胁痛甚者加延胡索;大便不畅者加瓜蒌仁;痰湿重者加莱菔子、薏苡仁;热毒重、舌质红者加垂盆草、平地木、六月雪;舌尖红加连翘或山栀子。

【中成药】

茵莲清肝颗粒每次 10g,每日 3 次;当飞利肝宁片每次 2 片,每日 3 次;大黄利胆片每次 2 片,每日 2～3 次;茵栀黄口服液每次 10mL,每日 3 次。

3.湿郁血瘀、肝阴不足证

【治法】

祛湿化瘀、活血滋阴。

【方药】

养阴祛湿降酶方(脂肪肝 3 号方)加减。丹参 20g,泽泻 15g,海藻 15g,生山楂 10g,三七末(冲服)6g,枸杞子 15g,女贞子 30g。

【加减】

腰膝酸软者加川续断、寄生、牛膝;两胁隐痛者加醋柴胡、郁金;头晕目眩者加杭菊花、钩藤;失眠多梦者加首乌藤、炒枣仁、远志。

【中成药】

养肝解毒丸口服,每次 9g,每日 3 次;六味地黄丸口服,每次 9g,每日 3 次;杞菊地黄丸口服,每次 9g,每日 3 次;生脉注射液 20～40mL 静脉滴注,每日 1 次。

(二)病证结合治疗

根据病证结合的原则,在脂肪肝治疗过程中,坚持以中医治疗为主,突出中医疏肝解郁、化痰祛湿、活血化瘀、健脾消导的治疗方法,缩短疗程,防治并发症的优势。

(1)健康宣教:对于脂肪性肝病患者应加强健康宣教,劝导积极纠正各种不良的饮食和生活习惯,进行过量饮食、过度肥胖危害方面的宣传教育工作。

(2)药物治疗:对部分患者需采用护肝和抗氧化药物辅助治疗,以促进肝细胞修复,保护肝的正常代谢功能,抑制脂质过氧化反应和氧化应激反应对肝细胞的进一步损伤,可根据脂肪性肝病病期、严重程度化及各种药物性能等,选择性使用多烯磷脂酰胆碱、熊去氧胆酸、维生素 E、还原性谷胱甘肽、S-腺苷蛋氨酸、甘草酸制剂等药物。另外通过补充肠道微生态制剂,调节肠道菌群,可减少肠道细菌易位,抑制内毒素的产生,对一部分相关脂肪性肝病能起到一定的治疗作用。

(三)外治法

1.运动、饮食方案

(1)运动种类,应以低强度、长时间的有氧运动为主,如慢跑、中快速步行(115～125 步/min)等。

(2)运动强度,运动时脉搏应维持在(170－年龄)/min,最多不超过(200－年龄)/min。或运动后疲劳感于 10～20 分钟消失为宜。

(3)运动持续时间,每次 20～60 分钟。

(4)运动实施时间,选择在下午或晚上。

(5)运动实施频率,每周 3～5 次。⑥适用于体重超重的脂肪肝患者和营养过剩性脂肪肝患者。

2.穴位注射法

复方丹参注射液 2mL,实证选双侧丰隆、阳陵泉交替穴位注射,虚证选双侧三阴交、足三里交替穴位注射。

3.肝病治疗仪(WLGY-801 型伟力电脑肝病治疗仪)

采用非热剂量低功率毫米波技术以及超低频数控电脉冲技术,通过照射和刺激经长期临床验证有特效的人体穴位,使之与人体生物电相互作用,激发人体组织细胞谐振,产生能量转换,从而全面调节人体免疫功能,改善肝功能。按说明操作,每日 1 次,每次 30 分钟,用 6 周为 1 个疗程。取章门、期门、肝俞、膻中、中脘、关元、三阴交、涌泉、足三里,每次交替取 4 个穴位。

4.数码经络导平治疗仪

采用中医针灸的治疗原理,疏导经络,调理气血,平衡阴阳,相同的治疗配穴方法,但不同之处在于:不用针,无创伤,无痛苦:直流脉冲电的单向性,具有定向疏导经络的作用;超强的电压,远远超过针灸的刺激量,疗效大大提高;独特的自增设计,克服了人体的惰性,始终保持仪器对人体超强刺激量。具有调整生物电,推动气血运行,解除气滞血瘀的作用,从而治愈疾病。

5.调脂茶

丹参、决明子、生山楂按 3∶2∶1 进行配伍,沸水冲泡 10 分钟后,频服,以茶代饮。

6.穴位埋线法

穴位埋线是将羊肠线埋入穴位,利用羊肠线对穴位的持续刺激作用治疗疾病的方法。9 号注射针针头作套管,28 号 2 寸长的毫针剪去针尖做针芯,00 号羊肠线。埋线多选肌肉比较丰满的部位的穴位,以背腰部及下肢穴位最常用。但取穴要精简,每次埋线 1～3 穴,可双侧取穴,可间隔 15～20 天治疗 1 次。

7.八段锦、太极拳疗法

八段锦、太极拳是老年人较为合适的运动方式,可以舒畅情志,陶冶情操,同时又可锻炼身体,改善体重指数。根据情况,每周可进行 7 次。

(四)并发症治疗

1.脂肪肝导致肝硬化、肝癌

脂肪肝是肝脂代谢失调引起的脂肪堆积,常伴有肝细胞变性。长期的肝细胞变性会导致肝细胞的再生障碍和坏死,进而形成肝纤维化、肝硬化。硬化继发肝癌的概率较高,一旦肝硬化发展到失代偿期,极易发生肝昏迷、肝腹水、消化道大出血、肝衰竭、肝肾综合征等,常危及生命。

2.脂肪肝诱发高血压、动脉硬化

脂肪肝患者脂代谢失调,血液中三酰甘油高,并且常伴有高脂血症,血液黏稠度增加,促进动脉粥样硬化的形成。动脉硬化与高血压、冠心病的关系十分密切,研究表明,酒精性脂肪肝患者合并高血压、冠心病,容易导致心肌梗死而猝死。

3.脂肪肝诱发或加重糖尿病

脂肪肝患者脂代谢失调,会引发和加重糖代谢失调。糖尿病主要是由于胰岛素分泌不足或胰岛素抵抗而形成的以糖代谢紊乱为主的疾病，其特征是高血糖、高血脂、高氨基酸血症。糖尿病患者中合并脂肪肝约50%，可见脂肪肝与糖尿病是一对难兄难弟。

4.降低人体免疫与解毒功能

肝是最大的网状内皮细胞吞噬系统，它能够通过吞噬、隔离和消除，改造入侵和内生的各种抗原体。肝细胞脂肪变性或坏死，将会使肝的免疫功能下降，进而抵抗力差会更容易被感染。另外肝细胞对一切毒物通过氧化、还原、水解、结合等方式将其变为无害的物质排出体外。肝细胞脂肪变性后，解毒功能衰退，很容易造成内毒素、外毒素在体内的潴留，对机体造成毒害。

第三节　胰腺炎

胰腺炎是胰腺因胰蛋白酶的自身消化作用而引起的疾病。胰腺有水肿、充血，或出血、坏死。临床上出现腹痛、腹胀、恶心、呕吐、发热等症状。化验血和尿中淀粉酶含量升高等。在临床上可分为急性胰腺炎(AP)和慢性胰腺炎(CP)。

急性胰腺炎是多种病因导致的胰酶在胰腺组织内激活后产生的局部炎症反应，胰酶首先在胰腺腺管内被激活，引起胰腺局部炎症的，而胰蛋白酶原转化成胰蛋白酶，胰酶被激活后产生一系列的病理生理过程。可伴或不伴有其他器官功能改变。愈后绝大多数患者的胰腺功能和结构可恢复正常。临床上以轻症急性胰腺炎多见。

慢性胰腺炎是各种病因引起膜腺组织和功能不可逆改变的慢性炎症性疾病。临床主要表现为反复发作性或持续性腹痛、腹胀、腹泻或脂肪泻、消化吸收不良、消瘦、黄疸、腹部包块和糖尿病等。

本病属中医“脾心痛”范畴。大多因素体阳旺热盛的患者，腑实不通而痛，或因过食肥甘厚腻、暴饮暴食所致。并可与气滞、热郁、湿阻互为因果。与脾、胃、肝、胆的关系密切。

一、诊断

(一)急性胰腺炎

1.西医诊断

(1)以急性起病的上腹疼痛为主要临床表现。

(2)伴有轻且局限腹膜炎体征。

(3)血淀粉酶升高(超过正常值高限3倍)。

(4)入院24小时内的APACHEⅡ评分<8分，入院48小时内的Ranson评分<3分，入院72小时内的Balthazar CT分级Ⅱ级以下。

以上(1)(3)必备，参照(2)(4)即可诊断。

2.中医诊断

(1)主要症状：起病突然，常有饮酒和进油腻食物等诱因，以急性起病的上腹疼痛为主要症状。

(2)次要症状：常伴有腹胀、恶心、呕吐，可伴有轻度发热、黄疸、便闭等表现。

(3)体征：上腹部压痛、伴或不伴腹肌紧张和反跳痛，肠鸣音减弱或正常。

(4)舌脉：舌淡红或红，苔薄白或薄黄或黄厚或黄腻或燥，脉细或紧或弦数或弦滑数。

(5)现代影像技术(超声、CT、MRI):表现出胰腺炎的特征,可见胰腺非特异性增厚或肿大,胰周边缘不规则或有一个间隙的少量积液。

具备主症,结合查体及现代影像技术可确诊。

(二)慢性胰腺炎

1.西医诊断

参照中华医学会消化内镜学分会于上海发布的CP诊治指南:

(1)典型的临床表现(反复发作上腹痛或急性胰腺炎等)。

(2)影像学检查提示胰腺钙化、胰管结石、胰管狭窄或扩张等。

(3)病理学有特征性改变。

(4)有胰腺外分泌功能不全表现。

具备(2)或(3)可确诊;具备(1)+(4)为拟诊。

2.中医诊断

(1)患者有典型上腹部疼痛,或其他疾病不能解释的腹痛,伴或不伴体重减轻。

(2)血清或尿胰酶水平异常。

(3)胰腺外分泌功能异常。

(4)一种及一种以上影像学检查结果显示慢性胰腺炎特征性形态改变。

(5)组织病理学检查结果显示慢性胰腺炎特征性改变。

(4)或(5)任何一项典型表现,或者(4)或(5)疑似表现加(1)、(2)、(3)中任何两项可以确诊。

(三)中医证候诊断

1.急性胰腺炎

(1)肝郁气滞证:腹中阵痛或窜痛,恶心、呕吐,无腹胀,上腹仅有压痛,无明显腹肌紧张:舌质淡红,苔薄白或黄白,脉细或紧。

(2)肝胆湿热证:持续的腹部及两胁疼痛、阵发性加剧,胸闷、恶心、呕吐、发热或寒热往来,口苦、目黄、身黄、尿黄。舌红,苔黄腻,脉弦滑或弦滑数。

(3)腑实热结证:上腹疼痛,拒按,痛如刀割,腹胀难忍,时有恶心呕吐,发热口渴、烦躁,小便短黄。舌质红或红暗,苔黄厚或燥,脉弦数或红数。

2.慢性胰腺炎

(1)肝郁气滞、脾胃失和证:脘胁胀满或串痛,每因情绪激动而发作,嗳气呃逆,不思饮食,恶心欲吐,吐后痛胀不减,大便秘结,得矢气则舒,苔薄白或薄黄,舌质红,脉弦。

(2)肝胆湿热、蕴阻中焦证:脘胁胀痛,身热黄疸,纳差倦怠,口干口苦,大便秘结,小便黄少,舌苔黄厚腻,脉弦数。

(3)脾胃实热、腑气不通证:脘腹胀痛,疼痛拒按,痞满不食。口干欲饮,大便秘结,舌苔黄燥少津,舌质红,脉滑数。

(4)气滞血瘀、脾胃失运证:病程日久,胁肋隐痛或刺痛,胁下痞块,食少纳呆,神疲乏力,大便稀溏,苔薄白,质淡红,脉弦缓。

二、治疗

（一）辨证治疗

1.急性胰腺炎

（1）肝郁气滞证

【治法】

疏肝理气，兼以清热燥湿通便。

【方药】

清胰汤Ⅰ号（《新急腹症学》）加减。柴胡15g，黄芩10g，胡黄连10g，白芍15g，木香9g，延胡索9g，大黄（后下）15g，芒硝（冲服）9g。或柴胡疏肝散（《医学统旨》）加减。柴胡15g，法半夏15g，枳实12g，厚朴12g，木香10g，白芍药12g，郁金12g，延胡索12g，黄连6g，川楝子10g，生大黄（后下）10g，甘草6g。

【加减】

大便秘结者加玄明粉（冲服）12g；腹胀严重者加槟榔15g，川楝子10g；呕吐严重者加姜竹茹10g，代赭石15g。

（2）肝胆湿热证

【治法】

疏肝利胆，清热利湿。

【方药】

龙胆泻肝汤（《医方集解》）加减。龙胆草15g，栀子15g，黄芩12g，黄连6g，枳实12g，厚朴12g，柴胡15g，白芍药12g，木香12g，延胡索10g，当归15g，茵陈12g，生大黄（后下）6g，芒硝（冲服）12g，甘草6g。

【加减】

黄疸重加田基黄20g，金钱草30g，黄柏9g；热毒重加金银花15g，野菊花15g，蒲公英30g；呕吐甚加旋覆花（包煎）9g，代赭石（先煎）15g，竹茹9g；腹胀加大腹皮15g；肝郁气滞加香附12g，郁金9g，乌药6g；尿短少、赤涩不畅加竹叶9g，赤小豆15g；蛔虫上扰者加槟榔9g，乌梅15g，使君子9g，苦楝根皮9g。

（3）腑实热结证

【治法】

通腑泄热，行气导滞。

【方药】

柴芩承气汤（《急腹症方药新解》）加减。柴胡12g，黄芩12g，厚朴12g，枳实10g，栀子10g，生大黄（后下）6g，芒硝（冲服）10g，木香6g，延胡索120g，当归10g，红花10g，桃仁10g，槟榔10g，甘草6g。

【加减】

若热甚者加金银花、大青叶等；湿热甚者加金钱草、黄连、黄柏等；呕吐甚者加姜半夏、竹茹、代赭石、旋覆花等；腹胀严重者加甘遂（冲服）、枳壳、青皮、大腹皮、槟榔等；呕吐蛔虫者加乌梅、黄柏、槟榔、使君子、细辛、苦楝根皮等;食积者加焦三仙等;伤阴者加生地黄、麦冬、五味子。

2.慢性胰腺炎

(1)肝郁气滞、脾胃失和证

【治法】

疏肝通气,消导和中。

【方药】

舒肝汤(经验方)加减。柴胡 9g,白芍 15g,白芥子 10g,郁金 15g,苍术 12g,厚朴 9g,陈皮 9g,延胡索 9g,山楂 15g,生大黄(后下)9g,甘草 6g。

【加减】

若热结较重者,也可用清胰汤Ⅰ号(《新急腹症学》)加减:柴胡 16g,白芍 16g,木香 10g,延胡索 10g,黄芩 10g,胡黄连 12g,大黄(后下)16g,芒硝(冲服)10g,甘草 9g。

(2)肝胆湿热、蕴阻中焦证

【治法】

疏肝利胆,清泻湿热。

【方药】

龙胆泻肝汤(《医方集解》)加减。龙胆草 10g,黄芩 10g,栀子 10g,泽泻 10g,生地黄 10g,木通 10g,前仁 15g,当归 6g,柴胡 10g,茵陈 15g,大黄(后下)9g,薏苡仁 30g,山楂 15g,七叶莲 15g,甘草 9g。

【加减】

若湿热中阻症状明显,可以三仁汤加减治疗:薏苡仁 30g,杏仁 9g,豆蔻仁(后下)9g,法半夏 9g,竹叶 9g,滑石 20g,厚朴 9g,木通 9g,莱菔子 15g,胆草 15g,金钱草 15g,山楂 20g,生大黄(后下)9g,延胡索 9g。

(3)脾胃实热、腑气不通证

【治法】

清泻脾胃,通里攻下。

【方药】

大承气汤(《伤寒论》)加减。生大黄(后下)9g,枳实 9g,厚朴 9g,芒硝(冲服)9g,延胡索 9g,神曲 15g,白术 9g。

【加减】

若热毒较重者,也可用复方清胰汤加减:金银花 30g,连翘 15g,黄芩 10g,黄连 6g,川厚朴 6g,枳壳 10g,木香 10g,桃仁 10g,红花 6g,生大黄(后下)9g。

(4)气滞血瘀、脾胃失运证

【治法】

行气活血,健脾助运。

【方药】

柴胡疏肝散(《医学统旨》)或柴芍六君子汤(《医宗金鉴》)加减。柴胡 10g,赤白芍各 10g,枳壳 10g,香附 10g,川芎 10g,砂仁(后下)9g,炒白术 12g,茯苓 15g,党参 15g,神曲 15g,二芽各 15g,炙甘草 6g。

【加减】

肝区痛者加延胡索、郁金；腹胀者加厚朴、麦芽：下肢水肿、尿少者加车前子。

(二)病证结合治疗

根据病证结合的原则，在胰腺炎治疗过程中，坚持以中医治疗为主，突出中医分期辨证，补泻适宜的治疗方法，缩短疗程，抗复发的优势。

1.内科治疗

(1)戒烟戒酒，避免高脂饮食。

(2)可补充脂溶性维生素及微量元素，营养不良者可给予肠内或肠外营养支持。

(3)药物治疗，补充外源性胰酶制剂，控制血糖，必要时使用镇痛药物。对于自身免疫性胰腺炎患者可选用糖皮质激素治疗。

2.内镜治疗

对于存在胆总管下端狭窄、胰管狭窄、胰管结石等患者，有条件的医疗机构可采用内镜治疗。

3.外科治疗

对于非手术治疗不能缓解的顽固性疼痛、并发不能排除恶性病变者有条件的医疗机构可采用外科手术治疗。

(三)外治法

1.中药保留灌肠

根据临床辨证用药煎剂，保留灌肠，每日 2～3 次，每次 200mL，酌加芒硝。

2.中药外敷

中药芒硝装入布袋全腹外敷，外敷于上腹部及腰胁部。

3.中药鼻饲

生大黄 15g 胃管内注入，适用于腹胀、呕吐甚者。症状改善后，改用口服。

4.针刺疗法

以下巨虚、内关、中脘、梁门、阳陵泉、地机等为基础穴位。

5.穴位注射化

双侧足三里穴位注射新斯的明 0.5mg，每日 1～2 次。

6.静脉滴注中药注射液

根据病情可选用丹参注射液或灯盏细辛注射液或红花注射液或丹参酮注射液等具有活血化瘀作用的中药注射液；以及生脉或参麦或参芪注射液等具有益气养阴作用的中药注射液和参附注射液(恢复期)等具有益气温阳作用的中药注射液。

(四)并发症治疗

1.急性胰腺炎

(1)胰腺坏死：行开腹手术，将坏死的组织切除，并对该处进行引流与冲洗。在禁食的同时给予其营养支持，然后使用奥美拉唑等药物来抑制胰腺与胃酸的分泌。

(2)腹腔室隔综合征：要为其进行腹腔穿刺，并在减压后进行灌洗。

(3)囊肿：要先为其消除囊肿，然后以手术方式切除窦道。

(4)脓肿并伴有囊肿:则要进行局部穿刺,将导管置入坏死组织中引流。

(5)脾栓塞:切除脾。

(6)真菌或细菌感染:使用抗菌药以抗感染。

(7)代谢异常:进行水电解质、酸碱平衡度的调整。

(8)休克:采取相应的抗休克治疗。

2.慢性胰腺炎

(1)假性囊肿:①引流:引流的适应证包括囊肿迅速增大,囊肿压迫周围组织,引发腹痛和感染征象,引流方法有经皮引流和内引流,前者需放置引流管数周至囊腔消失,有可能并发感染,依假性囊肿的位置和现有设施,可通过内镜或手术治疗。②手术治疗包括囊肿胃造口术,囊肿十二指肠造口术及 Roux.en.Y 式囊肿空肠吻合术,局限于胰尾的囊肿可做胰腺远端切除。

(2)胆道和(或)十二指肠梗阻:若是假性囊肿引发的梗阻,则可按上述方法处理,否则,可选用胃空肠吻合术及胆总管小肠吻合术,胆道的良性狭窄可行内镜下支架置入术,应该强调解压术,因为其可逆转胆道梗阻引发的继发性胆道纤维化。

(3)胰源性胸、腹水:非手术治疗包括反复穿刺,使用利尿药,奥曲肽及胃肠外营养,若有胰管破裂,内镜下支架置入在短期内行之有效,长期疗效则依病因而定。

(4)脾静脉血栓形成:脾切除治疗有效。

(5)假性动脉瘤的形成:肠系膜造影可确定诊断,同时在此操作过程中可对假性动脉瘤进行栓塞治疗,手术治疗比较困难,有一定风险。

(6)急性胰腺炎:其处理与急性胰腺炎大致相同。

(7)胰腺钙化和胰管结石:除内镜下取石,体外震波碎石及外科手术外,对胰管结石也可用口服枸橼酸盐治疗,国外研究发现,枸橼酸盐可增加胰石的溶解度,每日口服枸橼酸盐 5～10g,3～27 个月后 38.9%的患者其胰石有缩小。

(8)胰腺癌:目前尚无有效的监测手段,CA19-9 难以发现早期病变,ERCP、CT 及超声内镜也较难对其做出诊断,当鉴别有困难时,应予手术探查。

(9)胰瘘:①外瘘的治疗。以前一直采取 TPN 和禁食处理,并且证明是有效的,近年来发现,使用奥曲肽 50～1009g,每 8 小时 1 次,是使外瘘闭合的安全有效措施,但疗程过长可能会抑制胆囊排空而诱发胆石症,且其费用昂贵,近年来采用内镜下支架置入术,通过 ERCP 显示导管破裂部位,经 Vater 壶腹部进入主胰管置入支架,停留 4～6 周,第二次 ERCP 术时予以取出,若此时仍有外瘘存在,可再次置入支架,并使用奥曲肽以减少胰液量,奥曲肽常被用于围术期预防胰瘘等并发症。②内瘘的治疗。内瘘采用 TPN 和反复抽取胸腔积液和腹水的方法,也证明是有效的,亦可采用奥曲肽,内镜下支架置入术及手术治疗。

第七章　肛肠疾病

肛门直肠疾病是指发生在肛门直肠部位及其周围的一组疾病。主要包括痔(内痔、外痔、混合痔)、肛隐窝炎、肛裂、肛痈、肛瘘、脱肛、息肉等。中医古代统称为“痔”“痔瘘”等。

第一节　肛裂

肛裂(anal fissure)是肛管皮肤全层开裂并形成的慢性梭形溃疡,其方向与肛管纵轴平行,长0.5～1 cm,以周期性剧烈疼痛为其特征,是一种常见的肛肠疾病。本病青壮年多见,但也可发生于老人和儿童。肛裂好发于肛管后部,约占85%,其次是前部13%,或两侧及前后处2%。与肛管因为过度扩张而致的浅层皮肤开裂不同,后者很快自愈,且无症状。肛裂男女好发比例尚无定论,但发于前部的肛裂以女性居多,若侧方肛裂,或有多个裂口发生,应考虑是肠道炎性或者肠道性传播疾病的早期表现。

肛裂中医称为“钩肠痔”“裂痔”等。《诸病源候论》记载:“肛边生裂,疡而复痛出血者,脉痔也。”在清代祁昆《外科大成》记载:“钩肠痔,肛门内外有痔,折缝破烂,便如羊屎,粪后出血,秽臭大痛者……”清同治十二年,我国第1部痔瘘专著《马氏痔瘘科七十二种》正式提出了“裂肛痔”的病名。

一、西医

【病理病机】

西医认为,长期的便秘及机械性损伤是首要因素。结合解剖、病理分析肛裂的成因与以下因素有关。

1.外伤因素干硬的粪便、异物、分娩、排便时过于用力、肛指检查或手术不当均可造成肛管皮肤损伤,是产生肛裂的基础。

2.感染因素感染多原发于肛窦,但也可原发于肛周皮肤,如湿疹皮炎、肛门瘙痒、肛窦炎、肛乳头炎、直肠炎等慢性炎症等。粪便所产生的氨与汗水中的氢离子协同对肛周皮肤产生强烈的刺激作用,导致感染发生。感染时炎性细胞可以释放溶解胶原的酶,阻止上皮组织再生与延伸,从而造成肛裂长期不愈。

3.解剖因素外括约肌浅环自尾骨分绕于肛门周围,在其前后向分岔处比较薄弱;肛提肌纤维又大多在肛门两侧,相比之下,前后更是薄弱。此外直肠与肛管成直角,排便时,肛门后方容易受压损伤裂开。再加肛管后多为韧带组织,血供差,弹性弱,容易破裂,一旦损伤较难修复,逐渐形成溃疡,而成为肛裂。

4.肛门内括约肌痉挛因素由于肛管部位的慢性炎性刺激,使肛门内括约肌处于痉挛状态,黏膜肌层和肛管皮肤弹性减弱,张力增强,以致暴力扩张,肛管皮肤容易撕裂,裂伤后则创面不易愈合,形成慢性溃疡性创面,现代研究证实肛裂的发生与局部缺血相关。

5.肛管狭窄由于先天畸形、外伤或手术造成肛管狭窄,干硬粪便通过时容易造成肛管皮肤撕裂损伤,细菌侵入感染形成溃疡造成肛裂。

6.松紧力学原理由于人体发育差异,一些人黏膜下肌肉增厚,连同肛门皮肤括约肌群加大了肛管阻力,降低肛门伸展度。当粪便干硬通过肛管时,扩张力和约束力对抗增强,要使粪便排出,必须加大腹压,粪便对肛管挤压扩张力必然加强,粪便直径超过皮肤和黏膜下肌的伸展力,使肛管皮肤和黏膜下肌撕裂,形成损伤。如果反复撕裂损伤,创面逐渐加深,创面继续感染,组织纤维化后伸展度越来越小,如大便干燥得不到控制,反复发作引起恶性循环,形成肛裂。

【诊断】

(一)病史

询问排粪疼痛史,有典型的间歇期和疼痛周期,即可诊断。

(二)临床表现

多见于20～40岁青壮年,国内文献报道以女性居多,其主要症状为大便时肛门剧烈疼痛,并伴有少量出血,大便干燥时更甚。

1.疼痛多由于排便引起,粪便刺激被扩张的溃疡裂口,引起阵发性灼痛或刀割样疼痛,持续数分钟,待粪便通过后,疼痛减轻,称疼痛间歇期。继而由于排便的刺激,内括约肌发生持续痉挛引起溃疡裂口剧烈而持久的疼痛,一般可持续数小时之久,使患者坐卧不宁,十分痛苦。疼痛引起痉挛,痉挛增加疼痛,如此形成恶性循环,直到内括约肌疲劳松弛,疼痛才趋于缓解,称肛裂疼痛周期。

2.出血排便时出血也是常见症状,一般量不多,色鲜红,如时有染红便纸,或附于粪便表面,有时滴血。

3.便秘肛裂患者多数有习惯性便秘,又因为排便引起剧痛,患者常不敢排便而加重便秘。

4.其他瘙痒,分泌物,腹泻等。

(三)分类

1.早期肛裂仅在肛管皮肤上有一小的梭形溃疡,创面较浅,裂口呈绛红色,边缘整齐而有弹性,容易治愈。

2.陈旧性肛裂早期肛裂未经适当治疗,继续感染和慢性炎症的刺激,使内括约肌经常保持收缩痉挛状态,造成裂口引流不畅,创口不易愈合,而且纤维组织增多,致裂口溃疡边缘组织增生变硬变厚,边缘皮肤潜行,形成“缺口”,溃疡底部形成平整较硬的灰白色组织。裂口周围组织由于慢性炎症,充血水肿,使浅部静脉及淋巴回流受阻,引起裂口下端皮肤水肿及结缔组织增生,形成袋状赘皮性外痔(哨兵痔),在裂口上端齿线附近并发肛窦炎、肛乳头炎、肛乳头肥大及单口内瘘。

(四)辅助检查

1.视诊局部检查发现肛管后正中位的肛裂“三联征”,则诊断明确。

2.触诊局部检查可用一支棉签轻轻拨开肛周皮肤,同时嘱咐患者放松肛门,通常能发现肛裂的裂口。该检查既可发现存在的肛裂,同时也避免给患者造成过大的痛苦。如果确诊为肛裂,一般不再做直肠指诊,以免引起剧烈疼痛。如诊断不明确或怀疑伴有其他疾病,则可考虑局部麻醉或全身麻醉下行肛门直肠检查。

3.肛门镜检查一般确诊患者,即可不行肛门镜检查,以免造成剧烈疼痛。

4.病理学检查和细菌检查对侧位慢性溃疡,需要排除结核、癌、炎性肠病等的患者,必要时行活组织病理检查。

(五)诊断标准

2006 年中华中医药学会肛肠分会、中华医学会外科学分会结直肠肛门外科学组、中国中西医结合学会大肠肛门病专业委员会，修订的肛裂诊断标准。

1.症状肛门排便时和便后周期性剧烈锐痛，少量便血，色鲜红，可伴有大便秘结、肛门分泌物、瘙痒等。

2.体征好发于肛管后正中或前位溃疡，慢性肛裂可伴有哨兵痔、肛乳头肥大、肛窦炎、潜行瘘。

3.分类

(1)Ⅰ期肛裂：肛管皮肤浅表纵裂溃疡，创缘整齐，基底新鲜、色红，触痛明显。

(2)Ⅱ期肛裂：由肛裂反复发作史。创缘不规则，增厚，弹性差，溃疡基底部常呈灰白色，有分泌物。

(3)Ⅲ期肛裂：肛管紧缩，溃疡基底部呈现纤维化，伴有肛乳头肥大，溃疡临近有哨兵痔，或有潜行瘘形成。

【鉴别诊断】

肛裂的疼痛呈明显周期性。出血量一般不多，往往伴有便秘。检查可见早期肛裂溃疡边缘整齐，底红色，陈旧性肛裂的溃疡边缘不整齐，底深，呈灰白色，溃疡上端的肛窦呈深红色，并可见肛乳头肥大、哨兵痔、单口内瘘等。

1.肛门皲裂 可发生于肛管任何一个部位，裂口表浅，仅限于皮下，常见多个裂口同时存在，疼痛轻，偶有少量出血，瘙痒症状明显，无溃疡、裂痔和肛乳头肥大等并发症，多因肛周皮肤病引起，如肛周湿疹、皮炎等。

2.肛管结核性溃疡 溃疡的形状不规则，边缘整齐，有潜行，底部呈暗灰色并可见干酪样坏死组织，有脓性分泌物，疼痛不明显，无裂痔形成。溃疡可发生在肛管任何一个部位，多有结核病史，分泌物培养可发现结核杆菌，活检组织病理检查可以明确诊断。

3.克罗恩病肛管溃疡 克罗恩病肛管皮肤可发生溃疡，位置可在肛管任何位置，特点是梭形溃疡不规则，底深，边缘潜行，无痛，常并存肛瘘。同时伴有贫血、腹痛、腹泻、间歇性低热和体重减轻等克罗恩病特征。

4.梅毒性溃疡 常见于女性患者，初期为肛门部位的发痒刺痛，抓破后，脱痂形成溃疡。溃疡色红，不痛，底灰色，常有少量脓性分泌物，呈椭圆形或梭形，常位于肛门两侧褶皱中，质地较硬，边缘微微凸起，双侧腹股沟淋巴结肿大。患者有性病史，分泌物涂片可发现梅毒螺旋体，沃瑟曼(Wasserman)实验阳性。

5.内括约肌脓肿 如果在麻醉下检查仍旧无法发现肛裂，如果再加上有相关肛门疼痛病史，要考虑存在内括约肌脓肿的可能性。确诊可以通过指诊按压内括约肌而确定。

6.肛周恶性肿瘤 任何肛管的肿瘤都会在排便时引起疼痛和出血。肿瘤有时会被误认为肛周皮赘，而被误诊。因此直肠指诊和组织活检常常被用来帮助诊断。

7.艾滋病性溃疡 同性恋、吸毒者或者其他高危人群常常会发生慢性溃疡同时伴发局部黏膜损伤，以及肛门感染和慢性肠道感染。这类溃疡常常伴随肛门直肠的炎症。

8.肛门阵发性痉挛 通常患者有类似肛裂样疼痛，体检却未发现任何裂口。如果高度怀疑裂口的存在，可以在发作的时候，在麻醉下仔细检查。如果患者没有痔疮和肛周脓肿病史，则肛门阵发性痉挛的诊断可以考虑成立。本病患者常常还会主诉伴有其他一些奇怪的症状，诸如排便异常、腿部疼痛、肛门口感觉异常等。但本病确诊必须在反复检查排除其他器质性病变之后，才能做出。

二、中医

【病因病机】

中医认为本病多系血热肠燥、大便秘结、排便暴力努张致肛门皮肤破损，复因染毒而成慢性溃疡裂口。《医宗金鉴》："肛门围绕，折纹破裂，便结者，火燥也。"

1.血热肠燥常因饮食不节，恣饮醇酒，过食辛辣厚味，以致燥热内结，耗伤津液，无以下润大肠，则大便干结；临厕努责，使肛管裂伤而致便血等。

2.阴虚津亏素有血虚，血虚乏津、生燥，肠道失于濡润，可致大便燥结，损伤肛门而致肛裂；阴血亏虚，则生肌迟缓，疮口不易愈合。

3.气滞血瘀气为血之帅，气行则血行，气滞则血瘀。热结肠燥，气机阻滞而运行不畅，气滞则血瘀阻于肛门，使肛门紧缩，便后肛门刺痛明显。

三、治疗

(一)西医治疗

【手术疗法】

手术目的是将肛管溃疡性裂口连同"哨兵痔"以及有关的肛窦、肛乳头一并切除，并切断部分内括约肌。

1.扩肛疗法

【适应证】 主要适用于早期肛裂。

【禁忌证】 肛裂并发肛乳头肥大、哨兵痔和皮下肛瘘。

【操作要点】

麻醉达到效果后，用两手指交叉扩张肛管，扩张到能伸入两中指为度，扩张时间一般为 3～5min。在整个过程中，动作要轻柔，逐渐伸入，切忌快速粗暴，扩肛时用力均匀，以免造成皮肤黏膜损伤撕裂。术后辅以通便、坐浴，新鲜肛裂可以痊愈。注意在男性应向后方扩张以免手指与坐骨结节接触影响扩张。

【局限性】

可并发出血、肛周脓肿、痔脱垂及短时间大便失禁，复发率较高，目前已较少单独采用。

2.肛裂切除术

【适应证】 多适用于后位肛裂。

【禁忌证】 无特殊禁忌证。

【操作要点】

沿肛裂溃疡正中作纵行切开，上至齿线，下达溃疡口外端 0.5～1cm，切口深度以切开溃疡中心，切断部分括约肌至手指无紧缩感为度，同时将哨兵痔、肥大肛乳头、皮下瘘道及感染的肛窦组织一并切除，并修剪创缘，包扎固定。对于前位肛裂实施要慎重，尤其女性患者。切口大小应适中，太小容易复发，太大愈合时间延长，一般切口长约 2cm，深度约 1cm，仅剪断部分括约肌。

【局限性】 留下创面较大，伤口愈合缓慢。

3.括约肌松解术

即切断部分括约肌以消除或减轻括约肌痉挛，从而达到治疗目的。临床上常用括约肌松解术，有后位括约肌切断术、侧位括约肌切断术等。

(1)后位括约肌切断术

【适应证】 各类各期肛裂。

【禁忌证】 老年肛门松弛者，合并直肠脱垂和肛门功能不良者。

【操作要点】

暴露后位正中肛裂，直接经肛裂处将内括约肌下缘切断，切口上至齿线，下达肛缘。所成创面不予缝合，术后每日换药，直至达到痊愈。如有炎症肛窦、肛乳头肥大、外痔等，可一并切除。

【局限性】 伤口愈合缓慢，偶有“锁洞”畸形，影响肛门功能。

(2)侧位肛门括约肌切断术

【适应证】 多位于截石位 3 点或 9 点位，可分为开放式、闭合式和半闭合式 3 种。

【禁忌证】 无特殊禁忌证。

【操作要点】

开放式肛门内括约肌切断术即用手摸到括约肌间沟后，在肛缘外侧皮肤做 2 cm 切口，用血管钳由切口伸到括约肌间沟，显露肛门内括约肌后，向上分离到齿线，在直视下将肛门内括约肌剪除部分，创面开放不缝合，通常 2 周痊愈。闭合式内括约肌切断术即摸到括约肌间沟后用尖刀刺入到肛门内、外括约肌之间，由外向内切断部分肛门内括约肌，同时避免穿透肛管皮肤。退出尖刀后用手指按压局部，切断处有明显台阶感。闭合式虽然避免开放性创面，可减轻患者疼痛，伤口愈合快，但缺点是切断肛门括约肌肉不够完全，术后易出血。近年通过配合腔内 B 超检测内括约肌的切断程度，从而提高其手术疗效。半闭合式内括约肌切断术是将肛门内括约肌作 0.5～0.8 cm 厚度切断，双手示指交叉感觉环状肌束力降低后，在切口处缝合一针。这样可以控制内括约肌的切断范围，降低肛管内压力，从而促进肛裂愈合。但该方法不适用于合并严重肛管狭窄的患者。

【局限性】 闭合式手术需要有经验的医师操作或 B 超引导下完成。

4.挂线术

【适应证】 本法适用于肛裂伴有潜行瘘道者。

【禁忌证】 无特殊禁忌证。

【操作要点】

自截石位 6 点距离肛缘外侧约 1.5 cm 至裂口上缘 0.3 cm 处用橡皮筋挂线，慢性切开挂线内的肛门内括约肌。通过将挂线、切开、引流、愈合同步进行的方式使术中创面少，术中出血少，术后不易感染。

【局限性】 挂线所需时间较长。

5.皮肤移行术

【适应证】 适用于治疗肛裂伴有肛管口径狭小者。

【禁忌证】 对合并结核、皮下瘘或炎性肠病的患者不适用。

【操作要点】

主要有纵切横缝术和“V—Y”成形术。前者在正后位纵行切开肛管并松解肛门内括约肌，通过横缝来增加肛管周径。但由于横向缝合易导致裂口张力增加，从而造成创面水肿，出现疼痛，加之粪便污染可能引起切口感染，影响伤口的愈合。而“V—Y”成形术对肛管周径的扩大效果略差于纵切横缝术。即先纵行切除肛裂、哨兵痔、肥大肛乳头，然后暴露肛门内括约肌，持续扩肛至切面变成横位，距创面下缘 1 cm 处作一个“U”形切口，“U”形的两直边与创面下缘两端相连，将“U”字形皮瓣的四周做减张剥离，使其能滑向内侧覆盖肛裂创面，然后将其与直肠黏膜和肛门内括约肌缝合。由于该方法覆盖了肛裂切除后的创面，术后疼痛轻，愈合快，并发症较少。

(二)中医治疗

【辨证论治】

早期肛裂，可先用非手术疗法，如无效或疗效不能持久，再考虑手术治疗。非手术治疗的目的是减轻疼痛，缓解括约肌痉挛和促进创面愈合。

1.血热肠燥证

【症状】

大便 2～3 d 一行，质地干硬，便时疼痛剧烈，大便时滴血或手纸染血，血色鲜红，裂口色红，肛门部灼热瘙痒，腹满胀痛，小便短赤。舌质偏红，苔黄燥，脉弦数。

【辨证分析】

外感热邪燥火或饮食不节，肠胃燥热，脾津不足所致。《素问·经脉别论篇》：“饮入于胃，游溢精气，上输于脾，脾气散精，上归于肺，通调水道，下输膀胱，水精四布，五经并行。”由此可知脾为胃行其津液，若脾津液不足，脾弱胃强，脾为胃所约束，则胃肠燥热，肠失濡润，故大便秘结，粪便坚硬难以排出，强努而损伤肛门，肛门裂伤感染火毒热邪，经脉受损，气血妄行，故肛门疼痛，大便带血。

【治法】 泻热通便，滋阴凉血。

【方药】

凉血地黄汤加减。

常用中药：生地、当归尾、地榆、槐角、黄连、黄芩、天花粉、升麻、赤芍等。

常用的中成药有槐角丸等。

2.阴虚津亏证

【症状】

大便干燥，数日一行，便时疼痛，点滴下血，裂口深红；口干咽燥，五心烦热，欲食不多，或头昏心悸。舌红，苔少或无苔，脉细数。

【辨证分析】

年老体弱、久病体虚，气血亏虚，阴津不足，肠道失润，大便干燥，数日一行，便时努挣，肛管裂伤，便时疼痛，点滴下血，裂口深红。饥饱失常，劳倦过度伤及肾，或辛热厚味生胃热，火热伏于血中，耗散真阴，津液不足而大便干燥。

【治法】 补血养阴，润肠通便。

【方药】

润肠丸加减。

常用中药:火麻仁、桃仁、大黄、当归、羌活等。

常用的中成药有麻仁丸、润肠片等。

3.气滞血瘀证

【症状】

肛门刺痛明显,便时便后尤甚,肛门紧缩,裂口色紫暗,肛外有裂痔,便时可有肿物脱出。舌黯,苔薄,脉弦或涩。

【辨证分析】

气为血之帅,气行则血行,气滞则血瘀。热结肠燥,气机阻滞而运行不畅,气滞则血瘀阻于肛门,使肛门紧缩,便后肛门刺痛明显。

【治法】 理气活血,润肠通便。

【方药】

六磨汤加减。

常用中药:大槟榔、沉香、木香、乌药、大黄、枳壳。

常用中成药有化痔丸等。

【外治法】

1.敷药法

此法适用于新鲜单纯性肛裂,可用消肿止痛、收敛止血、祛瘀生肌的玉红膏、黄连膏或白玉膏等涂于裂口,或用表面麻醉法,2%利多卡因胶浆适量涂抹患处,直至创面愈合。陈旧性肛裂可用七三丹或枯痔散等腐蚀药涂于裂口,2～3 d后,改用生肌白玉膏、生肌散收口。

2.熏洗法

常用活血止痛、收敛消肿等作用的五倍子汤、苦参汤等熏洗。或用药液做热湿敷,或每日用1∶5 000高锰酸钾溶液坐浴。便前坐浴可使肛门括约肌松弛以减轻粪便对裂口的刺激;便后坐浴,可洗净粪渣,保持局部清洁,避免异物对溃疡创面的刺激,改善局部血液循环,减轻肛门括约肌之痉挛,缓解疼痛,促进溃疡愈合。

3.封闭法

于长强穴用0.5%～1%普鲁卡因 5～10mL 做扇形注射,隔日 1 次,5 d 为 1 个疗程;亦可于裂口基底注入长效止痛药,每周 1 次。

【其他疗法】

1.针刺法

取长强、承山、三阴交、白环俞,各留针 5 min,7 d 为 1 个疗程。也可以对长强穴位注射配合截石位 3、9、12 点距肛缘 0.5 cm 处行围针治疗,早期肛裂采用强刺激,陈旧性肛裂配合电针治疗。

2.埋线术

通过用羊肠线埋置于长强穴的方法。现代研究表明,长强穴神经分布比较密集,在此处埋线可产生一种刺激效应,对局部痛觉冲动产生抑制作用。同时还可以对肛门括约肌起到调节作用,改善局部血液循环达到治愈的目的。

3.按摩法

在局部麻醉下用手指在肛裂处轻轻按摩 30 次，约 2 min，再以肛裂为中心作半圆状按摩 15 次，然后对肛门内括约肌作上下按摩，尽可能使肛门内括约肌与肛门外括约肌粘连分离。也可以应用电按摩的物理刺激作用于肛门，发生由表及里的应答反应，从而调节其肌群，达到治愈肛裂的目的。

【预防调护】

(1)养成良好的排便习惯，及时治疗便秘。

(2)饮食中应多含蔬菜水果，防止大便干燥，避免粗硬粪便擦伤肛门。

(3)注意肛门清洁，避免感染。

(4)肛裂后宜及早治疗，防止继发其他肛门疾病。

【现代研究进展】

(一)肛裂术式的研究进展

慢性肛裂的治疗原则是：降低肛门内括约肌的张力，增加血流，从而促进组织愈合。治疗措施包括药物和手术两种。临床上常规使用的药物有表面麻醉剂、钙通道阻滞剂和肉毒杆菌毒素，偶尔也使用口服肌肉松弛剂。常规外科手术方法包括：肛指扩肛和肛门内括约肌侧切术。很多外科医生认为，指法扩肛常导致粪便失禁，因而不常用。肛门内括约肌侧切术则被认为是治疗慢性肛裂的最佳术式。较前沿的手术措施包括局部皮瓣移动术，如“V—Y”迁徙瓣和旋转瓣等。近年中医在肛裂的治疗上运用中医小针刀、挂线疗法等特色治疗慢性肛裂，在临床上取得了较好的效果，同时通过肛管测压对患者术前术后肛管张力检测，能较好评估手术疗效及肛门功能。

1.橡皮筋挂线治疗肛裂

刘仍海等报道采用挂线疗法治疗肛裂的临床疗效。具体方法：患者取膀胱截石位，常规消毒皮肤，铺消毒洞巾，用 1%利多卡因 30 mL，作局部麻醉(其他麻醉亦可)，消毒肛管，扩肛，行肛门指诊和肛门镜检查。用手术刀在后位距肛门缘 1～1.5 cm 处作放射切口 0.5 cm 大小，左手示指插入肛内作引导，以小蚊式钳穿过裂口基底部(深度至肛门外括约肌皮下部和部分肛门内括约肌)，从截石位 6 点位肛窦处穿出，夹住橡皮筋的一端拉出，钳夹两端，用拉力器测量橡皮筋张力(13N 左右)，拉紧用丝线结扎。检查无活动性出血，敷料固定。结果显示运用该法治疗肛裂临床疗效确切，具有操作简便、出血少的特点。

2.小针刀松解治疗肛裂

朱镇宇等报道使用针刀松解法治疗肛裂的临床效果。具体方法为：常规术前准备和清洁灌肠，取截石位或侧卧位，消毒术区皮肤，麻醉后扩肛并消毒肛管区皮肤黏膜。针刀松解法：扩肛时可发现肛裂位于肛管中部，横跨括约肌间沟，在括约肌间沟上下位置可明显触及限制肛管扩张度的细窄坚硬的环肛管纤维结缔组织条索；肛管狭窄仅能容纳两指，直径不超过 3 cm。在后正中距肛缘 1～1.5 cm 处，用针刀刺破皮肤，在左手指引导下，沿肛裂旁侧于皮下潜行至括约肌间沟下的条索处进行点刺，同时左手指适度用力撑开肛管；点刺有效时可感到条索消失的同时肛管口径快速增大，并可显现潜在的条索，将之一一刺断。以同样方式松解括约肌间沟上的坚硬条索。完成后退针消毒针眼。用双手中、示指适度扩肛，使肛管直径不小于 4 cm。对有肛乳头肥大者行扎切术。重新消毒术区皮肤黏膜，包扎术毕。结果显示该术式可取得较满意疗效，并能有效避免手术后遗症。

3.移动皮瓣加齿线成形术治疗肛裂

蔡敬泽等采用移动皮瓣加齿状线成形术治疗Ⅲ期肛裂。具体方法:①将肛裂创面包括肥大肛乳头(纤维瘤)、皮赘切除,露出肛裂下方发硬的肛门内括约肌,将其切开,露出肛门外括约肌。②在距肛缘约 1.5 cm 处的肛门外弧形切开皮肤,用于制作齿形皮瓣,减小后面缝合的张力,以防术后创面难以愈合,或形成瘢痕瘤等。③钳夹起减张皮瓣的内侧面,在其内侧中间剪出最初的"V"字齿状皮瓣,尖角为 35°～45°。④将齿状皮瓣与内侧黏膜缝合,缝合时带上内侧括约肌断端,使之形成将皮瓣向肛内牵拉固定的力量,缝合成三角形(底边较两腰小),高度为 8 mm 左右。⑤同样方法制作齿形黏膜瓣,大小与皮瓣大体相同,并将齿形黏膜瓣缝合固定于第 1 个齿形皮瓣旁。继续在两侧做同样的操作,做成 3～4 个皮瓣、2～3 个黏膜瓣。结果疗效满意,恢复时间快,无特殊并发症发生。

4.小针刀肛门内括约肌切断术治疗肛裂

许武芳等观察小针刀肛门内括约肌切断术治疗肛裂的效果。治疗组备皮,碘伏常规消毒,铺无菌洞巾。在肛缘 3 点、9 点行局部浸润麻醉。术者用左手示指摸清肛门内括约肌下缘,在其下方 0.5cm处沿后正中线向外做长约 0.5 cm 的放射状切口,右手持小纹式弯曲管钳插入肛门内、外括约肌间沟,在左手示指指引下边分离边推进至齿状线下缘,改由助手固定血管钳。术者右手持小针刀,在左手示指指引下由切口潜行刺入肛管皮下至齿状线下缘,避免刺破皮肤,然后针刀旋转 90°,用腕力向下压刀尖至钳尖处,沿钳尖向外滑出,一次性完整切断齿状线以下肛门内括约肌,拔出血管钳,此时可在切口处触及"∧"形凹陷。压迫创面 5～10 min 以止血,切口不必缝合。查无搏动性出血,凡士林油纱条纳肛引流,无菌敷料塔形包扎,宽胶布压迫固定,术毕。结果显示小针刀治疗陈旧性肛裂效果优于传统的肛裂切除术。

5.会阴支撑架治疗肛裂

Tan KY 等,采用会阴支撑架治疗肛裂,主要根据排粪时会导致肛管黏膜损伤的原理,应用后会阴支撑架可减轻肛周黏膜的周期性损伤,从而为治疗慢性肛裂提供了另一新途径,而不是一味追求降低肛门内括约肌的张力。后会阴支撑架为一种无创性治疗手段,其治疗原理是帮助支撑和保持肛门尾骨部正后方的肛管后壁,增强骨盆底后部的支撑力,从而抵消了排粪时的对抗力。这使其拥有两个显著的优点:其一是增强了排粪反射,利于排粪,减少排粪用力;其二是减轻组织伸展,从而缓解了后会阴及提肛肌的紧张度。初步结果显示疗效乐观。

6.肛裂切除黏膜下移治疗肛裂

王振宜等报道运用肛裂切除黏膜下移术治疗陈旧性肛裂。具体方法:①麻醉:常规消毒肛管肛门周围皮肤和直肠下端黏膜,菱形局部浸润麻醉肛管,使肛门彻底放松。双手示、中指涂石蜡油,先后伸入肛门,背向轻轻撑开肛裂两侧肛管,应以见到肛裂伤口扩大、纤维性组织断裂、少量鲜血渗出、指感肛门松弛为佳,持续时间约 5 min。②肛裂切除:用血管钳钳夹在肛裂的两边来限定创面的范围,并通过它们来牵拉肛裂的皮瓣,用手术刀逐步切除肛裂的三角形皮肤,同时使后位黏膜充分下降,确保引流通畅。切除皮肤和皮瓣部分到齿线位置。从后向前切除皮片,切除时注意分辨解剖结构,后位肛门外括约肌是粉红色的斜向的肌纤维,而前位肛门内括约肌则是白色的横行肌束。用手术刀垂直切开肛门内括约肌纤维,直到肛门足够松弛。延长后位的切口,将肛门外括约肌肌束切到不至于形成阶梯状从而影响引流效果。③黏膜下移:游离皮瓣,切断肛裂部位下部分肛门内括约肌,松解肛门,一直切除到肛裂顶部,包括肛乳头部分,即肛管上端。在切开皮片的时候,使用两把组织钳来固定皮片。正确地暴露创面,用第 3 把组织钳固定黏膜,用纱布的一角使黏膜充分地放松，使分离的部分足够深，并且用钳子将黏膜充分下移。0 号丝线分别缝合 3～6 针，充分固定下移的黏膜在暴露的肛门内括约肌上，部位在齿线以下。用可吸收棉花和纱布外固定。结论显示陈旧性肛裂患者采用肛裂切除黏膜下移术能提高手术疗效，缩短疗程，改善患者术后痛苦，同时具有较好的安全性。

7.肛裂切除内括约肌自体延长术治疗肛裂

杨建华报道采用肛裂切除术加内括约肌自体延长术治疗陈旧性肛裂。具体方法：患者取右侧卧位，腰硬联合麻醉后，常规消毒铺巾。于后中位肛裂裂口下端向截石位 7 点做切口，切口延至肛门外

括约肌皮下部边缘，暴露肛裂溃疡上端，用剪刀向齿状线上剪开约 0.5 cm，修剪边缘，同时切除肛裂溃疡、外痔及肛窦，有皮下瘘、肛乳头肥大者一并处理。创面彻底止血后用两手示指伸入肛内了解肛门的松紧度，用弯止血钳自肛门外括约肌皮下部上缘向上挑出适量肛门内括约肌。对于挑出的肛门内括约肌准备做肛门内括约肌肌头“Z”形切断术，用手术刀顺肛门内括约肌肌束走向将其锐性分成均匀的 2 股，2 股的长度均等，长 1.5～2 cm，将 2 股内括约肌肌头在不同位置分别切断，完成“Z”形肛门内括约肌肌头切断术，然后用 4－0 可吸收线缝扎后肛门内括约肌两侧断端，将断端吻合，切口不缝合以利引流，防止感染。吻合后肛门内括约肌肌头周径较原来延长 1.5～2 cm，完成肛门内括约肌自体延长。术后处理同治疗组。结论肛门内括约肌自体延长术能有效减少术后出血和术后不完全性肛门失禁的发生率。

(二)肛裂术后并发症研究进展

肖粫等通过肛管测压研究肛裂手术前后肛管直肠的动态功能。对肛裂患者进行手术前后其肛管舒张压(ARRP)、肛管最大收缩压(AMCP)、肛管最长收缩时间(AICT)、肛管静息压(ARP)、直肠静息压(RRP)、肛管长度、排便动作进行测定。结果显示：肛裂患者因其肛管直肠肌受损，AMCP降低，RRP、ARP 升高，手术治疗后，AMCP 升高，RRP 降低，ARP 明显降低，排便动作曲线正常。结果表明，肛管直肠测压可为评定肛裂手术前后的肛管直肠动态功能提供客观指标。

【文献摘录】

(一)肛裂的研究和治疗进展

韩加刚、杨新庆在急性肛裂诊断后予以高纤维饮食、坐浴和软化大便治疗，超过 2 个月未愈合即诊断为慢性肛裂。慢性肛裂首先考虑药物治疗，依次为 0.2％硝酸甘油(GTN)软膏连用 8 周，无效后采用 2％地尔硫卓凝胶治疗 8 周，仍无效后考虑肉毒杆菌 20 国际单位肛门内括约肌注射，药物治疗失败后，才考虑实施侧方括约肌切开术。

(二)肛裂的药物治疗进展

运用荟萃分析法详细比较了各类药物治疗肛裂的优缺点。属于目前循证医学推荐治疗本病的文献之一。

(三)肛裂的手术治疗进展

运用荟萃分析法详细比较了各类手术治疗肛裂的优缺点。属于目前循证医学推荐治疗本病的文献之一。

第二节　肛瘘

肛瘘(anal fistula)是指肛门直肠因肛门周围间隙感染、损伤、异物等病理因素形成的与肛门周围皮肤相通的异常通道。肛瘘是临床常见的肛肠疾病，多由肛管直肠周围脓肿溃破后形成。其临床特点为：肛门硬结、局部反复破溃流脓、疼痛、潮湿、瘙痒。在我国其发病率占肛门直肠疾病的1.67%～3.6%，国外为8%～25%。本病可发生于不同性别、年龄，以20～40岁的青壮年多见，婴幼儿发病者亦不少见；男性多于女性，男女比例为(5～6)∶1，病程长短不一，从数月至数十年不等。相当于中医"肛漏"，古代文献又称"痔漏""漏疮""穿肠漏"等。

一、西医

【病理病机】

西医认为肛瘘和肛周脓肿分别属于肛周间隙化脓性感染的两个病理阶段，急性期为肛周脓肿，慢性期为肛瘘。肛周脓肿成脓后，经肛周皮肤或肛门直肠黏膜破溃或切开排脓。脓液充分引流后，脓腔随之逐渐缩小，脓腔壁结缔组织增生，使脓腔缩窄，形成或直或弯的管道，即成肛瘘。肛瘘的病因学说大致归纳为以下几类。

1.肛腺感染是目前公认的肛瘘形成的病因，约占90%以上。肛门后侧是肛腺相对集中及排便时冲击力最大的区域，肛窦最易受伤感染。

2.肛门损伤、异物肛门直肠手术、外伤、注射、灌肠、肛门检查等导致肛门损伤，细菌由损伤处进入引起感染。此类肛瘘的内口即是损伤处，与肛窦无关。

3.特殊感染结核、放线菌等引起肛门直肠感染。

4.中央间隙感染Shafik认为细菌侵入肛周组织的门户不是肛窦，而是破损了的肛管上皮；不是沿肛腺形成括约肌间脓肿，而是在中央间隙内最先形成中央脓肿，继而向四周蔓延形成肛瘘。但这一理论还有待临床实践证实。

5.其他因素糖尿病、白血病、再生障碍性贫血等全身性疾病，多发性直肠息肉、直肠癌、克罗恩病、骶前囊肿、溃疡性结肠炎等局部疾病；骨源性感染、皮肤源性感染、血源性感染等；以及性激素、免疫因素等。

【诊断】

(一)临床表现

1.全身症状

单纯肛瘘一般无明显全身症状，当外口闭塞，脓液排泄不出，引起炎症化脓时，可有恶寒发热、头痛、食欲减退、大便秘结、小便黄赤、排尿困难、口苦舌燥、全身不适以及舌苔黄腻、脉滑数等症。长期化脓的复杂性肛瘘可有贫血、消瘦、神疲、纳呆、面容愁苦。结核性肛瘘可有潮热、盗汗、五心烦热等阴虚骨蒸的体征。

2.局部症状

(1)流脓流脓不止、久不收口是肛瘘的特征。新形成的瘘管流脓较多，且有臭味，色黄而稠；时间较久，脓液逐渐减少，时有时无，脓液稀淡如水。如过于疲劳，则脓水增多，有时可有粪便流出。

若为多发性复杂瘘,则脓水多呈稀米泔样,其量亦较多。

结核性则可夹有干酪样组织。有时瘘管外口可以暂时封闭,停止流脓,但不久患者又会出现发热,局部胀痛封闭的外口可以再度穿破,脓液流出后,症状才渐渐消失。如外口封闭坚固,不能再度穿破,其脓液就容易向其他组织间隙流窜而形成新瘘管。肛门内瘘的脓液常经肛门排出。有时在粪便上附着少量脓血。瘘管与其他器官相通,则会产生特别症状,如直肠膀胱瘘则肛门可有尿流出,尿液中也可出现脓细胞或粪渣等。直肠阴道瘘则阴道可有脓水及粪汁流出。

(2)疼痛瘘管通畅时,一般无疼痛感,仅觉肛门口坠胀感。如外口自行闭合,瘘管内有脓液积聚,可出现局部疼痛或有寒热。若溃破后脓水流出,症状可迅速减轻或消失,或内口较大,管道弯曲,粪块流入管道中,亦可疼痛,尤在排便时或炎症时疼痛加剧。

(3)瘙痒多因流出之分泌物刺激肛周皮肤引起瘙痒及烧灼感,同时可伴发热、肛周湿疹。此外,须辨虚实,实证患处可扪得硬索,外口呈凸形,脓水较厚;虚证无硬索扪得。外口呈凹形,疮口内有空腔,脓水稀薄,可有结核史等。还需辨单纯性肛瘘还是复杂性肛瘘等。

(二)辅助检查

1.视诊外口凸起,外口较小多为化脓性;外口较大、凹陷的,周围皮肤暗紫色,皮下有穿凿性,多为复杂性或结核性。

2.触诊低位肛瘘,往往在肛周皮下可触及管道呈硬索条状物,并借此可明确瘘管的走向;高位或结核性肛瘘,一般触摸不到明显的条状硬索管道。肛内触诊时,内口所在的位置往往可触及小硬结或凹陷,或有轻微压痛。如寻找内口困难时,可在麻醉下牵拉外口或管壁,触诊齿线部位有牵动感伴内陷,或肛镜下见牵动部位凹陷,即可了解内口位置。

3.探针检查以球头银丝探针,循硬索通路进行探查,寻找内口,检查时必须耐心仔细,同时用左手示指伸入肛门,协助寻找内口,检查时忌用强力,以免造成假道。

4.窥肛器检查常用双叶肛门镜检查,在原发内口处可见黏膜充血、水肿、凹陷、瘢痕,有时还可见脓液自内口溢出;挤压管道或从外口注入过氧化氢溶液或染色剂,可见有脓液、泡沫、染色剂自内口溢出。

5.染色剂注入检查首先在肛内放置一块清洁纱布卷,然后将染色剂从外口缓慢注入瘘管,使瘘管管壁和内口染色,显示瘘管的范围、走行、形态、数量和内口位置。临床上常用的染色剂为2%亚甲蓝、2%亚甲蓝和1%过氧化氢溶液混合液或甲紫(龙胆紫)等。

6.X线碘油造影此种检查在术前可看到管道分支、弯曲情况。其方法是将一较粗的注射针头插入外口,注射碘化油(或碘化钠溶液),待患者感到胀痛时停止注入,然后在X线下观察其充盈情况,然后摄片,摄毕由于造影剂刺激有疼痛感,须行冲洗。

7.病理学检查通过组织病理切片掌握其病理类型,排除结核、癌变等。必要时可多处选择标本。

根据索罗门定律(Salmon's Law),瘘管外口与内口的分布规律一般可总结如下:通过肛门的中心点画一横线,称肛门横线。①瘘管外口在横线之前,距肛门缘5cm以内,其内口多在横线前部齿线处与外口呈放射状相对应。②如外口在横线之后半部,内口常在肛门后部正中齿状线处,其管道多向后弯曲。③若左右两侧都有外口,且均在横线之前,多数为左右两侧各有一个相应的内口,呈两条放射状对应的瘘管。④在横线后部左右两侧同时有外口时,两侧瘘管往往相通,多数内口有

1 个，经肛门后正中通入肛内齿线附近，外口数目可不等，多者达十数个分散在肛门周围，有的有支管向各处蔓延。瘘道走行多弯曲，呈典型的后马蹄型瘘管。

(三)分类

1.国内分类

根据国家中医药管理局行业诊疗标准及中华中医学会肛肠分会诊断标准。

(1)低位肛瘘

①低位单纯性肛瘘：内口在肛隐窝，仅有一个瘘道通过肛门外括约肌皮下部或浅部，与皮肤相通。

②低位复杂性肛瘘：有两个以上内口或外口，肛瘘瘘道在肛门外括约肌皮下部和浅部。

(2)高位肛瘘

①高位单纯性肛瘘：内口在肛隐窝，仅有一个瘘道，走行在肛门外括约肌深层以上。

②高位复杂性肛瘘：有两个以上外口，通过瘘管与内口相连或并有支管空腔，其主管通过肛门外括约肌深层以上。

此外，瘘管主管在肛提肌以下，呈环形或半环形的称低位蹄铁形肛瘘；瘘管主管在肛提肌以上，呈环形或半环形的称高位蹄铁形肛瘘；且内口多在截石位 6 点(称后蹄铁形)，或 12 点(称前蹄铁形)。

2.国际分类

目前国际上较为公认的是 Parks 分类法，主要根据瘘管与括约肌的关系，将肛瘘分为四类。

(1)括约肌间肛瘘(低位肛瘘)：该类肛瘘为最常见，约占 70%，是肛门周围脓肿的后遗症。瘘管只穿过肛门内括约肌，外口常只有 1 个，距肛缘较近，为 3～5cm。

(2)经括约肌肛瘘(低位或高位肛瘘)：此类肛瘘约占 25%，为坐骨直肠间隙脓肿的后遗症。瘘管穿过肛门内括约肌、外括约肌浅部和深部之间，外口常有数个，并有支管互相沟通，外口距肛缘较远，大约 5cm。

(3)括约肌上肛瘘(高位肛瘘)：约占 5%，瘘管向上穿过肛提肌，然后向下至坐骨直肠间隙而穿透皮肤。瘘管累及肛管直肠环，故治疗较困难。

(4)括约肌外肛瘘(高位肛瘘)：该类占 1%，为骨盆直肠间隙脓肿合并坐骨直肠间隙脓肿的后果。瘘管穿过肛提肌，直接与直肠相通。这种肛瘘常为克罗恩病、结直肠癌或外伤所致。

【鉴别诊断】

有肛周脓肿病史，反复发作，病灶有外口、管道、内口。主要症状有流脓、肛周潮湿、瘙痒、疼痛、排便不畅等。局部肛门视诊可见肛周硬结，或破溃口，时有分泌物自破溃口流出；肛外指诊可触及自外口向肛内走行的条索状物，肛内指诊可触及齿线上内口处硬结或凹陷；肛门镜检查可见内口处黏膜充血，或有分泌物自内口溢出。本病常需与以下疾病鉴别。

1.骶髂骨坐尾骨病变发病缓慢，无急性炎症，破溃后流清稀脓液，创口凹陷，久不收口；有纳差、低热、盗汗等症；瘘口距肛门较远，与直肠不相通；X 线片可见骨质破坏或增生。

2.肛门会阴部急性坏死性筋膜炎肛门或会阴部、阴囊部由于厌氧菌感染而出现肛门部周围大面积组织坏死，有的可形成瘘管。此病变的范围广，发病急，常蔓延至皮下组织及筋膜，向前侵犯阴囊部，多无内口。

3.克罗恩病多伴有腹痛、腹泻、体重减轻，须作进一步全消化道检查。

二、中医

【病因病机】

肛瘘的发病原因多为肛痈溃后久不收口，湿热余毒未尽；或痨虫内侵，肺、脾、肾三脏亏损；或因肛裂损伤日久染毒而成。包括外感风、寒、湿、热等邪，饮食不节，肺、脾、肾三阴亏损，负重奔走，劳碌不停，妇女生产用力，房劳过度，体弱病衰，虚劳久嗽等，导致机体阴阳失调，经络壅塞，气血不畅，正气内伤，毒邪乘虚而入；或机体脾胃功能受损，内生湿热，湿热下注，郁久不化，热腐成脓，穿肠穿臀而成脓肿、肛瘘。

1.湿热下注多见于肛瘘早期，湿热未清，瘀久不散，热盛肉腐成脓，则肛门经常流脓液，脓质稠厚；肛门灼热，气血壅阻则肛门胀痛不适。

2.正虚邪恋多见于肛瘘后期，由于病久正气已虚，湿热留恋，故肛周溃口，按之较硬，溃口时溃时愈，时有清稀脓液从溃口流出，肛门隐隐作痛，可伴有神疲乏力。

3.阴液亏虚多见于结核性肛瘘，由于痨虫内侵，肺、脾、肾阴液亏损，邪乘下位，郁久肉腐成脓，溃后成漏。可伴有潮热盗汗，心烦口干。肛周溃口周围常呈堤状，颜色淡红。

三、治疗

（一）西医治疗

【手术疗法】

手术成败的关键，在于正确寻找内口，并将内口切开或切除。一般手术时将支管全部切开使之引流通畅，创口逐渐愈合。目前常用的手术方法有：切开疗法、挂线疗法、瘘管切除术、多切口引流术、切缝挂线内口引流术、瘘管切缝内口封闭术、脱管疗法、隧道式拖线引流术等。

1.切开疗法

此法术是治疗肛瘘的传统术式之一，适用于低位单纯性肛瘘、低位复杂性肛瘘、皮下瘘、内瘘等。对高位肛瘘切开时，必须配合挂线疗法，以免造成肛门失禁。术中可用染色剂帮助寻找内口，将有槽探针从瘘管外口插入，内口探出，沿探针方向切开皮肤、皮下组织及瘘管外壁，完全敞开瘘管。如管道弯曲不能一次探出，应边探边切，逐步切开探针表面组织，直到整个瘘管完全切开为止。瘘管全部敞开后，用刮匙尽量将瘘管壁上染色的坏死组织和肉芽组织刮除，修剪创缘皮肤和皮下组织，形成一口宽底小的创面。

2.挂线疗法

挂线法包括实挂（紧线）法和虚挂（浮线）法两种。前者早在明代已广泛采用，首载于徐春甫《古今医统》，实挂法是钝性紧缚，以机械的压力或收缩力，使局部组织的血循环受阻，而发生缺血性坏死，在剖开过程中，药线或橡皮筋本身起到引流作用。剖开后疮面形成“V”形开放疮面，由于是慢性切开，给断端以生长和与周围组织粘连的机会，从而防止肛管直肠环突然断裂回缩，避免大便失禁。由于是慢性机械性刺激，可使局部与周围组织产生炎症性粘连，使挂线疗法在切断肌肉的同时，不发生两侧的肌肉收缩，从而保持括约功能。缺点是肛门部有疼痛不适感，且疗程较长。通常根据实挂组织不同，挂线时间应控制在 10～14 d 为宜。而虚挂法是将需挂线的瘘管或括约肌挂入线或橡皮筋，但不收紧，仅利用线或橡皮筋的异物刺激和引流作用，待空腔或瘘管管腔内肉芽填充后即抽取线或橡皮筋。虚挂法的优点在于未切开括约肌，充分保护肛门的功能，既可用于高位肛瘘又可适用于复杂性肛瘘的支管部分。其缺点是存在引流不彻底的风险，同时对于多次手术和瘘管纤维化明显者也不适用。

3.切开挂线引流术

在充分发挥挂线疗法优点的前提下，为了弥补挂线疗法不足而形成了低位肛瘘切开、高位挂线的“切开挂线疗法”，本疗法已成为国内治疗肛瘘广泛采用的手术方法。适用于瘘道主管贯穿肛门外括约肌深层或耻骨直肠肌以上，包括骨盆直肠间隙瘘和直肠后间隙瘘、妇女前侧及婴幼儿肛瘘。

4.瘘管切除术

此法是完整地将瘘管剔除。适于低位直行单纯瘘，能清楚触及条索状管壁者。当瘘管为低位、非急性期且与周围组织关系清晰明确者可采用切除缝合术。

5.拖线引流术

拖线引流术是在尽量保留肛周括约肌的前提下，通过管道脱腐来治疗肛瘘的手术方法。适用于支管位于肛提肌以下的多支管复杂性肛瘘。术中用探针探明肛瘘支管走行，并将探针穿出皮肤。在探针引导下将一束 10 股医用丝线引入支管内，两端打结使成圆环状，丝线保持松弛状态。主管仍予切开或切开挂线处理。以后每日换药，清洗创面后将提脓祛腐药如八二丹、九一丹放在丝线上拖入管内蚀管 10d，待引流创面及丝线上无明显脓性分泌物后，逐步分批拆线。拆线后配合棉垫压迫法，直至创面愈合。

6.瘘管旷置术

瘘管旷置术是期望在肛瘘主要病灶（特别是内口和主瘘管）处理后，对支管不给予太激进的处理，以尽量减少肛周组织的损伤和对肛门功能的保护。在以往的许多肛瘘治疗中，瘘管旷置术也由此而取得了较理想的临床效果。

7.直肠瓣下移修补术

直肠瓣下移修补内口术式适用于高位肛瘘，其主瘘管也可以通过旷置来处理。其核心技术是切除内口及其周围约 1cm 的全层直肠组织。然后游离其上方的直肠瓣，并下移修复内口处缺损。但是该手术方法如操作不当，容易引起复发。

（二）中医治疗

【辨证论治】

1.湿热下注证

【症状】

肛周经常流脓，脓质黏稠，色黄白，局部红肿热痛，肛周有溃口，按之有索状物通向肛内；伴纳呆少食，或有呕恶，渴不欲饮，大便不爽，小便短赤，形体困重。舌红，苔黄腻，脉滑数或弦数。

【辨证分析】

肛瘘早期湿热未清，气血壅阻，瘀久不散，郁久化热，肉腐成脓，则肛门经常流脓液，脓质黏稠，色黄白；邪毒旁窜，则成索状管道；呕恶，渴不欲饮，大便不爽，小便短赤，形体困重、舌红、苔黄腻、脉弦滑皆为湿热之象。

【治法】　清热利湿。

【方药】 二妙丸合萆薢渗湿汤加减。

常用中药:黄柏、苍术、革解、薏苡仁、黄柏、茯苓等。

常用的中成药有新癀片、清解片等。

2.正虚邪恋证

【症状】

肛周流脓,质地稀薄,肛门隐隐作痛,外口皮色暗淡,时溃时愈,按之质较硬,或有脓液从溃口流出,且多有索状物通向肛内,伴神疲乏力。舌淡,苔薄,脉濡。

【辨证分析】

肛瘘后期病久正气已虚,无力托毒外出,湿热留恋,则肛周流脓,质地稀薄,溃口时溃时愈;邪气留恋则肛门隐隐作痛;正气亏虚则神疲乏力,舌淡,苔薄,脉濡。

【治法】 托里透毒。

【方药】 托里消毒饮加减。

常用中药:人参、川芎、当归、白芍、白术、金银花、茯苓、白芷等。

常用的中成药有补中益气丸等。

3.阴液亏虚证

【症状】

肛周溃口凹陷,周围皮肤颜色晦暗,脓水清稀如米泔样,局部常无硬索状物扪及;伴有形体消瘦,潮热盗汗,心烦不寐,口渴,食欲不振。舌红少津,少苔或无苔,脉细数。

【辨证分析】

此类肛瘘多为结核性,由于痨虫内侵,肺、脾、肾阴液亏损,邪乘下位,郁久肉腐成脓,溃后成漏。正气不足,湿热流连于肛门故肛周溃口凹陷,周围皮肤颜色晦暗,脓水清稀如米泔样,局部常无硬索状物扪及;阴虚内热,水不制火可伴有形体消瘦,潮热盗汗,心烦口干。舌红少津,少苔或无苔,脉细数等亦为阴虚内热之象。

【治法】 养阴清热。

【方药】 青蒿鳖甲汤加减。

常用中药:青蒿、鳖甲、生地、知母、牡丹皮等。

【外治法】

1.熏洗法

选用具有清热解毒、行气活血、利湿杀虫、软坚散结、消肿止痛、祛风止痒作用的药物,煎汤熏洗肛门部,以清洁肛门或手术创面,可减轻患者的痛苦,提高疗效。常用的熏洗剂代表方有消肿止痛汤、祛毒汤、苦参汤、五倍子汤、硝矾洗剂等;或用1:5 000高锰酸钾溶液或聚维酮碘稀释溶液。

2.敷药法(掺药法)

选用适当的药物和剂型,敷于患处,达到消炎止痛、促进局部肿痛消散或穿破引流、祛腐生肌的目的。常用的有油膏和掺药。

(1)油膏:适用于外口闭合或引流不畅,局部红肿热痛。常用方:九华膏、如意金黄膏、黄连膏、鱼石脂软膏等。

(2)掺药:将药物研成粉末,按制剂规则配伍而成,直接撒布于患处,或撒布于油膏上敷贴,或黏附于纸捻上，插入瘘管内。常用的掺药有两类：

①提脓祛腐药：适用于脓肿溃后，脓水未净，腐肉未脱，或瘘管引流不畅者，常用方如九一丹、八二丹、七三丹等。②生肌收口药：适用于肛瘘术后，腐肉已脱，脓水将尽转稠时，能促进肉芽组织和上皮生长。常用方如生肌散等。

3.冲洗法

将创腔或瘘道中的脓液冲洗干净，并使其引流通畅。冲洗时可将抗生素等药物注入创腔或瘘道，控制感染、促进肉芽生长及闭合管腔的作用。适用于肛瘘局部肿胀、疼痛、外口分泌物多者，或在肛瘘手术后应用。常用冲洗剂为过氧化氢溶液、生理盐水、抗生素溶液等。注意过氧化氢溶液冲洗时应尽可能避免冲入直肠壶腹内，以防产生黏膜刺激症状。

【预防与调护】

(1)保持肛门清洁，养成良好卫生习惯。

(2)应及早治疗，避免外口堵塞后引起脓液积聚，排泄不畅，引发新的瘘管。

(3)术后换药宜认真仔细，防止创口假性愈合。

【现代研究进展】

复杂性肛瘘微创术式研究

复杂性肛瘘因其存在着复发率高、并发症及后遗症多等问题，而被称为难治性肛瘘。在治疗上其重点在于探寻瘘管的内口，只有正确探查到瘘管内口，才能从根本上治疗瘘道，防止复发。但复杂性肛瘘手术操作难度大，若处理不慎，常可导致肛门括约肌功能不同程度的损害，造成一定程度的后遗症或并发症，诸如肛门缺损畸形、肛门狭窄、肛门失禁或不全性失禁等，给患者的身心及家庭带来极大的痛苦。所以一直以来，国内外学者不断探索治疗复杂性肛瘘的微创治疗方法，以减轻对肛门组织功能的损伤，提高患者术后生活质量。

1.括约肌切断术式单纯地切断括约肌势必会多少损伤肛门功能，目前临床上在切开的同时结合缝合、挂线、旷置、对口引流等微创治疗，在复杂性肛瘘治愈的同时能最大限度地维持肛门功能。包括挂线术(又可分为切挂选择缝合术、主管切挂支管药线引流术、切开挂线旷置术、切开挂线对口引流术、分段开窗旷置结合切扩挂线置管引流术)，Ⅰ期切除缝合术，Hanley 改良术式等。

2.括约肌保存术式括约肌保存手术是为防止因切断括约肌造成肛门功能失常而设计的一种治疗肛瘘的手术方法，特别对高位腺源性肛瘘的治疗有重大的意义。包括药线法、瘘管剔除术、内口缝合法、瘘管移位法、解剖学根治术、泄液线法、隧道式括约肌对口旷置引流术、隧道式对口拖线引流术、结扎括约肌间瘘管术(LIFT 术)、括约肌保存术式治疗复杂性肛瘘符合外科手术微创化发展趋势，减少了肛门功能损伤、减轻了患者的痛苦。以上几种术式各有千秋，但针对较为复杂的肛瘘，不宜过于强调一次性手术，必须认真恰当地选择好先进的术式和治疗方法，不断改进术式，彻底处理好内口，防止复发。

3.外用载体微创治疗包括生物补片内口修补术、瘘管清创加纤维蛋白胶注射术、肛瘘栓等治疗方法。

以上归纳总结了国内外对复杂的腺源性肛瘘的微创治疗方法。但复杂性肛瘘在治疗过程中必须注意的几个关键点是：正确寻找和处理内口；彻底清除包括内口在内的原发病灶及继发病灶；切除各种外口；术后重视换药，防止创面假性愈合。到目前为止，对复杂性肛瘘的治疗仍存在痛苦大、恢复时间长等问题，尤其是手术根治与保全功能之间的平衡仍需把握好，所以研究和探索更有效和大家公认的微创治疗仍是今后研究的重要课题。

第三节　肛隐窝炎和肛乳头炎

肛隐窝炎是指肛隐窝和肛瓣发生急慢性炎症性的疾病，又称肛窦炎；肛乳头炎是指肛乳头发生炎症，水肿，增厚和肥大的一种疾病。这两种疾病在临床上极为常见，而且是绝大多数肛周疾病的重要诱因，因此预防和早期治疗肛隐窝炎和肛乳头炎是防患肛周疾病的重要手段。

其临床特点：两种疾病往往同时发生，在急性期症状比较明显，肛门疼痛较剧烈，时有流脓现象，但大多数患者除肛门不适下坠感外并无明显症状，临床上往往容易被忽视。肛隐窝炎反复的炎症刺激可引起肛乳头肥大，肛乳头炎也可诱发肛隐窝炎。

一、西医

【病理病机】

西医认为肛隐窝炎的发生本身在解剖上就存在着特殊性，因为感染物首先进入肛隐窝，产生肛隐窝炎性反应，即肛隐窝炎。且肛隐窝呈漏斗状，粪便容易堆积，积存的粪便易污染造成细菌侵入肛隐窝而引起肛隐窝炎。肛乳头增生普遍存在，临床上发现胃肠道不适症状患者中，大约有50%以上都有肛乳头增生。如果肛隐窝没有炎症，肛乳头也不会产生炎性肥大，所以肛隐窝炎与肛管的慢性炎症都可以刺激肛乳头引起肛乳头炎，反复炎症即可产生肛乳头肥大。

【诊断】

1.临床表现

急性期症状比较明显，肛门有刺痛感，肛门有黏液样脓血性物渗出，排便时疼痛加剧，时有胀痛感，肛乳头肥大者即有块物脱出肛外，肥大的肛乳头可引起嵌顿水肿疼痛难忍。

慢性期症状不明显，肛门有轻微不适下坠感，偶见肛门部有少量分泌物。

2.辅助检查

(1)视诊外观肛门周围皮肤潮红或正常。

(2)肛门镜肛缘黏膜充血、水肿或见有脓样分泌物。

(3)指诊截石位6点位肛隐窝深处有压痛或凹陷，肛乳头肥大者可触及柔软样块物，根蒂不明显，似黄豆样或花生样大小。

(4)理化检查急性期白细胞偏高，慢性期白细胞一般正常。

【鉴别诊断】

1.肛裂两者疼痛有时都较剧烈，肛隐窝炎在急性化脓期或伴肛乳头肥大者疼痛较剧烈，一般情况下疼痛不剧烈，而肛裂呈周期性疼痛，且肛指检查可发现明显梭状裂口。

2.肛瘘前期有排脓期或溃脓期，探针检查可发现外口及内口，且有条索状物可触及，而肛隐窝炎无以上情况发现。

3.直肠息肉位置一般在齿线以上，甚至更高，色泽红或紫红色，表面呈颗粒状，触之易出血；肛乳头肥大位置一般在齿线附近，呈乳白色或淡红色，表面光滑，触之不易出血，两者容易鉴别。

【辨证论治】

依据本病急性期和慢性期以及综合全身和局部情况，参考舌苔、脉象等可以分为湿热下注、肛门热毒、阴虚内热和气虚下陷四种不同虚实证型。

及早治疗本病，对预防肛痈、肛漏具有重要意义。一般情况采取保守治疗，若肛窦化脓即采用切开引流，肛乳头肥大即结扎切除。

二、中医

【病因病机】

本病实证多因过食醇酒厚味，湿浊不化，下注肛门，或湿与热结，肠燥便秘，摩擦肛门，或喜辛辣之物刺激肠道，下迫肛门，使肛门受损而成。虚证多因肺、脾、肾亏损，湿热之邪乘虚而入，下注肛门而成。

三、治疗

（一）西医治疗

【手术疗法】

1.肛窦切开术

适用于肛隐窝炎已化脓或有假性成漏者。手术前清洁灌肠，患者取侧卧位，常规消毒，局部以浸润性麻醉，暴露肛隐窝，用探针探入肛窦脓腔处再插入槽针，退出探针，再沿槽针方向切开至肛缘，手术简单，使脓腔引流通畅，术后用生肌散或黛柏散每日 2 次换药，1 周左右可以痊愈。

2.肛乳头肥大结扎切除术

适用于肛乳头肥大者。常规消毒，局部以浸润麻醉，暴露肛乳头用止血钳夹住其根底部，然后用 10 号丝线结扎并切除，每日用黛柏膏或龙珠软膏换药，5d 左右乳头根部脱落，创面愈合。

（二）中医治疗

1.湿热下注证

【症状】

肛门红肿明显，潮湿不适，坠胀疼痛，大便次数增多，粪便夹有黏液，食欲不振或腹痛即泻，其气臭秽，心烦口渴，渴不多饮，小便短赤，舌红苔黄腻，脉濡数或滑数。

【辨证分析】

肛周疾病的辨证，统以湿热瘀浊为要。本证湿热并重，病势尚不急迫，故坠胀肿痛俱不严重，黏液也较清稀。

【治法】 清热利湿。

【方药】 止痛如神汤加减。

常用中药：秦艽、桃仁、皂角刺、苍术、防风、黄柏、当归尾、泽泻、槟榔、制大黄等。若腹泻者去桃仁、熟大黄，加葛根、黄芩、黄连。

2.肛门热毒证

【症状】

肛门局部皮肤红肿热痛，便时加重，大便燥结，渗出液黄稠而带粪臭，口渴喜冷饮，舌红苔黄脉数。

【辨证分析】

湿热俱盛，气血凝滞，酿腐蕴脓，类似脏毒，故以肛门热毒证名之。其黏液黄稠而粪臭，一如酿脓表现。

【治法】 清热解毒，凉血祛瘀，软坚散结。

【方药】 五味消毒饮合黄连解毒汤加减。

常用中药：蒲公英、紫花地丁、天葵子、野菊花、金银花、黄芩、黄连、黄柏、栀子等。大便秘结者加生大黄、芒硝，脓成者加皂角刺。

3.阴虚内热证

【症状】

肛门部疼痛不适，便时疼痛较明显但不加剧，渗出液淡白，稀薄不臭，同时伴有五心烦热，口干少饮，大便清稀，舌红少苔，脉细数。

【辨证分析】 病程日久，阴分亏虚，邪气留恋，故呈阴虚内热表现。

【治法】 滋阴清热。

【方药】 凉血地黄汤加减。

常用中药：细生地黄、当归尾、地榆、槐角、天花粉、生甘草、升麻、赤芍、枳壳、黄芩、荆芥等。心烦者加地骨皮，大便燥结者加火麻仁。

4.气虚下陷证

【症状】

肛门部坠胀不适，少气懒言，动则气短，面色苍白或萎黄，大便溏或清稀，肛门可有黏液流出，舌质淡苔薄白，脉细弱。

【辩证分析】 病程日久，气分亏虚，邪气留恋，故重坠不适，黏液清稀，甚则脱肛脾弱。

【治法】 补中益气。

【方药】 补中益气汤加减。

常用中药：黄芪、人参、炙甘草、当归、陈皮、升麻、柴胡、白术等。大便溏薄者加黄连、地榆、茯苓、白扁豆。

此外，还可用中成药对症治疗。如新癀片，每次 4 片，每日 3 次，胃脘不适者酌减。大便不畅或便秘者可适当选用麻仁软胶囊，每次 2～3 粒，每日 3 次。地奥司明片，每次 2 片，每日 2 次，改善肠周血循环，起到活血止痛的作用。

【外治法】

1.熏洗坐浴法

用中药煎剂坐浴(蒲公英 30g，紫花地丁 30g，红藤 30g，莲房 15 g，五倍子 15 g，皮硝 30g，苦参 15g)，煎水 2000mL，先熏后坐浴，每次 0.5h，每日 2 次，有清热燥湿止痛的功效。

2.肛内塞药法

肛痛甚者用龙珠软膏涂在痔疮宁栓上塞入肛内，早晚各 1 次消炎止痛；渗液多者龙珠软膏涂在太宁栓塞入肛内早晚各 1 次，有消炎收敛止痒的作用。

3.保留灌肠法

用大黄 30 g，黄连 15 g，马齿苋 30 g，紫花地丁 30 g，金银花 30 g，水煎去渣，每次 100mL，每日 1 次，行保留灌肠。

【预防调护】

(1)忌辛辣刺激之物，多食蔬菜水果。

(2)保持大便通畅很重要，养成每日大便的习惯，经常保持肛门清洁。

(3)有腹泻者应及时治疗，以防慢性肠炎刺激肛窦。

(4)肛周瘙痒不适、下坠感等证候应及早治疗。

【现代研究进展】

肛隐窝炎和肛乳头炎在临床上很普遍，临床上大多肛肠疾患均伴有肛隐窝炎和肛乳头炎，所以预防和治疗肛隐窝炎和肛乳头炎在肛肠科的临床中显得相当重要。现代医学认为由于肛窦在解剖上的特点，肛周感染性疾病一般是从肛窦炎发展成肛痈，之后再形成肛瘘，所以肛隐窝炎和肛乳头炎看似小病，但是它们是引起其他肛周疾病的根源。临床上还发现内痔、混合痔手术后如果护理换药不当也会引起肛窦炎。肛隐窝容易引起炎症已经被临床所证实，我们应该引起足够的重视。

第四节　肛痈

肛痈是指直肠周围间隙发生急慢性感染而形成的脓肿。相当于西医学的肛门直肠周围脓肿。肛痈的发生绝大部分与肛隐窝炎有关，其临床特点是发病急骤、肛周剧痛，伴全身高热，酿脓破溃后易形成瘘管。由于肛痈发生的部位不同，可有不同的名称，如生于肛门旁皮下者，名肛门旁皮下脓肿；生于坐骨直肠窝者，名坐骨直肠窝脓肿；生于骨盆直肠窝者，名骨盆直肠窝脓肿；生于直肠后间隙者，名直肠后间隙脓肿。

一、西医

【诊断】

1.肛门旁皮下脓肿发于肛门周围的皮下组织内，局部红肿热痛明显，成脓后按之应指，全身症状较轻。溃脓后易形成皮下肛瘘或低位瘘。

2.坐骨直肠窝脓肿位于坐骨直肠窝内，初起觉肛门部坠胀微痛，逐渐全身恶寒发热，头身疼痛，肛门胀痛加剧或跳痛，坐卧不安，患侧肛周皮肤微红肿，肛门指检患侧直肠壁饱满，压痛明显，可有波动感。

3.骨盆直肠间隙脓肿位于提肛肌以上，腹膜反折以下，位置较深，局部症状不典型，仅觉肛门胀痛，全身恶寒发热，头身疼痛。肛周皮肤多无明显红肿，肛门指检患侧直肠壁饱满、压痛及波动感，溃脓后多形成高位肛瘘。

4.直肠后间隙脓肿部位较深，表现为直肠内坠胀痛，逐渐加重，全身恶寒发热，头身疼痛，肛周皮肤无明显改变，肛门指检直肠后壁饱满，压痛或波动感。

辅助检查：血常规白细胞总数在 10×10^9 及以上，中性粒细胞大于 70%。

【鉴别诊断】

肛周毛囊炎、疖肿病变在肛周皮肤或皮下，多由局部皮肤破损染毒所致，与肛窦炎无直接联系，局部红肿热痛，肛门指检无异常发现，溃后不形成肛瘘。

二、中医

【病因病机】

过食辛辣肥甘、醇酒炙博之品，损伤脾胃，湿热内生，下注肛门，蕴久化热，热胜肉腐，发为痈疽；或肺肾阴虚，湿热痰浊凝聚肛门，郁久热胜肉腐，发为本病。

三、治疗

(一)西医治疗

根据病情施行手术疗法。

【手术方法】

1.一次性切开疗法适用于浅部脓肿，切口呈放射状，从脓肿最高处切向肛内感染的肛隐窝内口，并切除感染的肛隐窝或内口，搔刮脓腔，置凡士林或红油膏纱条引流。

2.口开加挂线疗法适用于高位脓肿(坐骨直肠窝脓肿，直肠后间隙脓肿)。具体操作方法是经局部消毒后在腰俞穴麻醉下，先穿刺了解脓肿部位。再于脓肿部位作放射状切口，切皮肤、皮下组织至齿线处，再用组织钳分离至脓腔，引流脓液，用双氧水和生理盐水清洗:腔，修剪脓腔边缘呈梭形，再用探针从脓腔向肛内探查，探通内口，用橡皮筋从内口穿出(另一端从脓腔拉出)，将两端收拢结扎，脓腔内填以红油膏纱条，外盖敷料。

3.单纯切开引流适用于体质虚弱或不愿住院治疗的深部脓肿，在压痛最明显或波动感明显部位，向肛门缘作一放射状切口，引流脓液，用双氧水和生理盐水清洗脓腔。红油膏纱条三鹿，待形成肛瘘后，再按肛瘘处理。

【注意事项】

1.定位要准确，脓肿部位较深，表面按压波动感不明显时宜先穿刺抽脓定位。

2.脓肿切开时，要用手指探查脓腔，分开脓腔间隙，切开后换药要保持引流通畅，使新肉向外生长。

3.术中应尽量切开或切除原发或可疑原发肛隐窝，防止肛瘘形成。

土术后常规配合使用抗生素，坚持每天换药，内服清热解毒中药，防止毒邪旁窜。

(二)中医治疗

【辨证论治】

1.内治法

(1)湿热蕴结肛门　周围突然肿痛，逐渐加剧，肛周压痛或见红肿，伴恶寒发热，口干尿黄；舌红，苔黄腻，脉数。

辨证分析：湿热之邪蕴于肛门，气血不畅，郁而化热，则见肛周疼痛；正邪相搏，则见恶寒、发热；热邪为患，则出现口干、小便黄；舌红、苔黄腻、脉数为湿热蕴结之象。

治法：清热利湿解毒。

方药：革薢渗湿汤合黄连解毒汤加减。

(2)热毒炽盛肛门　肿痛剧烈，持续数日，痛如鸡啄，难以入寐，肛周红肿热痛，按之有应指感，或穿刺时有脓液；恶寒，发热，口干，便秘，小便黄；舌质红，苔黄，脉弦滑。

辨证分析：邪热内蕴，日久不解，热胜肉腐，肉腐即成脓，故见肿痛剧烈，痛如鸡啄，按之应指，或穿刺有脓；邪正相争，则见恶寒、发热；邪热炽盛，津液耗伤，故见口干、便秘；小便黄、舌红、苔黄、脉弦滑皆为邪热内盛之象。

治法：清热解毒透脓。

方药：透脓散加减。

(3)阴虚毒恋肛门　肿痛，日久不消，皮色暗红，成脓时间长，溃脓稀薄，疮口难敛；伴午后潮热，心烦口干；舌红、少苔、脉细数。

辨证分析：肺肾阴虚，正气不足，湿热内侵，蕴结不散，阻碍气机而气血瘀滞，故肛门肿痛，日久不消；正气不足则难以成脓，正虚不能托毒外出，故疮口日久不愈，脓液稀薄；阴虚内热，则午后潮热，心烦口干，夜寐盗汗；舌红、少苔、脉细数为阴虚内热之象。

治法：养阴清热解毒。

方药：青蒿鳖甲汤合三妙丸加减。

2.外治法

(1) 初起实证，用如意金黄膏(散)外敷，位置较深者可用如意金黄散调糊灌肠。

虚证，用冲和膏或阳和解凝膏外敷。

(2)成脓宜切开排脓，根据脓肿位置的深浅和病情缓急选择手术方法。

(3)溃后先用红油膏，后用生肌玉红膏或生肌白玉膏纱条引流。日久成瘘者，按肛瘘处理。

【预防与调摄】

1.保持肛门清洁及大便通畅。

2.少食辛辣、肥甘、炙博之晶。

3.积极治疗相关病变，如肛窦炎、直肠炎等。

4.患病后尽早治疗，防止病变范围扩大。

【结语】

肛痈是指肛门直肠周围间隙的急慢性感染而形成的脓肿。本病的发生绝大多数由肛门腺感染化脓向周围蔓延所致。因其病变部位不同，分别有不同的名称。其临床特点为突发肛周疼痛，逐渐加重，恶寒发热，溃后流脓，易形成肛瘘，本病应与肛周毛囊炎、疖肿相鉴别。

湿热蕴结证，治宜清热利湿解毒，方用革薢渗湿汤合黄连解毒汤加减；热毒炽盛证，治宜清热解毒透脓，方用透脓散加减；阴虚毒恋证，治宜养阴清热解毒，方选青蒿鳖甲汤合三妙丸加减。肛痈手术治疗有 3 种方法，各有不同的适应证。

第五节　习惯性便秘

便秘是各种原因引起的大便排出困难，便质干燥坚硬，秘结不通，艰涩不畅，排便次数减少或排便间隔时间延长，或虽有便意排出困难的病证。习惯性便秘是指长期的、慢性功能性便秘，多发于老年人。

本病属中医“便秘”范畴，大多因饮食不节、情志失调、外邪犯胃、禀赋不足等所致。基本病变属大肠传导失常，同时与肺、肺、胃、肝、肾等脏腑的功能失调有关。并可与燥热、气滞、寒凝等互为因果。

一、诊断

（一）西医诊断

(1)必须包括下列 2 项或 2 项以上：①至少 25％的排便感到费力，②至少 25％的排便为干球粪或硬粪，③至少 25％的排便有不尽感，④至少 25％的排便有肛门直肠梗阻感和堵塞感，⑥至少 25％的排便需手法辅助(如用手指协助排便、盆底支持)，⑥每周排便少于 3 次。

(2)不用泻药时很少出现稀便。

(3)不符合肠易激综合征的诊断标准，

注：诊断前症状出现至少 6 个月，且近 3 个月症状符合以上诊断标准。

（二）中医诊断

(1)排便时间延长，每次排便间隔 3 天以上，粪便干燥坚硬。

(2)重者大便艰难，干燥如栗，可伴少腹胀急、神倦乏力、胃纳减退等症。

(3)排除肠道器质性疾病。

（三）中医证候诊断

1.肠胃积热证

大便干结，小便短赤，便时肛门疼痛，舌苔黄燥，腹部胀满，或腹部胀痛，甚则疼痛拒按，口干口臭，心烦面赤，脉滑数。

2.肝脾不调证

大便干结。欲便不下或便而不爽，肛门胁胀，腹部胀痛，用力排便时尤著，甚则矢气亦费力，嗳气频作，胸脘痞闷，烦躁易怒或郁郁寡欢，纳食减少，苔薄脉弦。

3.肺脾气虚证

虽有便意，临厕无力努挣，挣则汗出气短，便后疲乏，脉虚。大便质软，但排出困难，腹无胀痛，面色白，神疲气祛，舌淡，苔薄。部分患者还伴有失眠、烦躁、多梦、抑郁、焦虑等精神心理障碍。

4.血热津少证

大便干结如栗，面色萎黄无华，2～3 日 1 行，甚至 7 日 1 行，排便费力，便血日久，时觉头晕心悸，腹胀疼痛，口干口臭，面红心烦，小便短赤。舌偏红少苔，脉细。

5.脾肾两虚证

便蓄肠间而无便意，虽有便意而努挣乏力，便出艰难，排时汗出短气，便后疲乏不堪，有头晕耳鸣，气喘心悸，腰酸背痛，腹胀喜暖，小便清长，纳呆食少，面色白，长期依赖泻药，不服泻药则数日不行，舌淡质厚腻，脉沉迟。

二、治疗

(一)辨证论治

1.肠胃积热证

【治法】

清热生津，润肠通便。

【方药】

润肠丸(《脾胃论》)加减。枳实 12g，大黄 15g，归尾 9g，桃仁 9g，火麻仁 12g，杏仁 6g。

【加减】

兼见目赤易怒、舌红脉弱、夹肝火者，配更衣丸；同时伴有便血或肛门疼痛者，加槐角、田三七、茜草根。

【中成药】

麻仁丸大蜜丸每次 1 丸，水蜜丸每次 9g，每日 1～2 次。

2.肝脾不调证

【治法】

疏肝解郁，扶土抑木。

【方药】

六磨汤(《世医得效方》)合四逆散(《伤寒论》)加减，沉香 6g，枳实 12g，槟榔 9g，大黄 12g，乌药 6g，香附 9g，白芍 12g。

【加减】

若气郁化火，证见口苦咽干加黄芩、山栀子、牡丹皮，可改用更衣丸，两胁刺痛者加桃仁、红花；纳食减少加山楂、神曲；若服药后，大便通畅，即可去大黄。

【中成药】

逍遥丸每次 6～9g，每日 1～2 次。

3.肺脾气虚证

【治法】

补益肺脾，润肠通便。

【方药】

黄芪汤(《金匮翼》)加减。黄芪 20g，陈皮 10g，党参 18g，当归 12g，火麻仁 30g，炙甘草 6g。

【加减】

伴有便血加地榆、槐角；伴脱肛加柴胡。

【中成药】

黄芪口服液口服，每次 1 支，每日 2 次，早、晚服用。口服液每瓶 10mL(相当于黄芪6.7g)，每次 10mL，每日 2 次，口服，注射液每支 2mL(相当于黄芪 2g)，每次 2mL，每日 2 次，肌内注射。

4.血热津少证

【治法】

养血滋阴,润燥通便。

【方药】

增液汤(《温病条辨》)合润肠丸(《沈氏尊生书》)加减。熟地黄 12g,白芍 20g,当归 15g,麻仁 10g,桃仁 10g,生首乌 30g,黑芝麻 15g,肉苁蓉 20g。

【加减】

伴便血者加阿胶、槐角:若见心烦口干、脉细数者,加党参、知母、玉竹。

【中成药】

润肠丸宜空腹口服,每次 6—9g,每日 1～2 次。

5.脾肾两虚证

【治法】

补益脾肾,培本通便。

【方药】

温脾汤加减(《备急千金要方》)或六味地黄汤(《医学心悟》)合补中益气汤(《内外伤辨感论》)加减。大黄 12g,附子 8g,干姜 6g,党参 6g,乌药 6g,当归 9g,甘草 6g;或熟地黄 9g,茯苓 6g,山茱萸 3g,山药 6g,黄芪 12g,白术 6g,升麻 6g,柴胡 6g,陈皮 6g,当归 6g。

【加减】

若偏脾气虚者重用白术,加肉苁蓉、威灵仙;偏肾阴虚者加玄参、生地黄、麦冬、女贞子、怀牛膝;肾阳虚者用济川煎加减,腹胀结甚者加莱菔子、厚朴。

【中成药】

苁蓉通便口服液每次 1～2 支(10～20m),每日 1 次,睡前或清晨服用。

(二)病证结合治疗

根据病证结合的原则,在便秘治疗过程中,坚持以中医治疗为主,突出中医润肠通便,标本兼治的治疗方法,缩短疗程,抗复发的优势。

1.调整生活方式

合理的膳食、多饮水、运动、建立良好的排便习惯是慢性便秘的基础治疗措施。膳食增加纤维素和水分的摄入,推荐每日摄入膳食纤维 25～35g,每日至少饮水 1.5～2.0L;适当运动;建立良好的排便习惯,建议患者在晨起和餐后 2 小时内尝试排便。

2.药物治疗

(1)选用通便药时应考虑循证医学证据、安全性、药物依赖性以及效价比。避免长期使用刺激性药。容积性泻药(膨松药)主要用于轻度便秘者,服药时应补充足够的液体,常用药物有欧车前、聚卡波非钙、麦麸等。渗透性泻药可用于轻、中度便秘患者,药物包括聚乙二醇、不被吸收的糖类(如乳果糖)和盐类泻药(如硫酸镁)刺激性泻药,比沙可啶、酚酞、蒽醌类药物和蓖麻油等因有致癌和其他不良反应,建议短期、间接使用刺激性泻药。

(2)促动力药增加肠道动力,对慢传输型便秘(STC)有较好的效果。

(3)促分泌药,明确尚未在我国上市。

(4)灌肠药和栓剂适用于资便干结、粪便嵌塞患者临时使用。

3.精神心理治疗

对合并心理障碍的患者，在使用通便药物的同时，要指导患者纠正心理问题，必要时选用抗抑郁焦虑药物治疗，注意避免选用有明显不良反应的抗抑郁焦虑药。必要时请心理精神专科医生会诊，有条件时采用消化内科和心理医学科联合诊疗模式可能更有利于患者接受治疗，提高疗效。

4.生物反馈

循证医学证实生物反馈是盆底肌功能障碍所致便秘的有效治疗方法。

5.其他治疗方法

有文献报道益生菌能够改善慢性便秘的症状。中药能有效缓解慢性便秘的症状，但疗效评估尚需更多循证医学证据。

6.手术

真正需要外科手术治疗的慢性便秘患者尚属少数。但患者症状严重影响工作和生活，且经过短时间严格的非手术治疗无效时，可考虑手术治疗，但一定要掌握好手术适应证。

(三)外治法

1.针灸疗法

以天枢、大肠俞、归来、支沟、上巨虚为基础穴位。肠胃积热证加曲池、尺泽，内庭；肝脾不调证加合谷、肝俞、三阴交；肺脾气虚证加神阙、气海、百会、公孙、胃俞、列缺；血热津少证加三阴交、照海、太溪；脾肾两虚证灸关元、命门、腰阳关、太溪、照海、大钟。

2.盆地生物反馈训练

盆底生物反馈的治疗可分为肛肠测压法和肛肠肌电图 2 种。适用于出口梗阻型便秘和慢性传输型便秘，并对功能性便秘的疗效显著。

3.肉毒杆菌毒素注射

适用于盆底失弛缓患者，可在肌电图或腔内超声引导下注射该药物于耻骨直肠肌或肛门外括约肌内，分别于截石位 3、6、9 点各注射 30U，肉毒杆菌毒素注射治疗后仍需进行盆底生物反馈训练。

4.其他疗法

可适当选用膨松药、渗透性通便药、微生态制剂，如麦麸、聚乙二醇 4000、乳果糖、美肠安等；灌肠疗法适用于直肠感觉功能减退的便秘患者，具有定时清除积粪、训练排便习惯、建立反射的作用。

(1)灌肠液，磷酸钠灌肠液或生理盐水。

(2)灌肠量，可根据肛管压力测定中直肠初始感觉阈值、直肠排便感觉阈值及直肠最大耐受量判断，为 50～400mL。

(3)方法，胸膝位，定时灌肠，一般选择餐后 30～60 分钟，拔管后药液保留 5～10 分钟。

灌肠治疗 2～4 周后，可根据患者的具体情况减少灌肠量或灌肠次数。部分患者采用磷酸钠灌肠液或生理盐水无效者，可在灌肠液中适当加入 1～2 支开塞露，增加刺激量。

第八章 结直肠癌的中医药治疗

第一节 快速康复外科相关理论概述

一、西医对快速康复外科及结直肠癌的认识

快速康复(FTS)又名快速通道外科，最早由丹麦的 Henrik Kehlet 医生所倡导。他指出，是通过现代的治疗理念和多种治疗模式的转换，在不改变手术原理和外科方法的前提下，FTS 可使以往术后要为期数周的机体功能恢复过程大大缩短。即指在术前、术中及术后应用各种已证实有效的方法以减少手术应激及并发症，加速患者术后康复，使患者术后数周的机体功能下降过程缩短为数天，很快康复出院。FTS 目的在于加速手术后患者的康复，降低了术后应激反应、减少并发症及死亡率，减轻患者围手术期痛苦，缩短了住院时间和减少了住院费用。它是一系列基于循证医学有利措施和有效方法相互组合而产生协同的结果，有很大的社会和经济效益。

当机体受到外来侵袭时，信息由传入神经传至下丘脑，经下丘脑－垂体－肾上腺素轴而使儿茶酚胺、肾上腺素皮质素分泌增加。同时也有炎性介质、细胞因子的改变致有全身性炎性反应，这些激素的增加导致了机体一系列反应，除炎症反应外，神经、心血管呼吸系统及代谢系统都产生了反应，如高分解代谢、过度炎性反应甚至器官功能障碍。FTS 主要是减轻手术治疗对患者机体产生的应激反应，降低并发症发生率，同时既是减轻病患的痛苦，加速患者康复。术前不禁食，不做清洁灌肠，适当补充能量，少用鼻胃管、引流管，术中适当输液、保温、有效合理止痛，术后早期进食，早期下床活动、早期拔管及微创手术等都是减少应激的措施，亦是快速康复外科理念的具体应用。

结直肠癌是常见的恶性肿瘤之一，肿瘤的发生与机体的免疫状况密切相关，尤其是与 T 细胞为中心的细胞免疫有关；而体液免疫在肿瘤免疫中的地位不容小窥。机体的免疫功能失常、免疫抑制是肿瘤发生发展的重要因素，提高肿瘤患者的免疫机能是肿瘤治疗的重要方面。体液免疫是通过抗体和肿瘤抗原结合后激活补体，导致细胞溶解和抗体介导的调理作用，以发挥抗肿瘤的免疫效应机制。其中 IgG 不仅能固定补体、结合巨噬细胞、促进吞噬和调理，而且还可促进其他细胞对靶细胞的杀伤作用；IgM 激活补体和调理吞噬功能较强，并可通过补体介导促进吞噬作用；IgA 是机体黏膜保护的重要因素。肿瘤患者本多伴有免疫抑制，表现为免疫球蛋白及淋巴细胞较正常水平低，而手术则会加重免疫抑制。这种变化是可逆的，即手术后免疫功能呈现暂时性抑制。术中肠管被长期暴露，手术操作对肠管的牵拉、切断及吻合，对腹腔内组织的切割、剥离、结扎等刺激，导致腹腔内渗血、纤维素渗出，再加上腹腔内伴发炎症等原因，引起肠壁水肿、渗出甚至出血等均可以导致结直肠癌术后患者肠管与肠管间、肠管与腹膜间形成粘连，从而引起术后胃肠功能恢复减慢。术后肠交感神经系统过度激活引起的肠动力抑制是其发生的主要原因，其他因素还有麻醉药物的直接抑制作用、麻醉性镇痛药的应用以及术后电解质失调等。再加上禁食及抗生素等各个因素互相影响，可造成肠道内源性运动活性的神经性抑制，也造成肠道有效推进性蠕动消失，从而导致术后胃肠功能恢复缓慢。症状上出现腹痛、腹胀、恶心、呕吐等不适。

结直肠癌患者由于能量消耗增加而营养摄入不足，常常出现营养不良所致的免疫功能下降；肿瘤自身产生的各种免疫抑制因子，使机体的免疫功能进一步受损，同时由于肿瘤本身对全身代谢及消化道功能的影响，机体蛋白尤其是免疫球蛋白合成能力下降，加重免疫功能受损等，根治性手术的创伤又可加重机体免疫功能低下。由于以上各因素的影响，结直肠癌患者术后免疫功能处于低下状态，免疫功能低下则增加感染机会和肿瘤复发的危险性。因此，促进结直肠癌患者术后机体的免疫功能及胃肠功能快速恢复十分重要。其术后胃肠功能恢复早、患者进食早，免疫抑制减轻，可改善肠道血液循环，减少并发症，有利于患者术后机体恢复，减轻患者经济负担。

二、快速康复外科在结直肠癌手术中的应用

随着医疗水平、管理模式的改进，结直肠癌患者术后的住院时间、住院费用、患者的机体功能恢复情况、生存质量、满意程度等逐渐受到越来越多的重视。快速康复外科理念已在外科许多疾病中成功应用，其中结直肠切除手术的快速康复外科治疗方案是其中较为成功的典范之一。牟正华等将快速康复外科应用于结直肠癌患者围手术期：与传统组相比，应用 FTS 新理念可明显提高结直肠癌患者围手术期的体质，减轻手术的打击，减少手术并发症的发生率，并节省住院总费用。李艳华等通过与对照组相比，FTS 组患者术后应激水平减轻，术后康复进程明显加快，认为整合一系列围手术期干预措施的 FTS 可有效减轻患者应激，明显加速术后康复进程，在结直肠手术中的应用是安全可行的。Kariv 等比较 FTS 组与传统组结直肠手术后各项指标发现，FTS 组住院时间明显缩短，总计节省了 30 天的住院费用；再次入院率、再次手术率也没有增加。鼻胃管留置具有胃肠减压作用，但临床上许多患者对其表现出不耐受(如咽部不适、恶心等)，且可增加术后肺炎发生率，不利于患者早日经口饮食。冯少兰等观察 100 例结直肠癌患者术前放置鼻胃管与否，发现普通的结直肠肿瘤患者术前可以不常规放置鼻胃管。slim 等对 1454 例结直肠手术术前肠道准备与术后并发症发生情况进行 Meta 分析，指出术前肠道准备对患者是没有益处的，不能降低术后腹腔内感染和吻合口瘘等并发症的发生率。结肠癌手术中采用胸段硬膜外麻醉不仅可使患者术中的通气量增加，改善腹式呼吸，降低术后并发症的发生，而且节省麻醉费用。结肠癌术后持续胸段硬膜外置管镇痛，不仅止痛，还有保护肺功能、减少心血管负担、减少术后肠麻痹等优点。李毅等观察发现：早期进食后，患者术后腹胀缓解和肠功能恢复正常的时间的确加快，同时抑制氮丢失，促进机体合成代谢，改善患者营养状况，降低感染风险，以及缩短平均住院时间。Detry 等对 33 例结肠癌患者术后麻醉清醒即拔出胃管，4 小时后给予饮水，18 小时后进流质饮食，全部患者无术后并发症发生，其中 22 例耐受良好。有研究表明，早期恢复口服饮食可以减少腹部手术后的感染并发症，缩短住院时间，且不增加吻合口瘘的发生率。

快速康复外科能够促进结直肠癌患者术后胃肠功能恢复，提高机体免疫功能，减少感染、腹胀、切口愈合不良等并发症及病死率，改善患者机体的营养状况，提高患者生存质量，有较好的安全性与可行性。本研究即是应用了快速康复外科理念配合中药，以促进结直肠癌术后胃肠功能恢复，提高机体免疫功能，减轻患者术后并发症，减轻患者痛苦，提高临床疗效。

第二节　结直肠癌的病因病机及中药治疗放化疗不良反应

结直肠癌是世界范围内最常见的致死性癌症之一，每年确诊的新发病例达一百万以上。在发展中国家，多数确诊肠癌的患者已属疾病晚期，因此治疗困难，预后不良。虽然结直肠癌的发生发展过程漫长而复杂且具体发病机制仍不详，但目前普遍认为发病风险包括：环境因素，遗传易感性，高脂饮食等等。临床中对于早期肠癌，多采用手术治疗，并根据分期选择观察或进行辅助放化疗。对于复发转移晚期肠癌患者，目前多采用再次手术、化疗、放疗、靶向治疗或多种治疗手段联合治疗。但是长期应用放化疗治疗会引起严重的不良反应，患者生活质量明显下降，治疗效果也受到不同程度的影响。2000年靶向治疗药物开始进入晚期结直肠癌的临床治疗，然而由于价格昂贵、继发耐药等问题的存在，靶向治疗在临床中仍无法全方位推广。因此研究人员一直致力于寻找新的高效低毒、又价格合理的治疗方案。已有6000余年历史的传统中药因其对肿瘤治疗的作用广泛、不良反应轻微、价格低廉并有良好的延续性等特点再次进入人们的视线。目前，作为结直肠癌的预防和治疗的新方案，传统中药在全球范围内逐渐进入了临床实践阶段。对治疗结直肠癌治疗的分子机制研究发现，中药在抑制细胞增殖、诱导细胞凋亡，阻滞细胞周期以及抑制细胞迁移方面发挥了积极的作用。将传统中药祛邪扶正的方法与手术、放疗、化疗相结合，多学科综合治疗，在减慢肿瘤进展，减轻放化疗不良反应，和提高生活质量上均取得了较大进展。本文主要探讨了结直肠癌在中医理论中的发病机制及中药治疗在结直肠癌治疗中发展情况，期待为结直肠癌的临床治疗提供更多依据，提高临床治疗疗效。

一、病因病机

中医原理认为，结直肠癌是由于湿、瘀、热、毒等因素淤积致脏腑功能紊乱、气血阴阳失调而引起的症候群。中国古代哲学把“气”看作构成万物最重要的基本物质。中医也认为“气”是构成人体各器官、维持生命活动的最基本物质。“气”不仅能促进身体生长发育和血液循环，还能调节免疫系统、维持身体内环境的稳态。大肠为六腑之一，以通为用、以降为顺，“泻而不藏”；脾胃为后天之本，气血生化之源。“脾虚”或为肠道细胞恶变的先导。《中藏经》认为肠癌的产生是由于“真气失而邪气并”。《医宗金鉴》认为“积之成也，真气不足，后邪气居之。”结直肠癌患者在起病、病情发展及转归过程中始终处于正邪相争的矛盾体中，起病初期，“正气”尚盛，“邪气”尚弱，患者临床症状不明显，往往容易忽视，然而随着疾病进展，“正气”逐渐亏虚、“邪气”强盛，患者临床症状明显，一般已属疾病中晚期，也是临床最常见的疾病状态。故有学者提出结直肠癌的治疗宜“扶正抑瘤、三因结合”，根据癌肿的侵袭范围及程度决定“扶正”和“祛邪”的侧重点，具体情况具体分析。扶正强调“健脾”，抑瘤注重祛除胃肠疾病的“湿、热、瘀、毒”等病因。

二、中药治疗放化疗不良反应

(一)中药治疗化疗不良反应

术后分期为Ⅱ期以上的结直肠癌患者需要辅助术后化疗。随着肿瘤治疗领域的进步,减轻患者因治疗带来的不良反应是一个值得关注的问题。结直肠癌化疗方案所带来的不良反应中以肠胃道反应和骨髓抑制最为常见。一些发生严重不良反应的患者可能无法完成治疗周期,这也使化疗效果大打折扣。研究发现化疗同时服用中药能起到健脾、补虚益气、改善免疫功能的作用,使患者气血调和,增强人体对化疗的耐受性。在一项观察性临床研究中,研究者将术后辅助化疗的结直肠癌患者随机分为化疗同时接受香砂六君子汤联合生脉注射液静点组,和单纯接受化疗治疗组。对比单纯化疗组,同时接受中药治疗患者的骨髓抑制轻微、恶心呕吐、腹泻及肝功能损害的发生率明显下降($P<0.05$)。并且实验组患者也比对照组患者的睡眠和食欲更佳,生活质量较高。另一项临床实验共入组 90 例患者,均为接受辅助化疗的术后患者,实验组患者在化疗前 1 天开始服用健脾、养胃、补血的方剂。方剂包括党参、黄芪、茯苓、白术、怀山药、薏苡仁、麦冬、陈皮、竹茹、鸡血藤、何首乌、大枣、炙甘草等。2 个治疗周期后对比单纯应用 FOLFOX 方案化疗的患者,口服中药的患者恶心、呕吐、腹泻、便秘、食欲下降等胃肠道反应方面的发生率均明显降低($P<0.05$)。实验组骨髓抑制的发生率也下降了($P<0.05$)。以上临床观察显示:化疗同时辅以健脾益气、养胃补血的中药不仅能够明显减轻化疗药物的不良反应:缓解骨髓抑制,调节胃肠道功能,提高患者生活质量;还能增强患者化疗耐受性,对延长患者生存时间有一定的作用。其机制可能与中药注重整体调节、辨证论治及中药的多靶点作用有关。

(二)中药治疗放疗不良反应

直肠癌接受盆腔放疗的患者中有相当高的比例会罹患放射性肠炎。急性放射性肠炎表现为里急后重、排便疼痛、黏液血便等,严重者甚至会发生肠坏死、溃疡穿孔及梗阻,严重影响患者生活质量。西医对放射性肠炎的治疗主要以激素治疗为基础,辅以营养支持、高压氧治疗、手术及对症治疗等,但疗效并不理想。近期有研究表明中药内服加灌肠能够减轻放疗对正常细胞的损伤、治疗放射性肠炎。佟玲等对盆腔放疗患者开展联合治疗,将接受术后盆腔放疗的肠癌患者随机分为接受中药治疗组和接受西药治疗组,中药组每日放疗结束后采用葛根芩连汤联合白头翁汤保留灌肠,同时中药口服;西药组每日放疗结束后采用生理盐水加思密达、地塞米松保留灌肠,腹泻出现给予口服思密达和左氧氟沙星。之后按照 WHO 不良反应分度标准对全部患者的放射性损伤进行分度,并比较组间差异。中药组Ⅱ级以上急性放射性肠炎的发生率明显少于西药组,且放疗后中药组卡氏评分(KPS)80 分以上者明显多于西药组,差异均有统计学意义。中药灌肠治疗放射性肠炎主要原理为收敛、利湿、解毒、抗炎等,有效改善局部渗透黏膜组织的微循环外;此外联合内服方剂进行全身治疗,既达到了对放射性肠炎预防及治疗的目的,又起到了改善患者临床症状,减轻痛苦,提高治疗耐受性及生活质量的作用。

第三节　中药治疗结直肠癌的作用及其机制

本文将从中药抗肿瘤的作用机制及中药联合其他方式治疗结直肠癌(CRC)的临床疗效等方面综述中药治疗 CRC 的研究进展。

一、CRC 的中医认识

张贵才等认为肿瘤的发生是由内、外致病因素共同作用,引起病理性气滞、血瘀、痰凝、湿聚、热度内蕴所导致的。孙桂芝教授认为肿瘤的发生、发展与正气亏虚密切相关,六淫邪气、七情内伤、饮食不节、过度劳累等均可致病,并提出“五脏六腑皆能化火生毒说”及“内生之邪郁滞化火说”。“大肠癌”在中医中无对应名称,但从其临床表现分析,可属于中医“肠积”“积聚”“癥瘕”“肠蕈”“肠风”“脏毒”“下痢”“锁肛痔”范畴。《灵枢·水胀》:“肠蕈何如? 岐伯曰:寒气客于肠外,与卫气相搏,……肉乃生。……久者离岁,按之则坚……”其描述症似结肠癌腹内结块。《外科大成》记载:“锁肛痔,肛门内外犹如竹节紧锁,形如海蜇,里急后重,便粪细而带扁,时而流臭水”症状描述与直肠癌基本相符。中医药治疗 CRC 的复方分散于积聚、癥瘕、痢疾、脏毒等病证中,如芍药散、少腹逐瘀汤、血府逐瘀汤等,临床上对症处理疗效较好。

现代研究发现血府逐瘀汤、当归补血汤、补阳还五汤等可促进与血管新生相关的缺血损伤修复,鳖甲煎丸可抗肿瘤血管新生。但是否能调节 CRC 肿瘤新生血管,改善肿瘤微环境还需进一步研究。针对晚期 CRC,我国自主研发了复方斑蝥胶囊和榄香烯乳,临床使用范围广泛。研究发现复方斑蝥胶囊与晚期 CRC 标准化疗方案联合时,疗效优于单纯化疗。中药复方治疗已成为 CRC 术后辅助治疗的重要组成部分,临床研究证实复方可改善 CRC 患者的临床症状,调节机体免疫功能,增强放化疗敏感性,减轻放化疗不良反应,减少耐药发生等。中药复方治疗 CRC 的作用特征是整体大于部分之和,比单味药物更具优势,但这种优势大多来源于临床经验总结,运用单一药理模型和分子水平分析难以诠释复方的整体性和动态性作用机制,研究较单味中药研究困难。随着代谢组学的兴起,我们或许可以运用代谢组学的技术方法阐明中药复方的配伍规律、抗 CRC 的靶点及整体作用机制。

二、中药单体的抗肿瘤活性机制

目前中医研究 CRC 的主要方向是从单味中药中提取高效、低毒、单一的抗肿瘤成分,已发现的有效成分主要包括生物碱类、黄酮类、芪类、萜类、内酯类、醌类、多糖类、甾体类、蛋白质类。中药治疗 CRC 的作用主要体现在诱导细胞凋亡,抑制细胞增生,阻滞细胞周期,影响癌细胞的侵袭转移以及抑制肿瘤新生血管和调节机体免疫功能(表 8-1)。天然植物抗肿瘤活性成分的生物利用度低,直接提取有效成分作用于患者临床疗效差,因此开发人工合成的高效中药单体或优化药物递送系统是目前中药抗肿瘤的研究热点,如姜黄素的多种衍生物和通过超临界二氧化碳开发的姜黄素丝蛋白纳米粒均显示抗肿瘤效果优于母体姜黄素。需要注意的是中药单体的化学作用不代表中药本身的药理作用,且作用于不同 CRC 细胞系时中药单体的靶点不同。

表 8－1　CRC 常用中药的有效成分及其抗肿瘤作用和机制

中药	有效成分	作用	机制
郁金、莪术、姜黄	姜黄素	诱导细胞凋亡，抑制细胞增殖，阻滞细胞周期，抑制细胞侵袭转移	抑制 Notch1 信号通路及下游 HES1 蛋白表达水平，上调 Bax mRNA 及其蛋白表达水平，下调 Bcl-2 mRNA 及其蛋白表达水平，下调突变型 p53、Prp4B 的表达水平，抑制 PBK 下游信号通路 ERK1/2，及 H3 的磷酸化水平，抑制 PI3K/Akt/mTORC 信号通路，抑制 CDK2 激酶活性，引起 G1 期阻滞，下调 TNF-α 诱导的 NF-κB 的转录活性，抑制转录因子 SP1 活性
苦参、苦豆子	苦参碱	诱导细胞凋亡，抑制细胞增殖，阻滞细胞周期，抑制细胞侵袭转移	上调 Bax mRNA 及其蛋白表达水平，下调 Bcl-2mRNA 及其蛋白表达水平，抑制端粒酶活性，激活 AKT/PI3K 通路，将结直肠癌细胞阻滞在 G0/G1 期，抑制 COX-2mRNA 及蛋白表达，从而阻断 PGE2 表达
黄连、黄柏、三颗针	小檗碱	诱导细胞凋亡，抑制细胞增殖，阻滞细胞周期，抑制细胞侵袭转移	上调 Baxm RNA 及其蛋白表达水平，下调 Bcl-2 mRNA 及其蛋白表达水平，激活 MAPK/p38 信号通路，上调 P21 的表达，介导 G2/M 期阻滞，抑制 caspase-8 介导的血管生成，抑制 NF-κB 的激活，下调 NF-κB 的下游基因表达
牡丹皮、徐长卿	丹皮酚	诱导细胞凋亡，阻滞细胞周期	下调 Bcl-2 mRNA、p53 及其蛋白表达水平，升高钙离子浓度，增加 RUNX3 基因转录，诱导细胞凋亡，下调 COX-2 的表达，上调 p27 表达，将癌细胞阻滞于 S 期
喜树	喜树碱	抑制细胞恶性增殖	抑制 DNA 拓扑异构酶Ⅰ

三、中药联合法治疗 CRC 的临床研究

（一）中药复方与手术治疗相结合

目前外科手术仍然是大肠癌的首选治疗方式，基于大肠特殊的生理结构、功能以及患者体质状况的因素，行手术治疗的患者术后易出现消化系统功能障碍，临床表现为腹痛、腹泻、便秘、胃排空障碍等，严重者可出现肠梗阻。临床研究显示，中药复方治疗术后便秘疗效优于西药，不良反应更少，其中加味六磨汤（肉桂 6g，木香 20g，附子 20g，乌药 20g，槟榔 20g，沉香 6g，枳实 20g，莱菔子 30g，大黄 10g）对术后早期炎症性肠梗阻有确切疗效。杨正祥运用真人养脏汤加减（人参 10g，木香 10g，当归 10g，白术 15g，肉豆蔻 15g，白芍 15g，诃子 15g，肉桂 6g，炙甘草 6g，罂粟壳 20g）治疗 CRC

术后腹泻患者，与使用易蒙停相比，有效率无明显差异但复发率更低。中医治疗不完全性肠梗阻具有独特优势，临床上多选用大承气汤加减治疗术后粘连性肠梗阻或麻痹性肠梗阻，疗效显示中药治疗后患者临床症状改善快，胃肠恢复时间短，不良反应率低。中晚期 CRC 患者体质虚弱、基础疾病较多、术后并发症发生率也更高，中药复方调节胃肠功能障碍安全有效。

(二)中药与放疗相结合

放射治疗是肿瘤的一种局部治疗方式，CRC 患者手术联合放疗可提高保肛率，降低术后复发率，延长生存期，晚期患者可达到缓解症状，提高生存质量的目的。生物学标记显示 CRC 放疗敏感性与细胞氧合、细胞周期、增殖活性、DNA 损伤修复等多种因素相关。Yang 等发现姜黄素可以通过改变 DNA 修复相关基因的表达来增强人结肠癌对放疗的敏感性。Chen 等认为当归补血汤使 CRC 同步放化疗敏感性增强的机制与其不含多糖的部分诱导自噬相关细胞死亡有关。放射性肠炎(RE)是 CRC 患者行放疗后常见的副反应，目前临床治疗方式多样，但机理均尚未明确。方明治认为中医药治疗 RE 具有简便效廉的优势，既可在急性期快速缓解症状，又可在慢性期进行巩固治疗。何新颖等运用安肠方治疗急性 RE，发现患者血清 IL-2、IFN-γ 水平降低，IL-10 升高，认为安肠方可调节细胞因子水平，改善 T 细胞稳态。中药治疗 RE 的疗效显著，但仍未发现防治 RE 的高效低毒中药单体，且临床上医者辨证选方，单一方剂治疗 RE 的临床研究缺乏多中心、大样本、随机参照实验数据的支持。

(三)中药与化疗相结合

化疗是 CRC 综合治疗的重要组成部分，目前临床主要的化疗药物有三类：奥沙利铂、伊立替康和氟尿嘧啶类。三类药物均可导致不同程度的骨髓抑制和消化道反应，其中奥沙利铂(OXA)和伊立替康(CPT-11)的剂量限制毒性分别表现为周围性感觉神经病变和迟发性腹泻。中医认为骨髓抑制证属“虚劳”，多用补益药治疗，其活性成分主要通过刺激骨髓造血干细胞、祖细胞的增殖和上调外周血细胞含量改善化疗后患者的骨髓抑制程度。OXA 的神经毒性表现为手足麻木、感觉障碍且遇冷加重，胡莹选用当归四逆汤治疗慢性 CIPN 大鼠，免疫组化显示大鼠脊髓背角和背根神经节中的 N2RB 受体表达减少，pNF-H 表达增加。外治法常用中药外洗预防 OXA 所致的周围神经毒性。黄芩汤防治 CPT-11 导致的腹泻，机制可能与肠黏膜损伤改善、肠组织内 NO 含量增加和增殖细胞核抗原水平表达降低有关。小檗碱可以通过抑制 NF-κB 的活化促进 CPT-11 诱导的 CRC 细胞凋亡，增强 CPT-11 的化疗敏感性。姜黄素可以抑制 CRC 细胞中 AMPK/ULK1 依赖性自噬、AKT 活性，与 5-氟尿嘧啶联合时具有协同作用。最新研究发现 RXRα 为小檗碱的直接靶点，小檗碱可以与 RXRα 结合抑制 β-catenin 信号传导及细胞生长。这为抗肿瘤药物的研发提供了新思路。化疗耐药严重影响 CRC 患者的化疗效果及生存时间，其中多药耐药(MDR)是 CRC 化疗效果明显降低的主要原因之一。多类中药已被证实具有逆转肿瘤 MDR 功能，其中姜黄素、五味子乙素、粉防己实验研究较多。中药单体具有多靶点、特异性强等特质，可通过多途径逆转肿瘤 MDR，但其机制还需进一步研究。

(四)中药与生物靶向相结合

姜黄素的新合成类似物 EF31 和 UBS109 在 CRC 中具有抗血管生成作用，姜黄提取物联合贝伐珠单抗有抗肿瘤作用，较单用贝伐抑制肿瘤生长作用显著。姜黄素或姜黄提取物作为 CRC 治疗的单一药物或联合化疗方案均具有潜在发展性。

(五)CRC 晚期中药维持治疗

中医药治疗可以作为辅助疗法贯穿于 CRC 各期，对延长生存期，增强肿瘤反应，调节免疫功能，缓解不良反应等都有显著疗效。晚期和初始治疗失败或不能耐受放、化疗的 CRC 患者，中药治疗或可作为替代。在一项临床试验中，运用中药维持治疗的晚期 CRC 患者中位无疾病进展期(PFS)为 5.4 个月，卡培他滨单药治疗组中位 PFS 为 2 个月。Tao 等研究中医药治疗对老年Ⅱ、Ⅲ期 CRC 患者的生存获益情况时，发现西药组中位无病生存期(DFS)为 41.293 个月，5 年 DFS 率为 29.6%，中医综合治疗组的 5 年 DFS 率为 74.6%。Shi 等通过回顾性分析近十年来的 CRC 患者资料，建议Ⅱ期患者连续服用 2 年中药，Ⅲ期患者推荐在随访期间坚持维持中药治疗。中药晚期维持治疗 CRC 的机制复杂，不仅与中药有效成分的抗肿瘤活性机制相关，还与中药复方的配伍规律、多靶点的作用有关，我们或可运用代谢组学的方法和技术研究中药复方在晚期 CRC 治疗中所作用的靶点和途径。

第四节　中医对术后胃肠功能恢复的研究进展

一、结直肠癌术后病因病机的认识

胃肠动力障碍属中医“癌证”“腹满”“纳呆”“嘈杂”“反胃”“呕吐”“呃逆”“便秘”等范畴。中医的胃肠，包括整个消化系统的功能。《素问・本输论》：“大肠、小肠皆属于胃，是足阳明也。”《素问・六节脏象论》：“脾胃，大肠，小肠，三焦，膀胱者……通于土气”说明中医的脾胃，不是单一脏器，是相当于整个消化系统的功能单位，脾胃因居中焦，胃主受纳，脾主运化，互为表里，共同完成腐熟水谷，运化精微，排泄糟粕，营养全身的过程，是人体新陈代谢的主要途径。

关于脾胃功能《黄帝内经》(简称《内经》)有明确记载，《脾胃论》进一步发挥：“饮食入胃，而精气先输脾归肺，上行春夏之令，以滋养全身，乃清气为天者也；生已而下输膀胱，行秋冬么令，为传化糟粕，转味而出，乃浊阴为地者也!”。

中医对胃肠功能障碍，病因病机在于脾胃虚弱、气机失调；情志失调、饮食劳倦、损伤脾胃、中气不足、邪犯胃肠等为其病因。周吕将胃肠动力紊乱总结为八大临床症状：吞咽困难、胸痛、恶心、呕吐、腹痛、腹胀、腹泻、便秘、大便失禁。近年来，对胃肠功能障碍病因病机的探讨主要体现在以下三个方面：

(1)以脾胃亏虚、气机不调两个方面的研究为主且程度较深，不仅涉及脾胃本身的阴阳失衡、气机失调，而且探讨了其他脏腑如肝、肺等对胃肠动力的影响。

(2)对“瘀血致病”的重新认识。中医脾胃病“瘀血”理论早已有之，《脾胃论》曾言“脾胃不足皆为血病”。但从近年来的研究看，从“瘀血”探讨胃肠动力的文献报道并不多，该方向的研究值得进一步的深入。

(3)脾主运化，喜燥恶湿，故食滞脾胃、湿困中州均碍脾运而致胃肠动力紊乱。

二、中医药治法治则理论依据

现代中医药治疗胃肠功能障碍疾病主要以调整脾胃气机失常为基本原则，再根据临床具体情况辨证分型（如韩立民等将胃肠功能障碍患者分为食积胃滞、肝胃气滞、肝胃郁热、瘀阻胃络、胃中郁热、胃阴不足、脾胃虚寒型。车秉刚依据临床表现分为虚实2大类，实证分为实热内蕴、寒热内结、饮食积滞、肝郁气滞、痰湿内阻型；虚证，分为脾胃虚寒、脾胃阴虚型）论治，辅从疏肝行气、益气活血、清热化湿等治法，均取得较好的效果。

李永成则在临床用药的基础上将促胃肠动力中药按功效分为：疏肝行气类（枳实、枳壳、厚朴、木香、郁金、青皮、佛手等）、消食导滞类（山楂、神曲、麦芽、鸡内金、槟榔等）、补气健脾类（人参、党参、黄芪、白术、山药等）、芳香化湿类（藿香、佩兰、砂仁、苍术）等。

三、中医药治法

综合目前国内中医研究文献，对于结直肠手术后，胃肠功能恢复具体中医治法不外乎汤药内服、针灸、穴位贴敷、灌肠及外治法。

（一）汤药内服法

兰州大学医学院瞿颂义教授提出“胃肠动为中药”这一概念，认为中药可通过作用于胃肠平滑肌离子通道和细胞内信号转导、胆碱能和肾上腺素能受体、胃肠激素等多方面调节胃肠动力，对胃肠动力障碍性疾病的治疗有着重要意义。

1.单味药

在单味药治疗术后胃肠功能紊乱，促进胃肠功能恢复的临床研究中大黄、芒硝用得最为普遍。口服大黄粉或者大黄煎液能够有效的减短患者术后排气排便时间。动物实验证明，大黄可提高内毒素性休克大鼠肠跨膜电位和胃肠道平滑肌兴奋性，为缓解中毒性肠麻病提供物质基础。另外，肠粘膜损伤可影响钠离子主动运输并使粘膜运输离子的阻力下降，从而使跨膜电位降低，Geall等认为，肠跨膜电位可反映粘膜完整性，大黄能提高肠跨膜电位从另一侧面反映大黄能保护肠粘膜的完性，具有防止或修复粘损伤的功能。芒硝性味苦咸大寒，入胃、大肠、三焦经，功能泻下软坚，润燥通便，清热泻火，利胆通淋。《本草从新》日：“芒硝，辛能润燥，咸能软坚，苦能下泻，大寒能除热。”芒硝的辛咸苦寒之性，是消除胃肠三焦的食积宿垢，腹满胀痛，便结实热最相宜的药物。

2.复方

目前应用于胃肠功能并经研究证实有效的复方主要有四磨汤类、承气汤类。四磨汤的动物实验结果表明，本品对大鼠胃液和总酸度分泌均有抑制作用：对小鼠肠运动功能均表现加快其运动，并可加快小鼠胃排空速度。对于大承气汤口服，多用于术后早期腹胀、有肛口排气等患者，其现代医学理论支持在于：大黄、芒硝等具有抗感染、抗内毒素的作用，能加速血中内毒素的消除，还能促使肠管蠕动，降低毛细血管的通透性，提高血浆渗透压，以达到扩容和改善微循环的作用，减少内毒素的吸收，从而加快肠壁功能的恢复。利用中药大黄、芒硝导滞泻下、泻热排毒，枳实通腑利水等作用，促进胃肠蠕动、促进肠道内废物排泄，通过“结肠透析”作用，使积热、积毒、积水排出体外，达到辅助治疗目。国内罗付珍等通过对化例肠道术后腹胀患者应用大承气汤内服，而最终使腹胀消失。

(二)外治法

在中医促进术后胃肠功能恢复的治疗方法中外治法种类繁多且颇具特色,均取得较好的临床效果。临床最常用的外治法有针灸、穴位埋线、穴位贴敷、灌肠、腹部药物外敷等。

1.针灸和穴位埋线

针灸是促进胃肠功能恢复应用广泛的一类治法,其疗效相对明确。许冠苏等认为针灸对胃肠功能有调整和保护作用,在胃肠功能性疾病的治疗上有重要地位。现有的研究已证实,针灸刺激对肠神经系统、交感神经、迷走神经以及中枢神经核团均有影响,且可通过增强或抑制各种免疫细胞,如淋巴细胞、肥大细胞、巨噬细胞等功能,诱导或抑制炎性胞介质体液成分产生,并进一步经下丘脑—垂体—肾上腺轴对内分泌系统产生调节,使针刺具有持续效应。

电针足三里穴可促进胃运动抑制状态得以恢复,对胃电慢波高活动相振幅及快波振幅有明显的兴奋作用,提高胃动素、胃泌素在血液及胃窦平滑肌中的含量,同时对胃运动、胃黏膜损伤有明显的调整和保护作用,针刺足三里等穴位可明显促进胃肠功能的恢复。

穴位埋线疗法,是为针对人体特定部位进行持续性刺激而设计的。国内相关研究表明,穴位埋线及针刺能激活人体血浆胃泌素的释放,进而激活外周肠神经系统肽能神经元,启动胃肠收缩活动临床在术后首选足三里、天枢、上巨虚穴位埋线来促进术后胃肠功能恢复。

2.灌肠

对于促进胃肠动力行灌肠,其通用的灌肠方自汤剂发展而来,通过胃肠道粘膜的吸收,促进肠蠕动、软化大便,使肠道恢复通畅。大承气汤灌肠,对腹部术后胃肠功能恢复,作用迅速,疗效好,无毒副反应,是中西医结合治疗急腹症和术后胃肠功能低下的一种简便、安全、理想的给药途径和疗效较好的治疗方法。国内丁方焰等通过 312 例术后炎症肠梗阻行复方大承气汤灌肠,证实其疗效。其优点在于能快速进入肠道、吸收、作用,但在结直肠外科中,因患者存在吻合口,此类方法一般不推荐。

3.腹部药物外敷

腹部药物外敷的方法应用与胃肠道历史悠久。药物外敷治疗腹痛腹胀,最早文献见于《千金要方》,有对于胃脘不舒而行丁香敷脐,其药物疗效明确,但却缺乏对其作用机制的认识。腹部外敷药疗法利用药物敷贴腹部,通过刺激穴位和吸收药物,激发经络之气,调整脏腑阴阳平衡,从而达到治疗目的。其研究机理大体可分为:

(1)经络的传导作用。

(2)穴位的作用。

(3)局部皮肤渗透作用。

(4)神经调节作用。

(5)药物本身的治疗作用。目前研究表明常用的腹部外敷药物有丁香、芒硝、吴茱萸、大黄等。刘少杰等通过对大鼠腹部术后行芒硝外敷能促进大鼠腹部手术后的胃肠推进功能,使胃液分泌增加,胃窦、结肠近端化问神经丛 sP 的分布明显增加。梅春林等也通过对照试验证实了大黄、芒硝外敷腹部能促进胃肠功能恢复。

第五节　中医药促进结直肠癌术后快速康复

一、加味枳术汤促进腹腔镜下结直肠癌术后胃肠功能恢复

根据2013年结直肠癌中国版治疗指南，结直肠癌在我国发病率及死亡率已上升至第四位，死亡/发病比为57.5%，相关统计数据表明我国每年约10万人死于结直肠癌，而且死亡人数还在逐年增加。随着对结直肠癌研究的深入，多学科综合治疗的MDT模式的优势越来越明显，它是围绕以手术切除为主，辅以化疗、放疗、生物治疗、康复治疗等多种手段的综合治疗措施。

近年来，快速康复的理念和临床效果受到人们的重视与肯定。其主要内容有：

(1)术前不用常规行机械性灌肠或喝泻药，避免导致患者脱水和水电解质失衡。

(2)患者术前1天晚上不须禁食，可进食流质，手术前2～3小时可饮含糖液体，如此不但可缓解患者术前口渴、饥饿及烦躁症状，而且有利于抑制术后胰岛素抵抗及分解代谢。

(3)鼓励患者术后第1天，就开始进食少量流质，如未发生腹胀、呕吐、恶也等不适，患者胃肠道耐受良好，可逐渐增加进食量。

(一)腹部术后胃肠功能紊乱的中医病因病机

中医认为，引起腹部术后胃肠功能紊乱的病因病机较多。如手术可损伤人体元气，期许血行不利导致血脉瘀阻，气机不畅，腑气壅滞；或者瘀滞湿热和毒热蕴结于六腑而不能转化，以及手术瘀血滞留等原因可致肠道气机不利，气血郁闭，上下不通；或者由于术后破坏了气机的正常运行，使升降功能失调，腑气下行不畅，致胃肠运动功能障碍，出现排气排便停止并伴有不同程度的腹胀便秘。

本研究中，患者主要病机是脾虚湿蕴，脾胃升降失常，气机不畅。由于麻醉、手术创伤、术后害怕疼痛而不敢活动，导致脾胃呆滞，脾不升而胃不降，脾胃升降失常；胃不纳降，气机不降反为逆，故腹胀腹痛、嗳气恶心；胃不通降，肠不传导，糟粕滞于肠，则腹部胀满、便秘；脾不升运，水谷不能化为精微，凝为湿浊，阻滞气机，故腹胀而不欲食，继之出现困倦乏力。故治宜健脾祛湿，行气消痞。

(二)加味枳术汤促进腹腔镜下结直肠癌术后胃肠功能恢复的作用机理探讨

《金匮要略》原文：心下坚，大如盘，边如旋盘，水饮所作，枳术汤主之。组成：枳实七枚、白术二两。蔡炳勤教授加槟榔、厚朴两味而成加味枳术汤，效力更攻。

枳实理气开胃、消食除满为君药，《药品化义》："枳实专泄胃实，开导坚结，故主中脘以治血分，疗脐腹间实满，消痰癖，祛停水，逐宿食，破结胸，通便闭，非此不能也。若皮肤作痒，因积血滞于中，不能营养肌表，若饮食不思，因脾郁结不能运化，皆取其辛散苦泻之力也。为血分中之气药，惟此称最。"现代药理研究认为其对胃肠有一定的兴奋作用，能使胃肠收缩节律有力。

白术补脾益气，燥湿和中为臣药，《本草新编》说"白术，味甘辛，气温，可升可降，阳中阴也，无毒。入心、脾、胃、肾、三焦之经。除湿消食，益气强阴，尤利腰脐之气。"现代药理研究证实白术的利尿作用不仅增加水的排泄，也促进电解质特别是钠的排出，并且钠的排泄还胜于水的排泄。它也不影响垂体后叶激素的抗利尿作用，因此白术增加水的排泄可能主要不是影响水的主动性重吸收，而是续发于电解质重吸收的减少，既有汞撒利样排泄氯、钠的作用；又有增高尿中二氧化碳容量、pH值以及增加钾排泄，减少铵排泄的醋唑磺胺样的特点。同时白术能增强网状内皮系统的吞噬功能，对小鼠网状内皮系统呈活化作用，促进小鼠腹腔巨噬细胞的吞噬功能，使巨噬细胞的吞噬百分率，

吞噬指数及其溶酶体消化平均较对照组显著增加。在白细胞减少症时,白术有升白作用。白术还能提高淋巴细胞转化率和自然玫瑰花形成率,促进细胞免疫功能,且 IgG 明显增高。说明白术有健脾胃、壮身体和提高抗病能力的作用。

佐以槟榔和厚朴,《本草纲目》说槟榔"饱后食之,则饮食快然易消"。现代药理证实其可以增加肠管的张力和蠕动,有缓泻作用,并能减轻胃肠胀气;能使胃肠粘膜分泌亢进,随之食欲增加。《本草汇言》:"厚朴,宽中化滞,平胃气么教也,凡气滞于中,郁而不散,食积于胃,羁而不行,或湿郁积而不去,湿痰聚而不清,用厚朴之温可以燥湿,辛可以清痰,苦可以下气也。"现代离体试验表明,厚朴煎剂对兔肠肌有兴奋作用;对小鼠肠管在一定剂量范围内具有兴奋作用,但加大剂量则产生抑制作用;对豚鼠肠管的作用与小鼠基本一致,但兴奋作用不明显,而抑制作用更显著。厚朴酚对组织胺所致十二指肠痉挛有一定的抑制作用。

四药合用健脾祛湿,行气消痞,相得益彰,能提高疗效。

二、通里扶正法促进结直肠癌术后快速康复

(一)治则治法依据

结直肠癌术后的病因病机为:腑气不通,气血两虚,即本虚标实。根据"急则治其标,标本兼治"的原则,立通里攻下、益气扶正之法,方药以祖国传统医学的大承气汤化裁,药物组成如下:

大黄 15g、芒硝 12g、枳实 9g、厚朴 9g、莱菔子(包)15g、木香 9g、香附 9g、乌药 6g、苍术 12g、陈皮 9g、赤芍 12g、桃仁 9g、黄芪 20g、党参 15g、山药 15g、甘草 6g。

(二)中药分析及现代药理研究

1.大黄

味苦,性寒。归脾、胃、大肠、肝经。沉而降,走而不守。功效能泻下攻积,泻火解毒,凉血祛瘀,清热利湿。用于大便秘结,胃肠积滞,热结胸痞;血热妄行致吐血、衄血等血症;热毒疮疡,丹毒,口舌生疮等疡症。《本经》记载大黄:"主下瘀血,血闭,寒热,破癥瘕积聚,留饮宿食,荡涤肠胃,推陈致新,通利水谷,调中化食,安和五脏。"《药性论》曰:"去寒热,消食,炼五脏,通女子经候,利水肿,能破实痰冷热结聚、宿食,利大小肠,贴热毒肿,主小儿寒热时疾,烦热,蚀脓,破流血。"

现代研究已知大黄主要成分是蒽醌苷,能刺激肠壁增加肠平滑肌的张力和蠕动,能抑制肠内水分吸收,促进排便;口服后,在消化道被细菌代谢为具有生物活性的代谢产物而发挥泻下作用,此泻下作用特点是不妨碍小肠对营养物质的吸收。大黄还有康幡然作用,对多种革兰氏阳性菌和阴性菌均有抑制作用。

2.芒硝

味咸、苦,性寒。归胃、大肠经。沉而降泄。功效:泻下软坚,清热消肿。主治实热积滞,大便秘结,目赤翳障,咽喉肿痛,丹毒等。《医学启源》中有记载芒硝:"其用有三:治热淫于内一也;去肠内宿垢二也;破坚积热块三也。"《本草再新》记载:涤三焦肠胃湿热,推陈致新,伤寒疫痢,积聚结癖,停痰淋闭,瘰疬疮肿,目赤障翳,通经堕胎。"

现代药理研究认为:芒硝的主要成分是硫酸钠,为盐类泻药,内服后其硫酸根离子不易被肠粘膜吸收,存留在肠内成为高渗溶液,使肠内水分增加,引起机械性刺激,促进肠蠕动而导致泻下。另外还有抗肿瘤、抗菌等作用。

3.枳实

味苦、辛、微酸，性微寒。归脾、胃、大肠经。气香泄散，降而微升。功效：破气消积，化痰散痞。主治积滞内停，脘腹痞满胀痛，大便秘结等证，尚可用治胃下垂等脏器下垂病症。《本草纲目》："枳实、枳壳大抵其功皆能利气，气下则痰喘止，气行则痰满消，气通则痛刺止，气利则后重除。"《名医别录》中有记载枳实能：除胸胁痰癖，逐停水，破结实，消胀满，心下急痞痛，逆气，胁风痛，安胃气，止溏泻，明目。

现代药理研究认为：枳实能使胆囊收缩、奥狄括约肌张力增加，并有抑制血栓形成、抗溃疡的作用。枳壳能增强小肠平滑肌紧张度和收缩功能，抑制肠道非生理性收缩。枳壳可使胃肠消化间期复合肌电(IMC)周期缩短，增加肠蠕动。

4.厚朴

味苦、辛，性温。归脾、胃、肺、大肠经。芳辣质重，降而能散。功效：行气消积，温中燥湿，化痰平喘。用于湿浊阻中、气机不利所致的气滞食积，腹胀便秘，脘痞吐泻，咽中梗阻等症。《本草述录》："温中，散结气，除胀满，湿滞胃中，冷逆呕吐，腹痛泄利，寒湿霍乱，化水谷，解暑，利隔宽胸。"

现代药理研究认为：厚朴含有多种酚类和生物碱(厚朴碱、木兰箭毒碱)，能阻断神经一肌肉的传导，而使平滑肌松弛。此外，厚朴煎剂具有广泛的抗菌谱，对溶血性链球菌、金黄色葡萄球菌等多种菌类有抑制作用。另外厚朴可以降压、镇痛及对胃溃疡有一定的防治作用。

5.莱菔子

味辛、甘，性平。归脾、胃、肺经。能升能降。功效：消食除胀、降气化痰。用于食积气滞、脘腹胀满等气滞证。《滇南本草》中记载莱菔子："下气宽中，消膨胀，消痰涎，消宿食，消面积滞、降痰，定吼喘，攻肠胃积滞，治痞块、单腹疼。"《医林纂要·药性》："生用吐风痰，宽胸膈，托疮疹。熟用下气消痰，攻坚积，疗后重。"

现代药理研究认为：莱菔子含有芥子碱、莱菔子素等。本品能够增强兔回肠的节律性收缩和抑制小鼠胃排空，提高豚鼠胃幽门部环形肌紧张性和降低胃底纵行肌紧张，对多种革兰氏阳性菌和阴性菌均有较强的抗菌活性。另外还有祛痰镇咳平喘、改善排尿功能及降低胆固醇、防止动脉硬化等作用。

6.木香

味辛、苦，性温。归脾、胃、肝、大肠经。芳香行散，可升可降。功效：温中行气止痛，健脾消食导滞。主治胸痞胁痛，脘腹胀痛，痢疾后重，食积不化，呕吐泄泻，寒病腹痛等。《日华子》："治心腹一切气，止泻、霍乱、痢疾，安胎，健脾消食，疗羸劣，膀胱冷痛，呕逆反胃。"《主治秘要》云："其用调气而已。又曰，辛，纯阳以和胃气。"

现代药理研究：云木香含有棕榈酸、天台乌药酸等成分。木香单味药即能通过胃肠蠕动加快、促进胃排空，木香能兴奋胃肠平滑肌，增强胃肠动力，大剂量有降低肠平滑肌张力作用；而且有明显的利胆及松弛平滑肌的作用，木香可刺激小肠 M 细胞产生内源性胃动素，加速胃排空，使大肠兴奋，收缩力加强，蠕动加快，且能解痉，对胃肠有调理之功。

7.香附

味辛、甘、微苦，性平。归肝、三焦经。气香行散，可升可降。功效：理气解郁，调经止痛。主治胸胁痞满，脘腹胀痛，月经不调，经行腹痛等气滞证。《本草正义》："香附，辛味甚烈，香气颇浓，皆以气用事，故专治气结为病。"

现代药理研究认为：香附含生物碱、黄酮类等，其水煎剂可明显增加胆汁流量，对肝细胞功能有保护作用，能降低肠管紧张性和拮抗乙酰胆碱的作用，并有强心、减慢心率、降低血压及一定的抑菌作用。

8.乌药

味辛，性温。归肺、脾、肝、肾、膀胱经。芳香行散，可升可降。功效：行气止痛、温肾散寒。用于寒凝气滞所致的胸胁满闷、胸腹诸痛及尿频、遗尿等证。《药品化义》记载乌药“开郁气，中恶腹痛，胸膈胀痛，顿然可减；疏经气，中风四肢不遂，初产血气凝滞，渐次能通，皆藉其气雄之功也。”《本草求真》记载：“凡一切病之属于气逆，而见胸腹不快者，皆宜用此。……此则逆邪横胸，无处不达，故用以为胸腹逆邪要药耳。”

现代药理研究表明：乌药含有乌药烷、乌药烃等。乌药对胃肠平滑肌有兴奋与抑制双重作用，能增强消化腺的分泌。其挥发油内服能兴奋大脑皮质，促进呼吸，兴奋心肌，加速血液循环，升高血压及发汗；外涂能使局部血管扩张，血液循环加速，缓和肌肉痉挛疼痛。

9.苍术

味辛、苦，性温。归脾、胃经。芳烈燥散，可升可降，走而不守。功效：燥湿健脾，辟秽化浊，祛风散寒，明目。用于湿滞中焦证、风湿痹症以及外感风寒夹湿表证。元代朱震亨认为“苍术治湿，上、中、下皆有可用。又能总解诸郁，痰、火、湿、食、气、血六郁，皆因传化失常，不得升降，病在中焦，故药必兼升降，将欲开之，必先降之，将欲降之，必先升之，故苍术为足阳明经药，气味辛烈，强胃健脾，发谷之气，能径入诸药，疏泄阳明之湿，通行敛涩。香附乃阴中快气之药，下气最速，一升一降，故郁散而平。”《药品化义》记载“苍术，味辛主散，性温而燥，燥可去湿，专入脾胃”，“统治三部之湿，…湿在中焦，滞气作泻，以此宽中健脾。”

现代药理研究认为：苍术含有苍术醇、苍术酮等物质。其挥发油有明显的抗副交感神经介质乙酰胆碱引起的肠痉挛。苍术提取物在一定剂量范围内能明显缓解乙酰胆碱所致家兔离体小肠痉挛。而对肾上腺素所致肠肌松，苍术直接能促进肾上腺抑制作用的振幅恢复。苍术醇有促进胃肠运动作用，对胃平滑肌也有微弱收缩作用。

10.陈皮

味辛、苦，性温。归脾、胃、肺经。气香宣散，可升可降。功效：理气和中，湿气滞证燥湿化痰，利水通便。主治脾胃不和，脘腹胀痛；胸膈满闷，头目眩晕等痰湿气滞证。《医学启源》：“《主治秘要》云，其用有三：去胸中寒邪一也；破滞气二也；益脾胃三也。”《别录》：“下气，止呕咳，除膀胱留热，停水，五淋，利小便，主脾不能消谷，气冲胸中，吐逆霍乱，止泄，去寸白。”

现代药理研究认为：陈皮含有川陈皮素、橙皮苷等成分。它所含的挥发油有刺激性祛痰作用，对胃肠道有温和刺激作用，可促进消化液的分泌，排除肠管内积气，增加食欲，并有利胆、降低血清胆固醇的作用。

11.赤芍

酸、苦，微寒。归肝、心、脾经。入血分，敛降而微散。功效：清热凉血止血，活血散瘀止痛。主治温毒发斑，热入营血，痛经经闭，癥瘕积聚，跌扑损伤等血瘀血滞证。《药性论》：“治肺邪气，腹中痛，血气积聚，通宣脏腑壅气，治邪痛败血，主时疾骨热，强五脏，补肾气，治心腹坚胀，妇人血闭不通，消瘀血，能蚀脓。”《别录》：“通顺血脉，缓中，散恶血，逐贼血，去水气，利膀胱大小肠，消痈肿，时行寒热，中恶腹痛，腰痛。”

现代药理研究认为：赤芍含芍药甙、牡丹酚等。本品能扩张冠状动脉、增加冠脉血流量，能够解除腹部挛急。芍药浸出液对肠管常呈兴奋作用，高浓度方有抑制或解痉作用。此外芍药还具有镇静抗炎止痛的作用，并有抑制血小板聚集的作用，对多种病原微生物有较强的抑制作用。

12.桃仁

味苦、微甘，性平。有小毒。归心、肝、大肠经。质润降泄，善入血分。功效：活血祛瘀，润肠通便，止咳，杀虫。主治瘀血所致之痛经、经闭，产后恶露腹痛，癥瘕积聚，热病蓄血，胸痹心痛，肠燥便秘等证。《纲目》："主血滞风痹，骨蒸，肝疟寒热，产后血病。"《珍珠囊》："治大便血结、血秘、血燥，通润大便，破蓄血。"《别录》："止咳逆上气，消心下坚硬，除卒暴击血，破癥瘕，通月水，止心腹痛。"

现代药理研究认为：桃仁含有杏仁甙、苦杏仁酶等。桃仁中的脂肪酸可润滑肠道，有润肠缓下通便的作用；桃仁提取液能明显增加脑血流量增加犬股动脉的血流量降低血管阻力，改善血流动力学状况，有祛瘀血的作用。另外桃仁提取物还有镇咳平喘、镇痛、抗炎、抗菌、抗过敏的作用。

13.黄芪

味甘，性微温。归脾、肺经。入气分，可升可降。功效：固表止汗，久泄脱肛，长肉补血，行水消肿，表虚自汗，托毒生肌。主治气虚所致之内伤劳倦，脾虚泄泻，补气升阳，胃虚下垂，盗汗，痈疽难溃或溃久不敛等证。《日华子》："助气壮筋骨，破癥瘕，瘰疬，瘿赘，肠风，血崩，带下，赤白痢，产前后一切病，月候不匀，肺气，消渴，痰嗽，并治头风，热毒，赤目等。"《医学启源》："治虚劳自汗，补肺气，实皮毛，泻肺中火，脉弦自汗。善治脾胃虚弱，疮疡血脉不行，内托阴证疮疡。"

现代药理研究认为：黄芪含有苷类、黄酮等。黄芪具有增强和调节机体免疫功能，能提高机体抗病能力，维持机体内平衡；黄芪提取物对 T、B 和单核细胞都有免疫增强作用，黄芪对正常机体的抗体生成有明显的促进作用。黄芪能促进机体代谢、抗疲劳、促进血清和肝脏蛋白质的更新，能改善贫血动物现象，能调节血糖、兴奋呼吸。并有广泛的抗菌和轻度的抑制病毒作用，能增强心肌收缩力，降低血压，降低血小板粘附力，减少血栓形成等作用。

14.党参

味甘，性平。归脾、肺经。质润气和。功效：健脾补肺，益气养血生津。主要用于脾胃虚弱，倦怠乏力，肺虚喘咳，气短懒言，自汗，血虚萎黄等气虚证。《本草从新》有"补中益气，和脾胃，除烦渴。中气微虚，用以调补，甚为平安"的记载。《纲目拾遗》："治肺虚，能益肺气。"《药性集要》："能补脾肺，益气生津。"

现代药理研究认为：党参含有党参苷、党参多糖等。党参具有增强机体免疫功能，遏制肿瘤发展，具有反突变作用，还有化疗增效作用、调节造血功能、升高白细胞等作用。党参能调节胃肠运动，有降压、升高血糖及兴奋呼吸中枢的作用。另外，党参还有延缓衰老、抗缺氧、抗应激及抗辐射等作用。

15.山药

味甘，性平。归脾、肺、肾经。质润兼涩，补而不腻。功效：健脾益肺，补肾固精，养阴生津。主治脾虚泄泻，食少倦怠，肺虚咳喘，气短自汗，肾虚遗精，腰膝酸软等证。《本草正》中记述山药能"第其气轻性缓，非堪专任，故补脾肺必主参、术，补肾水必君茱、地，涩带浊须破故同研，固遗泄仗菟丝相济"。《本草纲目》："益肾气，健脾胃，止泻痢，化痰涎，润皮毛。"

现代研究认为：山药含有薯蓣皂苷元、胆碱等物质。山药对肠管运动有双向调节作用，有助消化作用，对小鼠细胞免疫功能和体液免疫有较强的促进作用，并有降血糖、抗氧化等作用。山药含微量元素锗，可抑制癌细胞的转移，并具抗癌增效活性，并可促进干扰素生成和增加 T 细胞。

16.甘草

味甘，性平。归脾、胃、心、肺经。气和性缓，可升可降。功效：益气补中，缓急止痛，润肺止咳，泻火解毒，调和药性。用于治疗脾胃虚弱，食少倦怠，心悸气短，脏躁证及血虚、血瘀、寒凝等多种原因所致的脘腹、四肢挛急作痛，同时可治痈疮肿毒，解药食中毒。《别录》："温中下气，烦满短气，伤脏咳嗽，止渴，通经脉，利血气，解百药毒。"《医学启源》："能补三焦元气，调和诸药相协，共为力而不争，性缓，善解诸急。《主治秘要》云，其用有五：和中一也；补阳气二也；调诸药三也；能解其太过四也；祛寒邪五也。又云，养血，补胃。"《用药心法》："热药用之缓其热，寒药用之缓其寒。"

现代药理研究甘草含有三菇类（甘草甜素）等成分。甘草能抑制胃酸分泌，具有明显的抗消化道溃疡的作用；缓解胃肠平滑肌痉挛及镇痛作用，对某些毒物有类似葡萄糖醛酸的解毒作用；能抗心律失常作用及抗病毒抑菌作用。另外，甘草还有明显的镇咳祛痰、抗利尿、保肝、降脂等作用。

（三）组方配伍分析

本方以通里攻下、益气扶正立法，组方乃根据大承气汤加减化裁而来。大承气汤最早出自张仲景的《伤寒论》，能够峻下热结，荡涤肠胃，为寒下的重要代表方剂。本方重用苦寒泻下药大黄，泻下热结，荡涤胃肠，为君药；芒硝软坚润燥，通导大便，为臣药，与大黄相须为用，以增强泻下通便的作用。厚朴辛散下气除胀满，为消除胀满要药；枳实破气除痞消积，两药相配能破气除痞，消积导滞，助大黄、芒硝峻下热结。四药相合泻下与行气并重，共奏峻下热结之效。在四药基础上加入莱菔子、木香、香附、乌药行气降气，桃仁、赤芍活血祛瘀，增加了行气通腑、活血化瘀的功效，在促进术后胃肠蠕动功能恢复上更有优势。然本身大承气汤攻下性烈，对于手术后患者体质相对较弱，加之结直肠癌本身湿浊内阻，脾失健运，又长期耗气伤血，故加用苍术、陈皮、山药燥湿健脾和胃，黄芪、党参健脾补气，益气生血。配伍甘草调和诸药。共奏通里攻下祛邪、益气扶正活血之功。

三、肠胃康促进结直肠癌术后快速康复

肠胃康主要由小茴香、党参、乌药、肉桂、当归、香附、茯苓、枸杞、炮姜、白术、党参、炙甘草等药物组成，其方功善健脾益气补肾、行气养血止痛。能有效的针对结直肠癌脾肾亏虚，正气不足，湿毒蕴滞凝结肠腑，术后具有气血两虚、气滞血瘀基本病机特点。

全方小茴香辛温，具有理气和胃、散寒止痛功效。现代药理研究显示，其具有以下功能：

(1)抗癌、抗突变作用：据孙亮、付起凤等研究显示，小茴香中的多聚糖及多种金属元素（Fe、Zn、Mn、Ba 等）具有抗癌活性，其中 Fe 元素可以通过使癌细胞的 DNA 裂解而产生抗癌作用；Zn 元素通过参与并调节免疫功能而达到拮抗致癌效应，降低肿瘤的发生率；Mn 直接参与超氧化物歧化酶中一种含 Mn 蛋白质的生成，此蛋白质具有抑制癌细胞生长的作用。

(2)缓解疼痛、抗炎作用：肿瘤坏死因子 α 是参与多种免疫和炎症过程中的重要介质，小茴香通过减少细胞分泌肿瘤坏死因子 α 的分泌而起到缓解疼痛和抗炎的作用。

(3)抗菌作用：小茴香中含有大量的茴香醚，其具有良好的抑菌作用，能对多种细菌的生长起到抑制作用。

(4)促进胃肠蠕动作用：小茴香利用热传导功能，快速使得肠道血液循环重新布散分配，起到缓解防止肠壁水肿、出血，使胃肠蠕动得到增强的作用，使肠道气体排出从而减轻胃肠道的膨胀。

党参性平，健脾益气，养血生津。其现代药理研究如下：

(1)改善造血功能:党参多糖可以促使阻碍细胞凋亡的 Bcl-2 蛋白生成,减轻造血干细胞的死亡,改善机体造血功能。

(2)抗肿瘤、调节免疫作用:党参多糖、党参总皂苷可抑制癌细胞生长,增强机体免疫应答,提高自然杀伤细胞的活度,具有抗肿瘤和调节免疫的作用。

(3)增强肠胃功能:马方励等报道,党参多糖可促进肠道蠕动,缓解便秘,改善食欲及营养不良等作用,并可以促进机体粘膜的修复与生长。

(4)抑菌作用:党参的乙醇提取物及氯仿甲醇提取物能有效的抑制多种细菌生长,如大肠杆菌、链球菌、金黄色葡萄球菌等。肉桂辛甘大热,具有祛寒止痛的功效。

现代药理研究其具有以下功能:

(1)加强消化功能:肉桂中含有的挥发油通过刺激胃肠道,起到加强胃肠道消化功能、增强食欲,缓解消化不良的多种症状。

(2)改善血液循环:肉桂的提取液可以增加黏膜的血流量、改善血液循环,从而预防溃疡的发生。

(3)抑菌作用:顾仁勇、南洋等抑菌试验研究认为,肉桂精油(肉桂醇提物)对细菌、真菌等常见致病菌均有较强的抑制作用。

(4)抗肿瘤作用:Noh 等将肉桂醛与醌甲基化合物合成新型抗癌药,发现其对前列腺癌细胞、结肠癌细胞等有明显的诱导凋亡作用,大鼠试验证实疗效显著。当归辛甘性温,养血补血止痛。

现代药理学研究其具有以下作用:

(1)抗血栓、抗凝血、补血作用:当归中的阿魏酸可抑制血小板聚集和血栓形成,通过大鼠试验研究结果显示,当归藤醇提物有明显的抗凝血作用,可以降低大鼠全血及血浆粘稠度,延长 PT、TT、APTT 时间,改善肠道血液循环。目前大量的当归治疗血虚型的动物实验证实其具有补血作用,杨英来等研究发现当归中阿魏酸、洋川芎内酯具有补血活性。

(2)抗肿瘤作用:当归有较强的抗肿瘤作用,可以诱导癌细胞凋亡,抑制癌细胞生长,与其他抗肿瘤药物联合使用可以增强抗癌疗效。

(3)镇痛作用:目前研究表明,当归提取物能够提高疼痛阈值,具有良好的镇痛作用。

(4)保护缺血损伤细胞:当归通过抑制细胞钙超载,降低 Bax/Bcl-2 比值,阻止缺血区细胞的凋亡,从而保护缺血损伤细胞。

(5)抗炎作用:当归中多成分具有抗炎效果,当归的不同炮制方法对急性炎症有不同程度的抗炎作用。

乌药辛温,散寒行气止痛。现代药理研究有以下作用:

(1)镇痛抗炎作用:据研究,乌药中的生物碱具有较强的镇痛抗炎作用,经过醋制炮制过的乌药镇痛疗效更佳。

(2)抗肿瘤作用:乌药挥发油、倍半萜类成分能抑制肿瘤细胞增殖,对癌细胞有细胞毒性。

(3)促肠蠕动功能:郭建生研究表明,乌药对肠痉挛有拮抗作用,能够松弛肠道,并有促进肠道蠕动的功效。

(4)保肝作用:乌药能降低血清 ALT、AST 含量,提高肝细胞活性,对肝脏损伤具有保护作用机制;乌药叶总黄酮可抑制肝细胞脂肪变性,具有降血脂和保肝作用。

香附辛温散寒,行气止痛。现代药理研究有以下作用:

(1)抗肿瘤作用:香附中的氯仿提取物、石油醚、乙酸乙酯提取物和总黄酮有良好的抑制肿瘤增殖,对其造成细胞毒性的作用;香附超临界 CO_2 萃取物可以通过损伤癌细胞内线粒体诱导癌细胞死亡。

(2)促胃肠动力作用:香附挥发油具有促胃肠动力,促进平滑肌细胞增殖的作用,同时具有降低肠道张力,缓解肠道痉挛的作用。

(3)抗菌消炎作用:香附精油对多种细菌(如痢疾杆菌、大肠杆菌等)均有较强的抑菌效果;香附挥发油、甲醇提取物对急性炎症(尤其是肿胀)有较强的缓解作用。

茯苓甘淡,渗湿健脾。现代药理研究有以下作用:

(1)抗肿瘤作用:茯苓中含有茯苓酸及松苓新酸,两者具有抑制癌细胞增殖及转移的活性,具有良好的抗肿瘤作用。

(2)抗菌抗炎作用:沈思等通过大鼠动物研究表明,茯苓皮粗三萜具有较强的抗肿胀、抗炎活性,抑菌作用稳定而持续。

(3)免疫调节作用:茯苓中三萜类、有机酸、多糖类具有促进淋巴 T 细胞分泌,达到调节免疫功能。

炮姜辛温,散寒和胃。其现代药理研究如下:

(1)止血作用:吴建华等报道,炮姜混悬液、醚提物可以缩短出血时间,加速凝血。

(2)抗肿瘤作用:陶智怡等报道,炮姜中的药兔血清可以抑制癌细胞的生长,延长癌细胞增殖周期,加速癌细胞死亡。

(3)抗炎作用:据报道,炮姜中的部分水溶性化学成分具有抗炎、抑制溃疡形成的活性。

枸杞甘平,补肝益肾。现代药理研究有以下作用:

(1)抗肿瘤作用:枸杞的乙醇提取物可以加速癌细胞的凋亡,枸杞多糖可以降低癌细胞的活性,抑制肿瘤细胞的增殖。枸杞黄酮可以通过破坏癌细胞的内环境,影响癌细胞增殖蛋白的表达,从而引发癌细胞死亡。

(2)保肝作用:枸杞多糖可以降解肝脏毒素、降低肝酶活性的作用,对肝脏损伤有保护作用。

白术性温,健脾益气燥湿。其现代药理研究如下:

(1)抗癌作用:白术内酯Ⅰ能抑制宫颈癌 HeLa 细胞、胃癌 MGC-803 细胞生长,白术挥发油能降低肺癌 A-549 细胞的活性,抑制癌细胞增殖,使癌细胞 DNA 裂解,诱导癌细胞死亡。

(2)修复粘膜作用:白术多糖通过提高黏膜抗氧化能力,使机体的抗应激能力增强,抑制应激性溃疡发生,保护胃肠道。

(3)抗炎镇痛作用:赵桂芝等报道,白术醇提物能使小鼠的痛阈值升高,缓解炎性肿胀,抑制炎症细胞因子的释放与合成,抗炎和镇痛作用较强,其作用与剂量具有正相关性。

(4)抑菌作用:白术挥发油对多种细菌具有抑菌活性,较抗生素具有天然、毒副作用小、不具有耐药性等优点。

炙甘草益气和胃。其现代药理研究如下:

(1)抗炎作用:甘草中的甘草黄酮类、甘草酸、甘草次酸以及甘草甜素具有较强的抗炎作用。

(2)镇痛作用:甘草可以提高疼痛阈值,炙甘草的止痛效果优于生甘草,尤其是蜜制的甘草疗效更显著。

(3)对回肠活动的作用:生甘草能降低肠管收缩活动时的张力,减少其收缩幅度,对回肠创伤或术后出血及疼痛又一定的减轻作用。纵观全方,就传统中药理论而言,全方党参健脾益气,养血生津,补益术后气血不足;小茴香味辛性温,散寒行气止痛,两药兼顾标本,共为君药。当归辛甘性温,养血活血,补术后血虚之本;肉桂、乌药、香附辛温散寒,行气止痛,三药以治湿毒蕴滞凝结肠腑之标,共为臣药。枸杞子味甘性平,养血益肾,补肾血不足之本;茯苓、白术健脾益气利湿,既针对术后气虚之本,又治痰湿致癌之标;炮姜散寒和胃,为全方佐药。炙甘草益气和胃,调和诸药,为使药。全方以健脾益气养血治其本,行气活血止痛、散寒除湿治其标,标本同治,针对结直肠癌术后病机特点,各个药物治有侧重、分工明确,对结直肠癌术后患者的肠道功能紊乱、疼痛等症状有良好的疗效。

就现代药理学研究而言,本方主要具有以下特性:

(1)抗肿瘤作用:本方中的小茴香、肉桂、当归、枸杞、乌药、香附、炮姜、白术、茯苓均有不同程度的抗肿瘤活性,对结直肠癌的产生、增殖和转移均有一定的抑制作用,能有效的杀死癌细胞。

(2)止痛作用:方中的小茴香、肉桂、当归、乌药、香附、白术、炙甘草均有良好的止痛作用,可以缓解患者的术后疼痛。

(3)促进肠动力,调节消化道功能,方中小茴香、肉桂、乌药、香附、党参、炙甘草可以促进肠道动力,加强消化功能,缓解肠道痉挛,有效的帮助结直肠癌术后机体的胃肠功能回复,帮助患者早日排气、排便,尽早的恢复肠内营养,改善其营养状况。

(4)抗炎消肿、促黏膜修复作用:方中小茴香、当归、香附、茯苓、炮姜、炙甘草均具有抗炎,缓解急性炎症引起的肿胀等症状,可以缓解机体术后的吻合口的肿胀和应激炎性反应;当归保护缺血细胞的损伤,白术、党参促进伤口的组织黏膜修复,共同加速术后伤口痊愈。

(5)抗菌抑菌作用:方中小茴香、肉桂、香附、茯苓、白术、党参对多种细菌具有不同程度的抑制,可以预防吻合口感染,降低吻合口炎的发生,其中茯苓还兼具免疫调节作用,可以增强患者免疫力,可以增强机体抵抗致病菌。

(6)止血、补血作用:方中当归、炮姜、党参可以改善造血功能,促进机体生血,补充术后血之不足;善于止血,预防机体术后出血;其抗凝抗血栓作用可以预防患者术后由于长期卧床而导致的静脉血栓形成。

(7)保肝作用:方中枸杞子、乌药具有保肝疗效,保护肝脏功能。其药理学特性既能针对结直肠癌的本质,抑制癌细胞,又可以改善机体术后的疼痛、炎性反应及消化功能,还可以预防患者术后感染、静脉血栓、肝肾功能损伤等并发症。

第九章　大肠癌的中医治疗

第一节　中医药与手术治疗

外科手术切除依然是大肠癌的主要治疗手段。随着普外医师对大肠癌手术认识的深入和重视，大肠癌根治术在传统手术的基础上得到相当大的改进。近年来由于保留盆腔自主神经、全直肠系膜切除术等新观念的融入，以及对直肠癌浸润转移规律的重新认识和吻合器的广泛使用，大肠癌的手术治疗不断地完善和发展，有效地降低了大肠癌的局部复发率，提高了患者的生存率和术后生活质量。

中医认为，大肠癌手术可致其邪去大半，也不可避免地对人体造成损害，不能改变脾肾两虚、功能失调的局面，且余毒未清。正气亏虚，脾虚气滞，痰湿内生，善于流窜的痰湿与残留之余毒互结，痰毒流注经络、脏腑，阻滞气血，络损血瘀，而致转移。

中药可针对术后脾肾两虚、气阴俱耗、余毒未清的情况，促进患者术后恢复，减少感染机会。在大肠癌围手术期应用中药，在术前改善手术条件、术后改善腹胀、预防肠内感染方面也有明显的临床效果。术后早期，当以理气通腑为先，旨在恢复脾胃的升降功能；术后中期，脏腑虚损，当以扶正为主；术后后期，脾胃功能逐渐恢复，当扶正攻邪兼顾，以巩固疗效。

一、术后早期

（一）健脾祛湿，理气活血

证属脾虚气滞，湿阻血瘀。症见便下血色暗红，腹胀，腹痛，或痛有定处，精神抑郁，局部肿块坚硬如石，舌质暗，边有瘀斑，脉弦细或细涩。

方可选血府逐瘀汤合桃红四物汤加减。常用药物还有生黄芪、炒白术、生首乌、补骨脂、生地黄、猪苓、茯苓、白花蛇舌草、椿根皮、生薏苡仁、半枝莲、甘草、枳壳、陈皮、半夏、延胡索、郁金、香附、广木香、地榆、槐花炭等。

复旦大学中山医院的马骏等自拟健脾消瘤方，方中党参、黄芪、白术、茯苓、薏苡仁健脾理气，仙灵脾、女贞子、黄精、山茱萸补肾，郁金、莪术活血化瘀，土茯苓、菝葜、野葡萄藤清热解毒散结，蜈蚣、天龙以毒攻毒，共奏健脾扶正、化瘀散结之功。具有良好的抗转移复发作用，且能提高生活质量，联用化疗在大肠癌术后的巩固治疗中具有较高的临床应用价值。

（二）清热利湿，活血解毒

证属湿热毒邪，蕴结肠道，气机不畅，瘀血阻滞。症见里急后重，肛门灼热，黏液脓血便，气味腥臭，局部肿块坚硬，伴有低热，脘腹痞满，食少纳呆，舌质红，苔黄腻，脉濡数或弦数。

治以白头翁汤合葛根芩连汤加减。药用白头翁、黄芩、黄连、黄柏、秦皮、马齿苋、地榆、木香、枳壳、白花蛇舌草、苦参、椿根皮、莪术、丹皮等。

二、术后中期

补脾益肾，滋阴养血。

证属脾肾虚衰，气血不足，多见于大肠癌术后复发或晚期大肠癌。因素体气血不足，或年老气血亏虚，或放疗、化疗、手术之后气血耗伤所致。症见肛门坠胀剧痛，便次频繁，形体消瘦，面色无华，气短乏力，舌质红，苔薄白，脉沉细无力。

方用八珍汤合补中益气汤加减。常用药物有党参、白术、茯苓、莪术、甘草、当归、生地黄、川芎、白芍、陈皮、枳壳、补骨脂、椿根皮、升麻、柴胡、白花蛇舌草等。

三、术后后期

攻补兼施，扶正祛邪。

证属气阴两虚，余毒未清。多用于大肠癌术后防止复发和转移。

方以扶正祛邪为主，可选用八珍汤加解毒散结之品。常用药物有人参、炒白术、甘草、当归、川芎、三棱、莪术、水蛭、蕲蛇等。

牛春风等使用扶正祛邪汤，方中生晒参补五脏六腑之元气，与黄芪、白术、灵芝伍用，以增补气之功，且有健脾之效；薏苡仁、败酱草、山慈菇、猪苓、北豆根除湿清肠，清解余毒，通利排毒；无花果、苦荞头理气散结；丹参、三七养血活血。诸药体现扶正固本、清热解毒、理气散结、养血活血的治疗法则。治疗大肠癌术后患者有较好的疗效，可使患者体力状况好转，降低复发率，延长生存期。

四、术后并发症的中医药处理

大肠癌手术，最常见的术后并发症有肠粘连、肠梗阻以及术后消化不良。对此中医药均有较好的疗效。

(一)肠粘连

肠粘连是指由于各种原因所致的肠管与肠管之间、肠管与腹膜之间、肠管与腹腔内脏器之间发生的不正常黏附，易引起粘连性肠梗阻。腹部手术的创伤是引起肠粘连的主要因素，手术创伤越大，则粘连发生的机会越多，进一步发生肠梗阻的机会也越多。粘连性肠梗阻是肠粘连或腹腔内粘连带所致的肠梗阻，较为常见，占肠梗阻发病率的20％～40％，最常见于腹部手术后。临床表现为反复的顽固性腹痛、腹胀、呕吐、排气不畅、大便困难甚至停止排气排便等症状，严重者可进一步发展为肠坏死而危及生命。

西医以预防为主，主要采取以下措施：手术时严格无菌操作；进腹前冲洗手套，减少滑石粉进入腹腔；手术操作轻柔并减少肠管长期暴露；冲洗干净腹腔内积液、脓血；早日下床活动等。发生肠粘连后治疗主要以禁食、胃肠减压、解痉、补液、抗感染等保守治疗为主，尽量避免手术。对于非手术治疗后症状加重或疑有绞窄性肠梗阻患者则需要进行手术，包括单纯松解粘连术、粘连松解及肠切除肠吻合术、捷径术、肠内排列术等。但西医保守治疗仅能缓解症状，原有粘连依然存在，容易复发，而开腹手术解除梗阻的同时又导致新的粘连形成，再次出现梗阻。

中医没有肠粘连的病名，根据临床表现多归属于“腹痛”“痞满”“积聚”等范畴。腹部手术中肠管、浆膜、血管的损伤、渗出，必有离经之血残留腹腔，则瘀血停滞，阻滞气机，津液输布失常，肠腑运化不畅，不通则痛，患者痛、吐、胀、闭诸症丛生，“闭”与“瘀”是病变本质所在。中药防治肠粘连及粘连性肠梗阻主要应用活血化瘀、行气止痛、通里攻下等方面的药物。

常选用复原活血汤、金铃子散、大承气汤等配合加减使用，以桃仁、红花、川芎、当归、地龙等活血祛瘀，川楝子、元胡疏肝行气止痛，大黄、枳实通腑泻热，在临床上疗效显著。

郭灿勋等用化瘀祛粘汤（川芎 10g，赤芍 10g，桃仁 10g，红花 10g，元胡 30g，川楝子 10g，枳壳 10g，厚朴 10g，莱菔子 15g，当归 10g，生地黄 10g，川牛膝 10g，桔梗 10g，柴胡 10g，甘草 10g）治疗腹部术后肠粘连，总有效率 95.6％，治愈率 70.2％。

（二）肠梗阻

腹部手术后由于麻醉、手术操作和腹腔炎症等因素对肠管刺激及术中腹腔污染而导致肠壁肌肉运动受到抑制，肠管动力性障碍，肠腔内容物不能向下运行，使胃肠蠕动消失，引起肠麻痹，但无器质性的肠腔狭窄。患者腹胀明显，肠功能长期不能恢复，可引起体液丧失、肠管膨胀、毒素吸收、感染，严重者甚至出现肠管坏死、腹膜炎、休克等症状。患者术后出现腹胀，肠鸣音减弱或消失。西医治疗需要禁食、静脉高营养支持、持续胃肠减压，鼓励患者床上运动，并争取尽早下地活动，目的是促进肠蠕动早日恢复，尽早排气排便，维持自身的水、电解质平衡，防止肠麻痹，避免肠粘连。

肠梗阻属于中医“腹胀”范畴。由于手术损伤了人体正气，脏腑功能失调，肠道阻塞不通，气虚血行不利，致气机痹阻，血脉瘀阻，腑气壅滞，或湿浊热毒郁结，六腑不能传化，腑气下行不畅，致胃肠功能障碍。气滞则胀，不通则痛。病机为不通则痛，虚瘀并存，气机通降失常，病位在脾、胃、大肠。肠以通为用，泻而不藏，通降下行为顺，所以治疗上应遵循六腑以通为补、以通为用的原则，宜理气化瘀止痛，使脾、胃、大肠升降传导功能恢复。

此时中医常用大承气汤灌肠，或通过胃管灌入大承气汤，同时依证加入桃仁、赤芍、莱菔子等活血祛瘀理气药物，有良好疗效。胃管注入时，给药后闭管 1～2 小时，每天 2 次，一般 3～5 天好转。

王宏宾等用肠粘连松解汤（川朴 10g，木香 10g，乌药 10g，莱菔子 10g，桃仁 10g，芒硝 6g，番泻叶 10g），煎液从胃管注入，配合维生素 B_1、B_{12} 与新斯的明注射液混合液 5mL，在左右足三里、上巨虚行穴位注射，治疗术后麻痹性肠梗阻患者 32 例，均在第一次治疗后即出现肠蠕动增强，有欲排气排便感觉，17 例患者当日有排气，次日排便，效果非常显著。

潘智敏用祛瘀化浊中药治疗麻痹性肠梗阻亦有良效。潘教授认为，瘀浊在肠梗阻的发病过程中起着重要作用，所以治当祛瘀通腑，理气化浊，方选加味大承气汤加减：生大黄 30g（后下），厚朴 20g，炒枳壳 20g，芒硝 20g（冲），虎杖根 30g，桃仁 12g，赤芍 12g，莱菔子 30g，大腹皮 12g，姜半夏 12g，苦杏仁 12g，决明子 30g，瓜蒌仁 30g，芦荟 3g，败酱草 30g。给药方式可以口服，也可以胃管注入或保留灌肠。

（三）功能性消化不良

功能性消化不良，是指具有上腹痛、上腹胀、早饱、嗳气、食欲不振、恶心、呕吐等不适症状，经检查排除引起这些症状的器质性疾病的一组临床综合征。症状可持续或反复发作，病程一般超过 1 个月或在 12 月中累计超过 12 周。大肠癌术后患者在手术后常可见到上腹胀、早饱、嗳气、食欲不振、恶心、呕吐等症状出现，这与手术切除病变肠管，引起消化道敏感，胃肠动力紊乱有关。

西医治疗多采用抑酸、促进胃动力的方法，可缓解短暂不适。

中医认为，功能性消化不良临床表现以上腹部痞满、餐后早饱为主者，属于“痞满”范畴；临床表现以上腹部疼痛为主者归属于中医“胃痛”范畴；临床以嘈杂、烧心、泛酸为主者属于中医“嘈杂”范畴。治疗以健脾消胀、益气养阴为主，方用六君子汤、参苓白术散、益胃汤等加减。

陈会林等对49例大肠癌术后消化不良的患者进行中西医结合治疗，脾虚湿阻型，治以益气健脾渗湿，方用参苓白术散加减，药用炒党参12g，炙黄芪20g，茯苓20g，炒白术20g，扁豆6g，陈皮6g，山药20g，砂仁5g，薏苡仁20g，桔梗6g；湿热蕴脾型，治以清热利湿，和胃降逆，药用茵陈30g，栀子15g，陈皮20g，半夏15g，竹茹12g，枳实15g，厚朴15g，茯苓12g，甘草6g；寒湿困脾型，治以健脾和胃，温中散寒，药用黄芪15g，芍药20g，桂枝10g，炙甘草6g，生姜10g，大枣1枚，饴糖30g。每日1剂。结果治疗组49例中，显效28例，有效19例，无效2例，总有效率95.92%；对照组50例中，显效12例，有效20例，无效18例，总有效率仅64%。

第二节　中医药与化疗

大肠癌患者的化疗包括全身化疗和局部化疗，给药途径包括口服、静脉注动脉灌注和腹腔内灌注。在过去的40年间，

5－FU一直是治疗大肠癌的主要化疗药物，人们一直在探寻5－FU的最佳给药方式，5－FU与醛氢叶酸(LV)之间的生化反应调节、持续静脉灌注给药方式的有效性等的发现，使得5－FU的抗肿瘤疗效进一步得到增强。近年来，随着伊立替康、奥沙利铂等新药的应用，大肠癌化疗的疗效得到进一步提高，使得大肠癌成为化疗相对敏感的肿瘤。

大肠癌常用的化疗药物有5-FU、顺铂、奥沙利铂、卡培他滨、伊立替康等。

大肠癌标准的辅助化疗方案是FOLFOX4方案，在以5－FU＋LV为主的方案中联合其他新药后，使得晚期大肠癌治疗的有效率、肿瘤无进展生存时间、总生存期均有提高。伊立替康是拓扑异构酶Ⅰ抑制剂，在结直肠癌治疗方面有显著疗效。Saltz等报告，CPT－11＋5－FU＋LV能够使化疗有效率达到39%，中位肿瘤无进展生存期达到7个月，而单用5－FU＋LV组分别为21%、4.3个月。口服氟尿嘧啶类药物——卡培他滨，2001年经美国FDA批准，用于晚期结直肠癌的治疗。卡培他滨是一种对肿瘤细胞有选择性的口服细胞毒药物，它本身无细胞毒性，但在体内经三步转化为具有细胞毒性的5－FU，其结构通过肿瘤相关性血管因子胸苷磷酸化酶在肿瘤所在部位转化而成，从而最大限度地降低了5－FU对正常人体细胞的损害。Ⅲ期随机临床试验证实与Mayo方案相比，卡培他滨有更高的有效率(24.8%，15.5%)，中位生存期两者相似(12.5个月，13.3个月)。

新辅助化疗是一种安全有效的化疗方法，随着新药不断应用于临床，新辅助化疗也必将在大肠癌综合治疗中显示出越来越重要的地位和作用。

一、大肠癌常用的化疗方案

(一)氟尿嘧啶和氟尿嘧啶衍生物化疗方案

1.Mayo Clinic方案(FL方案)

LV(CF)：20mg/m^2，静脉推注，第1～5天。

5－FU：425mg/m^2，静脉推注，第1～5天。

28 天为一周期。

2.DeGramont 方案

LV：200mg/m^2，静脉滴注，第 1、2 天。

5－FU：400mg/m^2，静脉推注，第 1、2 天。

5－FU：600mg/m^2，持续静脉（CIV）22 小时，第 1、2 天。

14 天为一周期。

3.AIO 方案

LV：500mg/m^2，静脉滴注 2 小时，第 1、8、15、22、29、36 天。

5－FU：2600mg/m^2，持续静脉（CIV）24 小时，第 1、8、15、22、29、36 天。

7 周为一周期。

4.国内常用方案

LV：60～200mg/m^2，静脉滴注 2 小时，第 1～5 天。

5－FU：300～500mg/m^2，静脉滴注 4～6 小时，第 1～5 天。21 天为一周期。

5.卡培他滨方案

CAP：每次 1250mg/m^2，每日 2 次，第 1～14 天。

21 天为一周期。

6.S－1 方案

S－1：80mg/（m^2 · d），分 2 次口服，第 1～14 天。

21 天为一周期。

或

S－1，80mg/（m^2 · d），分 2 次口服，第 1～28 天。

42 天为一周期。

（二）伊立替康化疗方案

1.CPT－11＋LV＋5－FU 方案（DeGramont 方案）

CPT－11：180mg/m^2，静脉滴注 90 分钟，第 1 天。

LV：200mg/m^2，静脉滴注 2 小时，第 1、2 天。

5－FU：400mg/m^2，静脉推注，第 1、2 天。

5－FU：600mg/m^2，持续静脉（CIV）22 小时，第 1、2 天。14 天为一周期。

2.F0LFIRI 方案（DeGramont 方案）

CPT－11：180mg/m^2，静脉滴注 90 分钟，第 1 天。

LV：200mg/m^2，静脉滴注 2 小时，第 1 天。

5－FU：400mg/m^2，静脉推注，第 1 天。

5－FU：2400～3000mg/m^2，持续静脉（CIV）46 小时。

14 天为一周期。

3.IFL 方案（Saltz 方案）

CPT－11：125mg/m^2，静脉滴注 30～90 分钟，第 1、8、15、22 天。

LV：20mg/m^2，静脉推注，第 1、8、15、22 天。

5－FU：500mg/m²，静脉推注，第1、8、15、22天。

6周重复。

4.Douillard方案(CPT－11＋AI0)

CPT－11：80mg/m²，静脉滴注90分钟，第1、8、15、22、29、36天。

LV：500mg/m²，静脉滴注2小时，第1、8、15、22、29、36天。

5－FU：2300mg/m²，持续静脉(CIV)24小时，第1、8、15、22、29、36天。

7周重复。

5.XELIRI(CPT－11＋Xeloda)方案

CPT－11：100mg/m²，静脉滴注90分钟，第1、8天。

Xeloda：1800mg/(m²·d)，分2次口服，第2～15天。

21天为一周期。

或

CPT－11：225mg/m²，静脉滴注90分钟，第1天。

Xeloda：2000mg/(m²·d)，分2次口服，第2～15天。

28天为一周期。

(三)FOLFOX方案

FOLFOX方案为法国学者DeGramont设计，共有FOLFOX1～FOLFOX7七个化疗方案，常用的有FOLFOX4、FOLFOX6、FOL－FOX7三个方案。

1.FOLFOX4方案

L－OHP：85mg/m²，静脉滴注2小时，第1天。

LV：200mg/m²，静脉滴注2小时，第1、2天。

5－FU：400mg/m²，静脉推注，第1、2天。

5－FU：600mg/m²，持续静脉(CIV)22小时，第1、2天。

14天为一周期。

2.FOLFOX6方案

L－OHP：100mg/m²，静脉滴注2小时，第1天。

LV：400mg/m²，静脉滴注2小时，第1天。

5－FU：400mg/m²，静脉推注，第1天。

5－FU：2400～3000mg/m²，持续静脉(CIV)46小时。

14天为一周期。

3.FOLFOX7方案

L－OHP：130mg/m²，静脉滴注2小时，第1天。

LV：400mg/m²，静脉滴注2小时，第1天。

5－FU：2400mg/m²，持续静脉(CIV)46小时。

14天为一周期。

(四)时间调整法方案

1.时间调整法 1

L－OHP25mg/(m^2·d),从 10AM 至 10PM 静脉滴注,4PM 时达峰值,第 1～5 天。

LV300mg/(m^2·d)和 5－FU600mg/(m^2·d),从 10PM 至 10AM 静脉滴注,4AM 时达峰值,第 1～5 天。

21 天为一周期。

2.时间调整法 2

L－OHP125mg/(m^2·d),从 10AM 至 4PM,静脉滴注,第 1 天。

LV300mg/(m^2·d)和 5－FU700mg/(m^2·d),从 10PM 至 10AM 静脉滴注,4AM 时达峰值,第 1～5 天。

21 天为一周期。

3.XELOX(L－OHP＋Xeloda)方案

L－OHP:130mg/m^2,静脉滴注 2 小时,第 1 天。

Xeloda:1800mg/(m^2·d),分 2 次口服,第 1～14 天。

21 天为一周期。

4.国内常用方案

L－OHP:130mg/m^2,静脉滴注 2 小时,第 1 天。

LV:60～200mg/m^2,静脉滴注 2 小时,第 1～5 天。

5－FU:300～500mg/m^2,静脉滴注 4～6 小时,第 1～5 天。

21 天为一周期。

(五)雷替曲塞的化疗方案

1.CPT－11＋Raltitrexed

CPT－11:300mg/m^2,静脉滴注 90 分钟,第 1 天。

Raltitrexed:2.6mg/m^2,静脉滴注 15 分钟,第 2 天。

21 天为一周期。

2.Raltitrexed＋L－OHP

Raltitrexed:3.0mg/m^2,静脉滴注 15 分钟,第 1 天。

L－OHP:130mg/m^2,静脉滴注 2 小时,第 1 天。

21 天为一周期。

或

Raltitrexed:3.0mg/m^2,静脉滴注 15 分钟,第 1 天。

L－OHP:70mg/m^2,静脉滴注 2 小时,第 1、8 天。

21 天为一周期。

上述各种化疗方案如用于晚期大肠癌治疗,应用至肿瘤进展或出现不能耐受的毒性方停用。如用于大肠癌的术后辅助化疗,一般应连续使用 24 周,即 28 天重复的方案用 6 周期,21 天重复的方案用 8 周期,14 天重复的方案用 12 周期。

二、中医药对化疗毒副反应的认识和处理

全身化疗在现代医学治疗大肠癌特别是晚期或术后复发转移的患者中占有重要地位，而化疗药物的毒副反应较多，严重的副反应会造成患者体质下降，对化疗产生恐惧心理，甚至因为严重副反应而影响治疗的正常进行。使用中药配合化疗可以起到减毒增效的作用。

在大肠癌的化疗中，无论哪种化疗药物或化疗方案，副反应都会发生，最主要的是消化道反应（恶心、呕吐、腹泻）、骨髓抑制、手足综合征和神经毒性。化疗的副反应主要分为两种，一种是短期副反应，包括急性和亚急性副反应，是指用药后当时和疗程内出现的过敏、恶心、呕吐、腹泻、血液学改变、肝肾功能、手指麻木、皮疹、手足综合征和脱发等；另一种是长期副反应，指在停药后甚至停药多年出现的副反应，包括神经毒性、造血功能障碍、间质性肺炎、心脏毒性、内分泌失调、畸胎等。

（一）恶心呕吐

恶心、呕吐、厌食等消化道反应是化疗最常见的副反应。几乎所有的化疗药都导致不同程度的恶心呕吐反应。可发生于化疗中、化疗后数小时甚至化疗后数天，反应程度、持续时间有较大的差异。

原来使用胃复安、维生素 B_6、地塞米松等药物，疗效很差，近年来 5-羟色胺受体阻滞剂如昂丹司琼、格拉司琼、托烷司琼等中枢性止吐药的问世，明显提高了止吐效果，超过了中药止吐的力量，所以在临床上单用中药处理急性恶心呕吐反应并不多见，一般与西药止吐药联合使用。

中医理论认为，化疗药损伤脾胃，使脾失健运，胃失和降，胃气上逆而引起恶心呕吐，症见全身乏力，面色萎黄，心慌气短，恶心呕吐，食少纳呆，小便短赤，大便秘结，舌淡苔白，脉细无力等，治疗应以调理脾胃为主，临床多选用六君子汤、旋覆代赭汤、橘皮竹茹汤、丁香柿蒂汤、保和丸等为主方加减应用，常用的药物有生黄芪、茯苓、猪苓、炒白术、鸡血藤、补骨脂、天花粉、苏木、红花、半夏、黄连、枳壳、陈皮、半枝莲、白芍等。使用以健脾为主的中药可以较好地提高患者对化疗的耐受能力，减轻化疗的不良反应，改善患者的生活质量。

中药的止吐效力比不上西药止吐药，但对于化疗药导致的食欲不振、不思饮食、腹胀等症状，西药如吗丁啉、多酶片等胃动力药、助消化药的效果并不好，在化疗周期中配合降逆止呕、健脾开胃的中药可以加强止吐的作用，同时使用理气健脾、和胃降逆治法，能明显减轻恶心呕吐反应，促进食欲的恢复。

张思奋等用自拟的益气健脾止呕方配合时辰疗法来治疗脾胃虚弱型患者的化疗副反应，选择10:00 时脾经“旺时”为服药时间以补其脾胃不足，发现时辰化疗联合益气健脾止呕中药择时服药，可起到优势互补的作用，相比于常规化疗，能明显减少恶心呕吐发生率。

（二）腹泻

大肠癌常用的化疗药物，如 5-FU、盐酸伊立替康常常引起腹泻。现代医学治疗化疗引起的腹泻，多使用大剂量的咯哌丁胺，通过提高胃肠张力，抑制肠蠕动，制止推进性收缩，因而减缓食物的推进速度，使水分有充分的时间吸收而止泻。但此种药物服用过量时，可能出现嗜睡、便秘、肌肉紧张、瞳孔缩小、呼吸徐缓等中毒症状，且不能从根本上解决腹泻。

中医认为化疗药物为有毒性药物，其治疗肿瘤的同时，亦损伤机体正气，作用于中焦，损伤中阳，致使脾胃升降失调，清气不升，浊气不降，清浊不分，并走大肠，大肠传导失司而成泄泻。在治疗

上多使用健脾止泻的方法，使用参苓白术散、葛根芩连汤等健脾、祛湿、清热，从而达到止泻的目的。若腹泻次数每日达十余次者，可酌加罂粟壳 9g，肉豆蔻 12g。针刺穴位可选足三里、上巨虚、中脘。

中日友好医院中西医结合肿瘤内科贾立群教授等认为盐酸伊立替康所造成的腹泻多属脾胃气虚，水气内停，为中虚寒热水湿错杂之痞证。因此，用辛开苦泄之品，苦借辛开，燥湿之中可使湿不得伏而溃散；寒借辛散，清热之中可使热不得结而消散，辛温与苦寒相合，不仅可使苦寒之药充分发挥治疗作用，更可使中焦气机条达畅和，促邪有退路而不得壅阻。治用生姜泻心汤温中补虚，散寒涤饮。

生姜泻心汤出自《伤寒论》“伤寒汗出，解之后，胃中不和，心下痞硬，干噫食臭，胁下有水气，腹中雷鸣，下利者，生姜泻心汤主之”，属辛开苦降甘调之法，重用生姜为君，开胃气，辟移浊，散水气，其气薄，攻主宣散。干姜气厚，功兼收敛。生姜走而不守，干姜守而不走，二药相合，散中有敛，守中有走，既能宣散水饮，又能温补中州。生姜伍半夏，则降逆、化饮、胃和之功更强。生姜、半夏合用黄芩、黄连辛开苦降，以调理脾胃，复其升降，开其痞结。佐以参、枣、草扶中补虚，以运四旁，而斡旋上下，俾其痞消。全方苦寒借辛温，寒而不凝；辛温借苦寒，温通气机而不助热。辛温苦寒并用，以达痞气以散，湿热以退。诸药配伍，有通阳涤饮、消痞止利、扶正祛邪、标本同治之功。

现代研究证明，半夏泻心汤可以促进 IL-15 细胞因子的表达，防止肠微绒毛的缩短与破坏。半夏泻心汤治疗后可以增加结肠 COX-2 和 PGE_2 水平，减少水和电解质向肠腔移动，防治腹泻的发生。

(三)骨髓抑制

骨髓抑制是指骨髓中的血细胞前体的活性下降。血液中的红细胞和白细胞都源于骨髓中的干细胞。血液中的血细胞寿命较短，要不断补充。为了达到及时补充的目的，作为血细胞前体的干细胞必须快速分裂。化疗、放疗以及许多其他抗肿瘤治疗方法，都是针对快速分裂的细胞，因而常常导致正常骨髓细胞受抑。

中医认为，气血生成与肝、脾、肾三脏关系最为密切。肝统血、藏血，肝脏功能失调则肝不藏血，均可引起气血不荣，出现血象下降或贫血；脾为“后天之本”，为人体的“气血生化之源”，脾胃虚弱或后天失养或受损则气血生化乏源；肾为“先天之本”，“主骨生髓”，肾虚精亏则髓海不充。故中医认为在补气养血的同时，应兼顾补益肝、脾、肾三脏。临床上多用补气养血、健脾和胃之法，使用八珍汤、当归补血汤、四君子汤等补气生血。

同样，在临床上多种中药也被证明有改善骨髓抑制的作用。升提白细胞：太子参、人参、党参、西洋参、黄芪、熟地黄、白芍、全当归、鸡血藤、紫河车、阿胶、鹿角胶、枸杞子、女贞子、仙灵脾、肉苁蓉、五灵脂、灵芝等。

升提红细胞：太子参、人参、黄芪、白术、全当归、鹿茸、三七粉、紫河车、鸡血藤、阿胶、熟地黄、茯苓、枸杞子、补骨脂、龙眼肉、锁阳、巴戟天等。

提升血小板：黄芪、鹿角胶、花生衣、仙鹤草、旱莲草、丹皮、紫河车、沙参、黄精等。

(四)手足综合征

手足综合征，是由口服化疗药卡培他滨引起的，以手足麻木、感觉迟钝、感觉异常、麻刺感、无痛感或疼痛感，皮肤肿胀或红斑、湿性溃疡、脱屑、皲裂、硬结样水泡为典型临床表现的一类综合征。卡培他滨引起手足综合征的机理不明确，可能与其代谢产物 α-氟-β-丙氨酸有关。西医主要靠预防

性口服维生素 B_6 以降低其发病率。

中医对手足综合征无明确的归属，从其症状上多数“麻木”“痹证”的范畴。林丽珠教授认为，服用靶向药物后出现手足综合征，属于中医“药毒”范畴。中日友好医院中西医结合肿瘤内科贾立群教授等认为，手足综合征病机为“气虚血瘀，寒凝络阻”，其中气虚为本，瘀毒为标，血瘀络阻，不荣四末，而见四肢末端麻木、感觉障碍；更有血不荣筋，出现肢体功能障碍；甚者瘀毒阻络，而见皮肤红斑、溃破。

由于手足综合征表现皮肤损害，病在手足皮肤表面，对此发挥中医“内病外治”的特色，以中药外洗来治疗是最直接的办法。以活血化瘀、温经通络为法，选用桂枝、当归、红花、老鹳草等中药配成“通络散”，方中桂枝、当归、红花活血化瘀，畅通经气，并加速药物渗透转运，老鹳草散寒止痛通络，外用可激发经气。诸药共煎成剂，局部外洗，使其药效直达病所，既体现了局部用药特色，又兼顾其整体病机。

在此基础上，对于手足麻木重者，可加海风藤、赤芍、路路通、山慈菇、三棱、莪术等疏风通络。四末不温者可加熟附子、路路通、川芎、元胡、肿节风温阳通络。皮损明显者，可加丹皮、马齿苋、苦参、徐长卿、山慈菇、赤芍、野菊花、蒲公英、紫花地丁等养血解毒。皮肤瘙痒明显者，可加蛇床子、地肤子、马齿苋、苦参、防风、赤芍、蝉蜕等疏风清热。疼痛明显者用生地黄、丹皮、赤芍、马齿苋、土茯苓等凉血止痛。

（五）周围神经毒性

化疗药物引起的周围神经毒性，是奥沙利铂的主要剂量限制性毒性，主要表现为迅速发作的对寒冷敏感的末梢神经感觉异常或感觉障碍，如指趾末端麻木或感觉减退，偶见喉咙感觉异常，表现为呼吸和吞咽困难。一般在用药数小时到数日内发生。剂量累积性毒性一般在几个疗程治疗后发生，表现为肢体麻木，一般在停药后会逐渐恢复。

中医认为周围神经毒性属“痹证”范畴。《黄帝内经》（简称《内经》）云：“其不痛不仁者，病久入深，荣卫之行涩，经络时疏，故不痛，皮肤不营，故为不仁。”其根本在于正气亏虚。化疗药物为大毒之品，伤及人体阳气，造成机体元阳亏虚，温煦不足，推动无力，而致寒凝络脉，瘀血内停。应以益气温阳活血为法。临床常用当归补血汤、黄芪桂枝五物汤、当归四逆汤等进行治疗。

杨兵等使用补阳还五汤治疗周围神经毒性，总发生率减少了近 30%。孔颖泽使用黄芪桂枝五物汤治疗周围神经毒性，临床显效率 81.8%，总有效率 100%。陈宇鹏使用加味当归四逆汤，有效降低了周围神经毒性的发生率。

中日友好倉院贾立群教授等认为，周围神经毒性的病机为气虚血瘀，寒凝阻络，以活血化瘀、温经通络为治法，自拟通络散外洗，治疗有效率 93.5%，起效时间 5.7 天，说明中药外洗对于周围神经毒性的治疗有很好的作用。

（六）通过其他治法减轻化疗不良反应

除中药汤剂内服或外洗，中医的多种治疗方法对于化疗后的副反应也有独特的疗效。

1.中药复方制剂

研究发现中药复方能提高Ⅲ期大肠癌术后患者对化疗的耐受能力和化疗间歇期的生活质量。有学者认为，术后患者“邪去正衰”，在化疗的同时应用扶正培本、健脾益气方药能减轻大肠癌术后化疗不良反应，骨髓抑制、肝功能损害及胃肠道反应均减少。

王振飞用艾迪注射液(由人参、黄芪、刺五加、斑蝥等精制而成)配合化疗治疗大肠癌术后患者，治疗组生存质量明显改善，KPS评分提高，改善率55%，恶心呕吐、腹泻及外周神经毒性发生率等也明显降低。

艳敏等观察发现复方苦参注射液联合化疗组有效率较高，说明复方苦参注射液联合化疗治疗晚期大肠癌可使患者的病情进展得到延缓，生存期得以延长，减轻不良反应，提高对化疗的耐受性，提高患者生活质量。

2.中药灌肠

中药灌肠即可增加抗肿瘤疗效，又有减少化疗后腹泻、腹胀、恶心等不良反应。王晨光等对86例直肠癌患者给予直肠灌注中药(白英、忍冬藤、夏枯草、淫羊藿、枸杞子、地榆、槐花、全蝎各50g，水煎浓缩成500mL，分装成7瓶，每次用1瓶)，发现加用中药后可起到免疫调理及改善黏液血便、便频等症状的作用。

郑玉玲等探讨肠达顺灌肠液对湿热蕴结型大肠癌的疗效，结果表明，单用中药肠达顺灌肠液直肠给药与5-FU直肠给药疗效相当，而肠达顺与5-FU联合交替灌肠有显著增效作用。

3.针灸

金哲秀运用针灸两步法(即先针二间、阳溪调寒热，再用艾灸调虚实)治疗大肠癌27例，针灸组腹痛、便秘(或腹泻)、疲乏无力等症状的缓解率均高于对照组，针灸组无白细胞下降、恶心呕吐、口腔炎等不良反应。

4.其他

如使用脐部贴敷、足三里化脓灸、足浴、穴位封闭、食疗等治疗手段，也可改善化疗不良反应。

第三节　中医药与放疗

大肠癌的放疗主要是计对直肠癌而言，临床上只要 T_3 和淋巴结阳性都必须T进行放疗。直肠癌大多数为腺癌，对放射线敏感度较低。放射治疗主要分为术前放疗、术中放疗、术后放疗、单纯放疗。

术前放疗可以使肿瘤体积缩小，降低肿瘤分期，使原来不能切除的局部晚期病灶能行根治性切除，增加低位直肠癌的保肛机会，从而提高患者生活质量。直肠癌的术前放疗效果甚至要优于术前化疗。目前多强调直肠癌的新辅助治疗应为术前同步放化疗。

术中放疗可以增加照射对肿瘤组织的疗效，而减少对正常组织的不必要照射，同样可提高直肠癌的局部控制率。

术后放疗应尽可能在术后1个月内开始，可以提高肿瘤局部控制率，有效降低局部复发率。对于直肠癌术后证实肿瘤穿透肠壁、周围淋巴结转移、有相邻脏器受累以及术后有残留病灶者，均应采取术后放射治疗。

随着放疗技术的不断进步，对于直肠癌的放疗方式有了全新的发展：对于局部晚期直肠癌患者，采用手术前放疗辅以热疗，能增加手术的切除率。肿瘤相对表浅、范围较小、可活动的高分化或中分化早期低位直肠癌可采用腔内近距离放疗，使病灶处选择性得到较高剂量照射，以达到根治并能保全肛门的疗效，对于提高患者的生活质量具有重要意义。对DukesB期和C期患者可采用直肠癌“三明治”式放疗，即术前放疗－手术－术后放疗的综合治疗方法，明显提高患者的生存率。

放射治疗的原则是：放射野应该包括肿瘤、2～5cm 边缘、骶前淋巴结和髂内淋巴结；应选择多个放射野（一般为 3 或 4 个放射野）。

放射治疗作为大肠癌治疗中十分重要的手段，可起到控制肿瘤的效果，但局部放射线对正常腹腔和盆腔组织的损害也不可忽视。放射治疗的副反应的程度与照射部位、照射点大小及每次照射量有关。

中医认为放射线为热毒之邪，热毒攻伐人体主要造成气阴耗损。临床常常出现气阴两虚症状，如少气懒言，头晕乏力，自汗盗汗，口干喜饮，手足心发热，便秘，小便短赤，舌质红而少津，脉细数等。气与津液互根互化，气虚不能生津，津伤不能化气，最终导致气阴俱耗。气阴不足，不能上荣头面，则头晕乏力；气虚不能固摄，则自汗盗汗；脏腑津液不足、虚热内生，则口干喜饮，小便短赤。舌红少津，脉细数也为气阴两伤之征。临床上常以清热解毒、益气养阴为基本治疗方法。选用银翘散、荆防败毒散、增液汤、沙参麦冬汤等随症加减。金银花、连翘、野菊花、麦冬、生地黄、玄参、知母、黄精、玉竹、旱莲草、女贞子、黄芪、茯等、鳖甲、丹皮、半枝莲、陈皮、白芍、椿根皮等药物，可以有效减轻放疗的不良反应，提高患者对放疗的耐受力，有助于放疗的顺利进行。

一、局部皮肤反应

放射线对射点区皮肤的损伤，通常可见到两种皮损反应。一种为干性反应，皮肤照射数日后，皮肤发红，以后渐变呈暗棕紫色，毛发脱落，随着放射剂量的加大，皮肤干燥脱屑，待放疗结束后，皮肤可慢慢恢复正常。另一种为湿性反应，表皮脱落、破损，甚至形成溃疡，红肿热痛，较难治愈。

出现局部皮肤反应，皮损局部要保持清洁、干燥，不得受到物理及化学的刺激。干性皮炎反应可不必处理。湿性皮炎可用氢地油、鸡蛋清涂抹，一旦发生溃疡，每日用生理盐水冲洗，有严重感染者，选择敏感抗生素湿敷，对坏死纤维组织可用糜蛋白酶涂敷，促进肉芽组织的生长，控制感染。

中医认为，皮肤经放射照射后，热毒内侵或蕴积于此，损伤肌肤，由此产生局部一系列不同程度的损害。中医多采用清热解毒之品治疗放疗所导致的局部皮肤反应。如黄芩 30g，黄连 30g，黄柏 30g，浓煎去渣，候凉后以洁净纱布蘸药液敷患处，每日湿敷 4～6 次，也可采用五黄膏或京万红烫伤膏外涂患处。

二、放射性肠炎

患者接受放疗数天后，出现里急后重、黏液血便、腹泻及便秘等症状，放疗剂量偏大时，可发生小肠上皮严重脱落，导致胃肠综合征、水电解质紊乱、蛋白质丢失，可进一步感染和出血，甚至导致死亡。

放射性肠炎一旦发生，早期影响放疗的正常进行，晚期可发生放射性肠溃疡、肠穿孔、肠瘘、直肠狭窄、肠出血等并发症，严重者需行肠造瘘，极大地影响了患者的生存质量和生存期。从病理生理学角度分析，直肠放射性损伤主要是射线引起细胞内一系列生化改变，导致细胞死亡。肠黏膜对电离辐射最敏感，受损伤的危险性最大。最近研究认为，一氧化氮（NO）可能是直肠放射性损伤重要炎性介质之一。一氧化氮合酶活性增高而导致的 NO 大量产生与许多炎性疾病有关，如溃疡性结肠炎和实验性肠损伤。NO 也是维持组织和血管完整性、免疫功能和神经传导等方面的重要分子介质。一氧化氮合酶抑制剂可减少NO产生，预防和减轻大鼠肠黏膜的放射性损伤。肠道放射性损伤最初反应是绒毛上皮缩短，继而形成镜下溃疡，使破损的肠黏膜不能吸收液体和营养物质，因此可产生严重的腹泻，并可产生出血。条件致病菌经溃疡侵入可使症状加重。

西医对放射性肠炎无特效的治疗办法，一旦出现，主要通过增加治疗的间隔时间或减少总剂量及每次照射剂量来减轻放疗不良反应，并注意指导患者进食易于消化、无刺激、高热能的食品，尽量少食多餐，出现腹泻要注意肛周清洁。

放射性肠炎与中医的“泄泻”“便血”“肠澼”“痢疾”等病证相似，主要表现为腹泻、黏液便，可有便血、里急后重、肛门坠痛。由于肿瘤患者正气不足，气虚不固，本已出现泄泻之症，加之放疗更使热蕴于肠道，阻滞脉络，煎熬津液，湿热下注，而见腹泻、腹痛诸症。初期可见肠道热蕴，经络受损，传导失司，日久则耗气伤津，损伤脾阳，出现脾胃衰弱的证候，晚期伤及肾阳，导致脾肾两虚。

临床治疗以扶正祛邪为原则，扶正主要是健脾益肾、涩肠止泻；祛邪以清热解毒、清利湿热、活血行气为主。因此，健脾益气、清热解毒为主要治法。

早期放射性肠炎损伤，治以清热解毒、凉血利湿，以白头翁汤、芍药汤、葛根芩连汤加减运用较多。若体弱、脾气虚衰明显，可加入炒薏苡仁30g，黄芪30g。后期损伤及脾肾，出现食少纳差，脘腹胀满，肢体倦怠，神疲懒言，气短乏力，及久痢久泻，滑脱不禁等症状，脾虚为重者，可采用参苓白术散加减，肾虚为主者，可采用真人养脏汤、四神丸等补肾涩肠。参苓白术散加减尤其适用于正气大亏，邪毒又盛的直肠放射性损伤，其中黄芪、党参、白术、茯苓、山药健脾益气，同时可加入白花蛇舌草、蚤休、半枝莲、薏苡仁、佩兰、藿香、黄连、白头翁等清热燥湿，其中白花蛇舌草、重楼、半枝莲还有抗癌解毒作用。此外，黄芪、薏苡仁有防止肠组织增生、纤维化的作用，还有消除水肿、生肌排脓的功效。诸药合用，标本兼顾，攻补同施，可使脾胃调和，清升浊降，泄泻得止。

放射性肠炎若出现便血等症，可使用槐花汤灌肠，也有较好疗效。方用槐花、鸦胆子各15g，皂角刺、血竭各10g，白花蛇舌草、生大黄、败酱草各40g，煎汁200mL，保留灌肠1～2小时，每周1次。

三、放射性膀胱炎

直肠癌在放疗过程中，部分患者会出现不同程度的放射性膀胱炎，主要表现为尿频、尿急、尿痛等膀胱炎症状，偶可出现排尿困难，甚至血尿。

出现放射性膀胱炎，嘱患者多饮水，多吃蔬菜，避免长期站立或坐位工作，保持会阴部清洁，可用泼尼松龙乳1mL做膀胱灌注，控制炎症，减轻症状，另外也可口服小苏打，使尿液呈碱性。

现代医学认为，放射性膀胱炎的病理机制为放疗引起膀胱、尿道局部充血、水肿。中医认为，本病系因湿毒下注，蕴结膀胱，灼伤血络而发，故应治以清热利湿，凉血解毒。

临床常使用八正散、小蓟饮子等方加减。方中以车前草、黄柏、木通、泽泻、滑石清利湿热，大蓟、小蓟、旱莲草凉血止痛。现代药理研究证实，方中药物具有抗炎、止痛、止血作用，有的兼有抗癌及放疗增敏作用。将中药和西药合用，治疗放疗引起的放射性膀胱炎，亦可取到较好的效果。

四、放射性肾损伤

放疗后6～8周，可出现蛋白尿、高血压、贫血等急性放射性肾炎的临床表现。西医治疗方法同肾小球肾炎，中医多认为其证属气血亏虚，肾阳不足，临床表现为腰膝酸软，耳聋耳鸣，双下肢水肿，小便清长或频数，大便溏，乏力，舌质淡，脉沉细。治疗以补益肾气、滋养肝血为主，多用熟地黄、杜仲、茯苓、山茱萸、枸杞子、大枣、肉苁蓉等。

第四节 结直肠癌肝转移的中医药治疗

一、结直肠癌肝转移的现代治疗模式

根治性手术切除不仅是目前治愈结直肠癌肝转移最有效的方法，同时也是预防结直肠癌发生肝转移的重要手段，但在所有初始被诊断为直肠癌肝转移的患者中，能够获得手术切除机会的不足30%。部分患者可经过转化治疗使病灶减小，从而获得手术治疗机会。因此，转化治疗成为了丧失手术机会患者的主要选择，其治疗手段为全身化疗和(或)联合靶向治疗、免疫治疗，常用化疗方案包括 FOLFOX、FOLFIRI 和 XELOX 方案等，其中 XELOX 方案具有给药方便、不良反应较小的优势，更适合身体基础状况较差的患者；KRAS 基因野生型可考虑联合西妥昔单抗，RAS 基因突变者可选择联合贝伐单抗，在免疫治疗方面，可选择联合 PD-1、CT-LA-4 抗体治疗免疫组化结果中提示存在微卫星高度不稳定以及错配基因修复缺陷的患者。

近年来，包括肿瘤科、外科、放射科、介入科、影像科、功能科、病理科等相关科室在内的多学科协作团队(MDT)治疗逐渐成为结直肠癌肝转移等恶性肿瘤疾病治疗中的优势诊疗形式，它坚持以患者为中心，通过各个领域的专家会诊讨论，为患者制定了更佳适宜的诊疗方案，避免了专科治疗的局限性。

二、结直肠癌肝转移外科治疗进展

结直肠肿瘤是最常见的消化道肿瘤之一，而肝脏是结直肠恶性肿瘤最常见的远处转移靶器官，据统计有超过 50%的结直肠癌患者会发展成为肝转移，并且有超过 50%的结直肠癌患者死亡原因是由于发生了肝脏转移。在临床上大约有 20%的结直肠癌患者在原发肿瘤确诊时或确诊前已伴有肝转移，即同时性肝转移(sCRLM)。且对于大多数结直肠肿瘤者，肝脏是唯一的转移部位。以往认为结直肠癌肝转移(CRLM)是晚期肿瘤，基本不再考虑应用手术治疗，但是现如今有大量回顾性研究认为手术可能是能够根治 CRLM 的治疗方法，曾经肿瘤治疗所追求的 R_0 切除(肿瘤完全切除)不再是治疗的唯一目标，现在已经由 R_0 切除向达到无疾病证据(NED)状态转变，约 25%～50%CRLM 患者经根治性手术切除后可获得 5 年以上生存期，但是遗憾的是多数患者的肝转移病灶是不可切除的，仅有大约 20%的患者可获得手术根治的机会。近年来，随着治疗理念的进步和外科技术的提高以及多学科诊疗模式的发展应用，越来越多的患者通过综合治疗方法达到了长期存活甚至治愈的目标。本文将围绕国内外近年来 CRLM 的诊疗现状进行综述。

(一)手术治疗在 CRLM 中的应用

CRLM 临床分期属于晚期疾病，患者生存预后情况较差，但近年来随着外科治疗的发展，CRLM 患者生存期得到明显改善。手术切除是唯一可能治愈 CRLM 的方法。目前手术切除的适应证为：

(1)结直肠癌原发灶能够根治性切除。

(2)肝转移灶可完全(R_0)切除,并且可以保留足够肝脏剩余容积(剩余肝脏容积≥40%)。

(3)患者全身状况允许,没有不可切除肝外转移病变。当前的文献资料已经将切缘小于1cm、可切除的肝门淋巴结转移、肝外可切除的转移灶等也纳入适宜手术切除的范畴。严格把握手术适应证后需要考虑的就是手术时机的问题。CRLM患者根据原发灶和转移灶切除顺序不同,手术方式大概分为两种,即同期切除及分期切除。目前手术方式的选择尚存在争议,同期切除术理论上避免了二次手术等待时间,降低了肿瘤进展发生的几率,减少了患者因手术所遭受的疼痛和手术费用所带来的经济压力。此外,有文献报道显示CRLM患者同期切除与分期切除相比,虽然术后并发症发生率和远期的生存时间无明显差异,但行同期切除的患者术后住院时间明显缩短。Reddy等报道的多中心回顾性研究中,同期原发灶联合小范围肝切除(≤2个肝段)与分期手术相比术后并发症发生率及病死率相同,而同期原发灶联合大范围肝切除(≥3个肝段)则显著增加了术后并发症发生率和病死率。而Capussotti等的研究中所选病例均为同期原发灶联合大范围肝切除(≥3个肝段),结果显示行延迟性肝切除组术后并发症发生率和术后住院时间明显高于同期切除组,因此,推荐选择合适的CRLM患者进行同期切除手术,以便可以达到良好的效果。一项Meta分析结果显示同期切除组与分期切除组无复发生存率及术后60天内死亡率无差异,但与分期切除组相比,同期切除组的术后并发症发生率更低,结果表明同时切除原发灶和转移灶是延续CRLM患者生存的一种有效方法,对于无严重并发症的年龄低于70岁的患者,如准备行原发灶联合小范围肝切除手术,选择同期切除术式是安全有效的。一项纳入了30项研究共5300例CRLM患者的Meta分析结果也显示同期切除组与分期切除组总体存活率及围手术期死亡率相差无几。随着同期切除安全性的提高,并且预后和远期疗效与分期切除相当,不难预见,同期切除手术将会在CRLM领域发挥越来越重要的作用。但是对于大范围肝段切除的患者,同期切除术应慎用。此外,经自然腔道取标本手术的应用会进一步加快CRLM患者术后的恢复时间,从而使手术切除取得的良好效果放大。

(二)CRLM中新辅助治疗的应用

虽然手术切除是可能根治CRLM的唯一方法,但是,在初诊时只有约30%的患者具备手术机会。因此如果能通过有效的新辅助治疗,使初诊时不可手术切除的患者转变成可以进行手术切除,其5年生存率可以超过30%,结果显著优于只接受姑息治疗患者的生存。理论上讲,新辅助化疗具备如下价值:

(1)使肿瘤降期从而缩小肿瘤、阻止微小转移,降低肿瘤的早期复发率。

(2)可以用来检验治疗方案的有效性,为术后治疗提供参考。

(3)筛选肿瘤生物学行为,避免无效手术。目前有许多研究已经初步证明了化疗的益处,其中在EORTC40983研究中共纳入364例可切除CRLM患者,这些患者在围手术期分别接受新辅助化疗和单纯手术治疗,此项研究的主要终点是无进展生存期(PFS)。结果显示,围术期化疗的患者PFS与单纯手术患者相比增加了8.4个月,差异有统计学意义。现如今临床上对可切除的肝转移患者通常采用纪念斯隆一凯特林癌症中心(MSKCC)的临床危险评分法。Ayez等的一项回顾性分析中,根据原发肿瘤淋巴结阳性、无病间隔时间<12个月、肝转移灶数量>1个、肿瘤最大直径>5cm、CEA>200ng/mL等5个风险因素将入组患者分为高复发风险组(3~5分)和低复发风险组

(0～2 分)。结果得出新辅助化疗对低复发风险组的中位生存期没有明显影响,但可显著延长高复发风险组术后生存时间。北京大学肿瘤医院的一项荟萃分析显示,当不区分复发风险程度时,新辅助治疗是不能改善患者预后的,但对于高复发风险的患者,应用新辅助治疗可以有效降低其死亡风险。因此,应根据评估可切除性肝转移患者复发风险来决定是否需要新辅助治疗,对低危患者可选择直接手术治疗,对于高复发风险患者应先进行新辅助化疗,化疗结束后再行手术治疗。

近年来,在 CRLM 领域逐渐形成了新辅助治疗联合靶向药物的治疗方式,多项研究显示靶向药物联合新辅助化疗可明显改善初始不可切除的 CRLM 患者的手术切除率,并能延长患者生存期,但对于可切除 CRLM 的患者是否受益仍存在争议。NEWEPOC 研究是一项针对可切除 CRLM 行新辅助联合靶向治疗的前瞻性随机对照研究,此研究将患者分成两组,对照组为手术切除加新辅助化疗,而试验组在新辅助化疗基础上再加上西妥昔单抗作为靶向治疗,研究的终点均为 PFS,结果显示,西妥昔单抗未能给患者带来生存获益,随访一段时间后靶向治疗组患者 PFS 明显更短。最后得出的结论是西妥昔单抗联合化疗不推荐用于可进行手术切除的 CRLM 患者。而对于不可切除的 CRLM,欧洲的诊疗共识中推荐,应用辅助化疗联合靶向治疗的有效率更高,CRLM 由不可切除转化为可切除的时间更短,获得切除的可能性更大。一项荟萃分析显示,辅助化疗联合靶向治疗有更高的客观缓解率(ORR)。Imai 等报道,CRLM 手术治疗的患者中术前联合靶向治疗预后要好于术前未联合靶向治疗。因此认为新辅助化疗联合靶向治疗可减少患者术后的复发风险,并且延长患者的生存期。总而言之,对于初始可切除的 CRLM 患者,除了 CRS 评分较低的可直接进行手术切除,其余患者均建议进行新辅助化疗。至于是否需要联合靶向药物,对于 CRS 评分较高或有不良预后因素的患者,倾向于进行靶向治疗。

由于目前尚缺乏有力的循证医学证据支持,新辅助治疗在 CRLM 中的应用需要理性选择,应在综合诊疗学科的指导下进行个体化的选择,如何筛选适合新辅助治疗的患者及新辅助治疗是否真正能帮助患者达到治愈的目的,需要大宗数据和前瞻性的随机对照研究来证明其在 CRLM 中的作用。此外肿瘤降期治疗还包括针对转移灶行介入栓塞治疗,射频消融治疗以及对肝肿瘤进行放射疗法,这些局部手段也将会使肿瘤微小化,使初诊不可手术切除的患者转变成可以进行手术切除,从而使肿瘤达到可以切除的标准。

(三)腹腔镜微创技术在 CRLM 的应用

以腹腔镜为代表的微创技术是未来外科手术发展的方向,在 CRLM 外科切除中的应用范围正逐步拓宽,在临床上,CRLM 中腹腔镜同期切除的应用日益增多,以往传统的开腹手术不仅对患者身心造成严重的创伤,同时也存在着技术上的隐患,极大限制了其进一步的临床应用。与开腹手术相比,微创技术不仅有创伤小、术后胃肠功能恢复快的特点,而且其术后并发症发生率较低。此外,经自然腔道取标本技术的应用,更进一步加速患者术后恢复时间以及减少其所承受的痛苦,研究显示,腹腔镜手术和开腹手术相比,出血量更少,术后并发症发生率更低,住院时间更短。一项系统回顾性研究再次证实了腹腔镜技术在 CRLM 中的适用性,虽然腹腔镜手术时间较长,但出血量较少,术后住院时间显著缩短,虽然术后病死率几乎无差异,但并发症发生率显著降低。腹腔镜微创手术应用于合适的 CRLM 患者目前已无争议,但腹腔镜下同时行原发灶和转移灶切除的安全性和有效性有待于进一步研究和探索,腹腔镜手术的优势在于有利于减少患者术后疼痛,加速术后胃肠功能恢复和减少术后肠粘连。临床研究证实腹腔镜下同期手术的远期效果、总生存率、无复发生存率和分期手术相比无明显差异。一项最新的系统回顾性研究显示，腹腔镜手术和开腹手术相比，住院时间明显缩短，近期疗效（手术时间、术中出血量、术后并发症发生率和死亡率）和远期效果（总生存率和无复发生存率）相近，证明了腹腔镜技术在CRLM领域巨大的优势。因此，随着微创技术的发展和外科手术技巧的更新，腹腔镜的应用范围将会越来越广，并且将会给CRLM患者带来更大的益处。

（四）CRLM的MDT治疗模式

如今，随着多学科团队（MDT）诊疗的推广和发展，MDT诊疗模式已经成为治疗CRLM的最优选择。现阶段，随着医疗技术的不断进步，CRLM的治疗方式越来越多，但是到目前为止，唯有手术治疗能使CRLM患者获得更多根治的机会。通过MDT讨论综合制定治疗方案，对于可切除或潜在可切除CRLM患者，应尽可能使其达到R0切除，最终达到完全治愈的目标。评估后对于无法切除的患者，应该合理制定治疗策略，最大限度地延长患者生存时间并且尽可能地保证患者的生活质量。目前MDT诊疗模式已经被广泛应用到临床上，国际上很多指南和专家推荐中均着重强调多学科诊疗的重要性，我国也已经把MDT诊疗列入指南中，建议所有的CRLM患者均参与到MDT诊疗模式中，通过对患者制订个体化、最恰当的综合治疗方案，最大程度地使患者从中受益，从而提高CRLM的整体预后效果。

（五）小结

随着现代医疗水平的进步及诊疗手段的丰富，CRLM治疗策略在不断变换，加之局部治疗的推广和应用，总体来说该疾病的治疗策略是以手术切除病灶为基础，辅助其他可靠有效治疗方式的综合治疗。目前提倡各个相关科室及经验丰富的专业组采用相互合作的诊疗模式，对于肝转移灶初始可完全切除患者，应力求达到获得治愈的目的，同时辅以新辅助治疗，尽可能降低术后复发的风险。而对于转移灶无法切除的患者，局部治疗联合辅助化疗是最佳治疗方案，因此，应针对不同情况的患者，进行充分评估及制定个性化的诊疗策略让患者最大受益。总之，CRLM的外科治疗是目前研究的热点和难点，还需要进一步探索和实践。

三、中医药防治结直肠癌肝转移的独特优势

中医史籍中并无结直肠癌或大肠癌病名的记载，依据其发病证候类别，可归属为祖国医学“肠积”“肠澼”“肠覃”“锁肛痔”之属，结直肠癌肝转移则可归纳为“肠澼邪毒流注肝脏”，发为“癥瘕”“脏毒”。在大肠癌肝转移的防治过程中，中医药通过扶助正气、软坚散结、抗癌减毒等方式发挥着积极的作用，彰显出了独特的优势。

（一）“肝脾两虚、痰瘀毒结”为结直肠癌肝转移的基本病机

1.脾脏亏虚为发病之基

脾为后天之本，气血生化之源泉，肠癌的病位在肠，与脾脏机能密切相关，常由患者素体亏虚，饮食不调、情志不遂等多种因素所致。

(1)素体正气不足，脾胃虚弱，邪毒侵袭胃肠，如《医宗必读・积聚》云：“积之所成，正气不足，而后邪气踞之，如小人在朝，由君子之衰也”。

(2)饮食不节（洁），膏粱厚味，壅滞脾胃，致其运化无权，久则湿热内蕴，化为热毒，热毒熏蒸于大肠，发为肠癖，如《素问・太阴阳明论》言：“饮食不节……阴受……阴受之则入五脏……下为飧

泄，久为肠澼”。

（3）情志不遂，肝失疏泄，克犯脾土，运化失司，气血凝滞，痰浊内生，气火内郁，蓄积留止，大聚乃起。由此可见，诸多病因均为作用于脾脏，使其气血失和，运化失司，从而影响大肠传到糟粕之能，发为癌病；反之亦然，《黄帝内经·灵枢》记载，“血者，生化于脾”，认为脾胃是人体气血生化之源，是后天之本，而肿瘤在体内长期耗散人体气血，故大肠癌病久，癌毒存内，侵犯气血，加之手术及放化疗等相关治疗，正气耗伤，尤以脾气亏虚为要，故脾脏亏虚为其发病的基础。众医家研究验证了脾脏在肠癌发病中的重要性，如王小宁等人认为脾脏亏虚是其发病的主要原因，而脾虚毒瘀、腑气不通为其主要病机；陈瑞深教授认为其发病内因在于脾肾亏虚，外因在于饮食不规律，起居失常，情志不遂，外邪气侵袭，基本病机为脾虚湿毒瘀阻；徐力教授认为其主要发病原因在于肠腑虚弱，而病理基础涉主要及涉脾脏，同时与胃、肝、肾多脏相关，从而遭致癌毒侵袭。

2.肝脏失和为传变之机

肝为五脏之一，居于右胁，以阴为体，主藏血，古籍记载：“故人卧血归于肝”，肝以阳为用，掌管着生发疏泄，《丹溪心法·六郁》载“气血冲和，万病不生，一有怫郁，诸病生焉”。而肝脏失和主要表现在肝阴亏虚、肝血不足、肝气郁滞等。肝脏的生理功能受到损伤时即会招致癌毒侵犯。脾、胃、肠道作为水谷运化传导的场所，是人体气血化生来源，而大肠癌以脾胃亏虚为本，肠腑传导不用，则有脾胃运化不足，气血乏源，所致肝体失养，肝阴血亏虚，肝阴阳不济，肝抑郁不达，则癌毒流注，此所谓“肝积之所成，正气不足，而后邪气踞之”，正虚之处，便是留邪之所，肝脏失和为肠道癌毒流窜提供了宿主，为结直肠癌发生肝转移创造了机会。

3.经络五行为传舍之径

经络的循行分布是人体气血运转、脏腑调和、内外交通、上下贯穿的重要通路，其循行络属关系是疾病进展或转归的一条重要途径，同时也成为了肿瘤疾病发生转移的一个重要通道。“胃足阳明之脉，起于鼻旁……其支者，起于胃口，下循腹里……属胃，络脾”，条文中“腹里”指大小肠，提示脾胃两经互为表里、相互络属、经气相通。“肝足厥阴之脉，起于大指丛毛之际……抵小腹，挟胃，属肝络胆”提到肝经循行抵小腹挟胃。由此可见足厥阴肝经，足太阴脾经、足阳明胃经以及手阳明大肠经之间存在着气血的交换和经气的流注。营养物质可随经络灌注而充养全身，病邪亦可随经络传舍殃及他脏，而胃肠，肝脾之间的经络、血脉的循行关系为结直肠癌发生肝转移提供了通道。

4.痰瘀毒结为流注之害

结直肠癌肝转移本质为虚实夹杂，本虚标实之“肝脾两虚，痰瘀毒结”之证。祖国医学中的癌毒、癥瘕不外乎为痰湿、瘀血、热毒等凝集而成的病理产物。肠癌既有脾胃亏虚，久则气血乏源，水液不化，然血能载气，气能行血，二者俱损则见津液不行，血液瘀滞，痰湿困阻。癌毒病理产物日积月累，满而溢之，适逢肝体不和，极易遭致侵犯，癌毒随经络血脉循行流注于肝形成传舍；另一方面，肝为血器，其本身机能失调也使得病理产物由内而生，疏泄失调而气滞、痰凝、血瘀合邪积聚。由此可见，痰、瘀、毒邪等病理产物充当了结直肠癌肝转移复杂病机中“虚实夹杂”之实邪所在。

“痰生百病”，顽病固疾皆可从痰论治，况且久病多瘀，而肿瘤致病多由痰、瘀、毒作祟。研究表明，结直肠癌肝转移复杂的发病机理决定了其临床自然证型多样，各类证型中，如正气虚损、痰瘀内阻虚等实夹杂者更易发生肝转移；卢静在对结直肠癌肝转移患者基础中医证型分布规律的研究中发现，其证型中脾气不足证、湿浊内蕴证占比较大；王颖飞通过研究体质与转移的相关性发现，气虚体质者最易发生转移，其他依次为气郁、痰湿、阳虚体质；柯应水对195例结直肠癌患者进行证型研究发现与肝转移关系密切程度依次为:大肠湿热证、瘀毒蕴结证、脾肾亏虚证、肝肾阴虚证。由此可见,痰瘀毒结为其复杂自然证型中不容忽略的部分。

(二)"补中调肝、减毒消癥"为结直肠癌肝转移的根本治则

1.重补脾益气以护五脏之本

"脾为五脏之本",结直肠癌肝转移主要以脾脏气血亏虚在先,因此在治疗时当以调补脾胃为重。若脾胃得健,则水谷运化恢复,气血生化有源,水谷精微在脾气布散的作用下充养全身,使得机体气血调和,阴阳相济,正气富足,邪不可干。除此之外,肝体得于脾气散精濡养,从而藏血有源,生发有序,有利于防治肝转移的进一步发展。

2.擅调和肝脏以安百病之贼

"肝为百病之贼",在结直肠癌肝转移肝脾两虚的病机前提之下,治以调补脾胃的同时亦应该擅于调和肝体。《素问·宝命全形论》言:"土得木而达",唯有肝脾同调,方可使得气血充沛,气机条畅。而调和肝体不仅仅在于养肝血、柔肝阴,同时还需要平肝阳、解肝郁、清肝热,重视气阴同补,阴阳同调,才能更加切合结直肠癌肝转移肝脾两虚的病机特点,从而达到治病求于本的目的。

3.并攻逐邪据以除流窜之毒

晚期结直肠癌肝转移患者的基本病机为"肝脾两虚、痰瘀毒结",究其根本属本虚标实、虚实夹杂之证,因此决定了治疗在补中调肝、益气养阴、补其不足的同时,应当兼顾攻逐邪据,施以抗癌、解毒、散结、消癥之法,标本兼顾,攻补兼施,消除流窜之毒,减轻症状,防止疾病进展。

四、中医药治疗结直肠癌肝转移

健脾化痰方由以下药物组成:人参 15g、生黄芪 30g,生白术 15g,茯苓 20g、薏苡仁 30g、白芥子 10g、半夏 10g、胆南星 15g、陈皮 15g、桔梗 6g、莪术 15g、鸡血藤 30g、仙鹤草 30g、白花蛇舌草 30g,甘草 6g。健脾化痰方中,人参味甘而微寒,《本草纲目》有云:人参补五脏,除邪气,主五劳七伤,虚损痰弱,四君,八珍方中多以人参为君,缘其大补脾气之力非其他药物不能替代的,大肠癌患者久病脾气多虚,脾气虚弱正是后续一切病变发展恶化的源头,因此当以人参益气健脾补虚为主。黄芪味甘而微温,具有补虚固表,治肠风便血,补丈夫之五劳羸弱,白术甘温而补脾,燥湿而利小便,在血补血,在气补气,消痰利水,三药共为君药,从根源上纠正脾虚,使气旺而血行,则瘀自消;薏苡仁阳明胃药,淡渗湿,泻水所以益土,白芥子豁除通身之痰,通行经络而散结,恢复肺通调水道的功能,使气机升降正常,二药为臣,共同除水湿而豁痰;南星气温而燥,性烈而走散,绝无留痰之性,专主经络之痰;半夏辛而能散,消痞散结,专主肠胃之痰,二者合用通治周身之痰。陈皮健脾消食,行气化痰,桔梗有祛痰排脓,能消积聚痰涎,均是燥湿化痰之上品,协助臣药加强祛痰之力,久病则气滞血瘀,莪术破血化瘀,鸡血藤活血祛瘀,仙鹤草补虚实体,蛇舌草解毒利湿化浊,共为佐药;甘草调和诸药,又能补脾祛痰。纵观全方,立意明确,补虚中兼顾祛邪,破瘀中兼顾扶正,共奏益气健脾,化痰祛瘀的功效。

(二)补中调肝汤

1.方药组成

补中调肝汤具体药物组成及常用剂量为:生黄芪 60g,党参 15g,炒白术 15g,升麻 6g,柴胡 10g,当归 10g,陈皮 10g,白芍 15g,浙贝母 30g,石见穿 60g,蜈蚣 6g,山慈菇 30g,夏枯草 30g,甘

草6g。

2.循“和其不和”之治疗大法

“和”是华夏文明孕育的古老哲学基本观点之一，也是中华民族传统文化中的重要价值取向，其内涵意义广泛而深远；中医之“和”是一种理念、一种治法、也是一种目标和追求。其涵盖人与自然、人体自身和谐两大范畴。导师王晞星教授认为，肿瘤的发病不外乎“阴阳”“脏腑”“气血”失和。俗语讲“家和万事兴”，人体亦然，阴、阳、脏、腑、气、血、津、精若能各司其职，各守其道，则机体充实，邪不作祟。

“补中调肝汤”正是在“和其不和”治疗大法指导之下组方，旨在通过调和阴阳、调和肝脾，调和气血，并辅以抗瘤减毒，追求“正邪不争、神体安健”的目标。处方以李东垣《内外伤辨惑论》中“补中益气汤”为基础，取其补益中气、升阳举陷之功，在调和脾胃的同时加以白芍、女贞子、五味子，引其养肝阴血益肝体、促肝疏泄助肝用之效，共书调和肝脾之功，此乃调和脏腑；方中黄芪、党参、炒白术和中益气，陈皮健脾行气，柴胡疏肝理气，当归血和血，白芍、女贞子、五味子柔肝养血，诸药共用，补中寓行，行中有养，使得气血足而不壅滞，此为调和气血；清·程允升《幼学琼林·夫妇》中记载：“孤阴则不生，独阳则不长，故天地配以阴阳”，然血为阴，气为阳，方中黄芪、升麻、柴胡合用，补气之余亦可升举中焦之阳气，当归、白芍、女贞子、五味子为伍，生血养血同时，亦可柔阴养阴，使得阴阳既济，阴平阳秘，此为调和阴阳；方中在运用补脾益气，柔肝养肝药物的同时，运用石见穿、蜈蚣、山慈菇、夏枯草等减毒消癥之品，旨在补虚泻实，调和正邪之势，以求肌体平和，病邪安然。

3.守“扶正不留邪、祛邪不伤正”之用药理念

结直肠癌肝转移发病与肝、脾两脏关系颇为密切，本虚之中痰、瘀、毒邪共存。临床中，患者常表现出脾气血亏虚之神疲乏力，运化失权之纳差食少，中气下陷之里急后重、肛门坠胀，气虚壅滞之腹胀肠鸣；并见肝脏阴血亏虚、疏泄失司之胁肋胀痛、口干口苦、恶心呕吐，肝体亏虚、癌毒积聚之肿块癥瘕；伴失眠、眩晕耳鸣、眼干眼涩，排便习惯改变，大便溏泄或便干不畅；舌质淡，舌体胖大或有齿痕，舌苔白腻或黄，脉弦细。其虚实夹杂的诸多症状也反映了本病病机的复杂。

方中黄芪经归肺、脾，效可升扶阳气、举其下陷，益表固卫、生肌拔毒、消肿利水，取其补脾益气、升阳固表为君效，以缓解患者神疲乏力症状；升麻入脾、大肠经，可助脾胃清阳上升，在醒脾除乏之余亦有清热解毒之效；柴胡经归肝胆，擅疏肝解郁，与黄芪、升麻同用可升阳举陷，缓解结直肠癌肝转移患者肛门坠胀、里急后重症状；党参、炒白术和中益气，温中燥湿，强脾胃，增饮食；陈皮行气健脾，可防补益太过，以解“甘能令人中满”之嫌；当归补血和血，合白芍、女贞子、五味子柔肝养血，滋养肝体；另外，方中还加入了王教授经验用药——减毒消癥之品：石见穿味苦、辛，性微寒，归肝、脾经，效可活血化瘀，解毒阵痛，清热利湿，散结消肿；蜈蚣味辛，性温，归肝经，具有息风镇痉、攻毒散结、通络止痛的功效；山慈菇味甘、微辛，性凉；归肝脾二经，功可清热解毒、化痰消痈散结，被广泛地用于癥瘕痞块和多种肿瘤疾病的治疗；夏枯草、浙贝母性寒，皆可清肝火、开郁结，擅于消肿、化痰、散结之用。

纵观整方，入肝走脾，调阴助阳，攻补兼施，寒热并用，体现了王晞星教授“扶正不留邪、祛邪不伤正”之用药理念。

4.奏“缓症减毒”之临床疗效

(1)缓解症状、改善体力状况、提高生活质量补中调肝汤在治疗肝脾两虚，痰瘀毒结型结直肠癌肝转移时，能够显著缓解患者不适症状、改善患者体力状况。通过重用黄芪扶助正气，配合党参、当

归同补气血，使中焦之火源源不断，配以升麻、柴胡使清阳得升，运转周身而疲乏得解，体力状况得到改善；以党参、炒白术、陈皮健脾益气和中，温中燥湿行气，强脾胃，增饮食，以缓解患者纳差食少、恶心呕吐症状；以黄芪、柴胡相配补脾疏肝，温补之余调畅气机，合白芍、甘草柔肝缓急止痛，使患者腹痛肠鸣症状得以缓解。患者症状得到有效缓解，体力状况得到改善，必然拥有更积极的心态去对抗疾病，在此良性循环之下，患者生存质量必然也随之提高，与本试验结果不谋而合。

研究发现中药黄芪效验用广，药理学研究证明其所含黄芪多糖和黄芪皂苷可促进机体免疫力的恢复；黄芪甲苷作为其内主要活性成分，已被证明可以通过调节肿瘤微环境，参与免疫应答，增强化疗敏感性等方式发挥抗肿瘤作用，随着 TCM 单体抑制肿瘤发生发展的研究日趋深入，AS-IV 作为其中代表性的单体也被发现在肺癌、肝癌、胃癌等多种癌症中抗起到抗癌作用；中药党参中含有多糖、氨基酸等多种化学元素，对人体免疫系统，消化系统，呼吸系统，泌尿系统，神经系统、循环系统都具有一定的调节和治疗作用；中药白术在治疗胃肠道疾病方面具有很高的药用价值；王文革在 STC 大鼠模型的研究中发现，大剂量白术能够通过辅助结肠 c-kitmRNA 的表达，促进结肠 Cajal 间质细胞(ICC)修复，达到治疗便秘的效果；中药升麻的药理学研究证明，环菠萝蜜烷型三萜类化合物是中药升麻中有效抗肿瘤的成分，其抗瘤机制的发现为抗瘤新药研发提供了方向；中药柴胡具有良好的对抑制炎症反应作用，其作用的发挥与促进人体激素的分泌合成有关；有研究表明柴胡中的皂成分有明确的抗癌功效，能有效干扰肿瘤因子表达，抑制细胞分裂转录，抗血管生成等。当归作为是中药抗瘤专方验方中常用的药物，经药理研究发现，靶向核受体 TR3 作为当归中有效化合物成分，具有一定的抗癌潜力。陈皮作为常见的家用食材，研究发现其在祛痰消胀、止咳平喘、平胃止呕、护心健脾方面显效，临床应用广泛，尤其适用于脾胃失调、气滞湿阻型患者；除此之外其化学成分在抗癌、抗炎、抗过敏、抗凝血等方面效果突出。白芍以柔肝养肝为著，且在缓急止痛方面应用广泛。女贞子具有养护肝脏、抗炎减瘤、调节血糖血脂糖脂、抗氧化，调免疫等多种药理作用，在肿瘤疾病，肝炎肝硬化，代谢综合征的治疗方面应用广泛。五味子在抗肝脏肿瘤方面具有潜在疗效，其作用的发挥主要依赖于五味子甲素、乙素和子醇，主要机制体现在能够逆转上皮间充质转化，抑制癌细胞侵袭和迁移。诸药现代药理研究结论为其临床疗效提供了必要的理论支持。

(2)合理衔接、辅助化疗减毒：结直肠癌肝转移患者在接受放化疗治疗的同时饱受其毒副作用的侵扰，常见骨髓抑制、肝肾功能损害、手足综合征、皮肤黏膜炎性病变、消化道反应等并发症的发生，也往往因此导致患者不能够连续有效的接受治疗，从而影响整体治疗效果。

补中调肝汤中减毒消癥之品如蜈蚣、山慈菇、夏枯草效可化痰散结，解毒消肿，显著改善患者肝功能，抑制肝损伤；手足麻木与气血不足、络脉不通关系密切，方中黄芪、党参、白术可补气生血，其加减用药中桂枝、川芎、鸡血藤可在助中焦脾胃益气生的同时可温经通络、活血化瘀，减轻化疗带来的手足麻木不仁；加减用药太子参、仙灵脾、黄精、女贞子、旱莲草可通过脾肾同调提升患者白细胞数值；加减用药熟地黄、山茱萸、女贞子、旱莲草、羊蹄根、石苇、阿胶等可增强整方益气升血之功，纠正血小板低下。

中药浙贝母、石见穿、蜈蚣、山慈菇、夏枯草为王教授常用抗肠癌及肝脏肿瘤疾病的经验组药。现代药理研究表明，浙贝母中碱化合物可通过促进细胞凋亡、胀亡逆转肺癌细胞耐药性；石见穿的主要成分石见穿多糖具有明显抗肿瘤和增强免疫活性的作用；蜈蚣提取物对肝癌细胞 DNA 合成和癌细胞分裂增殖具有抑制作用；山慈菇有干扰癌细胞侵袭迁移和抗血管生成的功效；夏枯草中有 39 种成分被明确能够通过参与 PI3K-Akt、MAPK 等 22 条肿瘤通路发挥单一或协同的抗肿瘤作用。甘草作为应用最为广泛的中药，甘草通过其甘平的性味，广泛的归经，在益气补脾、解毒清热、止咳祛痰、缓急止痛、和方和药方面发挥着不可替代的作用；被研究证明在提高免疫力，促进黏膜及神经修复，抑制肿瘤方面有效。

5.求“人瘤和谐共存”之治疗目标

临床中，常见肿瘤患者在确诊之初已处于疾病晚期，或因合并有其他系统疾病而失去了手术治愈的机会，只能通过放化疗、靶向用药等姑息、转化治疗求取一线生机，而在姑息治疗的过程中，中医药治疗通过改善患者体质，增强机体免疫，减轻症状和痛苦，使患者生活质量得到了有效的改善。

第十章　感染性疾病的病因、病机及防治

第一节　中医对病毒感染性疾病病因、病性的认识

一、邪毒侵入(病毒感染)是导致发病的外在原因,也是直接原因

(一)病因为疠气

疠气,是一类具有强烈传染性的外邪,又称为“疫气”“疫毒”“戾气”“异气”“乖戾之气”等。疠气引起的疾病称为“疫病”“瘟病”“瘟疫病”。明代医家吴又可首先明确认识到疠气的产生、致病特点等,如其在《温疫论·原序》载:“夫瘟疫之为病,非风非寒,非暑非湿,乃天地间别有一种异气所感。”疠气可因气候反常、环境因素和社会因素以及预防隔离不当而形成和流行。

(二)从口鼻而入

其侵袭人体,多从口鼻而入,即吴又可所称“天受”(空气传播),也有接触传染的,即吴氏称之的“传染”。

二、正气虚弱、抗病能力减低是人体发病的内在原因

导致正气虚弱、抗病能力减低的原因主要有:

(1)饮食营养失衡。

(2)久病体虚。

(3)老年体弱。

(4)情志变化,如怒、喜、优、思、悲、恐、惊等突然剧烈变化或长期刺激超过了人体的调节能力,引起气血紊乱、脏腑功能失调、抗病能力低。

三、风、寒、暑、湿、燥、火等自然气候变化是发病的诱因

明末吴又可所著《温疫论》中认为,天时的正常与不正常,都不足使人触之即病,使人无论老少强弱触之即病者乃是天地之疠气,同时也说明了疾病的传染性,并指出了口鼻传染的途径。《素问·刺法论》载:“不相染者,正气存内,邪不可干,避其毒气。”《素问·评热病论》又言:“邪之所凑,其气必虚。”《灵枢·百病始生》曰:“风雨寒热,不得虚,邪不能独伤人。卒然逢疾风暴雨而不病者,盖无虚,故邪不能独伤人。”由此认为外邪之所发病,是由于内在的正气不足之故。

四、中医对病毒感染性疾病发生因素的认识

病毒感染性疾病的发生是外感病邪在一定的条件下与人体正气相互作用的结果。外感病邪是引起病毒感染性疾病发生的主要致病因素,在人体正气的防御功能不足,或病邪致病力量过强而超过了人体的正常防御功能时,导致感染性疾病的发生。

(一)病邪的致病力

外感病邪侵袭人体是否发病,或立即发病,与其致病力的大小有直接关系。外感病邪的致病力取决于病邪性质、感邪量多少、侵袭能力等因素。如外感病邪的致病力越强,引起感染性疾病的发生就越快,起病就越急,病情就越重;反之则引起感染性疾病的发生就较迟、起病就较缓、病情就较轻,甚至不能导致感染性疾病的发生。各种病邪的致病力各不相同,如属疠气病邪,毒邪的致病力较强,而同一种病邪在不同的条件下,致病力也有差异。这是造成病毒感染性疾病临床表现错综复杂的原因之一。

(二)人体正气的防御能力

外感病邪能否侵袭人体、侵袭人体后能否发病、发病的缓急轻重等,取决于正气的强弱和邪正双方的力量对比,与人体正气的防御能力有密切关系。若正气能抵御外感病邪,就不会发生感染病,正如《素问·刺法论》所言"正气存内,邪不可干"。若人体正气不足,免疫力低下,如先天禀赋不足、小儿稚阴稚阳之体、老年精血虚衰、久病或大病后元气尚未恢复、长期营养不良等,则难以抵御外感病邪,或外感病邪致病力特强,超过了人体正气的防御能力,从而导致感染性疾病的发生,正如《灵枢·百病始生》所言:"卒然逢疾风暴雨而不病者,盖无虚,故邪不能独伤人。此必因虚邪之风,与其身形,两虚相得,乃客其形。"故人体功能状态、正气的强弱盛衰等,在病毒感染性疾病的发病中起着极为重要的作用。如素体阴虚者,较容易感受火热类病邪、燥类病邪,如李冠仙在《洄溪医论选》中说:"偏于阴虚,脏腑燥热,易感温病,易受燥气。"如少阴肾精不足者,则易感受温热病邪,邪舍少阴,郁伏不发,至来春阳气升发,或再感客邪,引动在里伏热而发病,病情颇重。而平素肺气、肺阴不足者,又容易感受风热病邪而发为风温。又如平素脾胃湿盛者,较易感受湿热病邪而导致湿热病的发生,即薛生白在《湿热病篇》中说:"太阴内伤,湿饮停聚,客邪再至,内外相引,故病湿热。"由此可见,不同体质的人所容易发生的病毒感染性疾病可以有一定的差别。

(三)自然因素

自然因素中季节气候和地域条件,对感染性疾病的发生与流行有着直接关系。

1.季节性

指病毒感染性疾病有在特定季节、气候条件下发生与流行的特性。一年四季气候及其变化不同,形成的外感病邪各具特性,致病发病季节不同。如春季温暖多风,故多风温流行(如属于风温范围的流行性感冒,发病季节多在春季)。春季阳气升发,容易引起体内伏气而发病,如春温(流行性脑脊髓膜炎属春温范畴)发生于春季。夏季暑热炎蒸,又兼气候潮湿,故多暑热、暑湿为患,容易发生暑温、暑湿等病(包括流行性乙型脑炎、病毒性感冒等)流行。长夏季节,气候炎热,湿气尤重,容易导致湿热致病,故多湿温病流行。不同季节,不同气候条件,也会影响人体反应性及抗病能力。如冬季应寒反暖,致人体腠理开疏,风热病邪乘虚而入,侵袭肺卫,而发生风温。夏季或夏秋之交,湿热、暑湿较重,脾胃功能呆滞,水谷停积而产生内湿,内湿郁而化热,再感受时令湿热病邪,则导致湿温、暑湿病的发生。

2.地域性

病毒感染性疾病的发生与流行常表现出一定的地域特性。不同的地域所形成的气候差异很大,而气候条件不同对外感病邪的形成与致病产生直接影响。同时,不同地域的人,体质类型、生活习惯、卫生条件等均有差异,必然对病原的感受性、传播、流行等产生影响,这就是导致感染性疾病的发生与流行具有地域性特点的主要原因。感染性疾病的地域性，表现为某些感染性疾病在某一地域较易发生，甚至流行，而在其他地域则不易发生，少有流行。我国疆域辽阔，各地气候特点及自然环境不同，因而对温邪的形成和某些瘟病的发生有直接影响，这就导致了瘟病的产生和流行具有地域性特点，即某些温病在某地域较易发生，而在其他地方则较少见。如江南水乡，河网密布，湖泊众多，气候湿润，则多湿邪为病，正如清代医家叶天士在《温热论》中说："吾吴湿邪害人最广。"而我国西北及内蒙古自治区一带，地处高燥，故又多见秋燥病。

（四）社会因素

影响感染性疾病的发生与流行的社会因素是多方面的，诸如经济条件、营养调配、体育锻炼、卫生习惯、卫生设施、防疫制度等。如某些经济滞后的发展中国家，人民生活贫困，营养不良，体质虚弱，文化落后，卫生及防疫设施缺少，战争频繁，社会动荡，人口迁徙流动，自然灾害不断发生，常常有病毒感染性疾病的发生与流行。如流感、病毒性肝炎、病毒性肠炎等。

第二节　中医对预防病毒感染性疾病的认识

一、预防隔离措施

《黄帝内经》（简称《内经》）中"虚邪贼风避之有时"为"避其毒气"（感染原）相互染易，古代采取了诸多预防隔离措施，如汉代即对传染病患者采取集中隔离治疗，类似现代传染病医院。晋朝规定：朝臣家有"时疫"（感染性疾病）染易三人以上者，身虽无疾，百日不得入宫。说明不仅要将患者隔离，还要对与患者有所接触而尚未发病者隔离。明代肖大享在《夷俗记》记载：内蒙地区凡患豆疮（指天花），无论父母、兄弟、妻子，俱一切避匿不相见。清初设"查痘章京"职，以专事检查京城天花患者，一有发现，即令其迁出四五十里以外，以防其在京城流行、蔓延。此时已开始对外来海船进行海关检疫，以防痘疮传入我国境内。此外，熊立品《瘟疫传症全书》提出勿接触患者任何物品，以免受到传染。如云："当合境延门，时气大发，瘟疫盛，递相传染之际，毋近患者床榻，染其秽污；毋凭死者尸棺，触其臭恶；毋食病家时菜，毋拾死人衣物等。"

二、药物预防

古代医家重视方药预防感染性疾病，早在《山海经》就有预防疫病（感染性疾病）的食物、药物记载，如箴鱼食之无疫疾。《素问・刺法论》提出服用小金丹预防疫疾。《诸病源候论》在"时气令不相染易候"及"温病令不相染易候"等篇中多次提出"预服药及为法术以防之"。唐代孙思邈《备急千金要方》认为："天地有斯瘴疠，还以天地所生之物防备之。"晋代《肘后备急方》、唐代《备急千金要方》《外台秘要》等书，列有不少辟温（感染性疾病）方药，以预防温病（感染性疾病）发生。《备急千金要方》列出辟温方三十余首，其剂型有药酒、丸、散、熏烧、搐鼻、粉身、洗浴、佩带等。如雄黄丸、赤散、太乙流金散、雄黄散、杀鬼烧药、虎头杀鬼丸、金牙散等，或制成药囊佩带，或烧熏，或内服。元代滑寿主张用消毒保婴丹、代天宣化丸预防麻疹。

三、非药物预防

(一)针灸预防

中医采用针灸预防疾病具有悠久的历史,现代有关研究资料表明针灸可以增强人的免疫功能,从而增强人体对病毒的抗病能力。

(二)气功预防

现代有关研究资料表明气功能调节人的精神、气血、脏腑功能,增强和调节人的免疫功能,因而有助于提高人体的抗病毒感染的能力。

(三)体育锻炼预防

体育锻炼能增强人的体质,提高人的免疫功能,特别是中医独特的体育锻炼方法,如太极拳、五禽戏、八段锦等。现代有关研究资料表明,上述锻炼方法能增强人的体质,调节人的情绪,改善和提高免疫功能,从而有利于提高人体对病毒感染性疾病的抗病能力。

(四)食疗预防

中医采用食物疗法预防疾病,有悠久的历史和丰富的经验,有多种多样的食物疗法,可以用来改善人的体质和脏腑功能,提高人的免疫功能,因而有利于提高对病毒感染性疾病的抗病能力。

(五)精神调养预防

中医重视人的精神调养以提高抗病能力,《黄帝内经》(简称《内经》)指出:“精神内守,病安从来。”意思是说保持良好的精神状态,疾病就不容易发生。现代有关研究资料表明,焦虑、恐惧、愤怒、忧愁等不良情绪将会降低人体脏腑的功能和免疫功能。与此相反,乐观、喜悦等良好的精神状态有利于提高人的脏腑功能和免疫功能,从而有利于提高对病毒感染性疾病的抗病能力。

四、预防接种术

预防接种是预防瘟疫发生与流行的最有效的方法,早期的预防接种术至少在明代以前就已出现,如种痘法预防天花,据《医宗金鉴》所载,当时采用的人痘接种术,包括痘衣法、痘浆法、旱苗法、水苗法等。早期的预防接种对保证人民健康,作出了巨大贡献,是医学科学上的一项重大成就。

第三节　治疗病毒感染性疾病的要点

一、辨病与辨证治疗相结合

病毒感染性疾病的治疗应以辨证为依据,但同时应吸取现代科学的研究成果,结合辨病治疗的方法,这是病毒感染性疾病治疗的基本原则。

必须指出,病毒感染性疾病的治疗除传统辨证论治外,还应结合辨病治疗,这是时代的要求,也是现代中医病毒感染性疾病治疗的需要。辨病即是从现代医学的角度明确诊断,如乙型病毒性肝炎、病毒性肺炎、乙型病毒性脑炎等。本书全部应用西医病名,然后按中医理论阐述其病因病机、传变规律及治疗方药,重视病因治疗。病毒感染性疾病,特别是属于瘟病的病毒感染性疾病,瘟疫学家强调病因治疗。由于温病是由特异的温邪引起,并造成人体功能失调及实质损伤,因此祛邪是治疗瘟病的关键。祛邪务早、务快、务尽，正如吴有性说："大凡客邪贵乎早逐，乘人气血未乱，肌肉未消，患者不至危殆，投剂不至掣肘，愈后亦易平复，欲为万全之策者，不过知邪之所在，早拔去病根为要耳。"由此可见，及早祛除病邪，可减少病邪对机体的损害，减少并发症的发生，解除患者病痛，有利于健康的恢复。

近贤姜春华提出的温病治疗"截断论"学说，亦是以重视病因治疗为依据的，辨病之必然证。病和证之间的关系是病决定证，病的本质一般规定着证的表现和证的变动，也就是说一个病必然出现一个或几个证，通常称为必然证，它反映了病证之间的内在统一，如病毒性肺炎痰热壅肺、病毒性肝炎湿热蕴结、病毒性膀胱炎湿热下注等。但是，由于在疾病演变过程中，容易受各种因素影响，比如体质强弱、男女老幼、天时地域、感邪轻重等的不同，则所见证候亦异，肯定会出现多种多样的证候，通常称之为或然证或兼夹证。由于必然证体现了病证之间的内在联系，故辨别必然证对疾病的治疗具有重要意义。辨特异治疗方药，临床实践表明，将古代本草知识与现代药理研究成果相结合，选择针对病毒感染性疾病的特异治疗方药，然后与辨证论治相结合，往往能显著地提高临床疗效。

二、祛邪与扶正相结合

病毒感染性疾病的温病其病机演变过程，实际上是邪正相互斗争的过程，正胜则邪却，正虚则邪陷。故在拟定各种治疗方法时，一定要权衡感邪轻重、正气盛衰情况，合理使用祛邪与扶正的方法，根据病情，或先祛邪后扶正，或先扶正后祛邪，或以扶正为主，兼以祛邪，或以祛邪为主，兼顾扶正，务使邪去而正安。正如柳宝诒说："第一为热邪寻出路……，至照顾正气，转在第二层。盖气竭则脱，阴涸则死，皆因热邪燔劫而然。用药于祛邪中，参以扶正养阴，必使邪退，而正气乃能立脚。如徒见证治证……"温病邪在卫、气分阶段时，以祛邪撤热为主，养阴扶正为辅；邪入营、血分时，伤阴逐渐加重，正气受到损害，其治疗应由祛邪为主逐渐转移到养阴扶正逐邪外出上来；温病后期，真阴耗竭，则以养阴复阴为重点，佐以祛邪抗毒。

三、注意原发病与继发感染的关系

许多慢性疾病临床并发病毒感染十分常见，对病毒感染的治疗除遵循一般病毒感染的治疗原则外，尚应考虑原发病的特点，如糖尿病、肝硬化、肿瘤等慢性疾病在并发病毒感染时，除具病毒感染症状以外，原发病导致的气血阴阳不足或其失调亦是治疗中必须考虑的因素。因此，在治疗并发性病毒感染时，既要针对病毒感染之标证，又要照顾原发病之本证，做到标本同治。

四、采用多法联用综合治疗

多数病毒感染性疾病一般具有不容易治愈、容易复发的特点，尤其是针对危重病患者应采用中西医结合多法联用综合治疗。如非典型肺炎、重症乙型脑炎、流行性出血热、艾滋病继发感染等，采用静脉滴注和口服药、精神调养、饮食调养。

五、除毒务尽，巩固治疗

对一些病毒感染性疾病的恢复期，甚至临床痊愈。如，病毒性肝炎、尖锐湿疣、生殖器疱疹等临床症状、体征刚刚消失，实验室检查"已阴性"，最好巩固治疗，继续用药。

第四节　乙型病毒性肝炎

乙型病毒性肝炎是由乙型肝炎病毒引起的，以肝损害为主的一组全身性传染病。临床主要表现为疲乏、食欲减退、厌油、肝功能异常等，部分病例出现黄疸。乙型病毒性肝炎分为急性和慢性乙型病毒性肝炎，前者是由乙型肝炎病毒引起以肝急性损害为主要病变的一种全身性传染病；后者则病程超过6个月，肝组织病理学主要表现为慢性炎症的一种疾病，急性乙型病毒性肝炎患者10%～40%可转换为慢性或病毒携带者。乙型病毒性肝炎多呈慢性感染，少数病例可发展为肝硬化或肝细胞癌，主要经血液、体液等胃肠外途径传播。

急性乙型病毒性肝炎属于中医"胁痛""黄疸""肝着""肝瘟"等范畴，外因主要是湿热或疫毒侵袭，内因主要责之于肝胆脾胃功能失调。湿热侵袭，内蕴中焦，湿郁热蒸，不得泄越，致使肝胆、脾胃功能失常。慢性病毒性肝炎属于中医"黄疸""胁痛""虚劳""癥积"等范畴。病机主要以虚为主，病机在于湿热疫毒隐伏血分，肝阴不足，或脾肾两亏等。

一、诊断

(一)西医诊断

1.急性乙型病毒性肝炎

参考《中医内科常见病诊疗指南》西医疾病部分。急性病毒性肝炎的诊断要点如下：

(1)流行病学史：乙型肝炎有无输血、不洁注射史。

(2)临床诊断：起病较急，常有畏寒、发热、乏力、头痛、纳差、恶心、呕吐等急性感染或黄疸前期症状，肝大，质偏软，谷丙转氨酶显著升高；黄疸型肝炎血清胆红素>17μmol/L，尿胆红素阳性。

(3)病原学诊断：有以下任何一项阳性，可诊断为现症HBV感染：

①血清HBsAg。

②血清HBV-DNA。

③血清抗HBc-IgM。

④肝组织HBcAg和(或)HBsAg，或HBV-DNA。

2.慢性乙型病毒性肝炎

参考《中医内科常见病诊疗指南》西医疾病部分。慢性病毒性肝炎的诊断要点如下：

(1)病史：急性肝炎病史超过6个月，或原有乙型肝炎、HBsAg携带者，本次又因同一病原再次出现肝炎症状、体征及肝功能异常；或发病日期虽不明确或虽无肝炎病史，但肝组织病理学检查符合慢性肝炎特征；或根据症状、体征、化验及B超检查等综合分析，符合慢性肝炎的特点。均可作为相应诊断依据。

(2)实验室检查：血清HBsAg和(或)HBV-DNA阳性，血清ALT持续或反复升高，或肝组织学检查有肝炎病变，根据血清HBeAg情况分为HBeAg阳性(抗-HBe阴性)慢性乙型肝炎与HBeAg阴性(抗-HBe阳性或阴性)慢性乙型肝炎。

(3)根据生化试验及其他临床和辅助检查结果，慢性病毒性肝炎可进一步分为轻度、中度和重度。

①轻度：临床症状、体征轻微或缺如，肝功能指标仅1或2项轻度异常。

②中度：症状、体征、实验室检查结果居于轻度和重度之间。

③重度：有明显或持续的肝炎症状，如乏力、纳差、腹胀、尿黄、便溏等，伴有肝病面容、肝掌、蜘蛛痣、脾大排除其他原因，且无门静脉高压症者。实验室检查血清ALT和(或)AST反复或持续升高，白蛋白降低或A/G比值异常、γ-球蛋白明显升高。除前述条件外，凡白蛋白≤32g/L、胆红素大于正常值上限的5倍、凝血酶原活动度<40%、胆碱酯酶<2500U/L，这四项检测中有1项符合者，即可诊断为重度慢性病毒性肝炎。

(4)隐匿性慢性乙型肝炎是指血清HBsAg阴性，但血清和(或)肝组织中HBV-DNA阳性，并有慢性乙型肝炎临床表现者。患者可伴有血清抗-HBs、抗-HBe和(或)抗-HBe阳性，部分患者除HBV-DNA阳性外，其余HBV血清学标志均为阴性。确诊需要排除其他病毒及非病毒因素引起的肝损伤。

(二)中医诊断

参考《中医内科常见病诊疗指南》中医病证部分。凡具备上述诊断要点，即可诊断。

(三)中医证候诊断

1.急性病毒性肝炎

(1)湿热蕴蒸证：身目俱黄，色泽鲜明，纳呆呕恶，厌油腻，口干苦，头身困重，脘腹痞满，乏力，大便干，尿黄赤，舌苔黄腻，脉弦滑数。

(2)寒湿困脾证：身目发黄，色泽晦暗，纳呆腹胀，或神疲乏力，畏寒喜暖，大便溏泄，舌体胖，舌质淡，苔白滑，脉沉缓无力。

(3)湿浊中阻证：脘闷不饥，肢体困重，怠惰嗜卧，口中黏腻，大便溏泄，舌苔腻，脉濡缓。

(4)肝郁气滞证：胁胀脘闷，胸闷不适，喜太息，情志抑郁，不欲饮食，或口苦喜呕，头晕目眩，舌苔白，脉弦。女子乳房胀痛，月经不调，痛经。

2.慢性病毒性肝炎

(1)湿热蕴结证：右胁胀痛，脘腹满闷，恶心厌油，身目黄或无黄，小便黄赤，大便黏滞臭秽，舌苔黄腻，脉弦滑数。

(2)肝郁气滞：两胁胀痛，甚则连及胸肩背，且情志激怒则痛甚，胸闷，纳差，喜太息，得嗳气稍舒，大便不调，小便黄，舌质红，舌苔薄白，脉弦。

(3)肝郁脾虚证：胁肋胀痛，精神抑郁或性情急躁，面色萎黄，大便溏薄，纳食减少，口淡乏味，脘腹痞满，舌质淡红，苔白，脉沉弦。

(4)肝肾阴虚证：头晕目眩，两目干涩，咽干，失眠多梦，五心烦热，腰膝酸软，女子经少或经闭，舌红体瘦、少津或有裂纹，脉细数。

(5)脾肾阳虚证：畏寒喜暖，少腹、腰膝冷痛，食少便溏，完谷不化，下肢浮肿，舌质淡胖，脉沉细或迟。

(6)瘀血阻络证：胁肋刺痛，痛处固定而拒按，入夜更甚，或面色晦暗，舌质紫暗，脉沉弦或涩。

二、治疗

(一)辨证论治

1.急性乙型病毒性肝炎

(1)湿热蕴蒸证

【治法】

清热解毒,利湿退黄。

【方药】

茵陈蒿汤(《伤寒论》)合甘露消毒丹(《医效秘传》)加减。茵陈(后下)30g,栀子15g,大黄9g,滑石30g,黄芩12g,石菖蒲12g,川贝母粉(冲服)2g,广藿香9g,射干6g,连翘6g,薄荷6g,豆蔻(后下)6g。

【加减】

腹部胀满较甚,加柴胡9g,郁金12g,川楝子6g;热象明显,加黄连3g,黄芩9g,金银花9g;如药后大便不溏,可逐渐增加大黄用量,保持药后大便稍溏,排便次数以每日1～2次为度;口苦渴饮烦躁,大便干结如栗,加枳实6g,生地黄15g,芦根15g。

【中成药】

黄疸茵陈冲剂,冲服,每次20g,每日2次;乙肝清热解毒胶囊口服,每次6粒,每日3次。

(2)寒湿困脾证

【治法】

健脾和胃,温化寒湿。

【方药】

茵陈术附汤(《医学心悟》)加减。茵陈(后下)15g,附子(先煎)6g,白术12g,干姜6g,甘草3g,泽泻12g,薏苡仁20g,苍术9g,茯苓15g。

【加减】

脘腹作胀,胁肋隐痛,不思饮食,肢体困倦,大便时秘时溏,脉见弦细,为木郁克土,肝脾同病,治宜疏肝扶脾,可用逍遥散。脾胃虚弱,食欲缺乏,肢软乏力,心悸气短,可配服香砂六君子汤、补中益气汤。

(3)湿浊中阻证

【治法】

清热利湿,健脾和胃。

【方药】

茵陈五苓散(《金匮要略》)加减。茵陈(后下)15g,泽泻15g,猪苓9g,白术9g,茯苓9g,桂枝6g。

【加减】

泛酸欲吐,苔白浊腻,湿浊较盛,加石菖蒲9g,广藿香9g,豆蔻(后下)6g:湿蕴日久化热而见舌苔黄腻,可用连朴饮。

【中成药】

利肝宁胶囊，口服，每次 4 粒，每日 3 次；垂盆草冲剂，冲服，每次 6g，每日 2 次。

(4)肝郁气滞证

【治法】

疏肝理气。

【方药】

柴胡疏肝散(《景岳全书》)加减。柴胡 15g，香附 12g，枳壳 12g，陈皮 12g，川芎 9g，白芍 12g，甘草 3g。

【加减】

若气郁化火，胁肋掣痛，心烦急躁，口干口苦，溺黄便秘，舌红苔黄，脉弦数者，可加金铃子散、左金丸，或改用丹栀逍遥散。腹痛肠鸣泄泻者加茯苓 12g，白术 15g，薏苡仁 15g；胁痛剧烈者加青皮 6g，川楝子 6g，郁金 9g，延胡索 9g。

【中成药】

肝舒乐冲剂，冲服，每次 20g，每日 3 次；护肝宁片，口服，每次 4 粒，每日 3 次。

2.急性乙型病毒性肝炎

(1)湿热中阻证

【治法】

清热利湿解毒。

【方药】

茵陈蒿汤(《伤寒论》)合甘露消毒丹(《医效秘传》)加减。茵陈 15g，栀子 9g，大黄 9g，滑石 15g，黄芩 9g，石菖蒲 9g，浙贝母 6g，藿香 9g，射干 9g，连翘 15g。

【加减】

口苦而黏加车前草、金钱草、泽泻；发热、口干、口臭、舌苔黄厚加黄连、草河车、白花蛇舌草；腹满、便溏加薏苡仁、茯苓、炒白术；齿龈红肿、渗血或鼻衄加牡丹皮、青黛、小蓟。

【中成药】

当飞利肝宁胶囊，口服，每次 4 粒，每日 3 次；垂盆草冲剂，冲服，每次 10g，每日 3 次；肝炎灵注射液，肌内注射，每次 4mL，每日 1 次。

(2)肝郁气滞证

【治法】

疏肝解郁，理气和中。

【方药】

柴胡舒肝散加减(《医学统旨》)。柴胡 9g，香附 9g，枳壳 9g，陈皮 9g，白芍 15g，川芎 9g，甘草 6g。

【加减】

胁胀痛甚者加青皮、川楝子、郁金；口干、口苦、烦躁加栀子、黄芩、龙胆草：肠鸣、腹泻者加白术、茯苓、薏苡仁；恶心、呕吐加芸香、生姜。

【中成药】

慢肝解郁胶囊，口服，每次 4 粒，每日 3 次：疏肝片，口服，每次 4 片，每日 2 次。

(3)肝郁脾虚证

【治法】

疏肝解郁,健脾和中。

【方药】

逍遥散(《太平惠民和剂局方》)加减。柴胡 9g,当归 12g,白芍 15g,白术 12g,茯苓 15g,薄荷 6g,甘草 6g。

【加减】

胁痛明显或妇女月经延期,加香附、川芎、延胡索;疲乏无力、倦怠嗜卧、食入不化、苔白舌淡、边有齿痕,加党参、山药、黄芪、莲子。

【中成药】

逍遥丸,口服,每次 9g,每日 3 次。

(4)肝肾阴虚证

【治法】

养血柔肝,滋阴补肾。

【方药】

一贯煎(《续名医类案》)加减。北沙参 9g,麦冬 12g,生地黄 15g,枸杞子 15g,川楝子 9g。

【加减】

眩晕、耳鸣较甚者加天麻、钩藤、磁石;腰膝酸软加桑寄生、牛膝、杜仲、续断;面黄无力、全身乏力、心悸气短者加黄芪、党参、山药、白术。

【中成药】

麦味地黄丸,口服,每次 6～9g,每日 2 次。

(5)脾肾阳虚证

【治法】

温补脾肾。

【方药】

附子理中汤(《伤寒论》)和金匮肾气丸(《金匮要略》)。党参 15g,白术 12g,茯苓 15g,甘草 6g,干姜 6g,熟附子 6g,桂枝 6g,山药 15g,生地黄 15g,山茱萸 9g,枸杞子 12g,菟丝子 12g,肉苁蓉 9g。

【加减】

畏寒、四肢不温或男子阳痿、女子经少或闭经者加巴戟天、仙茅、淫羊藿;体倦乏力、自汗明显者加黄芪、黄精。

【中成药】

金匮肾气丸,口服,每次 6g,每日 2 次;右归丸,口服,每次 6g,每日 3 次。

(6)瘀血阻络证

【治法】

活血化瘀,通络散结。

【方药】

膈下逐瘀汤(《医林改错》)加减。当归 12g,桃仁 6g,红花 6g,川芎 9g,牡丹皮 12g,赤芍 12g,延胡索 9g,枳壳 9g,丹参 15g,鳖甲 24g,炙甘草 6g。

【加减】

口干、咽燥、舌红少苔者加生地黄、女贞子、北沙参、麦冬；齿衄、鼻衄加青黛、黄芩、墨旱莲、茜草；女子痛经、经水色暗有块加鸡血藤、五灵脂、蒲黄、乌药。

【中成药】

人参鳖甲煎丸，口服，每次 3g，每日 3 次；大黄䗪虫丸，口服，每次 4.5g，每日 2 次。

（二）病证结合治疗

1.急性乙型病毒性肝炎

急性乙型病毒性肝炎一般为自限性，60%～90%可完全康复，10%～40%转为慢性或病毒携带者。急性期以一般治疗及对症支持治疗为主。急性期应隔离，症状明显及黄疸者应卧床休息，恢复期可逐渐增加活动量，但要避免过度劳累。饮食宜清淡易消化，适当补充维生素，热量不足者应静脉补充葡萄糖。避免饮酒和应用损害肝功能的药物，辅以药物对症及恢复肝功能，药物不宜太多，以免加重肝负担。一般不采用抗病毒治疗。

2.慢性乙型病毒性肝炎

根据患者具体情况采用综合性治疗方案，治疗包含合理的休息和营养，心理辅导，改善和恢复肝功能，调节机体免疫，抗病毒，抗纤维化等。

（1）一般治疗

①适当休息，症状明显或病情较重者应强调卧床休息，卧床可增加肝血流量，有助恢复。病情轻者以活动后不觉疲乏为度。

②合理饮食。适当的高蛋白、高热量、高维生素的易消化食物有利于肝修复，不必过分强调高营养，以防发生脂肪肝，避免饮酒。

③心理辅导。使患者有正确的疾病观，对肝炎治疗应有耐心和信心。切勿乱投医，以免延误治疗。

（2）药物治疗

①改善和恢复肝功能：非特异性护肝药有维生素类、还原型谷胱甘肽、葡萄糖醛酸内酯（肝泰乐）等；降酶药有五味子类、山豆根类、甘草提取物、垂盆草等有降转氨酶作用；退黄类药物有丹参、茵栀黄、门冬氨酸钾镁、前列腺素 E_1 等。

②免疫调节：如胸腺肽或胸腺素、转移因子、特异性免疫核糖核酸等。胸腺肽主要是从猪或小牛胸腺中提取的多肽，每日 100～160mg，静脉滴注，3 个月为 1 个疗程。胸腺肽 α_1 为合成肽，每次 1.6mg，皮下注射，每周 2 次，疗程 6 个月。

③抗纤维化：主要有丹参、冬虫夏草、核仁提取物、γ-干扰素等。丹参抗纤维化作用有较一致共识，研究显示其能提高肝胶原酶活性，抑制Ⅰ、Ⅱ、Ⅳ型胶原合成。γ-干扰素在体外试验中抗纤维化作用明显，有待更多临床病例证实。

④抗病毒治疗：目的是抑制病毒复制，减少传染性；改善肝功能；减轻肝组织病变；提高生活质量；减少或延缓肝硬化、肝衰竭的发生。我国已批准普通 IFNα 和 Peg-IFNα 用于治疗慢性乙型病毒性肝炎，其他抗病毒药物还有核苷类似物。抗病毒治疗的适应证主要依据血清 HBV-DNA 水平、血清 ALT 和肝病严重程度来决定，同时结合患者年龄、家族史和伴随疾病等因素，综合评估患者疾病进展风险后决定是否启动抗病毒治疗。

动态评估比单次的检测更具有临床意义。推荐接受抗病毒治疗的人群需同时满足以下条件。

A.HBV-DNA 水平：HBeAg 阳性患者，HBV-DNA≥20000U/mL（相当于 10^5 copies/mL）；HBeAg 阴性患者，HBV-DNA≥2000U/mL（相当于 10^4 copies/mL）。

B.ALT 水平：一般要求 ALT 持续升高≥2×ULN；若用干扰素治疗，一般情况下 ALT 应≤10×ULN，血清总胆红素应＜2×ULN。

对持续 HBV-DNA 阳性、达不到上述治疗标准，但有以下情形之一者，疾病进展风险较大，可考虑给予抗病毒治疗。

A.存在明显的肝炎症（2 级以上）或纤维化，特别是肝纤维化 2 级以上。

B.ALT 持续处于 1～2×ULN，特别是年龄＞30 岁者，建议行肝组织活检或无创性检查，若明显肝脏炎症或纤维化则给予抗病毒治疗。

C.ALT 持续正常（每 3 个月检查一次），年龄＞30 岁，伴有肝硬化或肝细胞癌家族史，建议行肝组织活检或无创性检查，若明显肝脏炎症或纤维化则给予抗病毒治疗。

D.存在肝硬化的客观依据时，无论 ALT 和 HBeAg 情况，均建议积极抗病毒治疗。值得特别提醒的是，在开始治疗前应排除合并其他病原体感染或药物、酒精和免疫等因素所致的 ALT 升高，尚需注意应用降酶药物后 ALT 暂时性正常。

(三)并发症治疗

慢性乙型肝炎病毒的并发症有肝性脑病、上消化道出血、继发感染及肝肾综合征等，病情均较严重，临床上在中医辨证论治基础上，结合西药对症治疗。

(四)其他疗法

急性乙型病毒性肝炎疗法如下：

1.单方验方

(1)蒲公英 90～120g，水煎服。治黄疸。

(2)鲜甜瓜蒂 5g，加水 100mL，水煎去渣，口服，每次 5mL，每日 2 次。治黄疸。

(3)茵陈（后下）30g，鸡内金 15g，炒研冲服，每日 2 次。治急性黄疸型肝炎。

2.药茶疗法

(1)茵黄绿茶，治阳黄，身目俱黄如金橘色，舌苔黄腻，脉滑数。茵陈（后下）30g，大黄 6g，绿茶 3g，上药水煎，代茶饮。

(2)黄瓜皮茶，治湿热发黄，身目全身尽黄，色如橘皮者。黄瓜皮不拘量，煎汤，去渣，取汁，代茶饮。

(3)荸荠茶，治黄疸湿热，小便不利。用荸荠 120g，打碎，煎汤，取汁，代茶饮。

(五)外治法

1.急性乙型病毒性肝炎

(1)体针

①阳黄者：主穴胆俞、阴陵泉、内庭、太冲、阳纲、阳陵泉，针用泻法。

②阴黄者：主穴至阳、脾俞、胆俞、中脘、三阴交、肾俞、足三里，针用平补平泻法。

③发热者：加合谷、十二井、大椎、曲池；两胁疼痛者，加阳陵泉、支沟；腹胀脘痛者，加行间（泻）、解溪（补）、中枢、中脘、足三里、气海；恶心呕吐者，加天突、内关、足三里、中脘，均用泻法；皮肤瘙痒

者，加曲池、合谷；失眠者，加神门、三阴交、关元：便秘者，加天枢、支沟、大肠俞、照海；黄疸甚者，加合谷透后溪、中封、太冲、翳明；神疲畏寒者，加命门、气海（灸）；大便溏泻者，加天枢、关元（灸）。

（2）耳针：取穴胆、肝、脾、胃、耳中、耳迷根。选穴2～3穴，毫针中等刺激。每日1次。

（3）推拿

①肝郁气滞证，点按侧胸腹，按上腹部，顺气，摩按季胁，脊背拿捏，揉足三里。

②脾虚气弱证，上腹按摩，分摩季胁，推侧腹，背部拳揉，揉足三里。

（4）穴位贴敷

①砂矾鲫鱼音：砂仁（后下）30g，白糖50g，白矾10g，青背鲫鱼1条（约150g，连肠杂用）。将砂仁研为细末，过筛，然后与白矾、白糖、鲫鱼一起共捣，纱布包裹，贴神阙、至阳穴，每日换1次，主治阳黄。

②二黄红花糊：姜黄、蒲黄、红花、滑石各250g，栀子420g，猪肝（焙干）500g。上药共研细末，用15%～20%酒精调成糊状，敷于肝区，1～3个铜钱厚，再用温灸器在药上熨30min，每日1次，20次为1个疗程。

2.慢性乙型病毒性肝炎

（1）针刺：取穴合谷、外关、足三里、阳陵泉、阴陵泉、中封等，每次选取3～4穴，用提插补泻法，先泻后补，留针30分钟，隔10分钟提插捻转1次，每日1次，可提高机体免疫状态，改善肝功能。

（2）外敷：补肝膏。鳖甲10g，党参、生地黄、熟地黄、枸杞子、五味子、当归、山茱萸各64g，黄芪、白术、白芍、川芎、醋香附、山药、酸枣仁、五灵脂各32g，柴胡、牡丹皮、栀子、龙胆草、瓜蒌、黄芩、茯苓、川木通、羌活、防风、泽泻、甘草各22g，连翘、续断、吴茱萸、陈皮、法半夏、红花各12g，薄荷、肉桂各6g，乌梅5个。用麻油熬，黄丹收，加牛胶搅。膏贴痛处，对慢性肝炎胁肋疼痛有一定作用。

（3）气功：静功和内养功，以及太极拳等运动有助于慢性肝病的恢复，或肝病痊愈后的保健。

三、中医疗效评价

（一）改善症状

采用中医证候量表评定。

（二）减少西药用量、减毒增效

以抗病毒药物使用剂量变化、减药时间、停药时间计算。

第五节　丙型病毒性肝炎

丙型病毒性肝炎是由丙型肝炎病毒（HCV）引起的，以肝损害为主要病变的全身性传染病。根据起病的缓急分为急性丙型肝炎和慢性丙型肝炎，主要症状为全身乏力、食欲减退、恶心、呕吐、腹胀、肝区疼痛、尿色深等，急性肝炎有少部分发热症状，部分慢性丙型肝炎患者无明显症状或症状轻微，无特异性。急性丙型肝炎50%～80%的患者均可转为慢性或病毒携带者。

本病属于中医“黄疸”“胁痛”“肝着”“虚劳”“癥积”等范畴，病因为外感湿热或疫毒，而肝胆脾胃功能失调。临床表现常见全身乏力、食欲减退、恶心、呕吐、肝区疼痛，或有发热等。

一、诊断

(一)西医诊断

参照中华医学会编著《临床诊疗指南》急、慢性病毒性肝炎部分。

(1)病原体检查示抗 HCV-RNA 阳性,抗 HCV-IgM 及 HCV-IgG。

(2)具有急、慢性肝炎的症状和体征。

(3)不洁注射史、输血史、吸毒史、冶游史及母亲为 HCV 感染者。

(二)中医诊断

参照中华医学会编著《临床诊疗指南》急、慢性病毒性肝炎部分。出现乏力、食欲减退、呕吐、腹胀、肝区疼痛,体征或见肝大,病原体检查示抗体阳性、实验室示肝功能受损即刻确诊。

(三)中医证候诊断

1.湿热中阻证

脘闷不饥,肢体困重,怠惰嗜卧,口中黏腻,身目黄或无黄,小便黄赤,大便溏泄或臭秽,舌苔腻,脉濡缓。

2.肝郁气滞证

胁胀脘闷,胸闷不舒,善太息,情志抑郁,不欲饮食,或口苦喜呕,头晕目眩,舌苔白,脉弦。女子乳房胀痛,月经不调,痛经。

3.肝郁脾虚证

胁肋胀痛,精神抑郁或性情急躁,面色萎黄,大便溏薄,口淡乏味,脘腹痞胀,舌质淡红,苔白脉沉弦。

4.肝肾阴虚证

头晕耳鸣,两目干涩,咽干,失眠多梦,五心烦热,腰膝酸软,女子经少或经闭,舌红体瘦,少津或有裂纹,脉细数。

5.脾肾阳虚证

畏寒肢冷,腰膝冷痛,食少便溏,完谷不化,下肢浮肿,舌质淡胖,脉沉细或迟。

6.瘀血阻络证

胁肋刺痛,痛处固定拒按,夜间加重,面色晦暗,脉沉弦或涩。

二、治疗

(一)辨证论治

1.湿热中阻证

【治法】

清热利湿解毒。

【方药】

茵陈蒿汤(《伤寒论》)合甘露消毒丹(《医效秘传》)加减。茵陈 15g,栀子 9g,大黄 9g,滑石 15g,黄芩 9g,石菖蒲 9g,浙贝母 6g,藿香 9g,射干 9g,连翘 15g。

【加减】

口苦而黏加车前草、金钱草、泽泻；发热口干口臭、舌苔黄厚加黄连、草河车、白花蛇舌草；腹满、便溏加薏苡仁、茯苓、炒白术；齿龈红肿、渗血或鼻衄加牡丹皮、青黛、小蓟。

【中成药】

当飞利肝宁胶囊，口服，每次4粒，每日3次；垂盆草冲剂，冲服，每次10g，每日3次；肝炎灵注射液，肌内注射，每次4mL，每日1次。

2.肝郁气滞证

【治法】

疏肝解郁，理气和中。

【方药】

柴胡舒肝散加减(《医学统旨》)。柴胡9g，香附9g，枳壳9g，陈皮9g，白芍15g，川芎9g，甘草6g。

【加减】

胁胀痛甚者加青皮、川楝子、郁金；口干口苦、烦躁加栀子、黄芩、龙胆草；肠鸣、腹泻加白术、茯苓、薏苡仁；恶心、呕吐加藿香、生姜。

【中成药】

慢肝解郁胶囊，口服，每次4粒，每日3次；疏肝片，口服，每次4片，每日2次。

3.肝郁脾虚证

【治法】

疏肝解郁，健脾和中。

【方药】

逍遥散(《太平惠民和剂局方》)加减。柴胡9g，当归12g，白芍15g，白术12g，茯苓15g，薄荷6g，甘草6g。

【加减】

胁痛明显或妇女月经延期，加香附、川芎、延胡索；疲乏无力、倦怠嗜卧、食入不化、苔白舌淡、边有齿痕加党参、山药、黄芪、莲子。

【中成药】

逍遥丸，口服，每次9g，每日3次。

4.肝肾阴虚证

【治法】

养血柔肝，滋阴补肾。

【方药】

一贯煎(《续名医类案》)加减。北沙参9g，麦冬12g，生地黄15g，枸杞子15g，川楝子9g。

【加减】

眩晕、耳鸣较甚者加天麻、钩藤、磁石；腰膝酸软加桑寄生、牛膝、杜仲、续断；面黄无力、全身乏力、心悸气短加黄芪、党参、山药、白术。

【中成药】

麦味地黄丸，口服，每次6～9g，每日2次。

5.脾肾阳虚证

【治法】

温补脾肾。

【方药】

附子理中汤(《伤寒论》)和金匮肾气丸(《金匮要略》)。党参15g,白术12g,茯苓15g,甘草6g,干姜6g,熟附子6g,桂枝6g,山药15g,生地黄15g,山茱萸9g,枸杞子12g,菟丝子12g,肉苁蓉9g。

【加减】

畏寒、四肢不温,或男子阳痿、女子经少或闭经,加巴戟天、仙茅、淫羊藿;体倦乏力、自汗明显加黄芪、黄精。

【中成药】

金匮肾气丸,口服,每次6g,每日2次;右归丸,口服,每次6g,每日3次。

6.瘀血阻络证

【治法】

活血化瘀,通络散结。

【方药】

膈下逐瘀汤(《医林改错》)加减。当归12g,桃仁6g,红花6g,川芎9g,牡丹皮12g,赤芍12g,延胡索9g,枳壳9g,丹参15g,鳖甲24g,炙甘草6g。

【加减】

口干咽燥,舌红少苔加生地黄、女贞子、北沙参、麦冬;齿衄、鼻衄加青黛、黄芩、墨旱莲、茜草;女子痛经、经水色暗有块加鸡血藤、五灵脂、蒲黄、乌药。

【中成药】

人参鳖甲煎丸,口服,每次3g,每日3次;大黄䗪虫丸,口服,每次4.5g,每日2次。

(二)病证结合治疗

1.抗病毒治疗

急、慢性丙型肝炎均需抗病毒治疗。根据HCV基因型选择个体化治疗方案,既可选择含Peg-IFNα联合DAAs的方案,也可选择不同DAA的组合而不含Peg-IFNα的治疗方案。慢性丙型肝炎的疗程通常12～24周,对于复发患者、部分应答者和无应答者也可延长疗程至36周,甚至48周。

2.丙型肝炎肝硬化治疗

(1)代偿期肝硬化抗病毒治疗方案与慢性丙型肝炎相同。失代偿期肝硬化则应选择不含Peg-IFNα的治疗方案:SOF+RBV;SOF+LDV±RBV;SOF+DCV±RBV。无论是否获得SVR,均需定期检测肝癌的发生。

(2)对拟行肝移植的失代偿期肝硬化患者,应积极采用抗病毒方案,尽可能于肝移植前完成抗病毒治疗疗程,对肝移植后复发者也需进行抗病毒治疗。

(3)对并发肝癌的Child-PughA级肝硬化患者于肝移植前应选择不含Peg-IFNα的治疗方案,疗程12～24周。

应用含干扰素的治疗时需警惕骨髓抑制等不良反应,应用含RBV的治疗方案时要注意观察有无溶血性贫血的发生。

甘草酸类制剂、多烯磷脂酰胆碱、谷胱甘肽、N-乙酰半胱氨酸、S-腺苷蛋氨酸、熊去氧胆酸等药有非特异性抗炎、抗氧化、改善肝功能、促进肝细胞再生、增强肝解毒功能等。

丹参具有较强的抗炎、抗菌、抗氧化、抗肿瘤、改善肝微循环、保护肝细胞等作用，垂盆草能显著抑制细胞免疫和炎症渗出、减少肝损伤；茵陈具有很好的利胆保肝降酶、抗病毒、对抗肝损伤的作用；黄芪具有改善肝微循环、保护和修复肝细胞的作用，可预防和减轻病毒所致的机体免疫损伤；叶下珠可抗肝细胞损伤、预防肝纤维化及原发性肝癌的发生发展；苦参具有退黄降酶、改善肝细胞炎症、调控免疫、抑制乙型肝炎病毒复制等作用；仙鹤草具有抗肿瘤、镇痛抗炎、止血、抗病毒等多方面的药理作用；蒲公英对急性肝损伤有保护作用，并可减少内毒素所致的肝细胞溶酶体和线粒体损伤，解除抗生素作用后细菌所释放的内毒导致的毒性作用。以上单味中药可在辨证用药的基础上加以选用。

（三）外治法

1.耳针

取穴胆、肝、脾、胃、耳中、耳迷根。选取 2～3 穴，毫针中等刺激，每日 1 次。

2.外敷

补肝膏：鳖甲 10g，党参、生地黄、熟地黄、枸杞子、五味子、当归、山茱萸各 64g，黄芪、白术、白芍、川芎、醋香附、山药、酸枣仁、五灵脂各 32g，柴胡、牡丹皮、栀子、龙胆草、瓜蒌、黄芩、茯苓、川木通、羌活、防风、泽泻、甘草各 22g，连翘、续断、吴茱萸、陈皮、法半夏、红花各 12g，薄荷、肉桂各 6g，乌梅 5 枚。麻油熬，黄丹收，加牛胶搅，膏贴痛处，对慢性肝炎胁肋隐痛有一定作用。

（四）针灸疗法

1.急性丙型肝炎

可选胆俞、阳陵泉、阴陵泉、太冲、至阳、中脘。针用平补平泻法。发热加合谷、十二井、大椎、曲池；两胁疼痛加支沟；腹胀脘痛加行间、解溪、天枢；恶心呕吐加内关；皮肤瘙痒加曲池；便秘加支沟、天枢、大肠俞；腹泻加关元、天枢；神疲畏寒加命门。

2.慢性丙型肝炎

取穴合谷、外关、足三里、阴陵泉、阳陵泉、太冲、中封等，每次选取 3～4 穴，提插补泻法先泻后补，留针 30 分钟，隔 10 分钟提插捻转 1 次，每日 1 次，可提高机体免疫状态，改善肝功能。

三、中医疗效评价

（1）减少西药用量，减毒增效，缩短疗程：与单纯使用西药相比较。

（2）改善症状：依据中医症候量表。

（3）减少并发症发生。

第六节　艾滋病

艾滋病，即获得性免疫缺陷综合征（AIDS），是指由 HIV 感染引起的以人体 CD_4^+ T 淋巴细胞减少为特征的进行性免疫功能缺陷，可继发各种机会性感染、恶性肿瘤和中枢神经系统病变。

艾滋病归属于中医“疫病”“虚劳”“伏气温病”“阴阳易”等范畴。多是由于感受疫毒（HIV 病毒），正气无力驱除疫邪，疫毒伏于体内（病毒携带者），若摄生不慎，恣情纵欲；或劳心劳神，体力不支；或气候骤变，虚邪贼风；或淫毒太甚，损伤脏腑气血；诸种原因，均可诱使伏气发病。“正气存内，邪不可干”，若正气尚足，机体适应性强，可与 HIV 处于共存状态；若正气不足，抵抗力下降，各种病原体（细菌、病毒、原虫、霉菌）应运而生，纷杂而至，造成人体之病理状态，开始发病。

一、诊断

（一）西医诊断

参照中华医学会感染病学分会艾滋病学组编著《艾滋病诊疗指南（第三版）》[中华临床感染病杂志，2015，8（5）：385－401]的艾滋病诊断标准。

（1）成人及 18 个月龄以上儿童，符合下列一项者即可诊断：

①HIV 抗体筛查试验阳性和 HIV 补充试验阳性（抗体补充试验阳性或核酸定性检测阳性或核酸定量大于 5000 拷贝/毫升）。

②分离出 HIV。

（2）18 月龄及以下儿童，符合下列一项者即可诊断：

①HIV 感染母亲所生和 HIV 分离试验结果阳性。

②为 HIV 感染母亲所生和两次 HIV 核酸检测均为阳性（第二次检测需在出生 4 周后进行）。

（3）急性期诊断标准：患者近期内有流行病学史和临床表现，结合实验室 HIV 抗体由阴性转为阳性即可诊断，或仅根据实验室检查 HIV 抗体由阴性转为阳性即可诊断。

（4）无症状期的诊断标准：有流行病学史，结合 HIV 抗体阳性即可诊断，或仅实验室检查 HIV 抗体阳性即可诊断。

（5）艾滋病期的诊断标准：有流行病学史、实验室检查 HIV 抗体阳性，加下述各项中的任何一项，即可诊断为艾滋病。或者 HIV 抗体阳性，而 CD_4^+ T 淋巴细胞数 $<200/\mu l$，也可诊断为艾滋病。

①不明原因的持续不规则发热 38℃以上，>1 个月。

②腹泻（每日粪便次数多于 3 次），>1 个月。

③6 个月之内体重下降 10%以上。

④反复发作的口腔真菌感染。

⑤反复发作的单纯疱疹病毒感染或带状疱疹病毒感染。

⑥肺孢子菌肺炎。

⑦反复发生的细菌性肺炎。

⑧活动性结核或非结合分枝杆菌病。

⑨深部真菌感染。

⑩中枢神经系统占位性病变。

⑪中青年人出现痴呆。

⑫活动性巨细胞病毒感染。

⑬弓形虫脑病。

⑭马尔尼菲青霉病。

⑮反复发生的败血症。

⑯皮肤黏膜或内脏的卡波西肉瘤、淋巴瘤。

(二)中医诊断

(1)流行病学史:曾有过不安全性生活史、静脉注射毒品史、输入未经抗 HIV 检测的血液或血液制品史、抗 HIV 阳性者所生子女或职业暴露史等。从最初感染 HIV 到终末期,艾滋病的临床症状多种多样,是一个较为复杂漫长的过程。艾滋病的全过程可分为急性期、无症状期、艾滋病期。急性期症见发热神疲,咽喉肿痛,或乳蛾肿大,多发瘰疬,自汗盗汗,恶心呕吐,腹痛泄泻,头身疼痛,皮现斑疹,鹅口疮或口糜,舌红、苔白而燥或呈黑褐垢苔,脉细滑数;大多数症状轻微,持续 1~3 周后缓解。无症状期常无明显临床症状,但疾病呈缓慢持续进展,随着邪盛正虚,表现为易于感冒、发热、倦怠等非特征性症状且迁延难愈,舌象、脉象多有变化;时间较长,多持续 6~15 年不等。艾滋病期常症见头晕目眩,头痛隐隐,心悸失眠,遇劳加重,自汗,虚羸少气,咳喘咯痰胸闷,纳呆恶心,呕吐痰涎,肢体麻木肿硬,痰核乳癖,神志恍惚,口唇干焦,四肢不温,淡漠呆滞,不思饮食,便秘或溏泻。舌质红或暗淡,常见瘀斑,舌体瘦无神,苔焦黄或腐腻或少苔或剥落,多有裂纹舌,脉细弱或滑或弦涩或脉微欲绝。

(2)血清学检测、HIV 抗体确证试验及病原学检测试验结果阳性,则报告 HIV 感染。

(三)中医证候诊断

1.疫毒侵袭证

发热微恶风寒,或有畏寒,咽红肿痛,口微渴,头痛身痛,乏力,或见皮疹,瘰疬结节。舌质红,苔薄白或薄黄,脉浮数。

此证见于艾滋病初次发作期(急性期),患者往往在近期内有传染病史,此期在血液中可检出 HIV-RNA 和 P24 抗原,而 HIV 抗体则在感染后数周才出现。CD_4^+T 淋巴细胞计数一过性减少,CD_4^+T/CD_8^+T 淋巴细胞比值亦可倒置。部分患者可有轻度白细胞和血小板减少或肝功能异常;大多数患者临床症状轻微,持续 1~3 周后缓解。

2.肺脾气虚证

倦怠乏力,神疲懒言,头晕目眩,面色无华,心悸,自汗,舌质稍淡或正常,脉或虚或正常。此证在艾滋病无症状期常见。

3.气阴两虚证

神疲乏力,气短懒言,自汗,盗汗,动则加剧,或伴口干咽燥,五心烦热,身体消瘦;或见干咳少痰,或见腰膝酸软。舌体瘦薄,舌质淡,苔少,脉虚细数无力。

4.湿热壅滞证

头晕沉如裹,身体困重,胸闷脘痞,口黏不渴,纳呆,便溏不爽,妇女可见带下黏稠味臭。舌质红,苔厚腻,或黄腻,或黄白相兼,脉濡数或滑数。

5.痰瘀互结证

局部肿块刺痛，或肢体麻木，胸闷痰多，或痰中带紫暗血块，舌紫暗或有斑点，苔腻，脉弦涩。

6.气虚血瘀证

神疲倦怠，气短乏力，疼痛如刺，痛处不移，面色暗黑，肌肤甲错。舌质淡紫，或有紫斑，脉涩。

3～6，此 4 证属于无症状期变证，此期由于 HIV 在感染者体内不断复制，免疫系统受损，CD_4^+ 淋巴细胞计数逐渐下降，同时具有传染性。此期持续时间长短与感染病毒的数量和型别、机体免疫状况等因素有关。此期持续时间一般为 6～8 年。

7.气血两虚证

头晕目眩，头痛隐隐，心悸失眠，遇劳加重，自汗，少气懒言，面色淡白或萎黄，唇甲色淡，心悸失眠，神疲乏力，舌质淡，苔薄白，脉沉细而弱。

8.痰湿瘀滞证

咳喘咯痰胸闷，脘痞不舒，纳呆恶心，呕吐痰涎，头晕目眩，神昏癫狂，喉中痰鸣，肢体麻木肿硬，半身不遂，痰核乳癖，喉中有异物感。舌质淡紫或有斑点，苔白腻或黄腻，脉滑或弦涩等。

9.阴竭阳脱证

发热或高热持续不退，神志恍惚，无汗或有汗热不解，口唇干焦，虚羸少气，四肢不温，淡漠呆滞，不思饮食，便秘或溏泄。舌质红或暗淡，常见瘀斑，舌体瘦无神，苔焦黄或腐腻或少苔或剥落，多有裂纹舌，脉细弱或脉微欲绝。

7、8、9，此 3 证属于艾滋病期常证，患者 CD_4^+ T 淋巴细胞计数多＜200 个/μL，HIV 血浆病毒载量明显升高。此期主要临床表现为 HIV 相关症状、各种机会性感染及肿瘤。

二、治疗

(一)辨证论治

1.疫毒侵袭证

【治法】

清热解毒，凉血泻火。

【方药】

清瘟败毒饮(《疫疹一得》)加减。石膏 30g，生地黄 30g，水牛角 15g，黄连 9g，栀子 12g，桔梗 12g，黄芩 9g，知母 15g，赤芍 15g，连翘 12g，玄参 12g，甘草 15g，牡丹皮 12g，竹叶 12g。

2.肺脾气虚证

【治法】

益气健脾，培土生金。

【方药】

六君子汤(《医学正传》)加减。人参 30g，炒白术 15g，茯苓 12g，炙甘草 12g，山药 15g，生薏苡仁 30g，半夏 15g，五味子 30g。

3.气阴两虚证

【治法】

益气养阴，扶正固本。

【方药】

生脉散(《内外伤辨惑论》)加减。西洋参 30g,黄芪 30g,麦冬 20g,五味子 15g,山药 15g,女贞子 12g,墨旱莲 12g。

【加减】

阴虚有火而口干、心烦不安者,加生地黄 15g,黄连 9g,合欢皮 20g。

4.湿热壅滞证

【治法】

清热化湿,通利化浊。

【方药】

藿朴夏苓汤(《医原》)加减。藿香 10g,姜厚朴 10g,姜半夏 9g,茯苓 30g,猪苓 30g,佩兰 10g,泽泻 10g,炒枳壳 10g,炙甘草 10g。

5.痰瘀互结证

【治法】

化痰祛瘀。

【方药】

二陈汤(《太平惠民和剂局方》)合桃红四物汤(《医垒元戎》)加减。半夏 15g,陈皮 12g,桃仁 15g,红花 9g,川芎 9g,白芍 15g,当归 9g,熟地黄 15g。

6.气虚血瘀证

【治法】

补气活血。

【方药】

四君子汤(《太平惠民和剂局方》)合补阳还五汤(《医林改错》)加减。黄芪 30g,当归 15g,赤芍 15g,川芎 9g,地龙 12g,桃仁 6g,红花 6g,生地黄 30g。

7.气血两虚证

【治法】

气血双补。

【方药】

八珍汤(《正体类要》)加减。党参 30g,炒白术 15g,茯苓 12g,当归 15g,白芍 15g,川芎 9g,熟地黄 15g,升麻 9g,菊花 12g,蔓荆子 9g,甘草 15g。

8.痰湿瘀滞证

【治法】

燥湿化痰,调畅气血。

【方药】

二陈平胃散合血府逐瘀汤(《医林改错》)加减。半夏 9g,陈皮 12g,茯苓 12g,苍术 15g,厚朴 12g,川芎 9g,桃仁 6g,红花 6g,赤芍 12g。

9.阴竭阳脱证

【治法】

益气固脱,温阳救逆,清热生津。

【方药】

独参汤(《景岳全书》)合竹叶石膏汤(《伤寒论》)合附子汤(《伤寒论》)加减。人参 60g,石膏 20g,天冬 15g,淡竹叶 15g,半夏 15g,知母 12g,附子(炮)15g,茯苓 12g,炒白术 15g,白芍 15g,山茱萸 9g,甘草(炙)9g。

(二)病证结合治疗

根据病证结合治疗原则,在艾滋病治疗过程中,突出中医减毒增效,提高免疫功能,减少并发症的优势。

1.急性期

以联合西药抗病毒、减少异常的免疫激活为原则。在上述辨证论治的基础上,建议开始抗反转录病毒治疗(ARV),初治患者推荐方案为 2 种核苷类反转录酶抑制药(NRTIs)+1 种非核苷类反转录酶抑制药(NNRTIs),或 2 种 NRTIs+1 种增强型蛋白酶抑制药(Pis)。基于我国可获得的抗病毒药物,对于未接受过抗病毒治疗的患者推荐一线方案见表 10-1。

表 10-1 推荐成人及青少年初治患者抗反转录病毒治疗方案

一线治疗推荐方案	
TDF(ABC)+3TC(FTC)+基于 NNRTI:EFV	
或基于 PI:LPV/r 或 ATV	
或其他:RAL	
替代方案	
AZT+3TC	+EFV 或 NVP 或 RPV

注:TDF.替诺福韦;ABC.阿巴卡韦;3TC.拉米夫定;FTC.恩曲他滨;AZT.齐多夫定;NNRTI.非核苷类反转录酶抑制药;EFV.依非韦伦;PI.蛋白酶抑制药;LPV/r.洛匹那韦/利托那韦;ATV.阿扎那韦;RAL.拉替拉韦;NVP.奈韦拉平;RPV.利匹韦林

2.无症状期

以减少病毒复制、提高 CD_4^+ T 淋巴细胞数量、提高机体免疫力为原则。在上述辨证论治的基础上,若 CD_4^+ T 淋巴细胞数<500 个/μL 时建议开始 HARRT 治疗;CD_4^+ T 淋巴细胞数>500 个/μL 时,考虑启动 HARRT 治疗。

存在以下情况时建议治疗:高病毒载量、CD_4^+ T 淋巴细胞数下降较快、心血管疾病高风险、合并活动性 HBV/HCV 感染、HIV 相关肾脏疾病、妊娠。

3.艾滋病期

以减少并发症、提高生活质量为原则。在上述辨证论治的基础上,建议启动 HARRT 治疗。艾滋病久病后期,由于其自身免疫系统功能已趋衰竭,神经-内分泌-免疫功能紊乱,内环境失调,机体正气严重受损,此期患者表现为极度乏力、低热缠绵、厌食腹泻、异常消瘦等脾肾亏虚症状。其治疗以扶正固本为主,调理脾胃,改善机体的衰竭状态,以达到缓解症状、延长生命的目的。辨证的基础上加用十全大补丸、金匮肾气丸等中成药。

(三)并发症治疗

1.HIV 病毒转录

中药在抗 HIV 病毒转录方面,疗效确切。主要是在复方中辨证使用以下单味药。

(1)生甘草,甘草中的甘草甜素(GI)被公认对 HIV 有抑制作用,人们发现,甘草甜素在 HIV 感染的细胞培养中,可抑制病毒的抗原表达、巨细胞形成及 HIV 的复制其作用可能与阻碍 HIV 与细胞的结合有关。

(2)天花粉,天花粉能引起胎盘的滋养细胞坏死而用于中期引产。天花粉素也称 GIQ-223,它能抑制 HIV 的复制及 RT 活性,选择性地杀死感染 HTV 的巨噬细胞。对艾滋病患者,能使其 T 细胞增加,p24 抗原下降。

(3)黄芩,黄芩提取物黄芩苷和黄芩苷元有抑制 HIV-RT 作用,静脉滴注黄芩苷元可使 p24 抗原降低,T 细胞数上升。

(4)姜黄,用基因工程的细胞来寻找 HIV 的 LTR(长末端重复)抑制药,姜黄素即为其中之一,它对急性和慢性 HIV 感染都有效。

(5)雷公藤,雷公藤毒苷(LGTDD)具有显著的抗 HIV 作用。生物活性研究表明,从 LGTDD 中分离出的萨拉子酸对 HIV-RT 活性和感染 HIV 的 H9 细胞有抑制作用。

2.咳嗽(肺孢子菌肺炎)

首选复方磺胺甲噁唑(SMZ-TMP),轻一中度患者口服 TMP15～20mg/(kg・d),SMZ75～100mg/(kg・d),分 3～4 次用,疗程 21 天,必要时可延长疗程。激素治疗中重度患者,早期(72 小时内)可应用激素治疗,泼尼松 40mg,每日 2 次,口服 5 天;改 20mg,每日 2 次,口服 5 天;改 10mg,每日 1 次,口服至疗程结束。

3.泄泻(消化道感染)

(1)葛根芩连片,每次 3～4 片,每日 3 次,口服。

(2)黄芩煎剂体外对金黄色葡萄球菌、溶血性链球菌、肺炎双球菌等革兰阳性菌及大肠埃希菌、痢疾杆菌、铜绿假单胞菌等革兰阴性菌均有不同程度的抑制作用;黄连及小檗碱对痢疾杆菌、霍乱弧菌等也有一定的抑制作用,且有显著的抗炎作用。

4.蛇串疮(带状疱疹)

局部皮肤带状疱疹,泛昔洛韦 500mg,每日 3 次,口服。伐昔洛韦 1g,每日 3 次,口服,疗程 7～10 天。龙胆泻肝丸每次 3～6g,每日 2 次,口服。

5.口疮(口腔溃疡)

口腔假丝酵母菌感染首选制霉菌素局部涂抹加碳酸氢钠漱口水漱口,疗效欠佳时选用口服氟康唑每日 100mg,共 7～14 天。冰硼散吹敷患处,每次少量,每日数次。硼砂体外对多种革兰阳性与阴性菌、浅部皮肤真菌及白色念珠菌有不同程度抑制作用,对皮肤黏膜有收敛和保护作用。

(四)外治法

随着 HIV 病毒在人体内的大量复制,免疫细胞不断下降,皮肤损害更是免疫缺陷的特征,同时在治疗 HIV 感染本身也会发生皮肤表现,从而导致诸如疱疹、疣以及霉菌样感染的皮肤病。

中药祛湿洗剂:黄连 20g,苦参 20g,玄参 20g,麦冬 15g,沙参 20g,生地黄 20g,黄柏 30g,苍术 30g。将上药加水 1000mL 煎至 400mL 制成中药液,溃烂严重的要加大苦参的剂量(苦参 60g)。

待药液冷却后用消毒纱布5～6层渗透中药溶液后，稍拧挤干至不滴水为度，即可敷贴于患部并轻压使之与创面密切接触。隔数分钟后用滴管吸取药液反复湿敷，保持纱布湿润，持续湿敷1小时。对于四肢、手足或会阴的皮损也可以用温热的中药溶液泡洗或坐浴等外洗治疗。每日3～5次。有脓液的先用生理盐水冲洗后再进行中药湿敷，水疱则用皮肤消毒液消毒周围皮肤后用无菌小号针头的注射器抽取水疱液后再用中药湿敷，7～10天为1个疗程。

三、中医疗效评估

抗病毒治疗的有效性主要通过以下三方面进行评估：病毒学指标、免疫学指标和临床症状，其中病毒学的改变是最重要的指标。

（一）减少病毒数量所需时间

大多数患者抗病毒治疗后血浆病毒载量4周内应下降1个log以上，在治疗后的3～6个月病毒载量应达到检测不到的水平。与单纯西药标准治疗对比，对比病毒载量下降所需时间。

（二）免疫学指标

在HARRT后3个月，CD_4^+ T淋巴细胞数增长100个/μl，提示治疗有效。与单纯西药对比，对比治疗后CD_4^+ T淋巴细胞数增长数量。

（三）临床症状

反映抗病毒治疗效果的最敏感的一个指标是体重增加，对于儿童可观察身高、营养及发育改善情况，机会性感染的发病率和艾滋病的病死率可以大大降低。在开始抗病毒治疗后最初的3个月出现的机会性感染应与单纯西医治疗相鉴别。

第七节　流行性感冒

流行性感冒，简称流感，是由流行性感冒病毒引起的急性呼吸道传染病。其流行病学最显著的特点是突然暴发，迅速蔓延，波及面广。流感流行具有一定的季节性，我国北方常发生于冬季，而南方多发生在冬夏两季。流感的发病率高，据统计，每年的发病率为10%～30%，人群普遍易感。由于流感病毒抗原性变异较快，人类尚无法获得持久的免疫力。

本病属于中医“时行感冒”范畴。该病以肺为病变中心，风热病邪首先引起肺失宣降，进而可影响心、肝、胃、肠等脏腑。

一、诊断

（一）西医诊断

《中医内科常见病诊疗指南》西医疾病部分。

1.流行病学史

在流行季节一个单位或地区同时出现大量上呼吸道感染患者；或近期内本地区或邻近地区上呼吸道感染患者明显增多；或医院门诊上呼吸道感染患者明显增多。

2.临床表现

流感的潜伏期一般为1～3天。起病多急骤，主要以全身中毒症状为主，呼吸道症状轻微或不明显。发热通常持续3～4天，但疲乏虚弱可达2～3周。根据临床表现可分为单纯型、肺炎型、中毒型、胃肠型。

(1)单纯型流感：此型最常见。骤起畏寒发热，体温在数小时至24小时内升达40℃。热程一般为3～4天，退热后全身症状好转，上呼吸道症状常持续1～2周后逐渐消失，体力恢复较慢。轻症者类似普通感冒。

(2)肺炎型流感：少部分患者感染流感病毒后，病变沿上呼吸道向下蔓延累及肺实质，引起肺炎。轻者发病时类似单纯型流感，但发热持续时间较长，咳嗽、胸痛较剧，咯片块状淡灰色黏痰，肺部体征较少；胸部X线检查可见两肺炎性阴影；一般在1～2周症状逐渐消失，肺部炎症消散。重者高热持续，剧咳血痰，气急、发绀，并可伴发心功能不全；X线检查可见两肺散在云絮状和片状炎性阴影，由肺门向四周扩展；病程长达3～4周。

(3)中毒型和胃肠型流感：中毒型极为少见，主要表现为高热及循环功能障碍、血压下降，可出现休克及弥散性血管内凝血等严重症候，病死率高。胃肠型则以腹痛、腹胀、呕吐和腹泻等消化道症状为特征。此外，婴儿流感的临床症状往往不典型，可见高热惊厥；患儿表现为喉－气管－支气管炎，严重者出现气道梗阻现象；新生儿流感虽少见，但一旦发生常呈败血症表现，如嗜睡、拒奶、呼吸暂停等，常伴有肺炎，病死率高。

(4)理化检查

①血液化验检查可见白细胞总数不高或偏低。

②从患者鼻咽分泌物可分离到流感病毒。

③恢复期患者血清中抗流感病毒抗体滴度比急性期有4倍或4倍以上升高。

④直接检查呼吸道上皮细胞的流感病毒抗原阳性，标本经敏感细胞增殖一代后查抗原阳性。

(5)诊断要点

疑似病例：具备1.加理化检查中的①加(1)或(2)或(3)之一项。

确诊病例：疑似病例条件加理化检查中的②或理化检查中的③或理化检查中的④。

(二)中医诊断

参照《中医内科常见病诊疗指南》病证部分。

(1)具备发热、咳嗽、口渴、微恶寒、无汗或汗出异常、舌边尖红、脉浮等邪在卫分的临床表现。

(2)病情进一步发展，痰热壅肺，或热扰心营，可见胸痛、痰多、痰黏、神昏、烦躁、便秘、苔黄或黄腻，脉数滑弦。

(3)男女老幼均可罹患，大多突然起病，多在冬春季发病。

(三)中医证候诊断

1.邪袭卫表证

发热，咳嗽，头痛，咽痛，头胀，恶风寒，口渴，痰不多，无汗或汗少而不畅，舌红苔白或微黄，脉浮数或弦滑。此证见于流行性感冒早期，风热病邪袭于肺卫，上扰清窍，致卫气开阖失司，肺失宣肃，清窍不利。

2.痰热阻肺证

发热,咳嗽,喘促,甚则鼻扇,口渴,胸闷胸痛,痰多黏稠或黄,纳呆,大便干或不爽,舌红苔黄腻,脉弦滑数。此证见于流行性感冒早中期,风热病邪入里,热壅于肺,炼津为痰,痰热阻肺,肺失宣肃。

3.肺热腑实证

发热汗出,口渴,便秘,咳嗽,喘促,可有谵语,舌红苔黄腻,脉数滑洪有力。此证见于流行性感冒中期,肺有痰热壅阻,大肠腑实热结。

4.热入厥阴证

神昏,谵语,发热夜甚,咳嗽气促,痰鸣,项强抽搐或肢厥,舌红绛,苔黄燥,脉滑数或细数。此证见于流行性感冒中晚期,邪热内陷心包,闭阻包络,热盛阴伤,痰浊阻窍。

5.脾胃阴伤证

低热或无热,口燥渴,干咳或有黏痰,食少纳呆,舌红少苔,脉细数。此证见于流行性感冒后期,余热未净,脾胃阴伤未复。

二、治疗

(一)辨证论治

1.邪袭卫表证

【治法】

辛凉疏散,宣肺泻热。

【方药】

银翘散(《温病条辨》)加减。金银花15g,连翘15g,杏仁10g,薄荷(后下)6g,芦根15g,桔梗10g,甘草6g,桑叶15g,牛蒡子15g,浙贝母10g。

【加减】

无汗者加荆芥10g以疏散发汗;心烦者加栀子10g以清热解毒;头痛目赤者加菊花15g以清热平肝;咽痛甚者加马勃3g以清热利咽;痰甚者加天竺黄10g以化痰止咳。

【中成药】

感冒清热颗粒,口服,每次1～2袋,每日3次。

2.痰热阻肺证

【治法】

清热化痰,肃肺平喘。

【方药】

麻杏石甘汤(《伤寒论》)合贝母瓜蒌散(《医学心悟》)加减。麻黄6g,杏仁10g,石膏30g,甘草10g,浙贝母10g,瓜蒌20g,连翘15g,竹茹10g,桔梗10g,黄芩15g,法半夏9g,天竺黄10g。

【加减】

痰黏者加冬瓜仁10g以化痰;痰中带血者加白茅根15g,炒栀子10g,以清热化痰;胸闷甚者,加郁金10g以理气解郁;热甚者,加金银花15g以清热解毒。

【中成药】

礞石滚痰丸,口服,每次1丸,每日3次。

3.肺热腑实证

【治法】

宣肺化痰,攻下泻热。

【方药】

宣白承气汤(《温病条辨》)加减。瓜蒌 20g,石膏 30g,大黄 6g,杏仁 10g,连翘 15g,甘草 10g,黄芩 15g,栀子 10g,芦根 15g。

【加减】

便秘者,加芒硝 6g 或玄明粉 6g,知母 10g,以清热通腑;腹胀,加枳实 12g 以理气除满;热甚者,加金银花 15g 以清热解毒;口渴其者,加天花粉 10g,麦冬 15g,玄参 15g,以生津养阴;若肺胃邪热下迫大肠,出现下利色黄热臭、肛门灼热者,可用葛根芩连汤化裁。

【中成药】

清气化痰丸,口服,每次 6～9g,每日 3 次:合当归龙荟丸,每次 6g,每日 3 次。

4.热入厥阴证

【治法】

清泻营热,豁痰开窍。

【方药】

清营汤加减(《温病条辨》)。水牛角 15g,生地黄 15g,连翘 20g,石菖蒲 10g,郁金 10g,金银花 15g,栀子 10g,鲜竹沥 10mL。

【加减】

可以本方煎汤送服安宫牛黄丸或紫雪丹或至宝丹;如见动风者亦可合羚角钩藤汤化裁。也可选用清开灵注射液 20～40mL 或醒脑静注射液 20mL 加入 5%的葡萄糖注射液 250～500mL 中,静脉滴注。

【中成药】

安宫牛黄丸,每次 1 丸,每日 1 次;或紫雪丹,每次 1 丸,每日 1 次;或至宝丹,每次 1 丸,每日 1 次。

5.脾胃阴伤证

【治法】

滋肺养阴,益胃生津。

【方药】

沙参麦冬汤加减(《温病条辨》)。北沙参 15g,麦冬 15g,玉竹 10g,桑叶 15g,甘草 6g,白扁豆 15g,天花粉 10g。

【加减】

若余邪未尽而又气阴两伤、胃失和降者亦可选用竹叶石膏汤;纳呆者,加谷芽 15g,麦芽 15g,以健脾消食;腹胀者,加佛手 10g,香橼皮 10g,以理气除满:气虚者,可加西洋参 6g 或太子参 10g 以益气;肾阴虚者可加玄参 15g,龟甲 10g,鳖甲 15g,以补肾滋阴。

【中成药】

生脉饮,每次 2 支,每日 3 次。麦味地黄口服液,每次 1 支,每日 2～3 次。益气复脉胶囊,每次 2～4 粒,每日 2 次。

(二)病证结合治疗

根据病证结合的原则,在流行性感冒治疗过程中,坚持以中医治疗为主,突出中医减毒增效,延缓病程的优势。

1.初期

以防止病邪入侵为目的。慎起居,清淡饮食,忌大鱼大肉,及早中医药干预辨证驱邪外出,减少西药用量。

2.后期

以提高免疫,缩短病程为目的。逐渐减少西药用量,通过中医辨证治疗缩短病程,提高免疫和预后质量。

(三)并发症治疗

1.肺炎

上述辨证论治方案基础上,辨证使用以下中成药:

(1)喜炎平注射液:肌内注射。成人每次50~100mg,每日2~3次;小儿酌减或遵医嘱。静脉滴注,每日250~500mg,加入5%葡萄糖注射液或0.9%氯化钠注射液稀释后静脉滴注;或遵医嘱。儿童每日按体重5~10mg/kg(0.2~0.4mL/kg),最高剂量不超过250mg,以5%葡萄糖注射液或0.9%氯化钠注射液100~250mL稀释后静脉滴注,控制滴速每分钟30~40滴,每日1次;或遵医嘱。喜炎平注射液可阻断DNA的复制,抑制或杀灭细菌和病毒,对腺病毒、呼吸道合胞病毒和流感病毒有较强的灭活作用。临床可用于呼吸系统急性病毒性感染等多种感染性疾病的治疗。喜炎平治疗病毒性及细菌性肺炎效果较好。对多种内毒素、肺炎球菌、溶血性链球菌的发热有解热作用。喜炎平注射液治疗儿童急性上呼吸道感染伴发热者疗效显著,安全性好。喜炎平注射液有抑制和延缓肺炎双球菌或溶血性乙型链球菌所引起的体温升高作用。

(2)肺宁颗粒:每次10g,每日3次。肺宁颗粒主要含有氢醌、对羟基苯乙酸、熊果酸、黄酮类、倍半萜类、生物碱等主要成分,对金黄色葡萄球菌、白色葡萄球菌、卡他球菌和变形球菌、乙型链球菌等有较强杀灭抑制作用。

(3)莲芝消炎胶囊:每次1~2粒,每日3次。临床研究表明莲芝消炎胶囊可使得肺炎儿童的发热、咳嗽、咽痛等临床症状消失的时间和住院的时间均明显提前,且安全性较好。

(4)明金莲花颗粒、羚羊清肺颗粒等中成药均可改善肺炎患者的症状、体征,安全性较好。

2.心脏损害

本病患者心脏损伤不常见,主要有心肌炎、心包炎。可见肌酸激酶升高、心电图异常,而肌钙蛋白异常少见,多可恢复。重症病例可出现心力衰竭。主要是在复方中辨证使用以下中成药或单味药。

(1)喜炎平:肌内注射,成人每次50~100mg,每日2~3次;小儿酌减或遵医嘱。静脉滴注,每日250~500mg,加入5%葡萄糖注射液或0.9%氯化钠注射液稀释后静脉滴注;或遵医嘱。儿童每日按体重5~10mg/kg(0.2~0.4mL/kg),最高剂量不超过250mg,以5%葡萄糖注射液或0.9%氯化钠注射液100~250mL稀释后静脉滴注,控制滴速每分钟30~40滴,每日1次;或遵医嘱。临床观察表明,在传统西药治疗基础上,加用喜炎平能有效改善症状、心肌酶学,促进心电图恢复正常,且应用方便,无不良反应,值得推广和借鉴。

(2)生脉饮:每次1支,每日3次。研究表明生脉饮及其提取物可降低血清中LDH、AST及

MDA 的含量，改善心脏病理变化，改善心肌组织的超微结构，抑制病毒在心肌组织内的增殖，对病毒性心肌炎有一定的治疗作用，其作用机制与抗氧化和抑制病毒在心肌组织中复制有关。

(四)其他治法

取板蓝根 30g，大青叶 30g，加水 500mL，煎至 200mL，每次服 40mL，每日 3 次，用于风热型流感的治疗。

(五)针刺疗法

1.体针

主穴风池、大椎、曲池、合谷。风寒感冒者，加风门、肺俞；风热感冒者，加鱼际、外关；暑湿感冒者，加支沟；气虚感冒者，加气海、足三里；阳虚感冒者，加百会、关元；血虚感冒者，加血海、三阴交；阴虚感冒者，加太溪。实证，针用泻法；虚证，针用平补平泻法。

2.刺络拔罐

风热感冒者，取耳尖、委中、尺泽、太阳、少商，每次选 1～2 穴，点刺出血；风寒感冒者，取肺俞、风门、大椎、身柱，每次选 2～3 穴，留罐 10min。

(六)灸法

用艾条悬灸足三里对预防流行性感冒有较好效果。将艾条燃着一端，靠近足三里熏灼(一般距离皮肤约 3cm)，如有温热舒适感觉，就固定不动，灸至皮肤稍有红晕为止。一般灸 15～20min，每日灸 1 次，3～7 天为 1 个疗程。

(七)推拿

用拇指禅推法自印堂沿督脉分布推至神庭穴以祛风热，再用拇指抹法自印堂穴沿前额分别向两侧抹至太阳穴，以疏风散热，通络止痛。

三、中医疗效评价

(一)改善临床症状

根据《中药新药临床研究指导原则》制定。

(二)减少西药用量、减毒增效、缩短疗程

以对症治疗西药使用剂量变化、减药时间、停药时间计算。

(三)改善体征

以中医治疗后血象的改善或病毒转阴或抗体滴度降低计算。

(四)改善预后

以患者后期出现肺炎、心脏损伤等并发症的概率计算。

第八节　巨细胞病毒感染

巨细胞病毒感染是由巨细胞病毒(MCV)所引起,可为先天性或后天获得感染。临床表现可因病变细胞所累及的不同组织、脏器而引起相应的症状。CMV可能借淋巴细胞或单核细胞播散,累及各组织、器官,特别是在免疫缺陷的情况下,引起间质性炎症或灶性坏死。

中医认为本病属"温病""黄疸""癥积"等病的范畴,临床所见实证以热毒、湿热、血瘀为常见,虚证以脏腑气血阴阳不足为主,治疗的基本大法是清热解毒、化湿祛瘀。

一、诊断要点

(一)流行病学

HCMV感染极为普遍,在多数发达国家,婴儿期后HCMV感染逐渐增多,接近入学年龄期有一个更快增长期,有40%～80%的儿童在青春期前受到感染。在世界其他地区,90%～100%的人在儿童期受感染。我国是HCMV感染高度流行的国家。资料显示,广州和北京的正常人中HCMV抗体阳性率分别为86.7%和95.8%。青岛地区正常育龄妇女HCMVIgG抗体的阳性率达98%。美国约为50%左右。

人是惟一传染源,虽从多种哺乳动物中发现CMV,但并不传染人。初次感染之后常成隐性感染。多数为长期带毒,成为潜伏感染。患者和隐性感染者是本病的重要传染源。在器官、组织以及血液、唾液、乳汁、大便、尿、泪液、子宫颈分泌物中均可发现病毒,并可通过各种途径传染他人。自唾液排毒更为普遍。

(二)临床特点

本病病情轻重相差悬殊,轻者仅为带毒状态,或仅出现轻度临床症状;严重者多器官损伤,甚至死亡。临床可分为以下三种主要类型:

1.先天性感染

轻重悬殊,轻者出生后数月始发现,重者出生后即有黄疸、肝脾肿大、紫癜、血尿和脑炎等症状。

2.后天获得性感染

多为隐性感染,或表现为发热、皮疹、肝脾肿大等类似单核细胞增多症的表现。

3.免疫缺陷者的CMV感染

可出现严重肺炎、食管炎、肝炎、结肠炎、视网膜炎、脑炎等。CMV感染本身亦可造成免疫抑制,诱发其他机会感染如卡氏肺囊虫病、单纯疱疹病毒感染等。

(三)实验室及其他检查

1.一般检查

周围血液白细胞升高,淋巴细胞增多,出现异型淋巴细胞,而且常占白细胞总数的10%以上,但嗜异凝集反应阴性,尿常规检查可发现蛋白尿,并有少量红、白细胞。肝功能可有转氨酶升高,严重患者有胆红素升高和凝血酶原时间延长。

2.特异性检查

(1)抗-CMVIgM和IgG的检测;抗-CMVIgM阳性或IgG抗体双份血清4倍以上升高,有助于急性感染的诊断，但可出现假阳性和假阴性。方法有补体结合试验(CF)、间接血凝试验(PHA)、免疫荧光试验(IF)、免疫印记试验(IB)、酶联免疫吸附试验(EUSA)以及放射免疫试验(RIA)等。其中EUSA和RIA具有简便、快速、敏感性好和特异性高等特点，为较常用的检测方法。

(2)早期抗原免疫荧光检查：此项检查是测定DNA合成前产生的早期抗原以确定HCMV的存在。适合于免疫功能降低者HCMV活动性感染的早期诊断。

(四)鉴别诊断

大多数新生儿是无症状感染，临床不易诊断。新生儿如有肝脾肿大、黄疸、出血、皮疹、小头畸形、血小板减少、脑钙化时应考虑此病。较大婴儿则有智力、运动之障碍。较年长儿、成人，特别是器官移植者、免疫功能不强者，有不明原因的持续发热、肺炎、肝炎、肝脾肿大、末梢血有异型淋巴细胞而嗜异凝集试验阴性，应考虑此病。再结合实验室检查结果做出诊断。

(1)新生儿巨细胞病毒感染症与下列疾病鉴别：

①弓形虫病：确诊有赖于取患者血液、骨髓、脑脊液或淋巴结印片，找弓形虫滋养体或包囊。取体液或组织悬液接种小白鼠或做组织培养，分离出弓形虫及弓形虫IgM抗体阳性，提示有先天性弓形虫病。

②先天性风疹：确诊需测得血清特异性IgM抗体或双份血清IgG抗体增长4倍以上，分离出风疹病毒或测得抗原。

③新生儿单纯疱疹：本病通常伴有疱疹性皮肤损害，但也可无疱疹，而表现为系统性内脏及中枢神经系统感染。确诊靠实验室有关的特殊检查。

④新生儿细菌性败血症：本病症状为发热或体温不升，有黄疸，烦躁不安、易惊厥，肝脾可肿大，偶见皮疹，血培养阳性，周围血常规白细胞增高，可根据上述症状鉴别之。

(2)后天性巨细胞病毒感染症与下列疾病鉴别：

①传染性单核细胞增多症：由CMV感染所致，检测血清特异性IgM抗体或IgG抗体动态观察增长4倍以上及病毒分离，具有确诊意义。

②病毒性肺炎：各种病毒引起的肺炎可通过有关实验室检查，结合流行病学资料，可予鉴别。

二、病因病机

中医认为，本病的发生多与先天禀赋不足，后天失于调养，或久罹痼疾，正气虚弱，感受温热湿毒所致。

(一)风温犯肺

感受风温热邪者，多从口鼻而入，侵犯肺卫，致肺卫不和；若感邪重者，迅速传里，气分热盛，炼液为痰，致痰热壅肺，或波及营血，致血营(血)两燔，甚至邪陷心肝，致动风惊厥。

(二)湿热蕴结

感受湿疫毒，多为直达募原，湿热交蒸，脾胃不清，升降失司；或肝胆失疏，胆汁泛溢；或气行不畅，瘀血内结。若湿从燥化，亦可入营动血。

(三)气阴两虚

热毒为患，“壮火食气”，耗伤气阴，故热病后期，每多气阴两伤，而余热未清。气阴不足，不利于余邪的化解；而余邪内留，又碍于气阴恢复。

(四)脾胃气损

脾喜燥恶湿,湿热为患,后期多表现为脾胃气损,或兼夹湿热不清,致使本病缠绵难愈。

总之,本病病理有虚实两方面,实为热毒、湿热壅盛为患;虚为气阴两虚及脾胃气损,在本病形成和发展过程中,大多因虚致实,并可由实进一步损伤正气。急性期以实证为主,恢复期则以虚证为主,或虚中夹实。

三、治疗

辨证施治与遣方用药要点:根据本病临床表现,应辨虚实施治。一般急性期以实证为主,恢复期以虚证为主,或虚实夹杂。实证为热毒、湿热壅盛,治当清热、解毒化湿;虚证为气阴亏虚、脾胃两虚,治当益气养阴、健脾和胃;兼有余邪不清者,标本兼治。

(一)一般处理

隔离治疗,卧床休息,环境保持安静。避免疲劳及不必要的注射、手术等疼痛刺激。给予充分营养及水分,注意保持电解质平衡。

(二)辨证论治

1.肺卫不和

【症状】

发热,恶寒,无汗或少汗,咽痛,咳嗽,痰少色黄,口微渴,舌边尖红,苔薄黄,脉浮数。

【治法】

疏风清热。

【选方】

银翘散(《温病条辨》)加减,药有金银花20g、连翘20g、荆芥10g、淡豆豉10g、薄荷10g、桔梗10g、牛蒡子10g、前胡10g、板蓝根20g、甘草6g、芦根20g。

【加减】

(1)若咽喉干痛,加玄参15g、马勃15g。

(2)咳嗽痰多者,加大贝母10g、杏仁10g。

(3)头胀痛者,加桑叶15g、菊花15g。

(4)津伤口渴者,加天花粉30g、南沙参15g。

2.热壅肺气

【症状】

高热有汗,咳嗽气粗,痰多色黄,气喘息涌,胸痛胸闷,烦渴多饮,面部红赤,舌苔黄,舌质红,脉滑数。

【治法】

清热宣肺化痰。

【选方】

麻杏甘石汤(《伤寒论》)加减,药有炙麻黄6g、杏仁10g、生石膏30g、甘草6g、黄芩10g、金银花20g、连翘20g、鱼腥草20g、金荞麦15g、芦根20g。

【加减】

(1)若热盛喘轻，去麻黄，加知母15g、栀子10g。

(2)咳嗽痰多，加葶苈子10g、射干10g、桑白皮15g。

(3)胸痛较甚者，酌加广郁金10g、赤芍10g。

(4)咯血，酌加黛蛤散10g、白茅根30g、山栀10g。

(5)呕恶脘痞，舌苔黄腻，痰热蕴结者，去麻黄、石膏，加半夏10g、黄连6g、瓜蒌15g。

(6)便秘腹胀者，去麻黄，加大黄6g、枳实10g、芒硝10g。

(7)腹泻，去麻黄、石膏，加葛根20g、黄连10g。

3.气营两燔

【症状】

发热，头痛剧烈，颈项强痛，恶心呕吐，烦躁不安，口渴欲饮，嗜睡或神志清，肌肤斑疹，或鼻衄、吐血、尿血，舌质红绛，舌苔黄，脉滑或弦数。

【治法】

清气凉营解毒。

【选方】

清瘟败毒饮(《疫疹一得》)加减，药有生石膏30g、生地黄15g、黄连10g、栀子10g、黄芩10g、知母20g、玄参10g、连翘30g、丹皮10g、赤芍15g、水牛角粉30g、生大黄6g。

【加减】

(1)若营血热甚，吐血、衄血者，加侧柏叶10g、旱莲草20g、紫珠草10g。

(2)便血者，加槐花10g、地榆10g。

(3)尿血者，加大蓟15g、小蓟20g、白茅根20g。

(4)若烦躁不安，或昏谵者，加用安宫牛黄丸。

(5)热盛动风者，加钩藤，并送服紫雪丹。

(6)若邪热内盛，正气不支，内闭外脱者，急用生脉散或参附龙牡汤，以扶正固脱。

4.气阴两虚

【症状】

低热，汗出，少气懒言，口燥，咽干，舌质嫩红，苔薄少，脉细数。

【治法】

益气养阴。

【选方】

生脉散(《内外伤辨惑论》)加味，药有太子参30g、麦冬10g、五味子10g、山药20g、黄精15g、沙参10g、天花粉20g、白薇10g、甘草6g。

【加减】

(1)若低热不退，加生地黄20g、青蒿20g、鳖甲30g。

(2)夜间盗汗者，加乌梅20g、浮小麦10g。

(3)气虚明显，加用西洋参6g。

(4)干咳少痰者，加川贝母10g、枇杷叶10g。

(5)大便干结者,加生地黄 20g、玄参 10g、火麻仁 20g。

5.脾胃气虚

【症状】

脘痞,食少,乏力,恶心欲吐,大便稀溏,或胁肋闷胀,隐痛不适,胁下癥块,舌苔薄白,脉细弱或细弦。

【治法】

健脾益胃。

【选方】

六君子汤加味,药有党参 15g、白术 10g、茯苓 10g、薏苡仁 30g、半夏 10g、陈皮 10g、枳壳 10g、砂仁 6g、谷芽 20g、甘草 3g。

【加减】

(1)若小便色黄,舌苔黄腻,兼夹湿热不清者,加山栀 15g、滑石 15g、车前草 15g。

(2)脾虚肝郁,气滞血瘀者,酌加炒柴胡 10g、青皮 10g、失笑散 10g、三棱 10g、莪术 10g。

(3)若胃虚呕恶明显者,加代赭石 20g、生姜 10g。

(三)对症治疗

1.黄疸

茵陈 30g、金钱草 20g,煎服。

2.腹胀腹痛

方中加枳壳、三棱各 10g;或针刺内关、支沟、照海、巨阙、足三里。

3.呕吐

加藿香 10g,生姜 6g。

4.出血

加白茅根 30g,小蓟 30g。

(四)并发症及其治疗

1.黄疸(肝胆湿热证)

症状:发热口干,胁胀,纳差,乏力,皮肤巩膜发黄,舌质红,苔黄厚,脉弦数。(实验室检查:提示有肝功损害,黄疸指数高于正常。)

选方:龙胆泻肝汤(《兰室秘藏》)加减,药有龙胆草 10g、栀子 10g、柴胡 10g、白芍 10g、枳壳 10g、丹参 20g、茯苓 10g、板蓝根 15g、茵陈 20g、甘草 6g。

2.昏迷(热入营血证)

症状:发热口干,神昏谵语,精神差,舌质红而瘀暗,苔黄厚,脉弦数。

选方:羚羊钩藤汤(《通俗伤寒论》)加味,药有山羊角粉 30g、桑叶 10g、贝母 10g、生地黄 10g、菊花 10g、白芍 10g、茯苓 10g、竹茹 10g、生甘草 6g、板蓝根 15g、葛根 20g、丹参 20g。

醒脑静注射液《中华人民共和国药典》(简称《中国药典》)40mL 加 5%GS250mL 静脉滴注,每日 2 次。

(五)后期调治

各型巨细胞病毒感染患者,经上述治疗,大多数临床症状逐渐消失,少数患者则会表现为气阴两伤，余邪未尽。

余邪未尽证：低热，头目不清，疲倦乏力，脘痞纳呆，小便短少，舌苔未净，脉细略数而弱。治宜清热余邪。方用竹叶石膏汤加减。方药竹叶石膏汤加减(淡竹叶 10g，石膏 20g，太子参 10g，制半夏 10g，生薏苡仁 20g，麦冬 10g，炙甘草 6g)；午后低热，手脚心热者，加地骨皮 15g，青蒿 10g；口渴明显者，加知母、生地黄、石斛各 10g；汗多少气乏力者，可用西洋参代替太子参，以加强益气养阴；苔腻脘痞便溏者，去石膏、麦冬，加藿香、薄荷各 10g，茯苓、木瓜各 15g，加强芳香化湿，健脾和胃除湿。

(六)中成药及验方

1.药物治疗

(1)双黄连注射液：加入输液中静滴，每日 1 次。用于本病发热者，具有清热解毒的作用。

(2)板蓝根注射液或柴胡注射液：2～4mL，肌内注射，每日 2～3 次。用于本病发热持续者。

(3)鱼腥草注射液：2～4mL，肌内注射，每日 2～3 次。功效：清肺化痰。适用于本病咳嗽气急、痰黄量多者，静滴为佳。

(4)醒脑静注射液：20～100mL 加 5%GS 中静脉滴注。适用于本病高热、烦躁、神志不清者。

(5)生脉饮：每次 10mL，每日 3 次。功效：益气养阴。用于本病气阴两虚者。

(6)参等白术丸：每次 9g，每日 2 次。功效：健脾益气。用于本病脾胃两虚者。

2.非药物治疗

针灸治疗：灸足三里，采用悬灸，局部皮肤以唇红为度。每日 2 次。

四、预防

(一)饮食调养

在患者病情好转能进食时，及时给予富于营养的容易消化吸收的饮食。同时注意饮食清淡，避免油腻和辛辣刺激性食物。

(二)精神调养

注意保持精神愉快，注意休息，有利于预防和康复。

第九节　轮状病毒性胃肠炎

人轮状病毒感染极为普遍，A 组轮状病毒感染遍及全世界，B 组轮状病毒感染只在中国流行，C 组轮状病毒胃肠炎报道较少，曾在英国、日本流行。

轮状病毒性胃肠炎是临床一种较常见的肠道传染病。临床特点为起病急、腹泻与呕吐。一般以呕吐、腹泻、水样便为主要临床表现，也可以有低热、喷嚏、流涕、咳嗽等上呼吸道表现。

中医认为本病属于“泄泻”“呕吐”的范畴，疾病常呈自限性，病程一般持续 3～5 天，偶可达 1～2 周，预后较好。临床所见实证以湿热、寒湿为多，虚证以脾虚或脾肾阳虚为主，治疗的基本大法是运脾化湿和中。

一、诊断要点

(一)流行病学

在流行季节(主要是秋、冬季)有与轮状病毒接触史。粪口传播为主要途径,亦有接触传播及呼吸道传播,可呈水型暴发。A 组轮状病毒主要侵袭婴幼儿,B 组轮状病毒感染多为成人,C 组病毒主要侵袭儿童。

(二)临床特点

起病急,腹泻与呕吐是本病的主要症状。水样便,有酸臭味。患者低或中度发热,伴轻度腹痛、肌痛、头痛等。

(三)实验室及其他检查

电镜或免疫电镜从粪便检查病毒颗粒,补体结合、EUSA 法、免疫斑点技术、葡萄球菌 A 蛋白协同凝集等方法检测粪便中病毒特异性抗原,其中 EUSA 法灵敏度高。患者粪便标本粗提 RNA 后在聚丙烯酰胺凝胶上电泳查病毒核酸可确定病毒组别。外周血白细胞数一般正常。

(四)鉴别诊断

主要依靠病原检查。

二、病因病机

本病是由饮食不洁、外感时邪或秽浊之气引起的。若为婴幼儿,常因脏气未充,脾气不足,运化功能未臻健全,故稍有寒湿不调,触冒外邪,或饮食不当,内伤积滞,则更易致脾胃功能失调而致吐泻,而且易反复,迁延不愈。

病邪多从口鼻而入,侵袭脾胃,导致脾胃受纳、腐熟、运化失常,气机不畅,升降失调,清浊不分,出现腹痛、腹胀、恶心、呕吐、腹泻等证候表现。若频频呕吐腹泻,中阳下陷,失于温运,阳随阴泄,也可出现厥脱证候。

脾肾阳虚:久泻不愈,脾气受损,湿滞不化,可致脾虚湿滞,湿为阴邪,易伤阳气,病久脾肾阳气受累,可致脾阳不振,火不暖土,运化无权。

总之,本病的主要病位在脾胃,病理因素主要为湿,湿邪内盛,脾胃运化不调是病理之关键。病理性质有虚实两方面,因寒热内侵,内扰脾胃,或湿盛伤脾,或食滞生湿,壅滞中焦,脾胃升降失司,水谷不分,清浊相混,则以实证为主。素体脾虚,或久病脾肾阳气受损,运化无权,则以虚证为主,或虚中夹实。小儿脏气未实,若泻下急骤,量多不止,可致津液外脱、阴液外亡之危候。

三、治疗

本病尚无特效抗病毒治疗,以对症治疗及支持疗法为主。轻症者给予口服补液即可,脱水严重者应予以静脉补液,同时纠正酸中毒和电解质紊乱,特别注意补钾。

普通的人轮状病毒感染单用中药,采用中医辨证论治,效果较理想。但重症患者,尤其是脱水酸中毒、休克患者,应及时采用补液、纠正酸中毒、抗休克等方法。

中医治疗要注意辨别其时邪是寒、是热、是湿,有无兼夹食滞等,而以湿邪最为重要。故本病以化湿解毒扶正为总的治疗原则;但脾虚湿盛亦为本病发病的关键病机,故同时要注意扶正治疗。尤其是泻下急骤，量多不止，至气阴两伤，甚至气阴已脱，应即时益气养阴，扶正固脱以留人治病。

（一）一般处理

患者宜适当休息。进食易消化的流质饮食，注意补充液体和能量。

（二）辨证论治

1.寒湿内困

【症状】

恶心呕吐，腹胀肠鸣，泄泻清稀，身重困倦，胸闷脘痞，头痛或四肢不温，或恶寒，舌淡红苔白润，脉濡。

【治法】

芳香化湿，温中止泻。

【选方】

藿香正气散加减，药有藿香 15g、紫苏叶 10g、厚朴 10g、炒白术 15g、茯苓 15g、大腹皮 12g、陈皮 10g、法半夏 12g、生姜 10g、木香 10g、甘草 6g。

【加减】

（1）恶寒有表证者，加荆芥 10g（后下）、防风 6g。

（2）腹痛甚者，去生姜 10g 加干姜 10g、延胡索 10g。

（3）腹泻甚，小便短少者，加车前草 20g、薏苡仁 20g。

（4）嗳腐吞酸者，加山楂叶 15g、神曲 10g。

2.湿热阻滞

【症状】

发热，腹痛，恶心呕吐，胸闷烦热，口干口苦，泄泻便黄热臭，溲黄涩痛，舌红苔黄腻，脉滑数。

【治法】

清热化湿，消滞和中。

【选方】

葛根芩连汤（《伤寒论》）加味，药有黄连 10g、黄芩 15g、葛根 20g、黄柏 12g、茯苓 10g、陈皮 10g、薏苡仁 20g、车前草 20g、藿香 10g、甘草 6g。

【加减】

（1）腹痛较甚，伴两胁胀痛者，加白芍 12g、厚朴 10g。

（2）湿热化毒，发热甚，泻下臭秽及肛门灼热，小便黄短热痛者，加金银花 20g、连翘 20g、蒲公英 20g。

（3）呕吐频繁者，加竹茹 12g、法半夏 10g、生姜 10g。

（4）口渴引饮，面赤汗多，舌苔黄干者，去陈皮，加生石膏（先煎）30g、天花粉 20g、麦冬 10g、芦根 20g。

3.胃肠积滞

【症状】

呕吐酸腐食物，嗳腐吞酸，脘痞腹胀闷痛，大便酸臭，泻后腹痛减轻，口淡厌食，舌淡红苔厚腻，脉弦或沉滑。

【治法】

消导和中，行气化滞。

【选方】

保和丸(《丹溪心法》)加减，药有陈皮 10g、法半夏 10g、茯苓 20g、连翘 20g、枳实 12g、莱菔子 15g、山楂 15g、神曲 10g、白术 10g、甘草 6g。

【加减】

(1)伤食生冷瓜菜者，加肉桂 3g，或干姜 6g、黄连 6g。

(2)伤食虾蟹等河鲜、海鲜者，加紫苏叶 10g(鲜者更佳)、生姜 10g。

(3)伤食面米类食品者，加麦芽 15g、谷芽 15g、重用莱菔子至 30g。

(4)伤食肉类肥腻食物者，加山楂 20g、鸡内金 10g。

(5)泻下臭秽，泻而不爽，肛门灼热者，加大黄 5g(后下)、木香 6g、厚朴 6g。

4.脾虚湿滞

【症状】

大便稀溏，色淡不臭，多于食后作泻，时轻时重，面色萎黄，形体消瘦，纳差乏力，小儿可见睡时露睛，舌苔薄白腻，脉微细。

【治法】

补气健脾，除湿止泻。

【选方】

参等白术散(《太平惠民和剂局方》)加减，药有人参 10g、白术 15g、茯苓 15g、甘草 6g、淮山药 20g、薏苡仁 20g、白扁豆 15g、桔梗 10g。

【加减】

(1)腹胀者，加陈皮 10g、厚朴 10g。

(2)腹痛者，加木香 10g、延胡索 10g。

(3)久泻不止者，加诃子 10g、石榴皮 10g。

(4)纳差者，加山楂 10g、五香藤 15g。

5.邪盛亡阴

【症状】

吐泻频繁，发热口渴，眼窝下陷，皮肤干燥，烦躁不安，唇干齿燥，尿少色甚则昏迷，舌红绛干枯，脉细数无力。

【治法】

救阴存津。

【选方】

生脉散(《内外伤辨惑论》)合葛根芩连汤(《伤寒论》)加味，药有人参 10g、麦冬 10g、五味子 6g、黄连 10g、黄芩 15g、葛根 20g、茯苓 10g、陈皮 6g、薏苡仁 20g、藿香 10g、甘草 6g。

【加减】

(1)气阴两虚重症者，静脉滴注生脉注射液 30～50mL 加 5%GS250mL，静脉滴注，每日 2 次。

(2)暑湿为主者，加服新加香薷饮。

(3)寒湿为主者,加服藿香正气散。

(4)食滞为主者,加服保和丸。

6.脾肾阳虚

【症状】

久泻不愈,时轻时重,便下清稀或完谷不化,食欲不振,面白形瘦,畏寒肢冷,精神萎靡,舌质淡胖,边有齿印,苔白滑或薄白,脉沉细。

【治法】

温补脾肾,固肠止泻。

【选方】

附子理中汤(《伤寒论》)加减,药有制附子 10g(另包,先煎 30 分钟)、干姜 10g、党参 15g、白术 10g、茯苓 10g、山药 15g、薏苡仁 20g、木香 10g、甘草 6g。

【加减】

(1)大便完谷不化,五更泻下者,加补骨脂、肉豆蔻。

(2)湿重者,加苍术、厚朴。

(3)久泻滑脱者,加诃子、罂粟壳。

(三)对症治疗

1.腹泻

加黄连 10g、木香 10g、白术 10g。

2.虚脱

静脉滴注生脉注射液 30～50mL 加 5%GS250mL,静脉滴注,每日 2 次;艾灸气海、关元、神阙。

3.呕吐

口服藿香正气液,每次 10mL,每日 3 次;针刺足三里。

4.腹痛

可服四磨汤口服液每次 10mL,每日 3 次;针刺足三里;方中加木香 10g、黄连 6g。

(四)并发症及其治疗

脱水:多发于老年患者和原有慢性病者(如糖尿病)在本病病程中呕吐、腹泻严重者。

气阴两虚证

症状:精神差,神疲乏力,舌质红苔黄,脉细或脉微绝。(皮肤弹性差、眼窝下陷、血压下降、恶心呕吐、少尿或无尿、乏力眩晕,甚至昏迷等症状。常伴酸碱平衡紊乱,严重者可致休克)。

治法:益气养阴生津。

选方:静脉滴注生脉注射液 30～50mL 加 5%GS250mL 静脉滴注,每日 2 次;或用参麦散加减(沙参 15g,白芍 10g,乌梅 6g,芦根 30g,甘草 6g,麦冬 15g)。

加减:若呕吐频繁可加黄连 3g、半夏 6g;若腹泻频繁,可加淮山药 15g、白术 10g;若出现亡阴亡阳等危重症状,合生脉散。

(五)后期调治

本病若治疗及时得当,大多预后良好,但少数患者后期仍会表现出正气亏损的胃阴不足或脾胃虚弱证候。

1.胃阴亏虚

胃脘隐隐灼痛,饥不欲食,或胃脘嘈杂,或脘痞不舒,或干呕呃逆,口干咽燥,舌红少津,脉细数。治宜养阴益胃。方用益胃汤(《温病条辨》)加减。药用:沙参 10g、麦冬 10g、生地黄 10g、玉竹 10g、甘草 6g。若阴虚严重,五心烦热,可加石斛 15g、知母 6g;若呕吐,加橘皮 6g、竹茹 6g;若余热未尽者,加黄连 3g、连翘 10g;若气虚明显者,加人参 10g;若纳差者,加山药 15g、山楂 10g。

2.脾胃气虚

乏力纳差,脘腹痞闷,常吐涎沫,动则气短,容易出汗或感冒,苔白滑,脉虚弦。治宜健脾和胃益气。方用参苓白术散加减。药用:党参 15g、茯苓 10g、白术 10g、甘草 6g、陈皮 6g、木香 3g、砂仁 6g。若呕恶频作,嗳气脘痞,加半夏 10g、旋覆花 6g(包煎)、代赭石 15g;若泛吐清水,四肢冷,神疲乏力者,加人参 10g、附子 10g(先煎)、生姜 10g、肉桂 2g、吴茱萸 3g。

(六)中成药及验方

1.药物治疗

(1)葛根芩连丸,每次 3～9g,每日 3 次。功效:解肌清热,燥湿止痢。用于本病湿热内蕴或兼有表证者。

(2)银杏叶枝,银杏叶枝 200g,切细,加水 2000mL,煎煮 5min,待水凉至 35℃后,浸泡双足 20 分钟,每日 2 次。

(3)山药粥:山药 15g,粳米 50g。如常法煮粥喝。适用于脾肾虚者。

(4)马齿苋拌大蒜:马齿苋 50g,大蒜 1～2 瓣。将马齿苋洗净开水焯熟后,与大蒜泥拌匀加味精、细盐后服之。适用于本病湿热内蕴者。

(5)白术山楂散:白术、山楂各等份,久泻加炮姜粉。每次 1～1.5g,每日 3 次,开水调服。适用于本病湿滞中焦者。

(6)加味黄连汤:黄连 10g,藿香 15g,穿心莲 20g,生姜 10g,木香 10g。

(7)凤尾草汤:凤尾草 30g,火炭母 30g,车前草 30g。

(8)黄连汤:黄连 12g,藿香 12g,穿心莲 20g,生姜 5 片。

2.非药物治疗

(1)腹泻:针刺上巨虚、天枢、足三里,刺双侧穴位,用泻法。

(2)脱水:艾灸气海、关元、神阙。

四、预防

(一)切断传播途径

重视饮食、饮水、个人卫生及粪便管理。

(二)疫苗预防

口服多价减毒活疫苗可能有效,但仍在试用阶段。

(三)饮食调养

(1)饮食宜采用软而容易消化、富有营养的食物。急性期只给予无渣半流质;严重发作时宜禁食。短期采用静脉内供给营养。

(2)忌食有刺激性食物,并避免牛奶和乳制品。

(3)选食一些有抗菌、抗炎、清热解毒功效的食物或药物,如马齿苋、马兰头、菊花脑等。在间歇期可选食一些有收敛、固湿作用的食品,如莲子、薏苡仁、芡实、陈仓米等。

(四)精神调养

注意精神调养,避免精神刺激,保持精神愉快。

第十节　水痘

水痘是由水痘带状疱疹病毒引起的急性出疹性传染性皮肤病。临床上以发热疲乏为前驱症状,继而分批出现丘疹、水疱、结痂,以躯干为多,口腔黏膜亦被累及为特征。本病的传染性较大,易于流行,四季均可发生,以冬、春两季多发。1～10 岁儿童多发,成人少见,一次患病,可获永久免疫。早在宋代,中医就有了"水痘"这一命名。治疗基本大法是清热解毒。

水痘病程呈自限性经过,预后良好。愈后可获终生免疫,复发者极少。原发感染后,残留的病毒潜伏于脊神经节内,当机体抵抗力下降时,病毒移至皮肤表面,复发感染或再次感染发病表现为带状疱疹。

一、诊断要点

(一)流行病学

本病好发于冬、春两季,以 2～10 岁儿童多见,患者为惟一的传染源。病毒存在于患者的血液、疱疹的浆液和口腔的分泌物中。主要通过吸入空气中被污染的飞沫而传播。人体感染此病毒后,无免疫的人群约 70％发生水痘,30％无症状形成隐性感染。

(二)临床特点

发病前有发热疲乏等前驱症状,皮肤损害呈向心性散在分布,常累及口腔黏膜,为绿豆大小水疱,基底绕有红晕,剧烈瘙痒。

(三)实验室及其他检查

水疱基底涂片细胞学检查,可见多核气球状细胞及包涵体等,必要时可借助培养或电镜下观察以确认病毒,有诊断价值。

(四)鉴别诊断

1.丘疹性荨麻疹

不伴发热,无黏膜损害,皮疹以菱形风团样丘疹或丘疱疹为主,好发四肢呈远心性分布,有剧烈瘙痒,可反复发生。

2.脓疱疮

多发生在气候炎热的夏季,皮损为在红斑的基础上发生表浅水疱,疱液迅速变混浊呈脓性,损害多发生在面部和四肢等暴露部位。

二、病因病机

中医认为本病是由外感风热时邪所致,内有湿浊蕴郁,两邪相搏,阻于肌表,发为本病。兹就具体病因病理分述于下:

(一)风热夹湿

风热时邪由口鼻而入,蕴郁于肺,邪伤肺卫,表现为肺卫表证;病邪深入,郁于肺脾,与内湿相搏,发于肌肤而见皮疹。

(二)热毒炽盛

若邪热较重,热毒蕴伏营血,表现为气营两燔,甚则毒热化火,内陷心包。总之,其病理均为实证,病性均为热证,但症有轻重之分,邪热有卫气、营血之分。

根据本病临床表现可分为轻证和重证。轻证病在卫气,痘形小而稀疏,色红润,疱内浆液清亮,全身症状轻,治当疏风清热、解毒祛湿;重证毒在气营,痘形大而稠密,色赤紫,疱浆较混,全身症状重,治当清热凉血、解毒消疹。

三、治疗

西医治疗本病强调早期诊断和及时治疗。早期有效的治疗不仅能防止并发症的出现,而且能明显缩短发热时间。抗病毒治疗为基本手段,阿昔洛韦(无环鸟苷)为首选药物。同时应正确选用退热和止痒剂。

中医治疗水痘,认为本病属毒邪炽盛所致,治疗当从解毒着手。又因患者多为儿童,乃稚阴稚阳之体,病程中易出现伤津耗液之象,因此治疗中要重视扶正固本。运用中医中药治疗水痘,使用清热凉血解毒之品,可使症状改善,疗程明显缩短。

(一)一般处理

安静环境卧床休息,隔离治疗。清淡易消化的流质食物为佳,忌食肥甘厚味之品。密切观察呼吸、心率、血压的变化,注意平衡电解质。适当补充B族维生素和维生素C等。

(二)辨证论治

本病与外感时邪、湿毒内蕴有关,治疗以内治为主,治疗总法则是祛风清热、利湿解毒。若水疱多而密集,疱液混浊,甚至伴有脓疱,流滋糜烂和结痂,壮热不退,应加重清热解毒凉血之品;本病后期多出现脾虚湿困、伤津耗液、余毒不尽之象,治疗当以健脾利湿,扶正祛邪为主。

1.上焦风热

【症状】

发热,微恶风寒,头痛鼻塞,咳嗽流涕,白睛红赤,食欲不振,疹色红润,疱浆清亮,根盘不著,分布稀疏,此起彼伏,轻微瘙痒,舌淡红,苔薄白,脉浮数或指纹红紫。

【治法】

疏风解表,清热透疹。

【选方】

银翘散(《温病条辨》)加减,药有金银花15g、连翘15g、大青叶10g、青蒿6g、桔梗10g、淡竹叶6g、薄荷6g(后下)、茯苓10g、牛蒡子15g、荆芥5g、僵蚕6g、蝉蜕5g、甘草3g。

【加减】

(1)咳嗽流涕明显者,加杏仁6g、前胡9g、辛夷6g。

(2)壮热口渴者,加生石膏15g、天花粉10g、玄参10g。

(3)水痘出血者,加大蓟、小蓟各10g、蒲公英10g、白茅根10g。

(4)舌苔厚腻，痘浆清莹者，加薏苡仁 20g。

2.湿热炽盛证

【症状】

壮热烦躁，口渴欲饮，面红目赤，口舌生疮，痘大而密集，痘色紫暗，疱浆浑浊，根盘红晕较著，糜烂渗出，瘙痒较重，小便短赤，大便干结，舌红，苔黄厚，脉滑数，指纹紫滞。

【治法】

清热解毒，凉血活血。

【选方】

清瘟败毒饮（《疫疹一得》）加减，药有金银花 20g、连翘 20g、黄芩 15g、板蓝根 20g、蒲公英 20g、大青叶 15g、生石膏 30g、赤芍 10g、丹皮 10g、玄参 12g、栀子 10g、知母 10g、黄连 6g、薏苡仁 30g、甘草 3g。

【加减】

(1)脓疱者，加紫花地丁、薏苡仁、草河车各 15g。

(2)坏疽者，加蜈蚣 2 条、白薇 10g、白花蛇舌草 30g、白蔹 10g。

(3)痘色紫暗者，加丹参、生地黄、紫草各 10g。

(4)口舌糜烂者，加木通 6g、灯心草 3g、生地黄 10g、麦冬 6g。

(5)瘙痒不宁者，加苦参、僵蚕、蝉蜕各 10g。

(6)大便干结者，加生大黄 10g、全瓜蒌 20g。

(7)津液亏耗，口干舌燥者，加北沙参 30g、天花粉 30g、麦冬 20g、芦根 30g。

(8)烦躁抽搐者，加服紫雪丹 0.6g；静脉滴注清开灵注射液 30mL 加 5%GS250mL，每日 2 次。

3.毒陷心肝

【症状】

高热不退，头痛呕吐，昏迷嗜睡，抽搐，疱液稠浊，疹色紫暗，舌质红绛，苔黄厚，脉数有力。

【治法】

清热解毒，镇痉息风。

【选方】

清肺解毒汤（《杂病源流犀烛》）加减，药有黄芩 10g、陈皮 10g、麦冬 10g、贝母 6g、赤茯苓 10g、桑白皮 10g、甘草 3g、蒲公英 20g、大黄 6g（另包）、大青叶 20g、柴胡 10g、黄连 10g、生石膏 20g（先煎）、牡丹皮 10g、生地黄 10g、羚羊角粉 1g（冲服）、钩藤 10g（后下）、地龙 10g、全蝎 3g。

【加减】

(1)神志不清，抽搐频繁者，合用安宫牛黄丸；静脉滴注醒脑静注射液 20mL 加 5%GS250mL，每日 2 次。

(2)壮热不退者，加天花粉 30g，生石膏增至 40g；静脉滴注清开灵注射液 20mL 加 5%GS250mL，每日 2 次。

4.毒染痘疹

【症状】

发热不退，口干口苦，心烦失眠，疱疹溃破，疱液浑浊，或见流出脓液，皮肤红肿疼痛，甚至溃烂、坏疽，舌质红绛，苔黄厚，脉数有力。

【治法】

清热解毒，消肿止痛。

【选方】

仙方活命饮(《校注妇人良方》)加减，药有金银花、连翘各30g，天花粉20g，穿山甲、皂角刺各15g，赤芍、当归尾、乳香、没药、白芷、甘草各10g。

【加减】

(1)高热不退者，可加生石膏30g；静脉滴注清开灵注射液20mL加5%GS250mL，每日2次。

(2)痘破流脓者，加野菊花、蒲公英、紫花地丁、紫草各10g，或上药水煎熏洗局部。

(3)痘疹溃烂发痒明显者，加土茯苓、白鲜皮、苦参各10g，蜈蚣2条。

(4)大便干结者，加大黄3g(后下)，芒硝10g。

5.恢复期(邪退正虚)

【症状】

痘疹渐消，发热不明显或发热已退，神疲乏力，舌红苔薄黄，脉细数。

【治法】

益气养阴，兼清余热。

【选方】

竹叶石膏汤(《伤寒论》)加减，药有竹叶10g、生石膏10g、沙参10g、麦冬10g、甘草6g、何首乌10g、丹参10g。

【加减】

(1)皮肤发痒者，加紫草、白鲜皮各10g。

(2)乏力纳差者，加党参、茯苓各10g。

(三)对症治疗

(1)高热：口服紫雪丹或新雪丹，每次1～2支，日服2～3次；静脉滴注清开灵注射液20mL加5%GS250mL，每日2次。

(2)水疱未破：南通蛇药等外搽。

(3)干燥结痂：黄连膏、冰黄肤乐软膏、肤痔清软膏外搽。

(4)口腔黏膜溃烂：冰硼散、西瓜霜、锡类散。

(5)目赤干涩：冰珍滴眼液，每日2次。

(6)湿热毒邪炽盛，烦躁不安，甚至抽搐：静脉滴注醒脑静注射液20mL加5%GS250mL，每日2次；针刺合谷、内关、太冲等穴位，泻法，强刺激。

(四)并发症及其治疗

肺炎：肺炎是水痘患者最常见的并发症，病情凶险，预后不良，尤其是成人水痘并发肺炎者，如不及时治疗，病死率可高达45%。中西医结合治疗一般预后良好。

热毒阻肺证

症状：发热口干，咳嗽气紧，甚至呼吸困难，舌质红而瘀暗，苔黄，脉数。

治法：清热解毒，宣肺祛痰。

选方：清肺解毒汤(《杂病源流犀烛》)加减，药有黄芩 10g、陈皮 10g、麦冬 10g、贝母 6g、赤茯苓 10g、桑白皮 10g、甘草 3g、蒲公英 20g、大黄 6g(另包)、大青叶 20g、柴胡 10g、黄连 10g、生石膏 20g(先煎)、牡丹皮 10g、生地黄 10g、羚羊角粉 1g(冲服)、钩藤 10g(后下)、地龙 10g、全蝎 3g。

(五)后期调治

水痘患者经上述治疗，疹退身凉，但余毒未尽，表现为以下两种证型：

1.湿热瘀毒留恋证

肢体困倦，口淡无味，食欲不振，大便稀溏，疱液难敛，舌质瘀暗，苔白滑，脉濡缓。治疗宜轻清芳化、健脾除湿、佐以活血解毒。方用参苓白术散加减(党参 20g，炒白术 12g，土茯苓 15g，薏苡仁 20g，砂仁 6g，丹参 15g，金银花 20g，地骨皮 10g，藿香 10g，甘草 6g)。

2.津亏邪恋证

反复低热，神疲乏力，口干舌燥，心烦溲赤，大便干结，舌红少苔，脉细数。治宜养阴扶正、固本祛邪。方用人参养营汤加减(太子参 20g，白芍 12g，陈皮 10g，黄芪 20g，当归 12g，熟地黄 10g，五味子 12g，土茯苓 15g，甘草 6g，蜈蚣 2 条)。

(六)中成药及验方

1.药物治疗

(1)紫金锭

处方来源：明・陈实功《外科正宗》卷二。

药物组成：山慈菇、红大戟、千金子霜、五倍子、麝香、朱砂、雄黄。

功能：辟秽解毒，消肿止痛。

主治：用于中暑，脘腹胀痛，恶心呕吐，痢疾泄泻，小儿痰厥；外治疗疮疖肿，痄腮，丹毒，喉风。

剂型规格：锭剂，每锭重 0.3、3g。

用法用量：口服，每次 0.6～1.5g，每日 2 次，用醋磨调敷患处。

注意事项：孕妇忌服。本品含千金子、红大戟等，但一般内服后并不产生剧烈腹泻。如大便次数过多，可服温粥止之。

现代应用：小儿由时邪病毒引起的水痘。

(2)紫草膏

处方来源：清・顾世澄《疡医大全》卷十紫草膏加减。

药物组成：紫草、当归、防风、地黄、白芷、乳香、没药。

功能：化腐生肌。

主治：用于疮疡、痈疽已溃。

剂型规格：软膏剂，每盒 15g。

用法用量：外用，摊于纱布上敷患处，每隔 1～2 日换药 1 次。

现代应用：水痘后破溃糜烂等症。

(3)鱼腥草注射液：适用于本病初起，水疱成批泛发，身热不退，瘙痒不休者。每日 200mL 静脉滴注，连用 3～5 天。

(4)生脉注射液：适用于本病后期热退津伤。30～50mL 加 5%GNS250mL 静脉滴注，每日 1～2 次。

(5)胡萝卜芫荽茶:胡萝卜 100g,芫荽 60g,煎汤代茶。适用于痘发初期。有透疹散毒的功效。

2.非药物治疗

恢复期灸足三里、涌泉,采用悬灸,局部皮肤以唇红为度。每日 1～2 次。

四、预防

(一)隔离治疗

本病传染性强,可在医院、幼儿园、学校等地小范围流行。因此,患者应进行隔离治疗,待皮疹干涸结痂后才能解除隔离。

(二)消毒灭菌

及时消毒处理被患者呼吸道分泌物或疱液污染的空气、衣服、被褥及各种用具,采用室内通风、紫外线照射、日光曝晒或高压煮沸等方法消毒灭菌。

(三)疫苗免疫

易感人群,如儿童和免疫力低下的成人,可注射水痘疫苗。

(四)中草药预防

用土茯苓、茵陈、陈皮各 100g,煎汤,集体饮用,可起到保护易感人群,预防本病流行的作用。

(五)饮食调养

在患者病情好转能进食时,及时给予富于营养的容易消化吸收的饮食。同时注意饮食清淡,避免油腻和辛辣刺激性食物。

(六)精神调养

注意保持精神愉快,注意休息,有利于疾病的康复。

第十一节　麻疹

麻疹是由麻疹病毒引起的急性呼吸道传染病。临床特点为发热,眼结膜和上呼吸道炎症,口腔颊黏膜上有麻疹黏膜斑(科氏斑)和全身斑丘疹。本病常见于儿童,冬、春季多发。病程中易出现呼吸道、神经系统、心血管等并发症。世界各地均有麻疹流行,但因疫苗的推广,发病率大大下降。

本病中西医同名,属中医“温病”范围。中医早在元代就有了“麻疹”这一命名。治疗的基本大法为清热解毒。

典型麻疹患者病程分为三期:

(1)前驱期。

(2)出疹期。

(3)恢复期。非典型麻疹可呈重型、轻型等不同表现类型。

未接种疫苗或疫苗接种失败者,约 1/6 继发性免疫失效者多表现为典型麻疹;免疫力低下,多数继发性免疫失败者多表现为非典型麻疹。本病预后多良好。但多数重型麻疹病例病情危重,预后不良。病后可获得持久免疫力。

一、诊断要点

(一)流行病学

在流行季节(多为冬、春季)有麻疹接触史。主要通过呼吸道直接传播。人群普遍易感。未患过麻疹也未接种的 6 个月至 5 岁小儿发病率高。

(二)临床特点

前驱期出现上呼吸道及眼结膜炎症,可查见麻疹黏膜斑(第一磨牙对面的颊黏膜上 0.5～1mm 直径大小的白色斑点,周围绕以红晕)。出疹期皮疹自耳后发际及颈部开始,渐及额、面部,自上而下延及躯干、四肢,直达手足心底,皮疹以斑丘疹为主,初起为鲜红色,直径 2～4mm,散在分布,其后可融合成片,颜色转暗,疹间皮肤正常。随出疹达高峰,全身中毒症状加重,体温进一步升高,此期全身浅表淋巴结和肝脏可轻度肿大。恢复期皮疹按出疹顺序依次消退,留下浅棕色色素沉着斑及糠麸样细小脱屑。

(三)实验室及其他检查

前驱期鼻咽部涂片或尿沉渣染色找到巨细胞,以免疫荧光法查到麻疹抗原,可作为早期诊断的依据。血清血凝抑制抗体、中和抗体和补体结合抗体检测,恢复期上升 4 倍以上有诊断意义。从组织培养中分离病毒阳性率不高。

血常规白细胞总数前驱期正常或稍高,出疹期稍减少,淋巴细胞相对增多可供参考。

(四)鉴别诊断

1.风疹

发热及上呼吸道症状轻,无麻疹黏膜斑。皮疹迅速见于全身,消退后不留色素沉着,耳后、枕后、颈部淋巴结常肿大。

2.幼儿急疹

多见于 1 岁以内婴幼儿。骤起高热,热退后出现皮疹,呈散在玫瑰色斑丘疹,躯干为多,疹退不脱屑,无色素沉着。

3.猩红热

前驱期发热、咽痛明显,1～2 日全身出现针头大小红疹,疹间皮肤一片猩红,压之褪色,疼退可见大片脱皮,白细胞总数及中性粒细胞增高。咽拭子培养可确诊。

二、病因病机

中医认为本病的发生是由于感受热毒时邪所致。病因病理主要为热毒时邪先侵于肺,肺卫失宣,由表入里,正邪相搏,驱邪外出,热毒外发肌肤而出疹,热去津亏,若邪盛体弱,则热毒郁闭。兹就具体病因病理详述如下:

热毒时邪从口鼻而入,先侵于肺,肺卫失宣,出现肺卫表证;热毒由表入里,蕴于脾胃,流入心经,表现为实热证;正常情况下,热毒与气血相搏,正气驱邪外出,热毒外发肌肤而出疹,疹透之后,毒随疹泄,热去津亏,肺胃阴伤。若素体虚弱,正气不足,或热毒太盛,或复感外邪,或调护失当等,都可导致热毒郁闭,出疹不利,甚至内陷。若热毒内陷于肺,则肺气闭郁,宣降失司。若邪热充盛,邪毒闭肺,肺气不利,血脉瘀滞,可致心气不振,重则心阳虚衰。若热毒变盛,化热生火,上攻咽喉则发喉痹。若热毒移于大肠，则湿热下利。若热毒灼营血，迫血妄行，则见麻疹发斑，甚则吐血、便血。若热毒炽盛，内陷厥阴，则逆传心包，引动肝风。

总之，麻疹的病性是阳毒热证，故麻疹的病理除疹回期表现为肺胃阴虚证外，均表现为实证。古代医家将麻疹的病理概括为“先起于阳，后归于阴，毒兴于脾，热流于心，脏腑之伤，肺则尤甚。”

三、治疗

至今尚无特殊抗麻疹病毒的药物治疗麻疹，故单纯麻疹的治疗重点加强护理、对症治疗和防治并发症。高热者可用小量退热剂，咳剧和烦躁时可用少量镇静剂。角膜干燥或混浊者肌注维生素A。体弱者可在早期给予丙种球蛋白制剂以减轻中毒症状。

中医药治疗麻疹有丰富经验，应发挥中医优势进行积极治疗。前驱期、出疹期、恢复期均可单用中医药方法治疗，若有并发症，应同时应用西医方法治疗。

麻疹的分期论治要与卫、气、营、血辨证相结合。前驱期邪在肺卫，出疹期麻毒深入气分，恢复期则以肺胃阴伤或余热未清为主。麻疹的治疗原则按不同时期分别为辛凉透表、清热解毒、养阴清热。

(一)一般处理

保持住室空气新鲜，室温和湿度适宜。卧床休息至体温正常，皮疹消退。保持口、鼻、眼、皮肤的清洁，可用生理盐水清洁。给予足够水分及营养易消化之食物。

(二)辨证论治

1.前驱期

【症状】

发热，微恶风寒，咳嗽，喷嚏，流涕，流泪，眼结膜充血，畏光，全身不适，纳呆，幼儿可伴腹泻，呕吐，口腔黏膜查见麻疹黏膜斑，舌红，苔薄白，脉浮数，或指纹红浮。

【治法】

辛凉宣透。

【选方】

宣毒发表汤(《医宗金鉴·痘科心法要决》)加减，药有升麻10g、葛根10g、连翘15g、前胡10g、牛蒡子10g、桔梗6g、防风10g、荆芥10g、薄荷6g、竹叶6g、甘草6g。

【加减】

(1)咽喉痛甚者，加蝉衣5g、僵蚕6g、射干10g。

(2)表寒外束，疹透不利者，加苏叶8g、麻黄6g。

(3)目赤流泪者，加菊花12g、桑叶10g。

(4)阴津不足者，加天花粉10g，生地黄、麦冬、石斛各12g。

2.出疹期

【症状】

发热，疹出齐后体温逐渐下降，皮疹先见于耳后、面部，逐渐分布全身，约3天出齐，皮疹呈玫瑰色斑丘疹，可互相融合，舌红，苔薄黄，脉数，小儿指纹红紫。

【治法】

清热解毒透疹。

【选方】

清解透表汤，药有西河柳 10g，蝉蜕 6g，葛根 10g，升麻 5g，连翘、金银花各 20g，紫草根、桑叶各 10g，浮萍 10g，荆芥 6g，甘草 3g。

【加减】

(1)高热烦渴者，加石膏 20g、知母 12g、栀子 10g。

(2)咳嗽较剧者，加杏仁 6g，前胡、桑白皮各 10g，桔梗 10g。

(3)热毒炽盛，皮疹深红或紫红，呈云头大片者，加大青叶 12g、板蓝根 15g、黄芪 10g、赤芍 10g、丹皮 10g。

(4)神昏谵语者，加安宫牛黄丸每次 1～2 丸，每日 2 次。

(5)若皮疹透发不畅，或当出不出，或出而又没，可用西河柳 10g，芫荽 10g，浮萍 12g，紫苏 10g，煎水熏洗或擦浴。

3.恢复期

(1)肺胃阴虚

【症状】

皮疹按透发先后次序逐渐消退，呈糠麸脱屑，低热，干咳，神疲乏力，纳差，舌光红无苔，脉细数。

【治法】

甘寒养阴，兼清余邪。

【选方】

沙参麦冬汤(《温病条辨》)加减，药有沙参 15g，天花粉 15g，麦冬、桑叶、扁豆、桑柏皮、杏仁各 10g，芦根 20g，青蒿 10g，白薇 10g，甘草 3g。

【加减】

①肺阴受伤，干咳不止者，加前胡 10g、川贝母 8g、瓜蒌皮 10g、百合 12g。

②气虚乏力汗出者，加黄芪 15g、五味子 6g。

③纳差者，加太子参 15g、生麦芽 15g、鸡内金 10g。

(2)气阴两虚

【症状】

低热，神疲乏力，口渴多汗，疹出不透，干咳气促，气短懒言，咽干舌燥，皮疹隐隐，舌红干少津，脉细数或结代。

【治法】

益气生津，扶正透疹。

【选方】

生脉散(《内外伤辨惑论》)加味，药有西洋参 10g(另炖)、麦冬 10g、五味子 6g、竹叶 10g、石斛 12g、天花粉 15g、葛根 12g、荆芥 6g、甘草 3g。

【加减】

①干咳少痰者，加浙贝母 12g、沙参 15g、前胡 10g、瓜壳 15g。

②大便干结者，服用麻仁丸每次 10g，每日 3 次。

③纳差食少者，加茯苓 10g、白术 10g。

4.麻毒闭肺

【症状】

高热不退，咳嗽加剧，呼吸短促，鼻翼煽动，烦躁不安，口渴，大便秘结，小便短赤，疹出不透，密集紫暗或疹点早回，舌红而干，苔黄脉数。

【治法】

宣肺开窍，清热解毒。

【选方】

麻杏石甘汤(《伤寒论》)加减，药有麻黄 6g、杏仁 10g、生石膏 20g、桑白皮 10g、鱼腥草 15g、蒲公英 10g、黄芩 10g、甘草 10g。

【加减】

(1)喘甚者，加葶苈子 10g，前胡、苏子各 10g。

(2)痰多者，加鲜竹沥 10g、天竺黄 10g、浙贝母 10g、胆南星 15g。

(3)大便秘结者，加大黄 6g、枳实 10g。

(4)疹出不透者，加生麻黄 10g、葛根 15g。

5.热毒攻喉

【症状】

咽喉肿痛或糜烂，呼吸急促，咳嗽声重，状如犬吠，声音嘶哑，喉间痰鸣，烦躁不安，舌红，苔黄而干，脉数。

【治法】

清热解毒，利咽消肿。

【选方】

清咽凉膈散(《疫喉浅论》)加味，药有天花粉 15g，栀子 10g，玄参 15g，浙贝母 10g，连翘 20g，黄芩、黄连各 10g，薄荷 10g，大黄 6g(另包)，金银花 30g，竹叶 6g，芒硝 6g，甘草 6g。

【加减】

(1)咽喉肿痛者，加六神丸。

(2)大便干结者，大黄加至 10g。

(3)喉头臃塞，呼吸困难窒息者，行气管切开术。

(4)神志不清，加安宫牛黄丸。

6.邪陷心肝

【症状】

高热不退，烦躁谵语，皮疹稠密，聚集成片，色泽紫暗，甚至神志不清，四肢抽搐，舌质红绛，苔黄起刺，脉数有力。

【治法】

清营解毒，平肝息风。

【选方】

羚角钩藤汤(《重订通俗伤寒论》)加味，药有羚羊角 10g、钩藤 20g、桑叶 15g、菊花 10g、茯神 10g、竹茹 10g、浙贝母 15g、生地黄 20g、白芍 15g、甘草 10g。

【加减】

(1)痰涎壅盛者，加石菖蒲 15g、胆南星 10g、制半夏 10g、鲜竹沥 10g。

(2)大便干结者，加大黄 10g、玄明粉 10g。

(3)壮热不退，神志不清，四肢抽搐者，选用紫雪丹、安宫牛黄丸。

(4)咳嗽剧烈者，加前胡 10g、百部 15g。

7.湿热下痢

【症状】

发热，大便稀黄水或脓血，秽臭，日行数次，甚至更多，里急后重，腹胀腹痛，口渴烦躁，肛周红赤，尿少短赤，疹点隐没，色紫暗，舌红或绛，苔黄厚而干或黄腻，脉细数。

【治法】

清热解毒，行气化湿。

【选方】

葛根芩连汤(《伤寒论》)加减，药有葛根 20g、黄芩 10g、黄连 10g、连翘 20g、白芍 10g、木香 6g、甘草 6g。

【加减】

(1)大便带血者，加地榆 15g、槐花 10g、小蓟 20g。

(2)腹痛明显者，加陈皮 10g、广木香 10g。

(3)泻下次数多，气阴大伤者，加生脉注射液静脉滴注。

(三)对症治疗

1.高热

加生石膏 20g 或口服双黄连口服液每次 10mL，每日 3 次；针刺大椎、合谷、风池、曲池。

2.咽痛

可用复方硼砂液含漱或可含服六神丸。

3.结膜炎

可用冰珍清目滴眼液滴眼。

(四)并发症及其治疗

1.肺炎

多见于出疹期。肺部可闻及湿啰音或实变征，中毒症状严重，可伴发吐泻、脱水、酸中毒，甚至出现昏迷惊厥、心力衰竭等症状，X 线检查可见大片融合病灶。

热毒阻肺证

【症状】

皮疹出齐后发热持续不退，咳嗽、气急气促、发绀、精神差或神昏谵语，舌质红苔黄、脉数。

【治法】

宜清热透疹，宣肺平喘。

【选方】

用清肺解毒汤(《杂病源流犀烛》)加减,药有黄芩 10g、陈皮 10g、麦冬 10g、贝母 6g、赤茯苓 10g、桑白皮 10g、甘草 3g、蒲公英 20g、大黄 6g(另包)、大青叶 20g、柴胡 10g、黄连 10g、生石膏 20g(先煎)、牡丹皮 10g、生地黄 10g、羚羊角粉 1g(冲服)、钩藤 10g(后下)、地龙 10g、全蝎 3g。

2.喉炎

多由继发细菌感染引起,多为肺胃热毒循经上攻咽喉所致。

热毒互结证

【症状】

疹出不透,咽喉肿痛,犬吠样咳嗽,声音嘶哑,吸气性呼吸困难,危重者烦躁不安,面色青紫,甚至窒息而死,舌质红苔黄,脉数。

【治法】

清热解毒,利咽消肿。

【选方】

清咽凉膈散(《疫喉浅论》)加味,药有天花粉 15g、栀子 10g、玄参 15g、浙贝母 10g、连翘 20g、黄芩、黄连各 10g、薄荷 10g、大黄 6g(另包)、金银花 30g、竹叶 6g、芒硝 6g、甘草 6g。

【加减】

咽喉肿痛比较重者,加六神丸;大便干结者,大黄加至 10g;神志不清,加安宫牛黄丸。

呼吸道梗阻严重时需及早考虑作气管切开。

3.脑炎

大多发生在出疹期,偶见于出疹前或疹退后,脑脊液有单核细胞增多,蛋白质增加,糖不低。

热毒炽盛、上扰心神证

【症状】

高热,头痛,呕吐,嗜睡,神志不清,惊厥及强直性瘫痪,舌质红苔黄,脉数。

【治法】

清热解毒,醒脑开窍。

【选方】

清瘟败毒饮(《疫疹一得》)加减,药有生石膏 30g、生地黄 15g、黄连 10g、山栀子 10g、黄芩 10g、知母 20g、玄参 10g、连翘 30g、丹皮 10g、赤芍 15g、葛根 15g、水牛角粉 30g、生大黄 6g。

【加减】

神昏谵语或抽搐者,可合用安宫牛黄丸 1 粒或紫雪丹 1 支;静脉滴注清开灵注射液 30mL 加 5%GS250mL,每日 2 次。大便秘结者,加大黄 10g(后下);吐血者,加白茅根 30g、侧柏叶 15g、旱莲草 15g;便血者,加地榆 15g、槐花 12g;尿血者,加白茅根 30g、小蓟 12g。病情危急者宜结合西医治疗。

4.气阴大虚证

麻疹危重病患者容易出现气阴大虚的急虚证。

【症状】

表现为神疲乏力,嗜睡,舌质红苔少,脉细弱或脉微欲绝。

【治法】

益气养阴，扶正固脱。

【选方】

生脉注射液 30mL 加 5%GS250mL，静脉滴注。每日 1～2 次，大补气阴，扶正固托，留人治病。大多痊愈，少数留有智力障碍、瘫痪、癫痫、失明、耳聋等后遗症。

（五）后期调治

患者至后期常多气阴两虚，故应注意补充水分，饮食富有营养而易于消化，避免受凉，保持皮肤、五官清洁。

（六）中成药及验方

1.药物疗法

（1）麻疹静脉滴注选方：清开灵注射液。

药物组成：板蓝根、金银花、黄芩、水牛角。制成清开灵注射液。

治疗方法：清开灵注射液 20mL 溶于 10%GS 中静脉滴注，每日 1 次，连用 2～3 天，达透疹即停用。

功效主治：清热解毒。主治麻疹。

临床运用：本组 70 例，随机分为治疗组 36 例和对照组 34 例。治疗组中，男性 21 例，女性 15 例；年龄 10 个月～14 岁 32 例，15～31 岁 4 例；病程 2～5 天。对照组一般资料与治疗组大致相同。对照组用常规治疗：维生素 C 加入 10%GS 中静脉滴注，利巴韦林（病毒唑）抗病毒，青霉素抗炎或预防感染，合并肺炎有唇绀者给予吸氧，有心力衰竭者予强心对症治疗等。治疗组在对照组常规治疗的基础上，加用清开灵注射液。治疗结果：治疗 24、48、72 小时，治疗组皮疹透齐率分别为 77.8%，94.4%，100%；对照组皮疹透齐率分别为 61.8%、76.5%，85.3%；两组比较有非常显著性差异（$P<0.01$）。两组平均住院天数比较有显著性差异（$P<0.01$）。

讨论：病毒为患，抗病毒是针对病因治疗。清开灵方中 4 种中药，据现代药理研究，都有良好的广谱抗病毒、解毒、抗炎、解热作用，同时还具有增强或调节免疫功能，对机体的保护作用，还具有抗菌或抑菌作用。对病毒感染性疾病的病因，炎症和热证对人体肝脏组织的损害保护，能从多个方面、多个环节发挥治疗作用。静脉途径给药发挥作用快，生物利用度高。

（2）银翘柴葛汤（经验方），药有金银花、连翘、柴胡、葛根、黄芩、蝉衣、薄荷各 5g，牛蒡子、甘草各 10g，芦根 15g。

加减变化：咳嗽痰多者加前胡、杏仁、竹沥、半夏、浙贝、化橘红；胃纳不思者加神曲、谷芽；神烦不安者加僵蚕、淡竹叶等。

治疗方法：每日 1 剂，水煎两次，合计约 250mL，分 5 次频服，留家隔离，跟踪随访。

功效主治：轻宣透疹、清热解毒。主治麻疹。

（3）解表透疹汤（经验方），药有药物组成：金银花、滑石各 30g，连翘、薄荷、桔梗、升麻、葛根、紫草各 10g，生地黄、知母各 15g，炙甘草 3g。

治疗方法：每日 1 剂，水煎，分 2 次服。

功效主治：清热利湿、透疹凉血。主治成人麻疹。

（4）清肺解毒汤（《杂病源流犀烛》），药有麻黄 6g、杏仁 10g、生石膏 20g（先煎）、甘草 3g、金银花

12g、连翘 12g、板蓝根 15g、法半夏 8g。

(5)桑葛汤:药有葛根 30g,桑皮、大青叶各 15g,薄荷(后下)、黄芩、紫草、金银花各 10g,甘草 3g。

(6)宣毒发表汤(《医宗金鉴》)加减,药有升麻、葛根、连翘、前胡、牛蒡子各 20g,荆芥、淡竹叶、金银花各 15g,防风、木通、桔梗、枳壳各 10g,薄荷 8g(后下),甘草 6g。

(7)前驱期和出疹期帮助透疹验方:鲜芫荽 30g,浮萍 30g,水煎服。

(8)各期验方:疹前期芫荽煎水代茶,并煮水擦身及足心;出疹期芦根、紫草、浮萍、蝉衣煎水代茶;恢复期西河柳、鲜茅根煎水代茶。

2.非药物治疗

恢复期灸足三里、涌泉,采用悬灸,局部皮肤以唇红为度,每日 1～2 次。

四、预防

(一)控制传染源

发现患者应及时隔离治疗,一般应隔离至出疹后 5 天,并发肺炎或喉炎应延长到出疹后 10 天。并做好疫情报告。易感者接触麻疹后应隔离检疫 3 周,已经做被动免疫者隔离 4 周。

(二)切断传播途径

流行期间避免带易感者到公共场所,密切接触患者的人员离开时须在户外停留 20 分钟方可接触其他易感者。患者住过的房间应开窗通风 1 小时才能让易感者进入。

(三)保护易感人群

8 个月以上未患过麻疹的小儿可接种麻疹减毒活疫苗,每次为 0.2～0.25mL 皮下注射,3～5 年后再接种 1 次。易感者接触麻疹患者后 2 天内接种仍可预防麻疹发病,若于接触 2 天后接种则预防可能性极少,但可减轻症状,减少并发症。

流行期间,体弱、患病、年幼的易感者接触麻疹后可采用被动免疫。接触后 5 天内采用足量被动免疫制剂可有保护作用。目前常用人血丙种球蛋白 3mL(或 0.5mL/kg)肌注,或胎盘丙种球蛋白 3～6mL(或 0.5～1mL/kg)。免疫有效期为 3～4 周。

(四)中草药预防

可用紫草 30g,甘草 3g,水煎服,每日 1 次,连用 7 天。

(五)饮食调养

在患者病情好转能进食时,及时给予富于营养的容易消化吸收的饮食。同时注意饮食清淡,避免油腻和辛辣刺激性食物。

药膳疗法:银翘解毒粥:金银花、连翘、淡豆豉、竹叶、荆芥各 10g,芦根 15g,牛蒡子、甘草各 6g,粳米 100g。上 8 味药洗净煎汁,去渣,再煮洗净的粳米成粥,待粥将熟时,加入药汁,煎 1～2 沸即可,分 2 次,早、晚温热服。

本粥辛凉解表、清热解毒。适用于温病初起,发热微恶风寒,头痛,无汗,或汗多,口渴,咳嗽咽痛,舌尖红,舌苔薄黄,脉浮数。注意:外感风寒,恶寒重,发热轻不宜用。也可以用鲜芦根、鲜茅根各 30g,麦冬 10g,煎汤代茶,或胡萝卜 50～100g,鲜藕 100g,粳米 50g,胡萝卜、鲜藕切片后与粳米加水熬粥,早、晚各食 1 次,有助于促进病体康复。

(六)精神调养

注意保持精神愉快,注意休息,有利于疾病的康复。

第十二节　风疹

风疹(rubella)是由风疹病毒(rubella virus)引起的一种常见的急性呼吸道传染病。以低热、全身皮疹为特征,常伴有耳后、枕部淋巴结肿大。风疹遍及世界各地,可在幼儿园、学校、军队等人口密集的地方流行。

本病属中医"风温""冬温"等范围。

根据本病的发病特点可分为获得性风疹(自然感染性风疹)、先天性风疹综合征两大类型。获得性风疹分前驱期、出疹期两期。

风疹预后良好。并发脑膜炎、血小板减少所致颅内出血可引起死亡,但仅属偶见。妊娠初3个月内的妇女患风疹,其胎儿可发生先天性风疹,引起死产、早产及各种先天性畸形,预后不良。患病后大多有持久免疫力。

一、诊断要点

(一)流行病学

在流行季节(我国主要是冬、春季)有与风疹患者接触史。直接经空气飞沫传播是儿童和成人风疹的主要传播方式,亦可通过胎盘传给胎儿。人群普遍易感,以儿童和青少年发病为多。

(二)临床特点

前驱期短,上呼吸道炎症,低热,出疹迅速,消退快。皮疹初见于面部,1天内布满全身,斑丘样皮疹,躯干、背部可融合成片,一般持续3天消退。疹退后无色素沉着及脱屑。同时全身浅表淋巴结肿大,耳后、枕部、颈部淋巴结肿大明显,脾脏轻度肿大。

先天性风疹主要表现为新生儿出生低体重,耳聋,眼损害,心血管畸形,中枢神经系统病变等。

(三)实验室及其他检查

血凝抑制试验、补体结合试验、中和试验对本病有诊断意义。血凝抑制试验特异性高,快速、灵敏,应用广泛。斑点杂交法检测风疹病毒RNA灵敏度较高。直接免疫荧光法查咽拭涂片剥脱细胞中风疹病毒抗原。病原分离可采集鼻咽分泌物、尿、脑脊液、血液、关节滑液等培养,分离出风疹病毒再用免疫荧光法鉴定。

血常规白细胞总数减少,淋巴细胞增多,并出现异型淋巴细胞和浆细胞,可供参考。

(四)鉴别诊断

风疹须与麻疹、猩红疹、幼儿急疹相鉴别。具体内容参见"副黏液病毒感染麻疹・鉴别诊断"部分。

二、病因病机

本病是由风热病邪引起。本病潜伏期一般为2~3周,平均18天。前驱期一般为1/2~1天,可见发热，头痛，咳嗽，咽痛，流涕，喷嚏，眼结膜充血，纳差，少数伴有呕吐，腹泻，腹痛。发热一般在38～39℃，持续1～2天，成人和青少年前驱症状较幼儿明显。部分患者在前驱期末或发疹第1天，在软腭、颊、悬雍垂等处出现针头大小暗红色斑疹或瘀点，称为黏膜疹。通常在发热第1～2天出现皮疹，皮疹为大小不一的淡红色斑疹、斑丘疹或丘疹，部分可融合，伴有轻度瘙痒。皮疹初起于面部，在1天内迅速延及颈部、躯干、四肢，一般在出疹后的第3～4天退疹，疹退后可有轻度脱屑，无色素沉着。发疹前，耳后、枕部、颈后淋巴结可肿大，部分患者全身其他淋巴结也可肿大，局部有压痛，病后迅速消退。本病的并发症可有扁桃体炎、气管炎、中耳炎、脑炎、关节炎、血小板减少性紫癜。

三、治疗

风疹的治疗主要为对症治疗，如解热、止痛等。并发脑炎按乙型脑炎原则治疗。紫癜出血倾向严重者加凉血止血方药，清营汤加黄芩、蚤休、小蓟、白茅根等。先天性风疹则应注意良好的护理和调养。除对症治疗外，干扰素、利巴韦林等似有助于减轻病情。

中医药对本病的治疗有一定疗效，前驱期和出疹期均可单用中医药方法治疗，后期养阴生津方药有利于症状的缓解和消除。若有严重并发症，则必须同时应用西医方法积极救治。

前驱期病邪多在卫分，出疹期以气分为主，病邪重、传变迅速者，有时可见气营血分同时被病邪充斥，病变层次不易分辨。本病以疏风清热解毒为治疗原则。

(一)一般处理

卧床休息。给予流质或半流质富营养、易消化的食物。

(二)辨证论治

本病病性属热，临床所见病症较轻，一般以卫气分为主，很少深入营血，故治疗的基本大法为疏风清热、透疹祛邪。前驱期及出疹期，均为邪郁肺卫，治当疏风清热、解表透疹。部分出疹严重者则为邪热炽盛，治当清热凉血、解毒透疹。

1.邪郁肺卫(前驱期)

【症状】

恶风发热，咳嗽流涕，目赤，精神倦怠，胃纳欠佳，疹出细小，疹色浅红，散布全身，伴有轻度瘙痒，耳后、枕部、颈后起臖核，舌淡红或红，苔薄白或薄黄，脉浮数，指纹浮。

【治法】

疏风清热，宣肺透疹。

【选方】

银翘散(《温病条辨》)加减，药有金银花、连翘各20g，竹叶10g，牛蒡子、桔梗各10g，薄荷6g(另包，后下)，荆芥、防风各6g，蝉蜕10g，桑叶、夏枯草各15g，甘草6g。

【加减】

(1)高热者加生石膏20g或口服双黄连口服液，每次10mL，每日3次。

(2)咽痛者，加玄参10g、蚤休10g，或口服六神丸，每次10粒，成人每日3次。

(3)口渴者，加天花粉15g，麦冬、芦根各12g。

(4)呕吐者，加竹茹、法半夏各9g，陈皮6g。

(5)咳甚痰多者,加前胡、茯苓、浙贝母各10g。

2.出疹期

【症状】

发热咳嗽,胸闷气紧,咽痛,目赤,口干渴,皮肤红疹,舌红苔黄,脉数。

【治法】

清热解毒,宣肺透疹。

【选方】

透疹凉解汤(《中医大词典·方剂分册》)加味,药有薄荷10g、荆芥10g、桑叶10g、菊花15g、连翘20g、金银花30g、蝉蜕10g、牛蒡子10g、赤芍药15g、紫花地丁20g、甘草6g。

【加减】

(1)热毒较甚,疹色紫红而黑者,加板蓝根20g、蒲公英20g。

(2)大便干结,加大黄10g(后下)。

(3)口渴甚者,加天花粉20g、生石膏20g。

(4)小便短赤者,加滑石15g、车前子10g、白茅根20g。

3.恢复期(余邪未尽,气阴两伤)

【症状】

身热不甚,或不发热,干咳不已或痰少而黏,乏力纳差,口舌干燥而渴,舌红苔少,脉细。

【治法】

益气养阴,兼清余热。

【选方】

沙参麦冬汤(《温病条辨》)加减,药有沙参15g,麦冬12g,天冬10g,玉竹10g,桑叶、杏仁、天花粉各10g,甘草5g,地骨皮10g,太子参15g。

【加减】

(1)低热者,加青蒿6g(后下)、知母10g、银柴胡10g。

(2)大便干结者,加火麻仁12g(打碎)、玄参15g。

(3)纳差者,加谷芽、麦芽各15g,山楂15g,鸡内金10g。

(三)并发症及其治疗

1.风疹脑炎

多见于出疹期第2～6天,脑膜刺激征阳性,严重者可出现昏迷。

热毒炽盛,上扰心神

【症状】

高热持续不退,头痛,颈项强直,呕吐,惊厥,意识障碍,舌质红苔黄,脉数。

【治法】

凉营泄热,清心开窍。

【选方】

清瘟败毒饮(《疫疹一得》)加减,药有生石膏30g、生地黄15g、黄连10g、山栀子10g、黄芩10g、知母20g、玄参10g、连翘30g、丹皮10g、赤芍15g、葛根15g、水牛角粉30g、生大黄6g。

【加减】

神昏谵语或抽搐者，可合用安宫牛黄丸 1 粒或紫雪丹 1 支；静脉滴注清开灵注射液 30mL 加 5%GS250mL，每日 2 次。大便秘结者，加大黄 10g（后下）；吐血、衄血者，加白茅根 30g、侧柏叶 15g、旱莲草 15g；便血者，加地榆 15g、槐花 12g。病情严重宜结合西医救治。

2.血小板减少

多见于出疹期，周围血血小板数减少，出血时间延长，甚至出血。

热毒伤络，血不归经

【症状】

高热，头痛，瘀斑密布，甚则狂躁不安或昏迷，痉厥，吐血，便血和尿血，苔黄，脉洪数。

【治法】

清热解毒，凉血止血。

【选方】

黄连解毒汤（《外台秘要》）加减。药有黄连 10g、黄芩 10g、金银花 15g、连翘 15g、水牛角粉 30g（先煎）、生地黄 20g、丹皮 15g、赤芍 10g、旱莲草 15g、甘草 6g。或加升血小板胶囊每次 2 片，每日 3 次。

【加减】

鼻衄加黄芩炭 10g、白茅根 30g；咯血加白及 10g、血余炭 10g、三七粉 3g（吞服）；便血加地榆 15g、槐花 10g；尿血加白茅根 30g、大蓟 15g、小蓟 15g；阴道出血加艾叶 10g、蒲黄 10g。

（四）后期调治

恢复期后期常常处于气阴两伤、余邪未尽阶段。一般应注意：

1.药物调养

沙参麦冬汤加减（参考本节恢复期气阴两虚证）。

2.饮食调养

参考本节饮食调养。

（五）中药单方及验方

1.药物治疗

（1）透疹凉解汤：桑叶、菊花各 9g，蝉蜕 6g，连翘、牛蒡子、紫花地丁、赤芍各 9g，黄连、红花各 6g。适用于出疹期。

（2）治疗儿童风疹基本方：金银花、连翘各 9g，荆芥穗、牛蒡子、桔梗各 5g，薄荷、竹叶各 4g，葛根、升麻各 6g，甘草 3g。

（3）蝉蜕饮：蝉蜕 6g，金银花、连翘各 9g，竹叶 6g，灯心草 3 扎，薄荷 3g（后下），芦根 12g，甘草 3g。适用于前驱期。

2.非药物治疗

选穴：血海、曲池、阴陵泉、膈俞、足三里、三阴交。

操作方法：恢复期可用灸法，采用悬灸，局部皮肤以唇红为度，每日 1～2 次。

四、预防

(一)隔离检疫

患者应隔离至出疹后 5 天。一般接触者可不班行检疫,但妊娠期,特别是妊娠 3 个月内的孕妇应避免与风疹患者接触,若有接触则应于接触后 5 天内肌注胎盘球蛋白 20mL 或成人血清 20～40mL,有一定保护作用。

(二)自动免疫

单价风疹减毒活疫苗 1 次皮下注射或鼻内接种,约 95%易感者产生抗体,免疫后抗体可维持 7 年以上,疫苗接种后仅极个别有短期发热、皮疹、淋巴结肿大及关节肿痛等反应。接种对象为 15 月龄至 12 岁儿童及易感育龄妇女。

(三)饮食调养

在患者病情好转能进食时,及时给予富于营养的容易消化吸收的饮食。同时注意饮食清淡,避免油腻和辛辣刺激性食物。

药膳疗法:银翘解毒粥:金银花、连翘、淡豆豉、竹叶、荆芥各 10g,芦根 15g,牛蒡子、甘草各 6g,粳米 100g。上 8 味药洗净煎汁,去渣,再煮洗净的粳米成粥,待粥将熟时,加入药汁,煎 1～2 沸即可,分 2 次,早、晚温热服。

本粥辛凉解表、清热解毒。适用于温病初起,发热微恶风寒,头痛,无汗,或汗多,口渴,咳嗽咽痛,舌尖红,舌苔薄黄,脉浮数。注意:外感风寒,恶寒重,发热轻不宜用。

(四)精神调养

注意保持精神愉快,注意休息,有利于疾病的康复。

第十三节　手足口病

手足口病(hand,foot and mouth disease)是由柯萨奇病毒和肠道病毒 71 引起的以手、足、口腔局限性黏膜皮疹、疱疹、水疱、溃疡为特征的感染性疾病。本病自 1953 年被首次报道以来,已造成多次流行,5 岁以下的儿童多见,夏季多发。

一、诊断要点

(一)流行病学

本病在本世纪中期方被人们所认识。1958 年在患儿咽拭和粪便中分离出 CoxA16 型病毒确定为病原。1959 年命名为手足口病后,世界各地出现报道增多,并有不同型别的病毒分离结果。

本病传染源为患者及健康带病毒者。感染早期的感染性最大。咽部黏膜分泌物及唾液中的病毒可通过空气以飞沫形式传播,或通过粪便传播。有些则是通过饮水、食物、苍蝇等其他间接途径传播。

幼儿对肠道病毒易感。本病以 3 岁及 3 岁以下的幼儿发病率最高,约占患者的 90%以上,学龄期儿童少见,年长儿及成年人则多无症状。有学者在各年龄组中做 CoxA16 型病毒的中和抗体测定，其结果为：0～1岁为0.2～3岁为25%，4～6岁为46%，10岁为91%，13～19岁为100%，所以3岁以下幼儿最易患此病。托幼单位是本病流行的主要场所。据报道，托幼单位儿童发病率明显高于散居儿童，大约高出4倍以上。

本病的流行季节以夏季为主，多数患者发病于5～9月。常为大范围流行，极少散发，流行地区亦较广泛。

(二)临床特点

潜伏期2～5天。发疹前可有低热、全身不适、口臭、食欲不振、大便秘结等症状。随后口腔黏膜出现小疱疹，以颈部、齿龈、舌缘多见，疱疹易破溃形成表浅性溃疡，周围绕以红晕。患处疼痛，患儿常流涎，拒食。皮肤损害为米粒至豌豆大小的水癌，圆形或卵圆形，皮疹常与皮纹走向一致，疱壁薄，周围绕以红晕。皮损多发于手掌、手指的背面或侧缘、指甲周围、足底、足跟边缘、足趾的背面或侧缘。皮损数目从几个到几十个不等，偶可在臀部、膝前，甚至全身发生广泛性丘疹或水疱。4～7天后，水疱干涸消退，不留任何痕迹，口腔溃疡愈合较慢，需7～10天。愈后很少复发。

(三)实验室及其他检查

本病周围血白细胞总数正常或略增，分类单核细胞增加。若要确定病原及病毒型需要做特殊实验室检查。

血清学检查：取患者病初和恢复期双份血清做中和试验、补体结合试验和酶联免疫吸附试验等法检测，抗体效价递增4倍或4倍以上即可确定诊断。

病毒分离与鉴定：必要时采咽拭物或水疱液为标本分离病毒。以水疱液标本分离最可靠。

(四)鉴别诊断

本病根据流行病学史及呈离心分布发生在手、足、口腔黏膜部位的特征性疱疹性病变，不难做出临床诊断。必要时借助实验室检查即可确诊。

本病在临床上应与下列疾病鉴别：

1.水痘

水痘冬、春两季发病较多。皮疹多呈向心性分布，以躯干为主，四肢罕见。疱疹壁薄易破，因皮疹分批出现，临床常见到红斑、丘疹、水疱、结痂等各期皮损共存现象。

2.疱疹性龈口炎

一般症状较重，常高热持续数天。口腔溃疡常融合成片状并伴有广泛性龈炎，病程相对较长，多不发生相对皮疹，常在机体抵抗力低下时发病，无明显的流行病学特征。

3.疱疹性咽峡炎

该病起病急骤，常高热，全身症状明显。口腔疱疹和溃疡集中在咽峡部，即咽后壁、软腭、悬雍垂、舌腭弓、腭扁桃体处，一般不累及口腔其他部位，亦无相应的皮肤病损。

4.多形性红斑

该病多发于春、秋两季，青壮年多见。皮肤红斑呈对称性分布，且有虹膜状特征，即在红斑中心出现暗紫红色或形成水疱。口腔黏膜损害多见于唇红区。溃疡面极易出血而形成黑痂，疼痛明显。

二、病因病机

中医认为本病是由外感风热时邪所致。病因病理主要是外感风热时邪，内有湿热蕴结，两邪相搏，邪毒随气而泄，发于肌肤、口舌而成本病。兹就具体病因病理分述如下：

（一）风热犯肺

风热时邪由口而入，犯于肺卫，继而内蕴肺、脾、心，与气血相搏，发于肌肤、口舌。

（二）热燔气营

盛夏季节，外感之邪较重，热盛毒重，燔灼气营，甚则毒热化火，内陷心包。

总之，其病理均为实证，病性均为热证，但病证有轻重之分，邪热有卫气、营血之分。

三、治疗

（一）一般处理

卧床休息，保持室内空气流通，注意口腔卫生，补充能量、水及电解质，注意病情变化。

（二）辨证论治

本病病性属热，影响肺、脾、心三经。根据临床表现可分为轻证和重证，临床所见以轻证为主。轻证病在卫分或气分，治当疏风清热、解表透疹；重证则病在气营，治当清热解毒、凉血消疹。

1.风热犯肺

【症状】

低热，咳嗽，流涕，咽痛，口痛，流涎，拒食，手、足、口腔可见疱疹，大便干结，小便黄赤，舌淡红，苔薄白或薄黄，脉浮数，指纹红紫相兼。

【治法】

疏风清热，解毒透疹。

【选方】

银翘散(《温病条辨》)加减，药有金银花 20g、连翘 20g、竹叶 10g、荆芥 10g、牛蒡子 10g、豆豉 10g、桔梗 10g、蝉衣 10g、僵蚕 10g、赤芍 10g、甘草 6g。

【加减】

(1)咽痛明显者，可加用马勃 10g、板蓝根 20g。

(2)口腔破溃有脓疡者，可加用栀子 10g、黄连 10g。

(3)大便秘结者，可加用大黄 3～6g。

2.热燔气营

【症状】

壮热，烦渴，手足心热，口臭，口痛，咽喉红赤肿痛，流涎，拒食，甚则鼻衄，手足部疱疹密集，周边红晕明显，口舌溃烂，大便秘结，小便黄赤，舌质红，苔黄厚，脉滑数，指纹紫。

【治法】

清热解毒，凉血消疹。

【选方】

清瘟败毒饮(《疫疹一得》)加减，药有生石膏 30g、知母 10g、生地黄 15g、丹皮 10g、水牛角粉 30g、黄连 10g、黄芩 10g、栀子 10g、竹叶 10g、玄参 10g、桔梗 10g、赤芍 10g、连翘 20g、僵蚕 10g、甘草 6g。

【加减】

(1)若发于春夏多雨之时,湿热滞结,症见身热不扬,倦怠胸闷者,可加用藿香10g、佩兰10g。

(2)若皮疹瘙痒,可加用蝉衣10g、地肤子15g。

(三)对症治疗

1.高热

加生石膏20g或口服双黄连口服液每次10mL,每日3次;针刺大椎、合谷、风池、曲池。

2.咽痛

可用复方硼砂液含漱;或可含服六神丸。

(四)并发症及其治疗

1.肺炎

【症状】

发热持续不退,气急气促、发绀,肺部可闻湿啰音或实变征,中毒症状严重,可伴发吐泻、脱水、酸中毒,甚至出现昏迷惊厥、心力衰竭等症状,X线检查可见大片融合病灶。

【治法】

清热透疹,宣肺平喘。

【选方】

清肺解毒汤(《杂病源流犀烛》)加减,药有黄芩10g、陈皮10g、麦冬10g、贝母6g、赤茯苓10g、桑白皮10g、甘草3g、蒲公英20g、大黄6g(另包)、大青叶20g、柴胡10g、黄连10g、生石膏20g(先煎)、牡丹皮10g、生地黄10g、羚羊角粉1g(冲服)、钩藤10g(后下)、地龙10g、全蝎3g。

【加减】

咳嗽痰多加制半夏10g、前胡10g;神志不清加清开灵注射液30mL+5%GS500mL静脉滴注,每日1~2次。

2.喉炎

【症状】

(多由继发细菌感染引起):咽喉肿痛,犬吠样咳嗽,声音嘶哑,吸气性呼吸困难,危重者烦躁不安,面色青紫,甚至窒息而死,多为肺胃热毒循经上攻咽喉所致。

【治法】

清热解毒,利咽消肿。

【选方】

清咽凉膈散(《疫喉浅论》)加味,药有天花粉15g、栀子10g、玄参15g、浙贝母10g、连翘20g、黄芩、黄连各10g、薄荷10g、大黄6g(另包)、金银花30g、竹叶6g、芒硝6g、甘草6g。加减:咽喉肿痛者,加六神丸;大便干结者,大黄加至10g;神志不清,加安宫牛黄丸。

呼吸道梗阻严重时须及早考虑作气管切开。

(五)后期调治

本病患者进入恢复期后,病虽初愈,但正气大伤,余邪未尽,应以药物、饮食等综合调治,以助康复。药物康复见分期论治中恢复期的辨证用药。可用竹叶石膏汤加减治疗。注意饮食和精神调养。

(六)中成药及验方

1.宣透散

金银花、芦根、生石膏各8～12g,葛根、连翘、紫草、牛蒡子、薄荷、蝉蜕、生甘草各3～6g。若湿热重者,加茯苓、厚朴、藿香;若热功效:入营血者,加当归、赤芍、玄参;若高热不退者,加柴胡;若口腔溃疡者,加黄芩、栀子。清热解毒利湿。

2.针灸治疗

恢复期可用灸法,采用悬灸,局部皮肤以唇红为度,每日1～2次。

四、预防

(一)饮食调养

在患者病情好转能进食时,及时给予富于营养的容易消化吸收的饮食。同时注意饮食清淡,避免油腻和辛辣刺激性食物。

(二)精神调养

注意保持精神愉快,注意休息,有利于疾病的康复。

第十四节　尖锐湿疣

尖锐湿疣(生殖器疣)通常是由DNA型人乳头瘤多瘤瘊空泡病毒(HPV-Ⅳ型)所引起的性传播疾病。临床表现多样,初起为淡红色丘疹,渐次增多、增大,融合成乳头状、菜花状或鸡蛋状增生物,根部可有蒂,因分泌物浸润表面呈白色、污灰色或红色,可有痒感、灼痛和恶臭,肛门、直肠、阴道、子宫颈尖锐湿疣有疼痛或性交痛和白带增多,但约70%的患者无任何症状,少数病例过度增生,成为巨大尖锐湿疣,如Buscke-Lokenstein疣。本病多发生于高度性生活混乱的人群,以20～40岁年龄发病率最高,在性病中仅次于淋病及非淋病性尿道炎,且与宫颈癌、阴茎癌有密切关系。

我国古代医籍中对此病记述甚少,因本病常见于男女外阴及肛门周围,俗称为"瘙瘊",属中医"疳疮"范畴。

一、诊断要点

(一)流行病学

尖锐湿疣在全世界发病率很高,是最常见的性传播疾病之一。男女都可发病。在英国占性病门诊中被诊治患者的11%;在欧洲20～24岁的男女青年中每年有1.5%～2.5%发病;在美国每年有50万～100万的新病例出现,在性活跃人群中,约有1%患肉眼可见的尖锐湿疣,约15%有HPV的亚临床感染。在我国尖锐湿疣发病数历年来占报告性病的第二位,发病数呈上升趋势,好发年龄在16～35岁,并以20～34岁发病数最高。HPV感染的危险因素包括免疫抑制、性伴侣数多和过早性交。HIV阳性患者发生HPV感染及HPV相关肿瘤的几率增加。

(二)临床特点

1.传播途径

成人多有不洁性接触史,或夫妇同病,儿童通过母体传染或因分娩时经过感染的阴道或皮肤破损传染。

2.潜伏期

通常为3个月,短者1个月,长者6个月以上。

3.好发部位

男性在阴茎、龟头、冠状沟、系带;同性恋发生于肛门、直肠;女性好发于外阴、阴蒂、宫颈、阴道和肛门。

4.体征

尖锐湿疣为有蒂的鸡冠状或树枝状病损,大小悬殊,可小至针尖,大至融合后形成大菜花样病变以致掩盖了外阴的解剖结构。

(三)实验室及其他检查

1.免疫组织化学检查方法

抗过氧化物酶方法(即PAP法)是一种免疫学方法,采用特异性抗HPV的抗血清来显示病毒蛋白,较常规电镜方法更为迅速、准确。HPV蛋白阳性有诊断意义。

2.阴道镜检查:可见4种类型:

(1)最常见为扁平疣状,多发性,表面呈白色,略显颗粒状。

(2)菜花状上皮增生,表面粗糙,指状突起,表面很多毛细血管。

(3)穗状,损害呈白色,表面粗糙不平。

(4)湿疣宫颈阴道炎,黏膜表面见许多粗糙面或菜花状湿疣。

3.细胞学检查

用阴道或宫颈湿疣组织涂片作巴氏染色,可见两种细胞,即空泡化细胞及角化不良细胞、两种细胞混合存在,对本病有诊断价值。

4.醋酸白试验

用5%冰醋酸溶液外涂病变处,数分钟后观察结果,如变为淡白色有助诊断。

(四)鉴别诊断

尖锐湿疣应与扁平湿疣、生殖器癌、生殖器鲍文样丘疹病、性病性肉芽肿鉴别。

1.扁平湿疣

好发于阴部,如大小阴唇、包皮内、股内侧和肛周,少数见于腋窝、乳房下和趾间等,为湿性丘疹,如扁豆大小,可单发或多发,表面湿烂,有大量渗出,内含多量梅毒螺旋体,梅毒血清反应阳性。

2.生殖器鲍文样丘疹病

表现为多发性的小丘疹,淡红或棕红色,直径2～10mm,平均4mm,多见于青壮年,有自行消退趋势,损害位于龟头、阴茎或阴唇、会阴处,临床症状类似于尖锐湿疣,但组织学上类似Bowen病的改变。

3.生殖器癌(包括鳞癌及疣状癌)

鳞癌呈外向性生长和向下明显浸润,常形成溃疡,组织学活检则可鉴别。疣状癌有向深部穿透，使下面组织发生移位，出现破坏深部组织的现象。

4.性病性肉芽肿

多见于外生殖器，边缘突起或乳头瘤状增殖，可破溃，有渗液，用渗液作涂片检查，可见单核细胞内有 Donovan 小体。

二、病因病机

本病多因房事不洁，交合污秽，湿热毒邪由下入侵，蕴积局部，热壅肉腐，腐肉成疮；或房事过度，伤及肝肾，肝肾阴虚，虚热内生，与湿毒浊邪交织，蕴久生疮；湿热蕴结，气血郁滞，则见痒痛不休；湿浊外渗，则见局部溃破渗出；舌红苔黄腻，乃湿热毒邪蕴积之征。若秽毒久蕴不去，则变生岩癌，预后极差。

三、治疗

西医治疗主要包括细胞毒性药物、外科手术和免疫调节疗法。抗病毒治疗成功率有限，不易治愈，而且容易复发。中医治疗初期以清热解毒利湿为主，对改善症状、防止扩散有较好疗效；后期热盛伤阴，则以滋阴清热为主治疗，可防止复发；若并发岩癌，则扶正祛毒，但预后不理想。因此，本病一定要早期诊断，及时、正规治疗。

（一）一般处理

避免房事，以免交叉传染。注意外阴清洁干燥，避免摩擦。多饮水，适当休息，忌辛辣烟酒刺激。

（二）辨证论治

1.肝经火毒

【症状】

初起在男女生殖器上呈较小乳头状隆起，呈红色丘疹，瘙痒，逐渐增大、增多，互相融合，可呈菜花样，表面湿润，在乳头之间有糜烂溃破，有脓性分泌物，气味恶臭，多有黄臭白带，常伴口干苦，心烦易怒，小便短赤，大便干燥等，舌红苔黄腻，脉弦数。

【治法】

清肝泻火，解毒利湿。

【选方】

龙胆泻肝汤（《兰室秘藏》）加减，药有龙胆草、土茯苓、金银花、败酱草各 30g，柴胡、当归、栀子、黄芩、泽泻各 15g，车前子、生大黄各 10g，生地黄、草决明、紫草各 20g，生甘草 8g。

【加减】

(1)舌质瘀暗，疼痛明显，加重楼、延胡索各 10g，蜈蚣 3 条，以解毒活血止痛。

(2)瘙痒明显，加苦参、白鲜皮各 10g。

(3)舌苔厚腻，腹胀明显者，加枳壳 10g、木瓜 10g、薏苡仁 30g，以行气除湿。

2.下焦湿热

【症状】

口干口苦，心烦易怒，小便短赤，大便干燥，舌红苔黄腻，脉滑数。初起在男女生殖器上呈较小乳头状隆起，呈红色，逐渐增大、增多，互相融合，可呈菜花样，表面湿润，在乳头之间有糜烂溃破，有脓性分泌物，气味恶臭，多有黄臭白带等症状。

【治法】

清热解毒，利湿化油。

【选方】

龙胆再肝汤(《兰室秘藏》)加味，药有龙胆草15g，土茯苓、蒲公英各30g，柴胡、紫草、当归、栀子、黄芩、车前子、泽泻各15g，木通、生大黄各10g，生地黄20g，生甘草10g。

【加减】

(1)若阴户胀痛，加延胡索20g，香附、木香各10g，以行气止痛。

(2)若伴发热、恶寒者，加荆芥10g，金银花、连翘各20g，以疏风解毒清热。

(3)若腰痛者，加桑寄生20g，杜仲15g，川断15g，以补肾强腰。

(4)若瘙痒明显，加蝉蜕、苦参、荆芥各12g，以祛风止痒。

3.湿浊下注

【症状】

肢体沉重，口腻无味，小便短涩，舌淡红苔白腻，脉滑或濡滑。初起在男女生殖器上呈较小的乳头状突起，呈微红色、暗红色或灰污色，逐渐增大、增多，互相融合，重叠而起，可呈菜花样，表面湿润，凹凸不平，在乳头之间有腐肉、糜烂，有脓性分泌物，气味恶臭，白臭带下增多。

【治法】

解毒活血，利湿化浊。

【选方】

萆薢渗湿汤(《疡科心得集》)加减，药有萆薢15g，薏苡仁30g，丹皮、车前子、赤芍各15g，黄柏、通草、泽泻、滑石各10g，金银花、连翘各20g，土茯苓、蒲公英、紫花地丁各30g，甘草6g。

【加减】

(1)若阴户红肿疼痛，恶寒，发热，加重楼15g，黄连10g，以清热解毒、消肿止痛。

(2)若伴口干口苦，烦躁易怒者，加白芍、郁金各10g，龙胆草10g，柴胡、黄芩各15g，以清肝利胆。

(3)若瘙痒者，加荆芥、白鲜皮、苦参、地肤子、蝉蜕各12g，以祛风解毒止痒。

4.气滞血瘀

【症状】

舌瘀暗或有瘀点，脉细涩。在男女生殖器上呈湿疣反复发作，疣体大小不等，形状不一，表面凹凸不平，呈灰褐色，表面湿润，触之易出血。

【治法】

活血化瘀，解毒散结。

【选方】

活血祛瘀解毒汤(经验方)，药有红花9g，桔梗、桃仁、川芎、当归、龙胆草各12g，川牛膝、柴胡、枳壳、生地黄、赤芍、金银花、连翘、大青叶、板蓝根各15g，黄柏、虎杖、炒山楂、炒神曲、滑石各30g，甘草5g。

【加减】

(1)若疼痛明显,加重楼 15g,延胡索 20g,香附、木香各 10g,以行气止痛。

(2)若瘙痒者,加荆芥、白鲜皮、地肤子、蝉蜕各 12g,以祛风止痒。

(3)若久病体虚,乏力,加黄芪 30g。

5.阴虚内热

【症状】

潮热,手足心热,腰膝酸软,口干舌燥,头晕耳鸣,舌红少苔,脉细数。在男女生殖器上呈较小针尖样隆起,呈微红色或暗红色,继则增多、增大,重叠融合,或呈菜花状。

【治法】

滋阴补肾,解毒清热。

【选方】

知柏地黄丸合五味消毒饮(《医宗金鉴》)加减,药有知母、黄柏、丹皮各 15g,熟地黄、山药、女贞子、旱莲草各 20g,山茱萸、泽泻、滑石各 10g,土茯苓、蒲公英、金银花、紫花地丁、败酱草各 30g。

【加减】

(1)若阴户胀痛,加香附、木香各 10g,蜈蚣 3 条,以行气活血。

(2)若疣体色白,由软变坚者,加甲珠 10g,夏枯草 20g,玄参 10g,以软坚散结。

(3)若腰痛明显者,加桑寄生 20g,杜仲、川断各 15g,以补肾强腰。

(三)对症治疗

1.发热

柴胡注射液,每次 2～4mL,肌内注射,每日 1～2 次。

2.疱破有渗出

青黛膏、四黄膏外搽患处。

(四)并发症及其治疗

宫颈癌、阴茎癌:要尽早明确诊断,配合西医放疗、化疗或手术治疗。中医辨证为正虚毒盛,以扶正祛毒为主治疗。

症状:神疲乏力,肿块疼痛,舌质瘀暗,脉弦数。

治法:解毒消肿,益气养阴。

选方:白蛇六味丸(经验方)加减,药有黄芪、土茯苓各 50g,白花蛇舌草、仙鹤草、薏苡仁各 30g,半枝莲、怀山药、党参各 20g,桃仁、莪术、龙葵各 15g,山豆根 12g,炙甘草 10g。

加减法:发热口干加黄芩 10g,麦冬 10g;腹胀加枳壳 10g,疼痛加木香 10g,郁金 15g。

(五)后期调治

本病后期多见肾阴亏虚,中药以滋养肾阴为基本治疗原则,方剂如二至丸、六味地黄丸等,也可进行饮食调补,如怀山药、薏苡仁、土茯苓各 60g,枸杞子 50g,大枣 30g,粳米 150g,熬粥调服。忌辛辣烟酒刺激。

(六)中成药及验方

1.药物治疗

(1)外洗剂:板蓝根、黄柏、紫草、木贼草、桃仁、红花、川芎、生薏苡仁、牡蛎、枯矾各 50g,水煎,趁热先熏后洗，每日2次，每次15分钟。

(2)白巩外洗剂：白矾、皂矾各120g，孩儿茶15g，侧柏叶250g，水煎泡洗患处，每日2次，每次15分钟。

(3)湿疣膏：枯矾、孩儿茶、五倍子、雄黄、鸦胆子。制成膏药。用带尾线消毒棉托涂抹湿疣膏，局部上药，24小时后取出，每周2～3次，2周为1个疗程。

(4)马齿苋外洗剂：马齿苋40g，土茯苓30g，大青叶30g，明矾10g，水煎泡洗患处，每日2次，每次15分钟。

(5)疣灵搽剂：板蓝根、苦参、生香附、木贼草、露蜂房各250g，煎剂。每日3～5次，2周为1个疗程。如2个疗程无效即停止用药。能解毒散瘀、软坚消肿。主治尖锐湿疣。

(6)解毒消疣汤：土茯苓、白花蛇舌草、百部、苦参、黄柏各60g，生薏苡仁、蚤休、蛇床子、白鲜皮、夏枯草各30g，赤芍、丹皮、冰片(冲)各10g。每剂加水3000mL煎取2000mL，先熏后坐浴，每次30分钟，每日2次，每剂药煎取2次，用2天。10剂为1个疗程。

(7)活血祛瘀解毒汤：红花9g，川牛膝、柴胡、枳壳、生地黄、赤芍、金银花、连翘、大青叶、板蓝根各15g，桔梗、桃仁、川芎、当归、龙胆草各12g，黄柏、虎杖、炒山楂、炒神曲、滑石各30g，甘草5g。每日1剂，水煎，分3次服。共10～30剂。能活血祛瘀解毒。主治尖锐湿疣。

2.非药物治疗

灸足三里、涌泉穴，增强免疫功能和增强抗病能力。取穴：三阴交、气海、足三里、阴陵泉，针刺后留针20分钟，每日1次。

四、预防

避免不洁性生活，同时注意性生活的卫生，浴盆、浴巾要个人专用。夫妇一方患病时，要停止性生活及其他形式的密切接触，患者所用毛巾、浴盆等要经常煮沸消毒。发现外阴及肛周皮损异常时要及时到正规医院检查和治疗。

饮食调养：在患者病情好转能进食时，及时给予富于营养的容易消化吸收的饮食。同时注意饮食清淡，避免油腻和辛辣刺激性食物。

精神调养：注意保持精神愉快，注意休息，有利于疾病的康复。

五、评述

疣是因感染病毒而引起的良性赘生物，一般以皮肤浅表组织出现良性赘生物为主要临床表现。本病多见于儿童及青年。临床上一般把疣分为寻常疣、扁平疣、传染性软疣和尖锐湿疣等。

中医早在《五十二病方》就有了灸法治疣的记载，而《灵枢·经脉》则有“虚则生疣”之说。大量临床资料研究表明，中药治疗主要以解毒清热抗病毒、增强免疫功能、活血化瘀为主要治疗原则。

第十五节　伤寒

伤寒(typhoid)是由伤寒杆菌引起的急性消化道传染病,临床以持续高热、相对缓脉、全身中毒症状与消化道症状、脾大、玫瑰疹与白细胞减少等为特征。肠出血、肠穿孔为主要并发症。其病理特点为全身单核－吞噬细胞系统的增生性反应,以回肠下段集合淋巴结和孤立淋巴结的增生、坏死最显著。传染源为患者及带菌者,传播途径为粪－口传播。

本病属于中医“湿温”范畴。本病多为外感湿热疫毒之邪,经口鼻而入,蕴结中焦,损伤脾胃,或脾胃素虚,阻滞气机,温热熏蒸而成。其病理以湿热相合,蕴蒸不化,胶着难解而致病程较长,缠绵难愈为特征。邪遏胃气,病变主要在气分,以脾胃为主要病变部位。治疗要遵循三焦辨证规律,并结合卫气营血辨证方法,重视肠络的局部损伤,分辨湿热的偏盛程度及有无兼夹证。以分解湿热为治则。

一、诊断

(一)西医诊断

《中医内科常见病诊疗指南》西医部分。

1.流行病学史

在伤寒流行季节和地区。

2.临床表现

(1)持续性高热(可达 40～41℃)为时 1～2 周以上。

(2)特殊中毒面容,相对缓脉,皮肤玫瑰疹,肝大、脾大。

3.理化检查

(1)周围血象白细胞总数低下,嗜酸性粒细胞消失,骨髓象中有伤寒细胞(戒指细胞)。

(2)从血、骨髓、尿、粪便、玫瑰疹刮取物中,任意一种标本分离到伤寒杆菌或副伤寒杆菌。

(3)血清特异性抗体阳性。肥达反应“O”,抗体凝集效价≥1∶80,伤寒或副伤寒鞭毛抗体凝集效价≥1∶160,恢复期效价增高 4 倍以上者。

4.诊断要点

(1)临床诊断病例:具备

1.加临床表现

(1)或临床表现

(2)或理化检查。

(3)确诊病例:临床诊断病例条件加理化检查

(4)或理化检查。

(二)中医诊断

参照《中医内科常见病诊疗指南》病证部分。

(1)具有发热,身重倦怠,呕恶,尿黄赤少涩,胸痞闷,汗出,便溏或不爽等临床表现。

(2)发病以夏秋季为多,男女老幼皆可发病;起病较缓,传变较慢,病势缠绵,病程较长。

(三)中医证候诊断

1.湿遏卫气证

头痛,身重恶寒,身热不扬,午后热甚,口不渴,胸闷不饥,苔白腻,脉濡缓。此证见于伤寒早期,湿热之邪侵于卫表,郁而化热。

2.胃肠湿热证

壮热口渴,汗出不解,恶心呕逆,大便溏而不爽,头身困重,胸闷脘痞,纳呆腹胀,渴不思饮,小便短赤,苔白腻或黄腻,脉滑数或濡。此证见于伤寒早中期,湿邪阻于中焦,湿热交蒸。

3.热入营血证

身热夜甚,烦躁不安,或神志昏蒙,循衣摸床,或身发斑疹,或腹痛,甚则大便下血,舌红绛少苔而干,脉细数。此证见于伤寒中期,热入营血,神志异常,皮肤出现玫瑰疹。

4.气阴两伤,余热未清证

面色苍白,形体消瘦,神疲懒言,口干,低热,舌质嫩红,苔黄而干或光剥无苔,脉细弱。此证见于伤寒中后期,余热未净,脾胃阴伤未复,理化检查可无异常。

5.气虚血脱证

腹部不适,便血量多,头晕乏力,面色苍白,身热骤降,汗出肢冷,脉细数。此证见于流行性伤寒后期,伤寒杆菌可转阴,但身体虚弱。

二、治疗

(一)辨证论治

1.湿遏卫气证

【治法】

芳香辛散,宣化表里湿邪。

【方药】

藿朴夏苓汤(《温病条辨》)加减。广藿香 10g,法半夏 9g,赤茯苓 12g,杏仁 10g,薏苡仁 30g,豆蔻 10g,猪苓 12g,泽泻 10g,淡豆豉 12g,厚朴 12g。

【加减】

恶心呕吐,加姜竹茹 10g,紫苏梗 10g,以降逆止呕;便溏,加苍术 6g,车前草 12g,以止泻;便秘,加大黄 6g,枳实 6g,以泻下通便。

【中成药】

午时茶颗粒,每次 6g,每日 1～2 次;柴连口服液,饭后 30min,每次 10mL,每日 3 次。

2.胃肠湿热证

【治法】

清利湿热,理气和中。

【方药】

连朴饮(《霍乱论》)加减。川黄连 6g,厚朴 15g,法半夏 9g,石菖蒲 12g,栀子 12g,淡豆豉 12g,芦根 15g,甘草 6g。

【加减】

湿重于热，可用三仁汤加减(杏仁 12g,豆蔻 12g,薏苡仁 15g,法半夏 9g,厚朴 12g,通草 10g,滑石 20g,竹叶 10g):热重于湿，可用白虎汤加减(知母 12g,石膏 20g,黄连 10g,黄芩 10g,厚朴 12g,甘草 10g)。

【中成药】

中满分消丸，每次 6g,每日 2 次;腹可安片，每次 4 片，每日 3 次。

3.热入营血证

【治法】

清泻营热，凉血散血。

【方药】

犀角地黄汤(《备急千金要方》)或清营汤加减(《温病条辨》)。水牛角 30g,生地黄 20g,赤芍 15g,黄连 10g,栀子 10g,地榆 15g,牡丹皮 10g。

【加减】

若湿热酿痰，蒙蔽心窍，神志昏蒙，菖蒲郁金汤为主以化痰开窍;偏热重，烦躁神昏，加服至宝丹、紫雪散、安宫牛黄丸以清热开窍;手足抽搐，肢体强直，加羚羊角粉 0.6g,钩藤 10g,僵蚕 10g,以息风止痉;若湿热化燥，营热动血可用犀角地黄汤以清热凉血。

【中成药】

局方至宝丸，每次 1 丸，每日 2 次，小儿用量遵医嘱;紫雪散，每次 1.5～3g,每日 2 次(周岁小儿 1 次 0.3g,5 岁以内小儿每增 1 岁，递增 0.3g,每日 1 次);苏合香丸，每次 1 丸，每日 1～2 次，孕妇禁用。

4.气阴两伤，余热未清证

【治法】

益气生津，清解余热。

【方药】

竹叶石膏汤(《伤寒论》)加减。竹叶 10g,石膏 15g,太子参 15g,麦冬 12g,石斛 12g,山药 20g,薏苡仁 15g,白扁豆 20g。

【加减】

腹胀、便溏，加凤尾草 20g,陈皮 8g,以理气消胀;纳呆、嗳气，加鸡内金 10g,谷芽 10g,神曲 10g,以消食导滞;有复发倾向者，加青蒿 1g,佩兰 10g,黄连 6g,苦参 10g,金银花 15g 以清泻余热。

【中成药】

参麦注射液 10～60mL 加入 5%～10%葡萄糖注射液 250～500mL 中，静脉滴注，每日 1 次。

5.气虚血脱证

【治法】

补气固脱止血。

【方药】

先服独参汤(《十药神书》),后用黄土汤(《金匮要略》)加减。灶心土 30g,生地黄 20g,白术 12g,附子 10g,阿胶 12g,黄芩 10g,甘草 10g。

【中成药】

断血流颗粒，每次6.5g，每日3次；参附注射液20～100mL加入5%～10%葡萄糖注射液250～500mL中，静脉滴注，每日1次。

（二）病证结合治疗

根据病证结合的原则，在伤寒治疗过程中，坚持以中西医结合治疗为主，突出中医减毒增效，延缓病程的优势。

1.解除隔离前

以尽快缓解临床症状、促进伤寒杆菌转阴为目的。慎起居，清淡饮食，忌大鱼大肉，及早中医药干预辨证驱邪外出，缓解临床症状，减少西药用量，缩短伤寒杆菌转阴时间。配合清淡饮料，如鲜广藿香、鲜佩兰、鲜荷叶煎水代茶，或大青叶30g，板蓝根30g，水煎内服，每日1剂。

2.解除隔离后

以提高免疫力，缩短病程为目的。逐渐减少西药用量，通过中医辨证治疗缩短病程，提高免疫和预后质量。要加强身体锻炼，可选择八段锦、太极拳、太极剑等舒缓的运动，注意摄生调养，不使精气受损，增强机体抗病能力。

（三）并发症治疗

1.肝炎

在上述辨证论治方案基础上，辨证使用以下中成药：

(1)复方甘草酸苷片：成人每次2～3片，小儿每次1片，每日3次。复方甘草酸苷片具有抗炎、免疫调节、抑制肝细胞损伤、抑制病毒增殖和对病毒灭活的作用，可用于治疗多种肝炎。研究表明配合复方甘草酸苷片可使慢性乙型肝炎患者的血清肝功能明显恢复、HBV-DNA转阴、乙肝五项有所恢复，且安全性较好。

(2)水飞蓟素片：严重患者每日3次，每次2片。维持剂量与中等程度肝损害患者每日3次，每次1片。水飞蓟素是天然的黄酮木脂素类化合物，系从菊科植物水飞蓟的干燥果实中提取而得到的天然活性物质，其主要成分为水飞蓟宾、异水飞蓟宾、水飞蓟宁和水飞蓟亭，具有对脂肪氧合酶、过氧化酶的抑制作用。临床上用于肝中毒、肝功能障碍的治疗，具有抗辐射及降血脂作用。大量的研究表明水飞蓟素及水飞蓟宾化合物具有广泛的药理活性，主要活性归纳为以下几点：

①清除活性氧：直接清除活性氧，对抗脂质过氧化，维持细胞膜的流动性。

②保肝、促进肝细胞再生作用：水飞蓟素对于由四氯化碳、半乳糖胺、醇类和其他肝毒素造成的肝损害具有保护作用。

③免疫调节。目前研究发现水飞蓟素具有抗丙型肝炎病毒的作用，其主要作用机制为直接抑制丙型肝炎病毒的作用及间接由NF-κB介导的抗炎、调节免疫作用。临床观察发现水飞蓟素静脉制剂其可以降低HCV-RNA水平，并可辅助增强干扰素抗病毒作用。

(3)茵栀黄颗粒：每次1～2袋，每日3次。茵栀黄颗粒的主要成分为茵陈提取物、栀子提取物、黄芩苷、金银花提取物，清热解毒，利湿退黄。茵栀黄颗粒具有退黄疸和降低谷丙转氨酶的作用，用于湿热毒邪内蕴所致急性、慢性肝炎和重症肝炎（Ⅰ型），也可用于其他型重症肝炎的综合治疗。有研究表明茵栀黄颗粒对轻度黄疸的慢性乙型肝炎患者可以降低谷丙转氨酶（ALT）、总胆红素（TBIL）的含量，且安全性较好。

2.心脏损害

发生率3.5%～5%，常见于病程第2～3周伴有严重毒血症者。临床特征为心率加快，第心音减弱，心律不齐，期前收缩，舒张期奔马律，血压偏低，心电图显示P-R间期延长，T波改变，S-T段偏移等。主要是在复方中辨证使用以下中成药。

(1)喜炎平：肌内注射：成人每次50～100mg，每日2～3次；小儿酌减或遵医嘱。静脉滴注，每日250～500mg，加入5%葡萄糖注射液或0.9%氯化钠注射液稀释后静脉滴注；或遵医嘱。儿童每日按体重5～10mg/kg(0.2～0.4mL/kg)，最高剂量不超过250mg，以5%葡萄糖注射液或0.9%氯化钠注射液100～250mL稀释后静脉滴注，控制滴速每分钟30～40滴，每日1次；或遵医嘱。临床观察表明，在传统西药治疗基础上，加用喜炎平能有效改善症状和心肌酶学，促进心电图恢复正常，且应用方便，无不良反应，值得推广和借鉴。

(2)生脉饮：每次1支，每日3次。研究表明生脉饮及其提取物可降低血清中LDH、AST及MDA的含量，改善心脏病理变化，改善心肌组织的超微结构，抑制病毒在心肌组织内的增殖，对病毒性心肌炎有一定的治疗作用，其作用机制与抗氧化和抑制病毒在心肌组织中复制有关。

(四)其他治法

效验方如下：

(1)凤尾草合剂：凤尾草、鱼腥草各30g，茵陈15g，紫苏梗12g，每日1剂，至体温正常后，剂量减半，再服1周。

(2)二连汤：黄连10g，连翘15g，水煎，分2次温服，每日1剂。

(3)白花蛇舌草60g，水煎服。治疗伤寒邪犯气分，湿热并重，抗病能力低下者。

(五)针刺疗法

(1)伤寒腹胀者，取穴足三里、气海、关元，针用平补平泻法。

(2)高热无汗或少汗者，取穴大椎、曲池，或点刺少商、商阳及十宣，放血少许；意识不清、痴呆不语者，取穴百会、神庭、印堂、人中、合谷；湿热偏重者，于尺泽、委中处放血。

(六)刮痧

可在背部足太阳膀胱经及督脉循行处采用刮痧疗法。待紫红色痧点出则止。

(七)食疗

1.气阴两虚证

可用枸杞子15g，生地黄15g，太子参20g装入纱布包，文火炖汤食用，每周2～3次。或人参末20g，熟粳米粉500g，将两药粉末拌均匀后，每日早、晚各取15g加白糖适量，开水冲服。

2.痰湿凝滞证

可用陈皮煎煮取汁，将汁薏苡仁煮粥食用，每日1次。用量为陈皮60g，薏苡仁30g。

三、中医疗效评价

(一)改善临床症状

根据《中药新药临床研究指导原则》制定。

(二)减少西药用量、减毒增效、缩短疗程

以对症治疗西药使用剂量变化、减药时间、停药时间、解除隔离时间计算。

(三)改善体征

以中医治疗后血象的改善或伤寒杆菌转阴或抗体效价降低计算。

(四)改善预后

以患者后期出现肝炎、心脏损伤等并发症的概率计算。

第十六节　败血症

败血症(septicemia)是指致病菌或条件致病菌侵入血循环,并在血中生长繁殖,产生毒素而发生的急性全身性感染。若侵入血流的细菌被人体防御功能所清除,无明显毒血症症状时则称为菌血症(bacteriemia)。败血症伴有多发性脓肿而病程较长者称为脓毒血症(pyemia)。败血症如未迅速控制,可由原发感染部位向身体其他部位发展,引起转移性脓肿。脓肿可发生在大脑的表面,导致脑膜炎;在心脏周围的包膜上,引起心包炎;发生在心脏的内膜上,引起心内膜炎;如果在骨髓中,则导致骨髓炎:在大的关节中,引起关节疼痛或关节炎。最终因脓液的积聚在体内任何地方可形成脓肿,严重者发生感染性休克和迁徙性病灶。

本病属于中医“走黄”与“内陷”。是疮疡阳证在病变发展过程中,因火毒炽盛,或正气不足,导致毒邪走散,内传脏腑而引起的一种危险性证候。疔疮毒邪走散为走黄,其他疮疡引起毒邪内传者大多称为内陷。

一、诊断

(一)西医诊断

参照《外科学》。凡遇下列情况应考虑败血症的可能:皮肤黏膜局部炎症加重,伴有寒战、高热、中毒症状明显;或虽无明确的感染部位,但感染中毒症状明显。血培养或骨髓培养阳性。但每次血培养阴性不能否定败血症的诊断。

(1)病灶感染史。

(2)起病急、寒战高热、体温波动大,出汗较多,一般情况进行性衰竭,可有大关节疼痛;中毒症状严重者可有谵妄、昏迷及休克。

(3)肝大、脾大,皮肤黏膜瘀点,可有黄疸、贫血。

(4)迁徙性病灶(多见于化脓球菌,特别是金黄色葡萄球菌感染)。

(5)白细胞总数及中性粒细胞增多,酸性粒细胞减少或消失,严重感染或某些革兰阴性菌感染者,白细胞总数可减少。

(6)瘀点、瘀斑涂片找细菌。

(7)血或骨髓培养阳性,排除污染者可确诊。

(二)中医诊断

参照《中医外科学》。

(1)有原发疔疮病灶。原发病灶处忽然疮顶陷黑无脓,肿势散漫,迅速向四周扩散,皮色暗红。出现寒战高热,头痛,烦躁不安;或伴恶心呕吐、口渴喜饮、便秘腹胀或腹泻;或伴肢体拘急、骨节肌肉疼痛;或伴发附骨疽、流注等;或伴身发瘀斑、风疹块、黄疸等;甚至伴神昏谵语、呓语谵妄、咳嗽气喘、胁痛痰红、发痉发厥等。

(2)辅助检查:血白细胞总数可达 25×10^9/L 以上,中性粒细胞 80%～90%。尿中可出现蛋白。脓液和血液细菌培养多为阳性。还应根据病情做肝肾功能和电解质测定,以及心电图、胸部 X 线摄片、B 型超声波检查等。

(三)中医证候诊断

1.热毒炽盛证

壮热烦渴多汗,或神昏抽搐,或斑疹出血,舌红苔黄,脉洪数。此证见于败血症早期,邪热入里,热盛伤津,热入营血,心神被扰。

2.湿热蕴结证

恶寒发热,头痛身重,或有黄疸,神疲体倦,恶心呕吐,胸闷腹胀,腹痛泄泻,纳少口黏,舌红苔黄腻,脉滑数。此证见于败血症早中期,湿热内盛,热重于湿,湿热蕴蒸肝胆,肝失疏泄,胆汁不循常道。

3.热毒伤阴证

发热不退,口干唇燥,胃纳不振,大便燥结,小便短赤,或神志迷糊,渴喜冷饮,舌绛苔光剥或焦干,脉细数或虚数。此证见于败血症中期,热毒炽盛,灼伤津液,神志异常。

4.阴竭阳脱

大汗淋漓,口干微渴,四肢厥冷,气短懒言,眩晕少神,脉微欲绝。此证见于败血症晚期,热灼真阴,血脉不充,热病经久耗伤元气,或由阴伤及阳,或汗多亡阳,而致阴竭阳亡。

二、治疗

(一)辨证论治

1.热毒炽盛证

【治法】

清热败毒,清营凉血。

【方药】

清瘟败毒饮(《疫疹一得》)加减。生石膏大剂(180～240g)、中剂(60～120g)、小剂(24～36g),小生地黄大剂(18～30g)、中剂(9～15g)、小剂(6～12g),乌犀角大剂(180～240g)、中剂(90～150g)、小剂(60～120g)、真川连大剂(12～18g)、中剂(6～12g)、小剂(3～4.5g),生栀子、桔梗、黄芩、知母、赤节、玄参、连翘、竹叶、甘草、牡丹皮、黄连。

【加减】

神昏加安宫牛黄丸或紫雪丹;大便秘结、阳明腑实者用泻热汤或增液承气汤加减。

【中成药】

安宫牛黄丸,每次 1 丸,每日 1 次;或紫雪丹,每次 1 丸,每日 1 次。

2.湿热蕴结证

【治法】

清热利湿解毒。

【方药】

茵陈蒿汤(《伤寒论》)合黄芩滑石汤(《温病条辨》)加减。茵陈 18g,栀子 12g,大黄 6g,黄芩 9g,滑石 9g,茯苓皮 9g,大腹皮 6g,白蔻仁 3g,通草 3g,猪苓 9g。

【加减】

恶心呕吐明显加半夏 9g,生姜 9g;热甚者,加金银花 15g,蒲公英 15g,以清热解毒。神昏加安宫牛黄丸或紫雪丹。

【中成药】

茵栀黄颗粒,每次 2 袋,每日 3 次。

3.热毒伤阴证

【治法】

养阴生津,清热解毒。

【方药】

增液汤(《温病条辨》)合黄连解毒汤(《肘后备急方》)加减。玄参 30g,麦冬 24g,生地黄 24g,黄连 9g,黄芩 6g,黄柏 6g,栀子 9g。

【加减】

便秘甚者,加芒硝 6g 或玄明粉 6g,知母 10g,以清热通腑;腹胀,加枳实 12g 以理气除满;热甚者,加金银花 15g 以清热解毒;五心烦热、盗汗甚者加青蒿 10g,鳖甲 20g,以清虚热。

【中成药】

生脉饮,口服,每次 10～20mL,每日 3 次;合连翘解毒丸,每次 6g,每日 3 次。

4.阴竭阳脱证

【治法】

益气养阴,回阳固脱。

【方药】

参附龙牡汤(《金匮要略》)合生脉散加减(《丹溪心法》)。人参 9g,附子 9g,龙骨 30g,牡蛎 30g,麦冬 30g,五味子 6g,生姜 12g,大枣 30g。

【加减】

可以本方煎汤送服安宫牛黄丸或紫雪丹或至宝丹;如见动风者亦可合羚角钩藤汤化裁。也可选用参附注射液或生脉注射液静脉滴注。

【中成药】

参附注射液,肌内注射,每次 2～4mL,每日 1～2 次;静脉滴注,每次 20～100mL(用 5%～10%葡萄糖注射液 250～500mL 稀释后使用);静脉推注,每次 5～20mL(用 5%～10%葡萄糖注射液 20mL 稀释后使用)。生脉注射液,肌内注射,每次 2～4mL,每日 1～2 次;静脉滴注每次 20～60mL,用 5%葡萄糖注射液 250～500mL 稀释后使用。

(二)病证结合治疗

根据病证结合的原则,在败血症治疗过程中,坚持以中西医结合治疗为主,突出中医减毒增效、延缓病程的优势。

1.初期

以快速缓解症状、缩短病程为目的。注意补充各种维生素、能量合剂，甚至小量多次给予人血白蛋白(白蛋白)、血浆或新鲜全血以补充机体消耗、供给能量、加强营养、支持器官功能，及时纠正水与电解质紊乱，保持酸碱平衡，维持内环境稳定。及早中医药干预辨证驱邪外出，减少西药用量，鉴于可能出现的耐药性，应及早使用清热解毒中药以辅助抗菌药的活性，尽快消除致病菌。

若出现抽搐可用止痉散，全蝎、蜈蚣、僵蚕各等份，共研细末，每服1g；羚羊角或水牛角粉煎水冲服。有休克、中毒性心肌炎等严重毒血症表现时，可予升压药、强心药和(或)短程肾上腺皮质激素。高热剧烈头痛、烦躁不安者可予退热药与镇静止痛药。需加强护理，注意防止继发性口腔炎、肺炎、泌尿系感染及压疮等。

2.后期

以提高免疫、缩短病程、改善预后为目的。逐渐减少西药用量，通过中医辨证治疗缩短病程，提高免疫和预后质量。

(三)并发症治疗

1.肾功能不全

在上述辨证论治方案基础上，辨证使用以下中成药。

(1)百令胶囊：每次4片，每日3次。百令胶囊的主要成分是D-甘露醇、虫草酸、载体生物碱、19种氨基酸、多种维生素及微量元素，具有补肺肾、益精气及止咳化痰作用。研究表明百令胶囊可显著提高肾病综合征患者的CD_3、CD_4、CD_4/CD_8水平，提高细胞免疫功能；百令胶囊具有抗炎作用，并通过抑制前炎症因子IL-P、IL-6、IL-10，增加sICAM-1表达，抑制淋巴细胞增殖。百令胶囊可明显改善肾功能，纠正高磷低钙血症，抑制PTH和MMS，可用于治疗尿毒症。

(2)黄芪注射液：肌内注射，每次2～4mL，每日1～2次。静脉滴注，每次10～20mL，每日1次，或遵医嘱。黄芪注射液的主要成分是黄芪。现代药理研究表明黄芪可明显促进NK细胞活性，并可保护靶细胞抵抗T细胞活性；另有研究表明黄芪可能是通过调节肾脏内血管活性物质的表达，改善缩血管和舒血管物质间的平衡，进而增加肾组织局部的血流量，减轻组织缺血及缺氧程度，达到对肾的保护作用。临床研究表明黄芪可降低GRF患者血浆神经肽Y(NPY)、尿内皮素，改善肾血管痉挛，改善肾功能明显提高Ccr，降低Scr，延缓肾功能的恶化程度。

(3)尿毒清颗粒：温开水冲服，每日4次，6、12、18时各服1袋，22时服2袋，每日最大服用量8袋；也可另定服药时间，但两次服药间隔勿超过8小时。尿毒清颗粒由黄芪、党参、制何首乌、制大黄、白术、茯苓、车前草、姜半夏、川芎、丹参组成。综观全方，具有健脾利湿、通腑降浊、活血化瘀等功能。方中君药为大黄。现代研究表明大黄不同制剂，不同服用途径均可治疗GFR，有效率为80%。应用大黄治疗的最佳时机是氮质血症期和尿毒症早期，治疗对象血肌酐≤884μmol/L，尿素氮≤35.7mmol/L，剂量因人而异，治疗时间较长，最长达64个月。方中白术能使Th细胞明显增加，可使低下的IL-2水平显著提高。

(4)黄葵胶囊：每次4粒，每日3次。黄葵胶囊主要成分是黄葵，黄葵具有清热利湿、消炎解毒、活血和络等作用。临床研究表明黄葵胶囊每日3次，每次5粒，用药8～16周，可明显改善症状、体征、尿常规、24小时尿蛋白定量、血脂、血浆白蛋白，以及肾功能的作用(有效率为85.7%)明显优于络汀新和潘生丁合用组，表明黄葵胶囊具有减轻或消除肾小球免疫反应作用。

(5)肾衰宁片:每次4～6片,每日3～4次。肾衰宁片由太子参、黄连、半夏、陈皮、茯苓、大黄、丹参、牛膝、红花组成。主要以补气活血泻浊配合运用,可以抑制慢性肾衰竭模型鼠肾组织转化生长因子P(TGF-P),从而延缓肾衰进展。

2.心脏损害

产气荚膜杆菌败血症可并发心内膜炎,主要在复方中辨证使用以下中成药或单味药。

(1)喜炎平:肌内注射,成人每次50～100mg,每日2～3次;小儿酌减或遵医嘱。静脉滴注每日250～500mg,加入5%葡萄糖注射液或0.9%氯化钠注射液稀释后静脉滴注;或遵医嘱。儿童每日按体重5～10mg/kg(0.2～0.4mL/kg),最高剂量不超过250mg,以5%葡萄糖注射液或0.9%氯化钠注射液100～250mL稀释后静脉滴注,控制滴速每分钟30～40滴,每日1次;或遵医嘱。临床观察表明,在传统西药治疗基础上,加用喜炎平能有效改善症状,心肌酶学,促进心电图恢复正常,且应用方便,无不良反应,值得推广和借鉴。

(2)生脉饮:每次1支,每日3次。研究表明生脉饮及其提取物可降低血清中LDH、AST及MDA的含量,改善心脏病理变化,改善心肌组织的超微结构,抑制病毒在心肌组织内的增殖,对病毒性心肌炎有一定的治疗作用,其作用机制与抗氧化和抑制病毒在心肌组织中复制有关。

(四)其他治法

1.体针

(1)取水沟、大椎、风池、曲池、合谷等穴,有清热开窍的作用,适用于高热神昏。每日2次,每次留针15分钟,用强刺激,泻法。

(2)取合谷、太冲、素髎、长强、阳陵泉等穴,有泻热止痉的作用。适用于高热惊厥、抽搐、角弓反张。每日1次,留针20分钟,长强不留针。

(3)取颊车、下关、人中、地仓等穴,有醒神开窍的作用,适用于口噤不开者。用泻法,不留针。

(4)取十宣或十二井穴,用三棱针点刺出血,1～2滴为度,有清热解毒、开窍镇惊的作用,适用于高热神昏者,每日1次。

2.灸法

(1)取合谷、然谷、大椎、膏肓等穴,用艾炷灸,有固表止汗的作用,适用于自汗不止者,每次灸10～20分钟。

(2)取神阙、气海、关元、肾俞等穴,用大艾炷灸,有回阳固脱的作用,适用于虚脱、脱汗等证,每日2～4次,每次灸15分钟。

三、中医疗效评价

(一)改善临床症状

根据《中药新药临床研究指导原则》制定。

(二)减少西药用量、减毒增效、缩短疗程

以对症治疗西药使用剂量变化、减药时间、停药时间计算。

(三)改善体征

以中医治疗后血象的改善或细菌转阴计算。

(四)改善预后

以患者后期出现脑膜炎、心包炎或关节炎等并发症的概率计算。

第十七节　疟疾

疟疾(malaria)是由疟原虫感染引起的寄生虫病,临床上以周期性定时性发作的寒战、高热、汗出热退,以及贫血和脾大为特点。因原虫株、感染程度、免疫状况和机体反应性等差异,临床症状和发作规律表现不一。疟疾患者和带疟原虫者是本病的传染源,主要通过雌性按蚊的叮咬而传播。人群对疟疾普遍易感,感染后可产生一定免疫力。症疾的预后一般良好。中西医学对症疾的认识基本相同。

中医认为疟疾是感受疟邪引起的以寒战、壮热、头痛、汗出、休作有时为临床特征的一类疾病。本病常发生于夏秋季节,但其他季节亦可发生。本病总因感受疟邪所致,故病理性质以邪实为主。但疟邪久留,屡发不已,气血耗伤,不时寒热,可成为遇劳即发的劳疟。或久疟不愈、气血瘀滞、痰浊凝结、壅阻于左胁下而形成疟母。且常兼有气血亏虚之象,表现为邪实正虚。

一、诊断

(一)西医诊断

《中医内科常见病诊疗指南》西医部分。

1.流行病学史

曾于疾病传播季节在疟疾流行区住宿,或有输血史。

2.临床表现

(1)间歇性定时发作,每日、隔日或隔 2 日发作 1 次。发作时有发冷、发热、出汗等临床症状。发作多次后可出现脾大和贫血。重症病例出现昏迷等症状。

(2)用抗疱药做假定性治疗,3 天内症状得到控制者。

3.理化检查

(1)间接荧光抗体试验或酶联免疫吸附试验阳性。

(2)血涂片查见疟原虫。其种类有间日疟原虫、恶性疟原虫、三日疟原虫和卵形疟原虫。

4.诊断要点

疑似病例:具备

1.加临床表现。

临床诊断病例:疑似病例条件加临床表现或理化检查。

确诊病例:疑似病例条件加理化检查。按查见的疟原虫种类,分为间日疟、恶性疟、三日疟和卵形疟。

(二)中医诊断

参照《实用中医内科学》。发作时寒战,高热,汗出热退,每日或隔日或三日发作一次,伴有头痛身楚,恶心呕吐等症。多发于夏秋季节和流行地区,或输入过疟疾病者的血液,反复发作后可出现脾大。

(三)中医证候诊断

1.正疟

发作症状比较典型,常先有呵欠乏力,继则寒战鼓颔,寒罢则内外皆热,头痛面赤,口渴引饮,终则遍身汗出,热退身凉,每日或间一两日发作一次,寒热休作有时,舌红,苔薄白或黄腻,脉弦。此证见于疟疾早期,疟邪伏于少阳,与营卫相搏,正邪交争。

2.温疟

发作时热多寒少,汗出不畅,头痛,骨节酸痛,口渴引饮,便秘尿赤,舌红苔黄,脉弦数。此证见于疟疾早中期,阳热素盛,疟邪与营卫相搏,热炽于里。

3.寒疟

发作时热少寒多,口不渴,胸闷脘痞,神疲体倦,舌苔白腻,脉弦。此证见于疟疾早中期,素体阳虚,疟邪入侵,寒湿内盛。

4.瘴疟

(1)热瘴,热甚寒微,或壮热不寒,头痛,肢体烦痛,面红目赤,胸闷呕吐,烦渴饮冷,大便秘结,小便热赤,甚至神昏谵语,舌质红绛,苔黄腻或垢黑,脉洪数或弦数。

(2)冷瘴,寒甚热微,或但寒不热,或呕吐腹泻,甚则嗜睡不语,神志昏蒙,舌苔厚腻色白,脉弦。此证见于疟疾极期,瘴毒内盛,内陷心包、蒙蔽心窍。

5.劳疟

疟疾迁延日久,每遇劳累辄易发作,发时寒热较轻,面色萎黄,倦怠乏力,短气懒言,纳少自汗,舌质淡,脉细弱。此证见于疟疾后期,疟邪久留,气血耗伤。

二、治疗

(一)辨证论治

1.正疟

【治法】

祛邪截疟,和解表里。

【方药】

柴胡截疟饮(《医宗金鉴》)加减。柴胡 10g,黄芩 10g,法半夏 9g,人参 10g,甘草 6g,生姜 5g,大枣 15g,常山 9g,槟榔 10g,乌梅 8g。

【加减】

口渴甚,加葛根 15g,石斛 10g,以生津止渴;胸脘痞闷,苔腻,去人参、大亨,加苍术 10g,厚朴 10g,青皮 10g,以理气化湿;烦渴,苔黄,脉弦数,为热盛于里,去人参、生姜、大枣,加石膏 30g,天花粉 15g,以清热生津。

【中成药】

截疟七宝丸,每次 6～9g,每日 2 次。

2.温疟

【治法】

清热解表,和解祛邪。

【方药】

白虎加桂枝汤(《伤寒论》)加减。石膏(先煎)30g,知母 10g,甘草 6g,桂枝 10g,青蒿(后下)10g,柴胡 10g。

【加减】

津伤较甚,口渴者,酌加生地黄 10g,麦冬 10g,石斛 10g,以养阴生津。

【中成药】

截疟七宝丸,每次 6～9g,每日 2 次。

3.寒疟

【治法】

和解表里,温阳达邪。

【方药】

柴胡桂枝干姜汤(《伤寒论》)加减。柴胡 10g,黄芩 10g,桂枝 10g,干姜 6g,甘草 6g,天花粉 15g,牡蛎(先煎)30g。

【加减】

可加蜀漆 3g,或常山 9g,以祛邪截疟;脘腹痞闷,舌苔白腻,加草果 10g,厚朴 10g,陈皮 10g,以行气化湿。

【中成药】

截疟七宝丸,每次 6～9g,每日 2 次。

4.瘴疟

(1)热瘴

【治法】

解毒除瘴,清热保津。

【方药】

青蒿素合清瘴汤加减(《中医内科学》)。青蒿(后下)10g,常山 9g,黄连 8g,黄芩 10g,知母 10g,柴胡 10g,法半夏 9g,茯苓 10g,陈皮 8g,竹茹 10g,枳实 10g,滑石(包煎)30g,甘草 6g。

【加减】

壮热不寒,加石膏(先煎)30g 以清热;口渴心烦,舌红少津,加生地黄 10g,玄参 15g,石斛 10g,玉竹 10g,以清热养阴生津;神昏谵语,急加安宫牛黄丸或紫雪丹以清心开窍。

(2)冷瘴

【治法】

解毒除瘴,芳化湿浊。

【方药】

不换金正气散(《中医内科学》)加减。苍术 10g,厚朴 10g,陈皮 10g,甘草 6g,广藿香 10g,法半夏 9g,佩兰 10g,荷叶 10g,槟榔 10g,草果 10g,石菖蒲 10g,青蒿(后下)10g。

【加减】

神昏谵语,合用苏合香丸以芳香开窍;但寒不热,四肢厥冷,脉弱无力,加人参(单煎)10g,附子(先煎)10g,干姜 8g,以益气温阳固脱。

【中成药】

截疟七宝丸，每次6～9g，每日2次；安宫牛黄丸，每次1丸，每日1次（小儿3岁以内每次1/4丸，4岁每次1/2丸，或遵医嘱）；紫雪散，每次1.5～3.0g，每日2次（周岁小儿1次0.3g，5岁以内小儿每增1岁，递增0.3g，每日1次）。

5.劳疟

【治法】

益气养阴，扶正祛邪。

【方药】

何人饮加减（《景岳全书》）。人参（单煎）10g，制何首乌20g，当归10g，陈皮10g，生姜5g。

【加减】

症发之时，寒热时作，加青蒿（后下）10g，常山9g，祛邪截疟；食少面黄，消瘦乏力，加黄芪30g，白术10g，枸杞子10g，以增强益气、健脾养血之功。

【中成药】

截疟七宝丸，每次6～9g，每日2次。

（二）病证结合治疗

根据病证结合的原则，在疟疾治疗过程中，坚持以中医治疗为主，突出中医减毒增效、缩短病程的优势。

1.发作期

以缓解症状、提高生活质量为目的。疟疾发作前2小时服药，发作时不宜服药或进食，可在辨证的基础上选加截疟药物，常用的如常山、青蒿、槟榔、马鞭草、豨莶草、乌梅等。卧床休息，寒战时注意保暖，多饮热开水，发热时减去衣被。如高热不退，可予冷敷，或针刺合谷、曲池等穴。瘴疟神志昏迷者，应加强护理，注意观察患者体温、脉搏、呼吸、血压和神志变化，如出现神昏谵语，痉厥抽风等严重症状时，宜早投清心开窍药物，必要时进行中西医结合治疗。汗出后用温水擦身，换去湿衣，避免吹风。及早中医药干预，辨证驱邪外出，减少西药用量，缓解患者的临床症状，提高患者的生活质量。

2.休止期

以提高免疫、缩短病程为目的。饮食以易于消化、富有营养之流食或半流食为宜。久疟要注意休息，加强饮食调补，如多进食瘦肉、猪肝、桂圆、大枣等。有疟母者，可食用甲鱼滋阴软坚，有助于痞块的消散。逐渐减少西药用量，通过中医辨证治疗缩短病程，提高免疫和预后质量。

（三）并发症治疗

1.贫血

在上述辨证论治方案基础上，辨证使用以下中成药和单味中药。

（1）阿胶补血口服液：每日1支，每日3次。现代研究表明，阿胶作为一类明胶蛋白，对促进造血系统功能作用显著，有加速RBC和Hb生长，促进骨髓造血，故有抗贫血作用。阿胶补血口服液在提高动物体能的同时，其RBC和Hb异常明显改善，刺激EPO的分泌，促进造血。

（2）益血生胶囊：每日4粒，每日3次。益血生胶囊的组成部分，主要包括茯苓、黄芪、党参、鹿角胶、鹿血粉以及鹿茸等一系列名贵的中药材，具有补血生血、滋肾填精以及健脾益气的作用。

(3)生血宝合剂:每次15mL,每日3次。生血宝合剂由制何首乌、女贞子、桑椹、墨旱莲、白芍、黄芪、狗脊组成。滋补肝肾,益气生血。用于肝肾不足、气血两虚所致的神疲乏力、腰膝酸软、头晕耳鸣、心悸、气短、失眠、咽干、纳差食少;放、化疗所致的白细胞减少,缺铁性贫血见上述证候者。临床研究表明生血宝合剂可使缺铁性贫血患者的红细胞计数(RBC)、血红蛋白(Hb)、血清铁(SI)和铁蛋白饱和度(TSAT)水平均显著升高,且安全性较好。

①阿胶。每日用量10～15g。现代研究表明,阿胶作为一类明胶蛋白,对促进造血系统功能作用显著,有加速RBC和Hb生长,促进骨髓造血,故有抗贫血作用。

②熟地黄。每日用量10～30g。主治一切阴血不足之虚证,被誉为“壮水之主,补血之君”;熟地黄水煎剂及其提取物均有不同程度提高外周血象的趋势。

③党参。每日用量10～30g。补中益气,生津养血,用于气血不足之证。药理研究认为,党参具有抗疲劳和提高耐高温能力,同时使RBC及Hb增加的作用。

④黄芪。每日用量10～30g。补气生血,用于气血不足诸证。现代研究证实黄芪能够明显提高动物体能,改善动物的疲劳状态,并能够减少血清和骨骼肌中乳酸的堆积,降低血清中乳酸脱氢酶和尿素氮的含量,以及降低血清和骨骼肌丙二醛的含量。

⑤鹿角胶。每日用量6～10g。中国药典载鹿角胶温补肝肾、益精养血。研究表明鹿角胶具有增加血RBC、Hb、Hct、WBC生长的作用,可用于血虚的治疗。

2.黑尿热

是恶性间日疟引起的一种严重并发病。是一种急性血管溶血,并引起血红蛋白和溶血性黄疸,重者发生急性肾功能不全。其原因可能是自身免疫反应。临床以骤起、寒战高热、腰痛、酱油色尿、排尿刺痛感,以及严重贫血、黄疸、蛋白管型尿为特点。中药可辅助治疗黑尿热。

(1)蒿甲醚注射液:成人常用量,肌内注射,首剂160mg,第2日起每日1次,每次80mg,连用5日。小儿常用量,肌内注射,首剂按体重3.2mg/kg;第2～5日,每次按体重1.6mg/kg,每日1次。

(2)蒿甲醚片,每日1次,连服5日或7日,成人每次口服80mg或按体重1.6mg/kg,首次加倍,儿童按年龄递减。有研究表明青蒿素的衍生物蒿甲醚(又名甲基还原青蒿素)联合氢化可的松可用于治疗黑尿热,患者接受蒿甲醚肌内注射8日后,体温降至37.2℃,尿色正常,症状均有明显改善。继续给予蒿甲醚片剂口服4日后出院。

(四)其他治法

单验方如下,均在发作前2～3小时服用。

(1)马鞭草30～60g,浓煎服。

(2)青蒿30g,水煎分2～3次服用,连服3日。

(3)酒炒常山药、槟榔、草果仁,煎服。

(五)针刺疗法

体针在疟疾发作前1～2小时,可取穴大椎、陶道,配穴间使、足三里、后溪、曲池,轮换针刺,轻至中度刺激,留针10～15分钟,连续治疗3～6天。恶寒甚者可加灸法。

(六)穴位贴敷

独头大蒜捣烂敷内关。

三、中医疗效评价

(一)改善临床症状

根据《中药新药临床研究指导原则》制定。

(二)减少西药用量、减毒增效、缩短疗程

以对症治疗西药使用剂量变化、减药时间、停药时间计算。

(三)改善体征

以中医治疗后血象的改善或尿的改善、疟原虫转阴计算。

(四)改善预后

以患者后期出现肺炎、心脏损伤等并发症的概率计算。

第十八节　细菌性痢疾

细菌性痢疾(bacillarydysentery),简称菌痢,是由痢疾杆菌引起的急性肠道传染病。临床上以发热、腹痛、腹泻、里急后重感及黏液脓血便为特征。基本病理损害为结肠结膜充血、水肿、出血等渗出性炎症改变。根据起病缓急和病情轻重,可分为急性细菌性痢疾、中毒性细菌性痢疾和慢性细菌性痢疾。其中中毒性菌痢病情凶险,死亡率较高,须积极抢救。

本病属于中医“肠澼”“滞下”“痢疾”范畴。急性菌痢和中毒性菌痢多相当于湿热痢和疫毒痢,慢性菌痢多相当于休息痢和虚寒痢。本病病机主要是邪滞于肠,气血塞滞,肠道传化失司,脂膜血络受伤,腐败化为脓血而成痢。

一、诊断

(一)西医诊断

《中医内科常见病诊疗指南》西医部分。

1.流行病学史

患者有不洁饮食或与细菌性痢疾患者接触史。

2.临床表现

(1)急性轻型菌痢:症状轻,可仅有腹泻、稀便。

(2)急性普通型菌痢:急性起病,腹泻(除外其他原因的腹泻)、腹痛、里急后重,可伴发热、脓血便或黏液便、左下腹部压痛。

(3)急性中毒型菌痢:发病急、高热,呈严重毒血症症状,小儿起病时可无明显腹痛、腹泻症状,常需经灌肠或肛拭子做粪检才发现是菌痢。根据主要临床表现有以下类型。

①休克型:有感染性休克症,如面色苍白、四肢厥冷、脉细数、血压下降、皮肤发花、发绀等。

②脑型:有脑水肿表现,如烦躁不安、惊厥、嗜睡或昏迷、瞳孔改变,甚至出现脑疝、呼吸衰竭。

③混合型:同时出现休克型、脑型的症状,是最凶险的一型。

(4)慢性菌痢:急性菌痢者病程超过 2 个月以上为慢性菌痢。

3.实验室检查

(1)粪便常规检查:白细胞或脓细胞数≥15个/高倍镜视野(400倍),可见红细胞。

(2)病原学检查:粪便培养志贺菌属阳性为确诊依据。

4.诊断要点

(1)疑似病例:腹泻,有脓血便或黏液便或水样便或稀便,伴有里急后重症状,难以确定其他原因腹泻者。

(2)临床诊断病例:具备流行病学史或临床表现或实验室检查中的(1),并除外其他原因引起的腹泻。

(3)确诊病例:具备实验室检查中的(1)或(2)。

(二)中医诊断

参照《实用中医内科学》。

(1)以腹痛,里急后重,大便次数增多,泻下赤白脓血便为主症。

(2)暴痢起病突然,病程短,可伴恶寒、发热等;久痢起病缓慢,反复发作,迁延不愈;疫毒痢病情严重而病势凶险,以儿童为多见,起病急骤,在腹痛、腹泻尚未出现之时,即有高热神疲,四肢厥冷,面色青灰,呼吸浅表,神昏惊厥,而痢下、呕吐并不一定严重。

(3)多有饮食不洁史。急性起病者多发生在夏秋之交,久痢则四季皆可发生。

(三)中医证候诊断

1.湿热痢

腹部疼痛,里急后重,痢下赤白脓血,黏稠如胶冻,腥臭,肛门灼热,小便短赤,舌苔黄腻,脉滑数。此证见于细菌性痢疾早期,湿热蕴结,熏灼肠道,气血壅滞。

2.疫毒痢

起病急骤,痢下鲜紫脓血,腹痛剧烈,后重感特著,壮热口渴,头痛烦躁,恶心呕吐,甚者神昏惊厥,舌质红绛,舌苔黄燥,脉滑数或微欲绝。此证见于细菌性痢疾极期,疫邪热毒,壅盛肠道,燔灼气血。

3.寒湿痢

腹痛拘急,痢下赤白黏冻,白多赤少,或为纯白冻,里急后重,口淡乏味,脘胀腹满,头身困重,舌质或淡,舌苔白腻,脉濡缓。此证见于细菌性痢疾中期,寒湿客肠,气血凝滞,传导失司。

4.阴虚痢

痢下赤白,日久不愈,脓血黏稠,或下鲜血,脐下灼痛,虚坐努责,食少,心烦口干,至夜转剧,舌红绛少津,苔少或花剥,脉细数。此证见于细菌性痢疾中晚期,阴虚湿热,肠络受损。

5.虚寒痢

痢下赤白清稀,无腥臭,或为白冻,甚则滑脱不禁,肛门坠胀,便后更甚,腹部隐痛,缠绵不已,喜按喜温,形寒畏冷,四肢不温,食少神疲,腰膝酸软,舌淡苔薄白,脉沉细而弱。此证见于细菌性痢疾后期,脾肾阳虚,寒湿内生,阻滞肠腑。

6.休息痢

下痢时发时止,迁延不愈,常因饮食不当、受凉、劳累而发,发时大便次数增多,夹有赤白黏冻,腹胀食少,倦怠嗜卧,舌质淡苔腻,脉濡软或虚数。此证见于细菌性痢疾恢复期,病久正伤,邪恋肠腑，传导不利。

二、治疗

（一）辨证论治

1.湿热痢

【治法】

清肠化湿，调气和血。

【方药】

芍药汤（《素问病机气宜保命集》）加减。黄连 10g，黄芩 10g，大黄（后下）10g，当归 12g，白芍 10g，甘草 6g，木香 10g，槟榔 10g，肉桂 6g。

【加减】

兼饮食积滞，嗳腐吞酸，腹部胀满，加莱菔子 10g，神曲 10g，焦山楂 10g，以消食导滞；湿重于热，痢下白多赤少，舌苔白腻，去当归、黄芩，加茯苓 15g，苍术 10g，厚朴 10g，陈皮 10g，以燥湿健脾；热重于湿，痢下赤多白少，口渴喜冷饮，加白头翁 10g，黄柏 10g，秦皮 10g，以清热解毒止痢；痢下鲜红，加地榆 10g，苦参 15g，牡丹皮 10g，侧柏叶 10g，以凉血止血；痢疾初起，兼见表证恶寒发热、头痛身重，可用荆防败毒散，解表举陷，逆流挽舟。

【中成药】

木香槟榔丸，每次 3～6g，每日 2～3 次；复方黄连素片，每次 3～4 片，每日 2～3 次；香连浓缩丸，每次 4～6 片，每日 3～4 次。

2.疫毒痢

【治法】

清热解毒，凉血除积。

【方药】

白头翁汤（《伤寒论》）合芍药汤（《素问病机气宜保命集》）加减。白头翁 10g，黄连 10g，黄芩 10g，黄柏 10g，秦皮 10g，当归 10g，白芍 10g，木香 10g，槟榔 10g。

【加减】

若发生厥脱，面色苍白，四肢厥逆而冷汗出，唇甲紫暗，尿少，脉微细欲绝，加用参麦注射液、参附注射液，静脉推注或静脉滴注；若发生神昏烦躁，惊厥，面色灰白，瞳仁大小不等，呼吸不均者，加清开灵注射液等，静脉滴注，并加紫雪散灌服；若厥脱、神昏、惊厥同时出现者，必须采用综合性抢救措施，中西医结合治疗，以挽其危。

【中成药】

参麦注射液 10～60mL 加入 5%～10%葡萄糖注射液 250～500mL 中，静脉滴注，每日 1 次；紫雪散，每次 1.5～3.0g，每日 2 次（周岁小儿 1 次 0.3g，5 岁以内小儿每增 1 岁，递增 0.3g，每日 1 次）。

3.寒湿痢

【治法】

温中燥湿，调气和血。

【方药】

不换金正气散加减(《奇效良方》)。广藿香 10g,苍术 10g,厚朴 10g,法半夏 9g,陈皮 8g,木香 10g,枳实 10g,桂枝 10g,炮姜 6g,白芍 10g,当归 10g。

【加减】

若湿邪偏重,白痢如胶冻如鼻涕,腹胀满,里急后重甚者,改用胃苓汤加减,以温中化湿健脾。

【中成药】

参苓白术胶囊,每次 3 粒,每日 3 次。

4.阴虚痢

【治法】

养阴清热,和血止痛。

【方药】

黄连阿胶汤(《伤寒论》)合驻车丸加减(《千金要方》)。黄连 6g,乌梅 6g,黄芩 10g,阿胶(烊化)10g,当归 10g,白芍 15g,地榆炭 15g。

【加减】

下痢无度,虚坐努责,加赤石脂 15g,禹余粮 15g,人参 10g 以收涩固脱。

【中成药】

痢必灵片,每次 8 片,每日 3 次。

5.虚寒痢

【治法】

温补脾胃,收涩固脱。

【方药】

附子理中汤(《三因极一病证方论》)或桃花汤(《伤寒论》合真人养脏汤(《太平惠民和剂局方》)加减;重者用桃花汤合真人养脏汤。附子(先煎)10g,干姜 10g,人参(单煎)10g,白术 10g,甘草 6g,干姜 10g,肉桂 6g,赤石脂 15g,诃子 10g,罂粟壳 6g,肉豆蔻 10g,人参(单煎)8g,白术 10g,白芍 10g,当归 10g,木香 10g。

【加减】

若积滞未尽,应少佐消导积滞之品,如枳壳 10g,山楂 30g,神曲 30g 等。若痢久脾虚气陷,导致少气脱肛,可加黄芪 30g,柴胡 10g,升麻 10g,党参 30g,以补中益气,升清举陷。

【中成药】

附子理中丸,每次 1 丸,每日 2 次;泻痢消胶囊,每次 3 粒,每日 3 次。

6.休息痢

【治法】

温中清肠,调气化滞。

【方药】

连理汤加减。人参(单煎)10g,白术 10g,干姜 10g,甘草 6g,黄连 6g,木香 10g,槟榔 10g,枳实 10g,当归 10g。另外,还可用鸦胆子仁治疗,成人每次服 15 粒,每日 3 次,胶囊分装或用龙眼肉包裹,饭后服用,连服 7～10 天,可单独服用或配合上述方药使用。

【加减】

若脾胃阳气不足，积滞未尽，遇寒即发，下痢白冻，倦怠少食，舌淡苔白，脉沉者，治宜温中导下，用温脾汤加减。若久痢伤阴，或素体阴虚者，阴液亏虚，余邪未净，阴虚作痢，痢下赤白，或下鲜血黏稠，虚坐努责，量少难出，午后低热，口干心烦，舌红绛或光红，治宜养阴清肠，用驻车丸加减。

【中成药】

复方黄连素片，口服，每次 3～4 片，每日 2～3 次；香连浓缩丸，口服，每次 4～6 片，每日 3～4 次。

(二)病证结合治疗

根据病证结合的原则，在细菌性痢疾治疗过程中，坚持以中西医治疗为主，突出中医减毒增效，延缓病程的优势。

1.急性菌痢

以缓解症状、改善体征、缩短病程为目的。卧床休息并隔离，及早中西医结合对症支持治疗并中医辨证，给予流质或半流质饮食，忌食生冷、油腻和刺激性食物。及早抗菌治疗，因志贺菌耐药性逐年增强，在运用抗生素的基础上可辨证运用中药如黄连、金银花、蒲公英、贯众等药物。

2.慢性菌痢

以提高免疫，缩短病程、改善肠道结构及功能为目的。避免过度劳累，勿使腹部受凉，勿食生冷饮食。辨证使用中药提高患者的免疫功能，增强抗病能力，并积极进行抗菌治疗。若出现肠道功能紊乱者可酌情给予镇静、解痉药物。当出现肠道菌群失衡时，切忌滥用抗菌药物，立即停止耐药抗菌药物使用。运用中药调节肠道菌群失调，如葛根芩连汤、半夏泻心汤等，以利肠道正常菌群恢复。对于肠道黏膜病变经久不愈者，可采用中药保留灌肠疗法。

(三)并发症治疗

结肠溃疡性病变：在上述辨证论治方案基础上，辨证使用以下中成药。

1.香连丸

每次 3～6g，每日 2～3 次。香连丸由黄连、木香组成。清热化湿，行气止痛。用于大肠湿热所致的痢疾，症见大便脓血、里急后重、发热腹痛；肠炎、细菌性痢疾见上述证候者。现代研究表明香连丸可使幽门结扎型消化性溃疡的个数明显减少，溃疡总面积明显减少，其作用强度与西咪替丁基本相同。可使束缚水浸应激型胃溃疡的条索长度显著缩短，溃疡指数显著降低，但作用强度稍弱于西咪替丁。可使醋酸涂抹型溃疡面积明显缩小。对吲哚美辛药物型胃溃疡作用不明显。香连丸通过口服给药对自主神经功能紊乱、胃酸分泌过多、化学物质损伤和机械性因素引起的溃疡有明显的作用，而对药物引起的溃疡作用不明显。

2.香连止泻片

每次 4 片，每日 3 次。香连止泻片由木香、黄连、厚朴、枳实、槟榔、白芍组成。清热祛湿，化滞止痢。用于肠中蕴热引起的红白痢疾，腹痛下坠，饮食无味，四肢倦怠。研究表明香连止泻片治疗溃疡性结肠炎大肠湿热证疗效显著，可明显改善患者临床症状，促进肠黏膜恢复，降低血清 IL-8 水平，提高 IL-13 水平。

3.补脾益肠丸

每次 6g，每日 3 次。补脾益肠丸外层由黄芪、党参、砂仁、白芍、当归、白术、肉桂组成；内层由延胡索、荔枝核、干姜、甘草、防风、木香、补骨脂、赤石脂组成。补中益气，健脾和胃，涩肠止泻。主治脾虚泄泻证。用于治疗腹泻腹痛，腹胀肠鸣，黏液血便。研究表明补脾益肠丸对溃疡性结肠炎的治疗取得显著成效，其治疗内在机制可能是通过对机体的 CD_4^+、CD_8^+ 进行调节，修复受损溃疡面，加速治愈疾病。

另外，研究表明四神丸、香砂六君丸、香砂枳术丸等中成药均可用于改善治疗溃疡性结肠炎，安全性较好。

（四）其他治法

冬青叶方：新鲜冬青叶 100g，水煎至 500mL，每日 3 次，每次 20～30mL。适用于急性菌痢。

（五）针刺疗法

1.体针

主穴天枢、气海、关元、足三里或止痢穴（左下腹相当于麦氏压痛点部位），实证针用泻法，偏虚者用平补平泻法。湿热痢加曲池、内庭；寒湿痢加中脘、气海；疫毒痢加尺泽、委中、内庭；阴虚痢加太溪、间使；虚寒痢加脾俞、肾俞；休息痢加脾俞、胃俞、大肠俞。

2.耳针

取穴大肠、小肠、直肠下段，口噤不能进食者配贲门。用毫针行强刺激，每日 1～2 次，连续 3～7 天。

（六）灌肠

（1）白头翁、苦参、金银花、黄柏、滑石各 60g，加水浓煎成 200mL，先给患者做清洁灌肠，后做保留灌肠，每日 1 次，连续 3 天。适用于湿热痢、疫毒痢。

（2）淫羊藿 15g，附子（先煎）、刺猬皮、降香各 10g，煨肉豆蔻 15g，五倍子、石榴皮各 10g，乌药 6g。加水浓煎成 200mL，先给患者做清洁灌肠，后做保留灌肠，每日 1 次，连续 3 天。适用于虚寒痢、休息痢。

（七）穴位贴敷

吴茱萸 20g，研为细末，过筛，醋调成膏，敷神阙和双涌泉穴，每日 1 次。适用于疫毒痢、湿热痢。

三、中医疗效评价

（一）改善临床症状

根据《中药新药临床研究指导原则》制定。

（二）减少西药用量、减毒增效、缩短疗程

以对症治疗西药使用剂量变化、减药时间、停药时间计算。

（三）改善体征

以中医治疗后血象的改善、大便常规的改善、肠道病变及功能改善、细菌培养转阴计算。

（四）改善预后

以患者后期结肠溃疡性病变的概率计算。

第十九节　霍乱

霍乱是因摄入的食物或水受到霍乱弧菌污染而引起的一种急性腹泻性传染病。病发高峰期在夏季,能在数小时内造成腹泻脱水甚至死亡。霍乱是由霍乱弧菌所引起的。O1 和 O139 这两种霍乱弧菌的血清型能够引起疾病暴发。大多数的疾病暴发由 O1 型霍乱弧菌引起。非 O1 非 O139 型霍乱弧菌可引起轻度腹泻,但不会造成疾病流行。霍乱弧菌存在于水中,最常见的感染原因是食用被患者粪便污染过的水。霍乱弧菌能产生霍乱毒素,造成分泌性腹泻,即使不再进食也会不断腹泻,洗米水状的粪便是霍乱的特征。

本病属于中医"霍乱"范畴。本病多发于夏秋季节,主要由于感受暑湿、寒湿秽浊之气及饮食不慎所致。病机为脾胃受伤,升降失司,清浊相干,气机逆乱。而感受时邪、饮食不慎是形成本病的关键。本病可分为寒霍乱、热霍乱和干霍乱。相当于西医的霍乱、副霍乱等疾病。

一、诊断

(一)西医诊断

参照《传染病学》。

1.确诊标准

(1)凡有腹泻呕吐等症状,大便培养霍乱弧菌阳性者。

(2)霍乱流行期在疫区有典型霍乱症状而大便培养阴性无其他原因可查者,如有条件可做双份血清凝集素试验,滴度 4 倍或 4 倍以上可诊断。

(3)疫源检测中发现粪便培养阳性前 5 天内有腹泻症状者,可诊断为轻型霍乱。

2.疑似标准

(1)凡有典型泻吐症状的非疫区暴发病例,在病原学检查未确诊前。

(2)霍乱流行期,曾接触霍乱患者,有腹泻症状而无其他原因可查者。

3.其他

血清学检查适用于病后追溯诊断,无助于早期确诊。诊断须鉴别。

(二)中医诊断

参照《中医内科常见病诊疗指南》病证部分。

(1)泄泻呕吐,无明显里急后重,排泄量大,初为稀水,后为米泔水样,常迅速出现脱水、电解质紊乱、酸中毒和循环衰竭。但也有较轻的不典型患者。

(2)有明确的季节性,多发生于夏季盛暑或秋收时令。

(3)理化检查:大便镜检无白细胞;呕吐物及排泄物悬滴标本进行动力实验和制动实验可早期快速诊断,动力实验阳性提示弧菌;吐泻物中检出霍乱弧菌或通过血清学检查发现霍乱弧菌的抗体明显升高。

(三)中医证候诊断

1.寒霍乱

(1)轻证:暴起呕吐下利,初起所下带有稀粪,继则下利清稀,或如米泔水,不甚臭秽,腹痛或不痛，胸膈脘痞闷，四肢清冷，舌苔白腻，脉濡弱。

(2)重证：吐泻不止，呕吐物如米泔，面色苍白，眼眶凹陷，指纹皱瘪，手足厥冷，头面出汗，筋脉挛急，舌质淡，苔白，脉沉微细。此证见于霍乱早期，寒湿秽浊之气，壅滞中焦，邪正相争，气机逆乱，脾肾阳虚，阴寒所胜。

2.热霍乱

吐泻骤作，呕吐如喷，泻下如米泔汁，臭秽难闻，头痛，发热，口渴，脘闷心烦，小便短赤，腹中绞痛，甚则转筋拘急，舌苔黄腻，脉濡数。此证见于霍乱后期，暑湿秽浊之气郁遏中焦，清浊相混，病势暴急。

3.干霍乱

卒然腹中绞痛，欲吐不得吐，欲泻不得泻，烦躁闷乱，甚则面色青苍，四肢厥冷，头汗出，脉沉伏。此证见于霍乱极期，暑令秽浊疫疠之气壅遏中焦，气机窒塞，升降格拒，阳气不能宣通。

二、治疗

(一)辨证论治

1.寒霍乱

(1)轻证

【治法】

散寒燥湿，芳香化浊。

【方药】

藿香正气散(《太平惠民和剂局方》)合纯阳正气丸(《饲鹤亭集方》)加减。广藿香 10g，紫苏叶 6g，白芷 10g，白术 10g，厚朴 10g，半夏曲 9g，大腹皮 12g，茯苓 15g，甘草 6g，肉桂 3g。

【中成药】

在汤药未备时，可吞服辟瘟丹芳香开窍，辟秽化浊；或来复丹助阳化浊，理气和中，以图急救。

(2)重证

【治法】

温补脾肾，回阳救逆。

【方药】

附子理中丸(《伤寒论》)加减。附子(先煎)6g，人参(单煎)9g，白术 10g，炮姜 9g，炙甘草 6g。

【加减】

大汗淋漓、四肢厥冷、声音嘶哑、拘急转筋、脉细欲绝者，乃属阴津枯竭，阴阳离决，危在顷刻，若骤予大剂辛温回阳，则虑其津液愈涸，此时应使用反佐从治之法，以通脉四逆加猪胆汁汤为主方，亦可在前方中加姜汁炒川黄连 6g，使辛苦相济，调和阴阳。

【中成药】

玉枢丹，每次 1 丸，每日 3 次。

2.热霍乱

【治法】

清热化湿，辟秽泻浊。

【方药】

燃照汤或蚕矢汤加减(《霍乱论》)。滑石20g,焦栀子12g,黄芩10g,淡豆豉9g,厚朴10g,法半夏9g,豆蔻(后下)6g。

【加减】

如脘闷吐甚,一时难服汤药,或汤药仓促未备,可先服玉枢丹以辟秽止吐,呕吐稍止,再进汤药;如症见于足厥冷、腹痛、自汗、口渴、唇面指甲皆青、呕吐酸秽、泻下臭恶、小便短赤、六脉俱伏者,此为热遏于内,热深厥深,真热假寒之象,应急予竹叶石膏汤。

【中成药】

玉枢丹,每次1丸,每日3次。

3.干霍乱

【治法】

辟秽解浊,利气宣壅。

【方药】

玉枢丹(《太平惠民和剂局方》)加减。山慈菇3g,续随子1g,大戟1g,麝香0.03g,五倍子5g。

【加减】

因邪气过盛,可先用烧盐方探吐,一经吐出,不仅烦躁闷乱之症可减,还使下窍宣畅,二便自然通利;并可口服行军散或红灵丹,每次0.3～0.9g;亦可以搐鼻取嚏,以辟秽解毒,通闭开窍。如汤药可进,而仍欲泻不出者,可用厚朴汤为主方。如吐泻畅通,病势已减者,可用藿香正气散以善其后。

【中成药】

玉枢丹,每次1丸,每日3次。

4.热入厥阴证

【治法】

清泻营热,豁痰开窍。

【方药】

清营汤加减(《温病条辨》)。水牛角15g,生地黄15g,连翘20g,石菖蒲10g,郁金10g,金银花15g,栀子10g,鲜竹沥10mL。

【加减】

可以本方煎汤送服安宫牛黄丸或紫雪丹或至宝丹;如见动风者亦可合羚角钩藤汤化裁。也可选用清开灵注射液20～40mL或醒脑静注射液20mL加入5%的葡萄糖注射液250～500mL中,静脉滴注。

【中成药】

安宫牛黄丸,每次1丸,每日1次;或紫雪丹,每次1丸,每日1次;或至宝丹,每次1丸,每日1次。

(二)病证结合治疗

根据病证结合的原则,在霍乱治疗过程中,坚持以中西医结合治疗为主,突出中医减毒增效,延缓病程的优势。

1.解除隔离前

以尽快缓解临床症状、促进霍乱弧菌转阴为目的。慎起居,清淡饮食,忌大鱼大肉,及早中医药干预辨证驱邪外出,缓解临床症状,减少西药用量,缩短霍乱弧菌转阴时间。

2.解除隔离后

以提高免疫,缩短病程为目的。逐渐减少西药用量,通过中医辨证治疗缩短病程,提高免疫和预后质量。要加强身体锻炼,注意摄生调养,不使精气受损,增强机体抗病能力;外避时邪,内慎饮食。

(三)并发症治疗

1.肾功能不全

在上述辨证论治方案基础上,辨证使用以下中成药:

(1)百令胶囊:每次 4 片,每日 3 次。百令胶囊的主要成分是 D-甘露醇、虫草酸、载体生物碱、19 种氨基酸、多种维生素及微量元素,具有补肺肾、益精气及止咳化痰作用。研究表明百令胶囊可显著提高肾病综合征患者的 CD_3、CD_4、CD_4/CD_8 水平,提高细胞免疫功能;百令胶囊具有抗炎作用,并通过抑制前炎症因子 ILP、IL-6,IL-10,增加 sICAM-1 表达,抑制淋巴细胞增殖。百令胶囊可明显改善肾功能,纠正高磷低钙血症,抑制 PTH 和 MMS,可用于治疗尿毒症。

(2)黄芪注射液:肌内注射,每次 2～4mL,每日 1～2 次。静脉滴注,每次 10～20mL,每日 1 次,或遵医嘱。黄芪注射液的主要成分是黄芪。现代药理研究表明黄芪可明显促进 NK 细胞活性,并可保护靶细胞抵抗 T 细胞活性;另有研究表明黄芪可能是通过调节肾内血管活性物质的表达,改善缩血管和舒血管物质间的平衡,进而增加肾组织局部的血流量,减轻组织缺血及缺氧程度,达到对肾的保护作用。临床研究表明黄芪可降低 GRF 患者血浆神经肽 Y(NPY)、尿内皮素,改善肾脏血管痉挛,改善肾功能明显提高 Ccr,降低 Scr,延缓肾功能的恶化程度。

(3)尿毒清颗粒:温开水冲服,每日 4 次,6、12、18 时各服 1 袋,22 时服 2 袋,每日最大服用量 8 袋;也可另定服药时间,但两次服药间隔勿超过 8 小时。尿毒清颗粒由黄芪、党参、制何首乌、制大黄、白术、茯苓、车前草、姜半夏、川芎、丹参组成。综观全方,具有健脾利湿、通腑降浊、活血化瘀等功能。方中君药为大黄。现代研究表明大黄不同制剂,不同服用途径均可治疗 GFR,有效率为 80%。应用大黄治疗的最佳时机是氮质血症期和尿毒症早期,治疗对象血肌酐 $\leqslant 884\mu mol/L$,尿素氮 $\leqslant 35.7mmol/L$,剂量因人而异,治疗时间较长,最长达 64 个月。方中白术能使 Th 细胞明显增加,可使低下的 IL-2 水平显著提高。

(4)黄葵胶囊:每次 4 粒,每日 3 次。黄葵胶囊主要成分是黄葵,黄葵具有清热利湿、消炎解毒、活血和络等作用。临床研究表明黄葵胶囊每日 3 次,每次 5 粒,用药 8～16 周,其改善症状、体征、尿常规、24 小时尿蛋白定量、血脂、血浆白蛋白以及肾功能的作用(有效率为 85.7%)明显优于络汀新和潘生丁合用组,表明黄葵胶囊具有减轻或消除肾小球免疫炎症反应。

(5)肾衰宁片:每次 4～6 片,每日 3～4 次。肾衰宁片由太子参、黄连、半夏、陈皮、茯苓、大黄、丹参、牛膝、红花组成。主要以补气活血泻浊配合运用,可以抑制慢性肾衰模型鼠肾组织转化生长因子 β(TGF-β),从而延缓肾衰进展。

2.慢性心力衰竭

主要是在复方中辨证使用以下中成药:

(1)复方丹参滴丸:每次10丸,每日3次。现代研究证明,复方丹参滴丸中的成分丹参素能降低血小板聚集,降低血脂和血黏稠度,防止血栓形成;具有钙通道阻滞作用而使血管扩张,还具有使心肌细胞膜稳定,清除氧自由基和能量调节、抑制成纤维细胞增殖和分泌基质等作用;降低肺动脉压。运用复方丹参滴丸与常规治疗对比,差异呈显著性($P<0.05$),且在用药过程中无不良反应发生。

(2)生脉饮:每次1支,每日3次。研究表明生脉饮及其提取物可降低血清中LDH、AST及MDA的含量,改善心脏病理变化,改善心肌组织的超微结构,抑制病毒在心肌组织内的增殖,对病毒性心肌炎有一定的治疗作用,其作用机制与抗氧化和抑制病毒在心肌组织中复制有关。

(3)稳心颗粒:每次5g,每日3次。稳心颗粒主要由党参、黄精、三七、琥珀、甘松组成。党参抑制血小板聚集,防止血栓形成,改善冠状动脉血流,增加心排血量;黄精具有抗动脉粥样硬化、降压、增加冠状动脉血流的作用;三七具有活血化瘀、降低心率,降低心肌耗氧量的作用;琥珀具有镇惊、安神、利尿的作用;甘松抗心肌缺血、提高心肌耐缺氧能力,其中缬草酮具有膜稳定作用,延长动作电位时程,阻断折返激动,有效治疗室性早搏;步长稳心颗粒也可通过抑制L型钙通道而抑制后除极引起的触发活动。临床研究表明稳心颗粒治疗慢性充血性心力衰竭合并室性期前收缩患者,患者的心力衰竭症状缓解明显,心功能明显恢复。

(四)其他治法

1.针刺疗法

点刺十宣、委中放血,以通脉开窍,引邪外出。

2.敷脐

用吴茱萸、青盐各少许,略研,炒热,用布裹之,敷脐,以温通阳气。

3.刮痧疗法

于患者肩颈、脊背、胸前、胁肋等处,蘸取菜油自上而下刮,以皮肤出现红紫色为度。有助于宣通经络,驱邪外出,减轻霍乱症状。

4.救治转筋法

白酒200mL,加樟脑15g,摇匀,涂抹于转筋痉挛之处,然后用力摩擦,具有缓急止痛的作用。

三、中医疗效评价

(一)改善临床症状

根据《中药新药临床研究指导原则》制定。

(二)减少西药用量、减毒增效、缩短疗程

以对症治疗西药使用剂量变化、减药时间、停药时间计算。

(三)改善体征

以中医治疗后血象的改善或霍乱弧菌转阴计算。

(四)改善预后

以患者后期出现肾功能不全、慢性心力衰竭等并发症的概率计算。

第二十节 食物中毒

食物中毒是指患者所进食物被细菌或细菌毒素污染,或食物含有毒素而引起的急性中毒性疾病。是由患者所进食物被细菌或细菌毒素污染,或食物含有毒素而引起本病。

本病属于中医“中毒”范畴。中毒指毒物经人体食管、气道、皮肤、血脉侵入机体,致使气血失调,津液、水精疏布功能失常,甚则损伤脏器的急性病症。

一、诊断

(一)西医诊断

食物中毒诊断标准主要以流行病学调查资料及患者的潜伏期和中毒的特有表现为依据,实验室诊断是为了确定中毒的病因而进行的。

(1)中毒患者在相近的时间内均食用过某种共同的中毒食品,未食用者不中毒。停止食用中毒食品后,发病很快停止。

(2)潜伏期较短,发病急剧,病程亦较短。

(3)所有中毒患者的临床表现基本相似。

(4)一般无人与人之间的直接传染。

(5)食物中毒的确定应尽可能有实验室诊断资料,由于采样不及时或已用药或其他技术、学术上的原因而未能取得实验室诊断资料时,可判定为原因不明食物中毒,必要时可由 3 名副主任医师以上的食品卫生专家进行评定。

(二)中医诊断

参照《实用中医内科学》。

1.发病特点

(1)短时间发病,起病急。

(2)有毒物接触史和相应的中毒症状,早期多见肠胃症状,极易累及心脑、肝肾、血脉。多见脏器受损,脏腑气血功能紊乱所致暴喘、心悸、抽搐、昏迷、脱证、尿少、尿闭等危急证候,甚至阴阳离决。

2.临床表现

(1)面色、肌肤色泽的异常:

①潮红多见于曼陀罗中毒及煤气中毒。

②出汗多见于毒扁豆及毛果芸香碱中毒。

③皮肤灼痛,如斑蝥毒性反应。

④皮肤溃破多见于剧毒之金石类药物中毒或毒虫咬伤。

⑤青紫多见于误食有毒之菜菌类,或吸入秽浊毒气。

⑥黄疸多见于误食蚕豆或其他有伤肝胆之毒物。

(2)瞳仁之异变:

①缩小常见于毒扁豆、毛果芸香叶、半边莲、阿片、有机磷及虫兽咬伤的中毒。

②放大常见于麻黄、钩吻、毒芹、曼陀罗等的中毒。

(3)神志的异常：

①惊厥常见于马钱子、马桑果、颠茄类、樟脑及番木鳖等的中毒。

②请妄常见于毒草、肉食毒物、马桑果等的中毒。

③麻痹常见于箭毒、河豚、毒芹、腐败肉食、醉鱼草等的中毒。

④昏倒多见于服用过量的果仁类食物或药物，如杏仁、桃仁、枇杷仁等的中毒。

(4)呼吸的异常：

①呼吸过深常见于阿片、钩吻、萝芙木等的中毒。

②呼吸麻痹多见于蛇毒、马蜂毒、细辛、秋水仙碱、闹羊花、荜澄茄、曼陀罗、百部、钩吻等的中毒。

(5)消化的异常：

①口干多见于曼陀罗、地瓜子之中毒。

②流涎呕吐多见于半边莲、毒芹、马桑子、烟叶、斑蝥、石蒜等之中毒。

③呕血多见于腐蚀性大的毒物(如砒霜)中毒。

④渴下或便血多见于狼毒、大戟、芫花、苍耳子、商陆、吐根等的中毒。

(6)心脉之异常：

①心动加速多见于曼陀罗、麻黄之中毒。

②心动变慢多见于夹竹桃、八角枫、蟾酥、乌头等的中毒。

③真心痛多见于烟草、麻黄中毒。

④阳亢脉弦多见于麻黄、烟草、蟾酥、万年青、麦角等的中毒，常有血压升高。

(7)尿的异常：

①血尿见于雷公藤、斑蝥、马兜铃、蓖麻子等的中毒。

②尿色异常多见于雄黄以及其他金石类的中毒。

(三)中医证候诊断

1.毒蕴脾胃证

恶心呕吐，脘腹胀痛，肠鸣音亢进，气闭，便秘或腹泻，午后潮热，呕血，便血，舌质深红，苔黄腻脉弦数。

2.毒聚肝胆证

两胁胀痛，恶心，呕吐黄绿苦水，咽干口燥，头晕目眩，黄疸，抽搐，舌质红，苔黄黑，脉弦数。

3.毒犯肺肾证

咳嗽，气急，不能平卧，小便短赤，或有浮肿，甚则尿闭，尿血，舌质红，苔薄白，脉沉缓。

4.毒陷心脑证

心悸气短，心烦，夜不能寐，时寐时醒，表情淡漠，嗜睡，甚则昏迷，谵语或郑声，项背强直，角弓反张，瞳孔时大时小，或大小不等，舌红绛，无苔，脉数急，如雀啄或屋漏。

二、治疗

（一）辨证论治

1.毒蕴脾胃证

【治法】

和中解毒，健脾和胃。

【方药】

玉枢丹（《是斋百一选方》）合甘草泻心汤（《伤寒论》）加减。山慈菇 10g，红大戟 3g，千金子霜 3g，五倍子 9g，麝香 0.3g，雄黄 0.3g，朱砂 3g，甘草 12g，黄芩 9g，半夏 12g，大枣 30g，黄连 3g，干姜 9g，人参 9g。

【加减】

毒甚者，加用解毒通用方：荠菜、黑豆、甘草。或加用绿豆、蛋清。腹胀、腹痛甚者，加厚朴、枳实、陈皮。腹泻者，加山药、白术、白扁豆、砂仁。便秘者，加熟大黄、郁李仁、火麻仁。脾阳亏虚者，加炮姜、附子。肾阴亏耗者，加玉竹、石斛。

【中成药】

玉枢丹，口服，每次 1 丸，每日 2 次。

2.毒聚肝胆证

【治法】

清解邪毒，利胆和胃。

【方药】

茵陈蒿汤（《伤寒论》）合四逆散（《伤寒论》）加减。茵陈 30g，栀子 15g，大黄 6g，柴胡 10g，白芍 30g，枳实 15g，甘草 15g。

【加减】

四肢抽搐，舌红少苔，脉细弦，加生龙骨、生牡蛎、鳖甲、龟甲、生地黄、天冬、川楝子，平肝息风。头晕目眩、面红目赤为肝阳上亢，加菊花、钩藤、天麻、麦冬、生地黄平肝潜阳。毒聚不散，加土茯苓、黑豆、绿豆。黄疸严重，加姜黄、郁金。

【中成药】

茵栀黄颗粒，口服，每次 1～2 袋，每日 3 次。玉枢丹，口服，每次 1 丸，每日 2 次。

3.毒犯肺肾证

【治法】

清宣降浊。

【方药】

陈氏四虎饮（《疫痧草》）加减。水牛角 30g，大黄 6g，生石膏 30g，黄连 6g，鲜生地黄 30g，知母 15g，青黛 10g，玄参 10g，马勃 6g，藏红花 6g，生萝卜汁适量。

【加减】

肾阳不足，加附子、肉桂、干姜、淫羊藿。小便不通，加威灵仙、地肤子、木通或滋肾通关丸。

【中成药】

玉枢丹，口服，每次1丸，每日2次。安宫牛黄丸，每次1丸，每日1次。

4.毒陷心脑证

【治法】

清毒醒脑。

【方药】

玳瑁郁金汤(《通俗伤寒论》)送服玉枢丹(《是斋百一选方》)。生玳瑁(研碎)3g，生山栀子9g，细木通3g，淡竹沥20mL，广郁金6g，青连翘6g，牡丹皮6g，生姜汁2滴，鲜石菖蒲汁10mL，紫金片(开水烊冲)1g。

【加减】

可以本方煎汤送服安宫牛黄丸或紫雪丹或至宝丹；如见动风者亦可合羚角钩藤汤化裁。也可选用清开灵注射液20～40mL或醒脑静注射液20mL加入5%的葡萄糖注射液250～500mL中，静脉滴注。

【中成药】

安宫牛黄丸，每次1丸，每日1次；或紫雪丹，每次1丸，每日1次；或至宝丹，每次1丸，每日1次；玉枢丹，口服，每次1丸，每日2次。

(二)病证结合治疗

根据病证结合的原则，在食物中毒治疗过程中，坚持以中西医结合治疗为主，突出中医减毒增效，延缓病程的优势。

(1)立即终止服用、药用、吸入或接触毒物。迅速清除已进入体内的、已被吸收和尚未被吸收的毒物。尽可能及早应用对抗毒物、解除毒害反应的有效解毒剂。积极迅速地对出现的危机证候，如抽搐、厥脱、喘促、昏迷等，进行紧急救治。

(2)一般治疗：卧床休息，早期饮食应为易消化的流质或半流质饮食，病情好转后可恢复正常饮食。沙门菌食物中毒应床边隔离。

(3)对症治疗：呕吐、腹痛明显者，可口服丙胺太林(普鲁本辛)或皮下注射阿托品，亦可注射山莨菪碱。能进食者应给予口服补液。剧烈呕吐不能进食或腹泻频繁者，给予糖盐水静脉滴注。出现酸中毒酌情补充5%碳酸氢钠注射液或11.2%乳酸钠溶液。脱水严重甚至休克者，应积极补液，保持电解质平衡及给予抗休克处理。

(4)抗菌治疗：一般可不用抗菌药物。伴有高热的严重患者，可按不同的病原菌选用抗菌药物。如沙门菌、副溶血弧菌可选用喹诺酮类抗生素。

(三)并发症治疗

中风：在上述辨证论治方案基础上，辨证使用以下中成药：

1.醒脑再造胶囊

口服。每次4粒，每日2次，口服。醒脑再造胶囊由黄芪、淫羊藿、石菖蒲、红参、三七、地龙、当归、红花等组成。化痰醒脑，祛风活络。用于风痰闭阻清窍所致的神志不清，言语謇涩，口角流涎，筋骨酸痛，手足拘挛，半身不遂；脑血栓恢复期。研究表明醒脑再造胶囊可减轻局灶性脑缺血所致的脑组织损伤，明显缩小脑梗死体积，降低脑梗死区体积占全脑体积的百分比。

2.清开灵注射液

肌内注射，每日2～4mL。重症患者静脉滴注，每日20～40mL，以10%葡萄糖注射液200mL或氯化钠注射液100mL稀释后使用。清开灵注射液由胆酸、珍珠母、猪去氧胆酸、栀子、水牛角、板蓝根、黄芩苷、金银花组成。现代研究表明清开灵注射液具有保护脑组织作用，能延长易感型自发性高血压大鼠的生存期和卒中后的存活时间，促进脑出血灶的吸收。能改善自体血凝块致脑血肿家兔的血气异常，降低血一脑脊液屏障通透性，促进脑组织内血肿的吸收。可抑制神经细胞凋亡的发生，减少凋亡及坏死细胞。临床研究表明清开灵注射液可有效地缓解中风患者的症状，改善脑组织。

3.中风回春丸

每次1.2～1.8g，每日3次，口服。中风回春丸由当归、川芎、红花、桃仁、丹参、鸡血藤、忍冬藤、络石藤、地龙、土鳖虫等组成。活血化瘀，舒筋通络，可用于治疗痰瘀阻络所致的中风，症见半身不遂、肢体麻木、言语謇涩、口舌歪斜。研究表明中风回春丸能改善中风痉挛性偏瘫患者的肌张力，能提高上、下肢运动能力，能改善患者步态，提高日常生活自理能力。

(四)其他治法

1.排毒法

(1)涌吐排毒法，适用于毒量不大，口服毒物2～3小时，机体正气充实者。

①三圣散：藜芦6g，防风10g，瓜蒂6g或明矾6g，水煎顿服。

②催吐解毒汤：甘草60g，瓜蒂7枚，玄参60g，地榆15g或苦参30g，水煎顿服。

③生鸡蛋：10～20枚，取蛋清，加明矾6～30g，搅拌均匀，口服或灌胃，吐后再灌胃；白矾6g，胆矾1g，温水冲服，或以手指、压舌板探吐。

(2)洗胃排毒法：适用于毒量较大，口服时间较短。神志清醒的，令患者大量饮水，然后探吐；神志不清者，插入胃管，应用洗胃机，甘草20g煎水，或淡盐水、高锰酸钾或绿豆汤等洗胃液，反复冲洗，直至洗出的液体与进入的大体相同。若抽搐、食管静脉曲张、主动脉瘤、溃疡病出血以及因腐蚀性毒物引起的食管以及胃肠道损伤等的患者禁用本法。孕妇慎用。

(3)泻下排毒法：适用于毒物已经进入肠道，但尚未被完全吸收，可以用泻下法使毒物从大便排出。

①保赤散1袋，顿服；番泻叶15g，水煎服。

②大黄、防风、甘草各30g，水煎服。

③若口服药物导泻仍不能使毒物完全排出者，可用洗肠的方法，如大黄30g，水煎200～300mL，灌肠；大承气汤(大黄12g，厚朴24g，枳实12g，芒硝6g)，水煎300～500mL，灌肠。因腐蚀性毒物引起食管及胃肠道损伤的患者，禁用本法。

(4)利尿排毒法：适用于毒物进入血液患者。车前子、白茅根各30g，水煎服；酸性药物中毒可用碳酸氢钠和利尿药减化尿液，此法注意防止肺水肿、脑水肿、电解质紊乱、酸碱平衡失调。肾功能不全禁用。

(5)解毒中药

①生姜5g，水煎服；或白矾6～10g，开水冲服。用于半夏、天南星中毒。

②防风10～15g，水煎服，用于砒霜中毒。

③绿豆 250g,水煎服,用于巴豆中毒。

④葛根 50g,紫苏 50g,桂枝 10g,水煎服,每日 2～3 次,用于酒精中毒。

⑤腐败肉类中毒,用大蒜 1 枚,雄黄 2g,混合捣烂,温水冲服。

⑥发芽马铃薯中毒,食醋适量饮用。

⑦毒蕈中毒,白矾 6g,香油适量,开水冲服。

⑧酒精中毒,大豆 250g,煎水冲服。

⑨有机磷中毒,甘草 240g,煎水,倒入滑石粉 60g,加入黄豆面适量澄清后顿服。

⑩生黄豆 120g,生绿豆 60g,煎水,用于各种食物及药物中毒。

⑪绿豆解毒汤:绿豆 120g,生甘草 30g,丹参、连翘、石斛各 30g,大黄 15～30g,水煎服,每日 2 剂。

⑫兴国解毒药:鸡血藤、三七、青木香、茜草各 15g,香附 10g,冰片 3g,小叶凤尾草 150～250g,水煎服,用于乌头、苍耳子、马钱子、毒蕈、氰化物、亚硝酸盐剂有机农药中毒。

(6)解食物中毒法:

①腐败肉类中毒:赤小豆 30g,炒为末,水送服;藿香正气水 1 支口服:马齿苋 60g,大蒜 30g,煎汤顿服;大蒜 1 头,雄黄 1g,混合捣烂,温开水冲服。

②鱼蟹中毒:紫苏叶 60g,煎浓汁加生姜水 10 滴,温服:陈皮 10g,大黄 6g,芒硝 10g,以水 100mL 煎至 60mL 顿服;橄榄汁、芦根汁各适量口服;或韭菜汁 100mL 顿服。

③河豚鱼中毒:乌贼墨囊 1 枚,白水送服;五倍子、白矾各 10g,水冲服;清油适量,白矾末 6g,先用清油灌,使毒物吐出,再灌白矾;紫金锭 1 锭,磨水化服。

④霉变食物中毒:马齿苋 90g,绿豆 90g,煎水顿服;大蒜 1 头,食盐少许,捣烂,温开水冲服;绿豆 120g,甘草 30g,丹参 30g,石斛 20g,白茅根 30g,金银花 30g,大黄 16g,蜜香 15g,水煎服:生莱菔子汁作为饮料服。

⑤毒草中毒:白矾 6g,香油 1 盅,开水冲服;甘草 120g,煎汤频服;金银花 60g,水煎温服;生石膏 60g,研磨冲服;六一散 15g,水调服。

2.止泻止吐法

(1)马齿苋绿豆汤:新鲜马齿苋 120g(干品 60g),绿豆 60g,煎汤服食。每日 1～2 次,连服 3 天,适用于湿热或暑湿泄泻者。

(2)车前子饮:车前子(纱布包)30g,加水 500mL,煎取 300mL,去渣,加粳米煮粥,分两次温服 300mL,治泄泻。

(3)姜连散:生姜 120g 榨汁,黄连 30g,研末,文火烘炒加姜汁拌匀,以干为度,每服 6g,绿茶送服,每日 3 次。适用于湿热泄泻呕吐者。

(五)针刺疗法

(1)主穴取中脘、天枢、内关、足三里、阴陵泉、气海、内庭、公孙、中脘、神阙、关元等。配穴取合谷、上脘、下脘。耳穴取胃、交感、神门、大肠、小肠、脾、皮质下等。每日 1 次,留针 20～30 分钟,对偏寒者可用温针灸。适用于胃肠型食物中毒者。

(2)用消毒针点刺舌面中部 3～4 针,约 1 分深,使针刺处出血少许。适用呕吐恶心不止者。

(六)推拿

1.推拿止泻

(1)揉神阙、气海,以腹内有温热感为度。

(2)按揉足三里、内关,每穴约1分钟。

(3)摩腹,按顺时针方向进行。适用于湿邪内侵和伤食的泄泻者。

2.推拿止痛

取穴中脘、气海、天枢、足三里、大肠俞等。采用摩、按、揉、一指禅推法等手法,能理气止痛。适用于胃肠型食物中毒腹痛者。

(七)外敷

1.热泻散

黄连12g,滑石30g,广木香15g,吴茱萸10g。诸药混合粉碎为末,过筛,取药末10~15g,撒于2~8cm布中间,分别贴于神阙、大肠俞,每日1次。适用于胃肠型食物中毒中湿热或暑湿泄泻者。

2.姜萸散

吴茱萸15g,生姜30g,大枣10枚。共为末,加热布包后烫天枢穴。适用于寒邪内侵的腹痛者。

三、中医疗效评价

(一)改善临床症状

根据《中药新药临床研究指导原则》制定。

(二)减少西药用量、减毒增效、缩短疗程

以对症治疗西药使用剂量变化、减药时间、停药时间计算。

(三)改善预后

以患者后期病死率、生活质量评价及并发症的概率计算。

第十一章　不孕不育的中医治法

第一节　不孕症的治疗方法

不孕症的治疗法则与中医的其他学科一样,从整体观念出发,辨证论治,着重于治病求本,调整阴阳,恢复机体的正常功能。治病必求于本,就是要先审疾病的发生与发展规律。任何疾病的发生与发展,总是通过若干症状而表现出来,然而这些症状只是疾病的一些现象,还不是疾病的本质。只有在充分了解疾病各个方面的前提下,进行全面的综合分析,才能透过现象看清本质,找到疾病的根源,从而确立相应的治疗方法。具体的治疗方法是"谨察阴阳所在而调之",明确病因、病性、病位,分清标本缓急,因时、因地、因人制宜。在具体治疗用药上,又必须根据人体的生理特点,确定用药时间和给药途径与方法,更好地发挥药物疗效,收到理想的治疗效果。

从不孕症总的病机来看,由于妇女素禀不足、房事不节等,常损伤肾气。又由于妇女生理上数伤于血,以致气分偏盛,性情易于波动,常影响于肝。另外饮食失调,忧思不解,劳倦过度,每易损伤脾胃。脏腑为气血生化之源,气靠血养,血赖气行,气血两者互相依存,互相协调,互相为用,妇女在生理上以血为用,且皆易耗血,常使气血处于失调状态。因此,脏腑(尤其肾、肝、脾胃)功能失常,气血失调,导致冲任损伤,造成不孕。故常用补肾滋肾、疏肝养肝、健脾和胃、调理气血诸法来调补冲任,并作为不孕症治疗的基本大法。

一、内治法

内治法,也就是把中医的辨证论治理论具体运用于实践之中,主要通过内服中药的方法,进行具体的治疗。在实际临床运用中,清代程国彭提出了著名的治疗八法,即"汗、和、下、消、吐、清、温、补"。这八法拓展开来,又可建立许多治疗方法,所谓"八法之中,百法备焉。"不孕症既具有其他中医学科的一般特征,又有其临床特殊性,所以,在治疗上必须灵活运用,且必须用中医的思维辨证选方用药,疗效才好。不孕症的治疗方法,应当根据女性生理特点,以调整肾的生理功能为主,辅以调整肝脾二脏、冲任二脉和胞宫的生理功能,调理气血,使之"阴平阳秘"。女性受孕的机制,主要在于肾气旺盛,精血充足,任通冲盛,月事以时下,两精相搏,合而受孕。正常的月经在受孕方面起着非常重要的作用,而要保持月经正常,就需要各脏腑、经络、胞宫、气血等相互协调。根据不孕症的临床特点,现将临床上常用的治疗方法分述如下。

(一)补益肾气法

肾藏精,精化气,肾中精气的盛衰主宰着人体的生长、发育与生殖。先天肾气不足,或房事不节、大病久病、反复流产损伤肾气,或高龄,肾气渐虚。肾气虚,则冲任虚衰不能摄精成孕,或月经不调或停经,经量或多或少,色暗;腰膝酸软,精神疲倦,头晕耳鸣,小便清长;舌淡、苔薄,脉沉细,两尺尤甚。治宜平补肾气。常用的代表方剂有寿胎丸、归肾丸、肾气丸等。

(二)温补肾阳法

肾为先天之本,胞脉系于肾,是人体生长、发育、生殖的根本。"益火之源,以消阴翳"是指寒证若属阳虚阴盛,应当温补肾阳,参以填精,使阳有所附,阴得温化,阴阳协调,这是治疗不孕不育症的一种主要常用方法。肾阳衰弱，气化失常，可见婚久不孕，形寒肢冷，精神疲惫，腰膝酸软，小腹发冷，小便清长，夜尿增多，大便溏薄，初潮迟至，月经后期，量少色淡，或有闭经，性欲淡漠，带下清稀，量多色白等。肾阳不足，则上不能温煦脾阳，下不能温养胞脉，治宜温阳补肾。常用的代表方剂有右归丸、右归饮、温胞饮、温冲汤等。若肾阳衰微，不能温化水湿，气化不利，水湿停留，则应当在温阳的基础上适当配伍利水之品以消除水邪。

（三）滋补肾阴法

肾主藏精，对“天癸”的成熟和冲任二脉的通盛，有着极为重要的作用。肾阴受损，阴不敛阳，导致阳失潜藏，出现阴虚阳亢者，治疗当以“壮水之主，以制阳光”。这是治疗不孕不育症的一种治疗大法。肾阴亏损，精血不足，可见婚久不孕，头晕目眩，腰腿酸软，形体消瘦，五心烦热，口干咽燥，颧红唇赤，午后潮热，月经先期，量少色鲜红，或有闭经等。肾阴不足，则冲任失养，血海不足，治宜滋阴补肾。常用的代表方剂有左归丸、左归饮、六味地黄丸等。若阴虚内热，热伏冲任，迫血妄行，则宜滋阴清热为主，方选知柏地黄丸、大补阴丸，使相火得清，真阴得补。若肾中阴阳俱虚，则宜阴阳双补，正所谓“善补阳者，必于阴中求阳，则阳得阴助而生化无穷；善补阴者，必于阳中求阴，则阴得阳升而源泉不竭。”

（四）疏肝养血法

肝藏血，主疏泄，性喜条达，全身血液的贮藏与调节及筋脉、关节的濡养，皆有赖于肝。冲为血海，是气血汇聚之所，先天之元气与后天水谷之精气皆汇于冲脉，对女性的生理发育与生殖功能起着重要的作用，而冲脉又附于肝。任脉主一身之阴，凡精、血、津液都属任脉总司。情志内伤，肝气郁结，可见婚久不孕，精神抑郁，烦躁易怒，善叹息，食少，经前胸胁、乳房、小腹胀痛，月经先后不定，经行不畅，量少色暗，或有血块，伴有痛经等。治宜疏肝养血。常用的代表方剂有开郁种玉汤、逍遥散、柴胡疏肝散等。对于肝郁化火，则宜疏肝清热，方选丹栀逍遥散，以清肝经血虚郁热。若肝肾阴亏，血燥气郁，则宜滋阴疏肝，方选一贯煎，以疏肝理气，滋阴泄热。选药忌用辛温香燥之品，以免劫津伤阴，导致肝血愈亏。

（五）健脾养血法

脾胃为后天之本，气血生化之源，人体五脏六腑、四肢百骸，皆赖脾胃。冲脉隶属于阳明，精气充足，气血充沛，则利于孕育。脾胃有益气、生血、统血、运化之功能。脾胃虚弱，无养胞脉，可见婚久不孕，面色萎黄，四肢倦怠，食少失眠，心悸盗汗，月经过少，或闭经，或者崩中漏下等。治宜健脾养血。常用的代表方剂有归脾汤、十全大补汤等。若脾阳虚弱，无以温煦，运化无权，则宜温运脾阳，方选理中丸、实脾饮，以温阳建中。本证之用药不宜过于滋腻、克伐，以免损伤脾胃正气，导致运化功能失常，变生他病。

（六）调理气血法

气血是维持人体生命活动的基本物质与动力，借经络运行全身，循环不息，维系着人体正常的生理活动。妇女以血为本，经、带、胎、产全赖精血充足，任通冲盛。气血两虚，冲任失调，可见婚久不孕，面色苍白或萎黄，唇色淡红，头晕眼花，少气倦怠，月经量过多，经血色淡质薄，经期延长，甚则闭经等。气血不足，则冲任受损，胞宫失养，治宜益气养血。常用的代表方剂有八珍汤、人参养荣汤等。如以血虚为主，则宜补气生血，方选当归补血汤合四物汤，以使气血调顺，则五脏安和，经脉通畅，胞宫得养。应选用燥性小的药物，免伤精血。

(七)活血化瘀法

气血的运行,保持着相互对立、相互依存的关系。气属阳,是动力;血属阴,是物质。血液在经脉之中,之所以能周而不息地运行于全身,皆有赖于气的作用。气行则血行,气滞则血瘀,正所谓"气为血之帅"。但是,气又必须依赖营血,才能发挥作用。即血液营养组织器官而产生功能活动,而功能的正常活动又推动了血液的运行。气机不畅,瘀阻胞宫,可见婚久不孕,情绪不稳定,皮肤干涩,胸闷烦躁,少腹刺痛,月经量少,经行不畅,色黑有块,痛经,块下痛减,或淋漓不净等。治宜活血化瘀。常用的代表方剂有少腹逐瘀汤、桃红四物汤、血府逐瘀汤等。活血化瘀之目的在于使气血调和,任通冲盛,所以,用药不可过于耗散,以免损伤气血。

(八)温经散寒法

寒主收引,其性凝滞,寒为阴邪,易伤阳气,阳气受损,失去了正常的温煦气化作用,可出现脏腑功能减退的寒证。寒凝血瘀,冲任不畅,可见婚久不孕,面色不华,唇口干燥,畏寒便溏,少腹冷痛,得热则舒,按之痛减,经行后期,量少、色暗有块等。寒入胞脉,则气血不畅,冲任受阻,治宜温经散寒。常用的代表方剂有温经汤、生化汤、少腹逐瘀汤、艾附暖宫丸等。若冲任虚损,不能统摄血脉,阴血不能内守,则宜养血调经,安胎止漏,方选胶艾汤,以标本兼顾,塞流澄源。

(九)燥湿化痰法

湿为阴邪,重浊黏滞,阻碍气机,病情缠绵,病程较长。湿困脾胃,中阳不振,脾不健运,湿聚成痰。痰在体内,随气升降,无处不到,变生诸症。痰湿内蕴,冲任受阻,可见婚久不孕,面色㿠白虚浮,形体肥胖,精神困倦,头晕心悸,胸闷泛恶,性欲淡漠,月经后期,量少色淡质稀,甚或月经稀发等。治宜燥湿化痰。常用的代表方剂有启宫丸、苍附导痰丸、实脾饮等。若兼经闭不行,小腹痛而拒按,则宜配伍活血化瘀,方如失笑散,以化瘀止痛。因为湿邪易于阻碍气机,所以,在用药时宜配伍理气之品,使气机调畅,湿邪易去,可收事半功倍之效。

(十)调理冲任督带

冲任督带,尤其是冲任二脉,不仅与女性经、带、胎、产、乳生理活动密切相关,而且是在导致不孕疾病的发病机制中占有重要地位的两条经脉。徐灵胎《医学源流论》将其总结升华到"凡治妇人……必先明冲任之脉……此皆血之所从生,而胎之所有系,明于冲任之故,则本源洞悉,而后所生之病,则千条万绪,已可知其所从起"的高度。宋代陈自明所著的《妇人大全良方》,是中国第一部妇产科综合性的医籍。陈氏在《妇人大全良方·引普济方论》中指出:"故妇人病有三十六种,皆由冲任劳损而致。"把冲任学说作为诊断妇科疾病的纲领。后代医家多沿袭这一学说,成为妇科病尤其是不孕症的治疗准则。

然而,由于本草学归经理论及方剂学的功效作用均极少涉足冲任督带经脉作用部位的缘故,也因为有关"肾为冲任之本""肝藏血,主疏泄,司血海""治肝、脾、肾既是治冲任"等学术的影响,至今调治冲任督带治法尚未完整地独立形成,正在深入研究逐步完善。目前对冲任督带病位的治疗,不少医家仍依附于肝、脾、肾施治。如冲任不固者,常以补肾固冲、健脾固冲法治之;冲任失调者,以疏肝调之;督脉虚寒者,以温肾助阳法治之;带脉失约之属虚者,又常用健脾摄带法治之。尽管如此,古今仍有不少医家,对如何调治冲任督带进行了深入研究,并结合临床实践,提出了调治冲任督带的宝贵经验,丰富了冲任督带理论。

1.奇经八脉的病机变化

奇经八脉的病机变化主要有3点。

(1)八脉自病,因先天因素或病邪直接侵犯八脉而致。

(2)脏腑病变累及奇经,因某脏腑功能失常或整体失调,影响奇经而发病。

(3)八脉病变累及脏腑,由于奇经之病,常常导致与之相关联的脏腑功能失常。

2.奇经八脉辨证的原则

著名中医妇科学家韩冰将奇经八脉辨证的原则总结为以下几方面。

(1)久病不愈,当辨奇经。

(2)疑难重症,参诸奇经。

(3)详察病位,循经辨证。

(4)审视整体,结合奇经。

临床中不可偏执一端,注意在整体观的统领下,参诸阴阳、气血、脏腑、经络,详审发病之因,病势之机,才可获得良效。

3.当以血肉充养,取其通补奇经

在奇经八脉方面有突出贡献者当首推叶天士,他注意奇经与脏腑间的密切关系,把肝肾和奇经八脉理论密切结合起来,在《临证指南医案》中曰:“肝肾下病,必留连及奇经八脉,不知此旨,宜乎无功。”认为奇经病多由阴精暗耗,精血内亏,下元衰惫,以致八脉交伤或空乏无力,不司职守而成,病变根源多责之于下焦肝肾亏损。这是因为督脉与足太阳、足少阳相通而络属于肾,带脉则从督脉、足太阳分出,阳跷、阳维亦与足太阳相通,任脉、冲脉、阴跷、阴维则与足少阴相通。同时,督脉又与任脉相通,与肝经会于头部,所以叶天士曰:“奇经之脉,隶于肝肾为多。”他谓:“凡冲气攻痛,从背而上者,系督脉为病,治在少阴,从腹而上者,治在厥阴,系冲任为病,或填补阳明,此治病之宗旨也。”在补肝肾之品中,常配以一些血肉有情之品,如鹿角胶、鹿茸、龟甲、阿胶一类,以及牛、猪、羊的骨髓、紫河车、人乳等,作为“填髓充液”之品。并指出:“草木药饵,总属无情,不能治精血之惫,故无效,当以血肉充养,取其通补奇经。”在治法立方上,叶天士也有许多独到之处,云奇经为病,通因一法,为古贤之定例。通是指通其脉络而言。因为病在经络,非通不能入脉,非通无以流畅气血,通的目的是“务在气血调和,病必痊愈。”与一般常法“虚则补之”不同。通补结合是补法用于奇经病的一个特殊规律。叶天士还创造性地提出了“奇络病”的概念,认为奇经与络脉关系密切,“经几年宿病,病必在络”“久发、频发之恙必伤及络”,提出了“八脉失调”“奇脉不固”“八脉空虚”的诊断,并采用“宣通奇脉”“镇固奇脉”“填补下焦”“辛润通络虫类通络”等治法。在《临证指南医案》有关妇科疾病论治中,叶天士特别重视奇经,充分强调两脉在妇科疾病,尤其在不孕不育中的重要作用,曰:“血海者,即冲脉也,男子藏精,女子系胞,不孕,经不调,冲脉病也。”又曰:“冲任二脉损伤,经漏经年不痊。”治则多用固补冲任,镇固奇脉等法。

4.入奇经药物

叶天士在《临证指南医案·产后门》按语中,归纳了四味引经药冲脉为病,用紫石英以为镇逆;任脉为病,用龟板以为静摄:“督脉为病,用鹿角以为温煦;带脉为病,用当归以为宣补。”总之,创造性地扩大了奇经病的治疗范围,在辨证立法、处方用药上独具匠心。

有关入奇经之药物,清代严西亭等合著的《得配本草》一书中,专门附有奇经药考1篇,列有43味入奇经的药物,并进行了归经分类。其中入冲脉的有龟甲、丹参等,入督脉的有附子、肉桂、细辛、鹿茸、藁本、黄芪等，入带脉的有当归、白芍、续断、龙骨、艾叶、升麻等，人阳维药有桂枝等，入跷脉药有穿山甲、肉桂、虎骨等。并曰："泽兰调病伤，入八脉；茴香、马鞭草、秋葵子等人奇经。"这些论述对奇经八脉理论为临床辨证治疗、立法选药提供了理论依据。

5.入奇经方剂

从春雨《中医妇科临床经验选》，在归属冲任病机的基础上，提出了相应的治疗方药。

冲任虚衰证：代表方剂有大补元煎(《景岳全书》)、归肾丸(《景岳全书》)、寿胎丸(《医学衷中参西录》)。

冲任不固证：代表方剂有固冲汤(《医学衷中参西录》)、安冲汤(《医学衷中参西录》)、补肾固冲丸(《中医学新编》)、鹿角菟丝子丸(《中医妇科治疗学》)。

冲任虚寒证：代表方剂有温经汤(《金匮要略》)、温肾调气汤(《中医妇科治疗学》)、育孕汤(《中医症状鉴别诊断学》)、补肾养血汤(《中医症状鉴别诊断学》)、当归建中汤(《千金翼方》)。

冲任实寒证：代表方剂有少腹逐瘀汤(《医林改错》)、温经汤(《妇人大全良方》)、缩宫逐瘀汤(《中医症状鉴别诊断学》)。

冲任虚热证：代表方剂有两地汤(《傅青主女科》)、加减一阴煎(《景岳全书》)。

冲任实热证：代表方剂有清经散(《傅青主女科》)、保阴煎(《景岳全书》)、清热固经汤(《简明中医妇科学》)、清肝引经汤(《中医妇科学》四版教材)、解毒活血汤(《医林改错》)。

(十一)调养胞宫

中医中胞宫的概念不单指子宫，它包括了西医学的子宫和附件。胞宫受病可直接影响女性的生理功能，所以调养胞宫是治疗妇科疾病，尤其是治疗不孕症的一个重要措施。

胞宫的生理活动，是以脏腑、血气、经络的功能活动为基础。一方面，通过调理脏腑、血气、经络可达到调制胞宫之目的；另一方面，直接调治胞宫也是当今医家重视和善用的有效方法。根据胞宫与脏腑、血气、经络的相互关系，以及导致胞宫功能失常的主要机制，将调治胞宫的主要治法归纳如下。

1.温肾暖宫

适用于因胞宫虚寒所致的不孕症等。因肾为元气之根，有温煦胞宫之职，故温肾以暖宫为常法。可选紫石英、附子、肉桂、艾叶、蛇床子等，方选艾附暖宫丸、温胞饮等„

2.补肾育宫

适用于先天禀赋不足，子宫发育不良，或因产伤直损，或因肾－天癸－冲任－胞宫生殖轴功能紊乱，子宫受累，过早萎缩，导致的不孕症等。治宜补肾益阴或滋肾填精以育宫。辨证酌情选用熟地黄、制何首乌、菟丝子、枸杞子、肉苁蓉、紫河车、覆盆子、鹿角胶、鹿茸等。方选加减苁蓉菟丝子丸、五子衍宗丸等。

3.补血益宫

适用于产伤失血过多或哺乳过长耗血，血虚而胞宫失养，或发育不良或闭经日久，以致子宫萎缩，导致的不孕症等。治宜补血养胞。药选枸杞子、覆盆子、当归、熟地黄、白芍、阿胶等。方选四二五合方等。

4.补肾固胞

适用于肾气不足，系胞无力，子宫位置下移，导致子宫脱垂，不利于孕育等。因"胞络者系于肾”，肾主系胞，故治宜补肾固脱。方选大补元煎、寿胎丸等。

5.益气举胞

适用于因产伤或产后操劳过度，劳则气耗，“气下冲则令阴挺出”导致的子宫脱垂。子宫脱垂则不利于孕育。脾主升清，故治宜益气升阳、托举子宫。方选补中益气汤、益气升提汤、升麻汤等。

6.逐瘀荡胞

适用于瘀阻胞宫导致的不孕症等。胞宫者，奇恒之腑，“藏而不泻”。若瘀阻胞宫，不能行使其正常功能活动，便可发生经、孕、产、杂诸证。治宜逐瘀荡胞。药选益母草、三棱、莪术、桃仁、红花、丹参、大黄、水蛭等。方选桂枝茯苓丸、生化汤、桃红四物汤等。

7.泻热清胞

适用于胞内蕴热导致的不孕症等。无论血热、湿热、热毒、瘀热诸邪直犯胞宫，发生经、带、胎、产、杂诸证，治宜泻热清胞法。药选黄柏、黄芩、牡丹皮、赤芍、红藤、败酱草、马齿苋、连翘等。方选清经散、清热固经汤等。

8.散寒温胞

适用于胞内蕴寒导致的不孕症等。无论外寒或阳虚阴寒内盛，犯及胞宫，导致不孕症、癥瘕、痛经等，治宜散寒温胞。药选肉桂、桂枝、吴茱萸、干姜、小茴香、乌药等。方选温经汤、少腹逐瘀汤、艾附暖宫丸等。

二、外治法

人体是一个有机的整体，以五脏为中心，通过经络的联络作用实现生理上的相互联系，共同完成人体统一的功能活动。但在发生病变的时候，脏腑的功能失常，亦可以通过经络反映于体表、组织和器官；体表、组织、器官发生疾病，也可以通过经络，影响其所属的脏腑。所以在不孕症的治疗中，常常使用外治法。

外治的方法有很多，但也必须用中医的思维选方用药，才能取得好的疗效。一般多为选用药物、手法或配合适当的医疗器械，使用（作用）于体表或相关部位，达到治疗的目的。其常用方法如下。

（一）外阴熏洗

即以煎取的药液对患部进行熏蒸、洗涤或坐浴的方法，主要用于外阴病变，如瘙痒、湿疹、肿胀、溃疡等。

使用方法：将所用药物包煎，必须煮沸 20～30 分钟后方可外用。同时将药水倾入专用盆内，趁热熏洗患部，先熏后洗，待温度适中时洗涤外阴或坐盆，每次 10 分钟。溃疡者不浸洗。7 日为一疗程，每日 1 剂，煎 2 次，分早、晚熏洗。

（二）阴道冲洗

即用药水冲洗阴道、外阴的方法，主要用于阴道及宫颈的病变，如滴虫阴道炎、真菌性阴道炎、非特异性阴道炎、急慢性宫颈炎（宫颈柱状上皮异位）等。阴道红肿焮热者慎用此法。若有破溃，伴发热、腹痛者，一般禁用此法。

使用方法：将所用药物包煎，煮沸 20～30 分钟，待药水温度适宜时，置阴道冲洗器内进行冲洗。7 日为一疗程，每日 1 剂，煎 2 次，分早、晚冲洗。坐盆洗者每次 5～10 分钟。

(三)阴道纳药

系将药物纳入阴中,使之直接作用于阴道、宫颈外口等部位的方法,以期达到解毒杀虫、除湿止痒、祛腐生肌、收缩子宫等目的。常用于阴痒、带下量多等病证,包括阴道炎、宫颈柱状上皮异位(又称宫颈糜烂)和肥大、宫颈癌、子宫脱垂等。禁忌同阴道冲洗剂。

使用方法:纳药可有栓剂、涂剂、膏剂、粉剂、片剂、丸剂等不同剂型。一般涂剂、粉剂、膏剂及宫颈上药等,应由医务人员进行操作;若为栓剂、片剂、胶囊等,可嘱患者于清洁外阴后自行纳入。

(四)肛门导入

系将中药栓剂纳入肛中,或以浓煎剂保留灌肠,以达到润肠通腑、清热解毒、活血化瘀之目的的方法。适用于产褥感染之发热腑实证、阴吹证,以及邪毒蕴结下焦、气滞血瘀所致之癥块、慢性盆腔炎、慢性盆腔瘀血症等。

使用方法:若为中药保留灌肠,宜用浓煎剂约 100mL,药温不超过 37℃,一次性倾入肛管,管插深度在 14cm 左右,一般每日 1 次,7～10 次为一疗程。经期停用,孕妇禁用。如为栓剂,可嘱患者于每晚临睡前自行纳入肛中。

使用肛门导入法,须在排空二便或清洗灌肠后进行,给药后宜卧床 30 分钟,以利保留。

(五)贴敷法

系将外治用药的水剂或制成的散剂、膏剂、糊剂,直接或用无菌纱布贴敷于患处等,以达到解毒消肿、散寒止痛、利尿通淋或托毒生肌等治疗作用。常用于乳腺病、外阴炎、外阴白色病变及盆腔包块、痛经等。

使用方法:可按需要将药物制成膏剂、粉剂、糊剂,或取鲜药捣烂如泥敷贴于患部或穴位。

例如坤宝毓麟膏(自拟):淫羊藿、巴戟天、坤草、蜈蚣、香附等药物与香油、樟丹,按适当比例配合做成硬膏,摊于布上,每张重 30g,贴于脐部,7 天换 1 次,28 天为一疗程。本膏不仅对不孕症有较好疗效,而且对因肾阳虚、血瘀所致的各种妇科病均有较好疗效。

(六)热熨疗法

系将药物加工并加热后敷贴患部,借助药力及热力的作用,使局部气血流畅,以达到活血化瘀、消肿止痛,或温经通络目的的方法。常用于寒凝气滞型输卵管阻塞或子宫内膜异位症而导致的不孕症。

使用方法:将药物切碎,或为粗末,以布包扎或置入布袋,封口,隔水蒸热 15 分钟,敷于患部或穴位,待药凉后再蒸热反复使用。每日 1～2 次,每次 30～60 分钟。

使用热熨法应注意勿灼伤皮肤。

(七)腐蚀法

即用药物腐蚀患部,以祛腐生新为治疗目的的方法。可用于宫颈柱状上皮异位、肥大及早期宫颈癌。

使用方法:视患部面积的大小及深浅程度不同,将药物制成不同剂型,按操作程序上药。切勿使患部周围的黏膜、皮肤触及腐蚀性药物。

(八)宫腔注入法

系将中药制成注射剂,常规外阴、阴道、宫颈消毒后,将药剂注入宫腔和(或)输卵管腔内,以了解输卵管畅通情况,或治疗宫腔及输卵管粘连、阻塞造成的不孕症等。

使用方法：常规消毒外阴、阴道、宫颈后，将药液通过消毒好的器械，加适当的压力推注至宫腔和(或)输卵管内。药量为 20～30mL，注射时观察有无阻力、药液回流、患者有无腹痛等情况。本法应在月经干净 3～7 天进行。

（九）药物离子导入法

系运用药液，借用药物离子导入仪的直流电场作用，将药物离子经皮肤或黏膜导入胞中或阴道，以达到清热解毒、活血化瘀、软坚散结之目的。常用于慢性盆腔炎、癥瘕、外阴炎及妇科手术后腹膜粘连等。

使用方法：电极置于外阴(阳极)及腰骶部(阴极)，药液从阳极导入，电流为 5～10mA，持续 20 分钟，每日 1 次。

（十）针灸疗法

针灸治疗不孕症不仅历史悠久，而且疗效较好。如庞保珍采用自拟针刺疗法(月经第 5～9 天针刺脾俞、肾俞、气海、三阴交、足三里、内关、期门。月经先期加刺太冲、太溪，月经后期甚至闭经加刺血海、归来，月经先后无定期加刺交信。月经第 12～15 天针刺肾俞、命门、中极、血海、行间、子宫)。治疗无排卵所致不孕症 106 例，结果妊娠 41 例。

（十一）推拿按摩疗法

如沿任脉上下按摩。患者仰卧位，医生以手掌起于神阙穴，向下，逐个按摩神阙、气海、关元、天枢、四满、归来、子宫等穴，每穴按摩 1 分钟，每日 2 次。具有疏经通络之功效。

沿任脉上下推拿。患者仰卧位，医生用双手的示、中、环指三指指腹沿任脉上下推拿，从神阙穴开始，依次推拿气海、关元、中极，随之按摩天枢、四满、归来、子宫等穴，每日 1 次，每次 20 分钟，具有疏通经络、补肾调经之功效。

三、调治“肾－天癸－冲任－胞宫”法

（一）中药人工周期疗法

肾－天癸－冲任－胞宫生殖轴，是中医妇科学有关女性生殖生理的轴心理论。在经、带、胎、产生理的全过程均发挥着重要作用。此生殖轴中，肾为主导，肾气、天癸共同主宰，通过冲任二脉的通盛，相资为用。因而，在妇科疾病中，尤其在治疗不孕症中，常通过调控肾－天癸－冲任－胞宫轴，以取得较好疗效。

“中药人工周期”是按照中医妇科学的基础理论，结合月经周期中在经后期、经间期、经前期、行经期不同时期的阴阳转化、消长节律，模仿妇女月经周期的生理改变，采取周期性用药的治疗方法。一般认为“中药人工周期”通过调节“肾－冲任－天癸－胞宫”间的平衡来改善性腺的功能，也即通过“下丘脑－垂体－卵巢轴”的功能而发挥治疗作用。在下丘脑－垂体－卵巢轴相互调节关系中，大剂量雌激素呈负反馈抑制作用，而小剂量雌激素则呈正反馈作用，即兴奋下丘脑－垂体－卵巢轴，诱发黄体生成素(LH)高峰，促使月经恢复及排卵。中药人工周期疗法是依据月经周期中的 4 个阶段分别用药。

1.经后期

月经周期第 4～14 天为经后期，即增殖期。此期随着卵泡的发育，雌激素分泌逐渐增加，子宫内膜增生修复，为排卵做好准备。中医认为该期为阴血的恢复期和滋长期，胞宫在肾气作用下达到

精血充盛，气血调和，为经间期“的候”“真机”准备良好的物质基础。治宜补肾滋阴。方用滋奠螽斯汤(自拟)：熟地黄、紫河车、山药、龟甲胶、白芍、当归、川芎、女贞子、枸杞子、川续断、菟丝子、柴胡。

2.经间期

月经周期的第14天左右为经间期，即排卵期。此期随着卵泡的发育成熟，雌激素分泌形成高峰，从而刺激脑垂体分泌大量黄体生成素并形成排卵前高峰，导致成熟的卵泡破裂、排卵。中医认为，此期肾之阴精进一步充实，并在肾阳作用下进行转化。此时正是阴阳交替、重阴转阳的“的候”阶段，患者可出现一侧小腹隐痛，乳房胀感，白带量多、质稀、透明、拉丝度好，基础体温上升等排卵期症状。本期是中医药调整人工月经周期的关键。在排卵前3天左右(即月经周期的第11～14天)，治宜补肾通络，促发排卵。方用真机胤嗣丹(自拟)：仙茅、淫羊藿、紫石英、巴戟天、茺蔚子、人参、赤芍、当归、川芎、炒穿山甲、柴胡。

3.经前期

排卵后至月经来潮前为经前期，即分泌期。此期是黄体成熟和退化阶段，在内分泌激素的影响下，子宫内膜持续增厚，以适应受孕着床。中医认为此阶段阴充阳长，肾阳之气渐旺，胞宫温暖待孕。当经间期男女二精媾合成孕，则脏腑气血在肾阳作用下汇聚冲任，濡养胎元。反之，未孕则脏腑气血下注血海，以图月经应时来潮。排卵以后，基础体温上升，呈双相者可认为是阳长的辨证依据，故此阶段的治疗原则是温阳补肾，益气养血，以促黄体成熟，为胎孕或下次经血来潮奠定良好的物质基础。方用促黄毓麟丹(自拟)：熟地黄、仙茅、淫羊藿、当归、肉苁蓉、菟丝子、覆盆子、山药、人参。

4.月经期

月经的来潮标志着新的月经周期的开始，此期由于体内性激素水平骤降，子宫内膜得不到性激素的支持，于是造成内膜出血坏死脱落，形成月经。中医认为此期为阳气至重，重阳转阴阶段。由于体内阳气日盛，血海按期满盈，在肾阳作用下，下泄排出而使经血来潮，新的月经周期又开始。经血能否顺利排出，关键在“通旧血不去，则新血不生”，因此本期的治疗重点是行气活血调经。方用调经祈嗣丹(自拟)：当归、赤芍、熟地黄、川芎、三棱、莪术、香附、小茴香、泽兰、益母草。

(二)针灸促排卵

1.针刺促排卵治疗不孕的机制

月经及孕育与肾肝脾脏腑经络相关。“肾主生殖”，故排卵与肾的关系最为密切。足少阴肾经为先天之本，自涌泉穴到俞府穴共27个穴位中有1/3的穴位功能与月经不调及孕育有关；足太阴脾经主后天之本，自隐白穴到大包穴共21个穴位，其中1/4的穴位与月经不调及孕育有关；足厥阴肝经主调节气血，自大敦穴到期门穴共14个穴位，其中半数穴位与月经不调及孕育有关。故排卵与肾、肝、脾脏腑经络关系十分密切。

冲、任、督三脉一源而三歧，相互流注。“冲为血海”，冲脉经气冲穴与足少阴交会，与肾经相并，受先天肾气的资助；冲脉又与胃经之气冲穴相交会，受后天水谷精微的供养。先天之元气与后天水谷之精气皆汇于冲脉，对调经和促排卵起着重要作用。

“任主胞胎”，任脉通过经络与全身阴脉会于膻中穴，主一身之阴经，为阴脉之海，凡精、血、津、液都属任脉所司。为妇女妊养之本，只有任脉之气通，才能促使月经的来潮及孕育的正常，任脉虚耗，则地道不通而无子。

督脉为“阳脉之海”，又因其贯脊属肾，所以能维系一身元气。任督交会于龈交穴，循环往复，维持着阴阳脉气的相对平衡，并调节月经的正常来潮。督脉为病，女子不孕。

2.针灸促排卵治疗不孕的常用穴位

关元穴取穴：仰卧，在脐下 3 寸处，腹正中线上取穴，排尿后斜刺向下，进针 2～3 寸，以局部酸胀、并向外生殖器放散为感应，留针 15～30 分钟。或艾灸 3～7 壮，温灸 20～30 分钟。

中极穴取穴：仰卧，在脐下 4 寸处，腹正中线上取穴，排尿后斜刺向下，进针 2～3 寸，局部酸胀，并向外生殖器放散为感应，留针 15～30 分钟。或艾灸 3～7 壮，温灸 20～30 分钟。

气海穴取穴：仰卧，在脐下 1.5 寸处，脐与关元穴连线之中点取穴，斜刺向下进针 2～3 寸，以局部酸胀、向外生殖器放散为感应，正当子宫底部位置。或艾灸 3～7 壮，温灸 20～30 分钟。

子宫穴取穴：仰卧，中极穴旁开 3 寸处取穴，直刺，深 1.5～3 寸，局部酸胀，并可扩散到下腹及会阴为感应，内当卵巢。或艾灸 5～7 壮，温灸 20～30 分钟。

三阴交取穴：正坐垂足或仰卧，从内踝尖直上 3 寸，当胫骨后缘处取穴，直刺，略斜向后，深 1～1.5 寸，局部酸胀或有麻电感向足底放射。或艾灸 3～7 壮，温灸 20～30 分钟。

3.针灸促排卵治疗不孕的方法

首先让患者测量基础体温、B 超检测卵泡等。以 28 天为正常月经周期计算，自月经来潮的第 12～14 天，每天针刺 1 次，连针 3 天。或于月经来潮的第 6～12 天，隔日针刺 1 次，自第 12～14 天再改为每日针刺 1 次。或给予温灸。

可从常用穴位中每次选取 2～3 个穴位交替进行针灸。子宫穴可选取长针深刺 3～4 寸，直接针刺卵巢所在部位，以达到兴奋卵巢功能的作用。月经延后者，则根据周期时间，可延长针刺次数。治疗时应注意“得气”或“感应”，以提高治疗效果。针刺疗效主要以基础体温、B 超卵泡发育连续测定，或内分泌激素放射免疫测定等监测排卵的方法判定疗效。

第二节　不孕症的辨证特点

女性在解剖生理病理方面的特殊之处，决定了其治疗用药与男子有所不同；而女性不同时期的生理病理特点，又注定了组方用药的特殊性。这种特殊性在组方用药时常呈现如下规律。

一、月经病导致的不孕症

凡月经的周期、经期和经量发生异常，以及伴随月经周期出现明显不适症状的疾病，称为月经病，是临床导致不孕最常见的疾病。

月经病导致不孕的治疗原则重在调经。调经应遵循《黄帝内经》“谨守病机”及“谨察阴阳所在而调之，以平为期”的宗旨进行。常用的方法有补肾、扶脾、疏肝、理气、和血等，故其方剂多由补肾温阳、健脾益气、疏肝理气、养血活血等药物为主组成。需注意的是，临证时应重视根据月经周期的不同阶段斟酌用药。一般情况下，经前血海充盛，勿滥补，宜予疏导；经期血室正开，大寒大热之品当慎；经后血海空虚，勿强攻，宜于调补。

(一)肾主生殖,补肾以治根本

《素问·上古天真论》明确提出:“女子七岁,肾气盛,齿更发长。二七而天癸至,任脉通,太冲脉盛,月事以时下,故有子……”。肾藏精,主生殖,既为天癸、冲任之本,又为气血、五脏之根,而且“胞络者,系于肾”(《素问》)。只有肾之精气充盛,五脏气血和调,天癸应时而至,任通冲盛,才能“月事以时下,故有子”。调经种子之本在肾。

若先天肾气不足或后天损伤肾气,每致精不化血而使冲任血海匮乏,表现闭经、月经迟发、月经过少等;若肾气虚弱而使封藏失职,则冲任不固,形成月经先期、月经过多、崩漏等。凡此皆宜补肾益气,固冲调经。常选菟丝子、肉苁蓉、覆盆子、人参、山药、熟地黄、阿胶、艾叶等药,方如固阴煎、归肾丸、加减苁蓉菟丝子丸。

若先天不足,素体阴虚;或房事过劳及久病、热病、大病之后,耗伤肾阴,均可使精血亏虚,导致冲任血海不能按时满溢之月经后期、月经过少、闭经,或冲任、胞宫胞脉失养之痛经,导致不孕。此时治宜滋阴养血,填精益髓。常用熟地黄、黄精、山茱萸、枸杞子、桑寄生等,配伍诸如龟甲胶、阿胶等血肉甘润之品成方,方如六味地黄丸、大补阴丸、左归丸、左归饮等。若阴虚生热,热伏冲任,迫血妄行,而致崩漏、经间期出血,治以滋阴清热的同时,配伍寒凉清热药如牡丹皮、黄柏、知母等;若阴精亏损,阴不敛阳,以致阳失潜藏,而出现阴虚阳亢诸证,治宜滋阴潜阳,配伍生龙骨、生牡蛎、珍珠母之类。

若肾阳不足,命门火衰,胞宫虚寒;或上不暖土,致水湿下注,痰湿阻滞冲任、胞宫,可使月经不调、闭经、不孕、经行水肿、经行泄泻。凡此治宜温壮肾阳,补益命火,常于滋阴药中配以肉桂、附子、仙茅、淫羊藿、菟丝子、巴戟天、覆盆子等温补之品,方如右归饮、右归丸、温冲汤。

若肾之阴阳两虚,自当阴阳并补。由于阴阳互相依存,互相转化,阴损可以及阳,阳损可以及阴,故应注意滋阴不忘阳,补阳不忘阴。滋阴药多腻滞,补阳药多温燥,故滋阴方中,宜少佐温阳行气之药,补阳方中宜佐以滋阴养液之品。张景岳之“善补阳者,必于阴中求阳,则阳得阴助,而生化无穷;善补阴者,必于阳中求阴,则阴得阳升,而泉源不竭。”正是此意。

(二)脾主运化,扶脾以益血源

薛立斋曰:“血者水谷之精气也,和调五脏,洒陈六腑。在男子则化为精;在妇人则上为乳汁,下为月水。故虽心主血,肝藏血,亦皆统摄于脾。补脾和胃,血自生矣。”足见,月经正常与否亦与脾胃功能密切相关。脾气虚弱,血失统摄,则可出现月经先期、月经过多、崩漏等,导致不孕。若气虚血失所化,可致气弱血虚;若气虚无力推动血行,又可形成气虚血瘀,两者均可引发月经后期、月经过少、痛经、闭经、经行身痛等病症,导致不孕。若气弱阳虚,水湿不运,或湿渗大肠而致经行泄泻,或水泛肌肤而成经行水肿,或湿聚成痰使清阳不升而出现经行眩晕。凡此治疗,皆当顺应脾之特性,选择采用益气、温阳、升清、化湿之品为主,而视寒热虚实具体情况辅以相应药物。其益气者,可选人参(党参)、黄芪、白术、山药等;温阳者,可选炮姜、艾叶、吴茱萸等;升清者,可选升麻、柴胡、葛根等;化湿醒脾者,可选苍术、厚朴、陈皮、佩兰等。

(三)肝主藏血,调肝以宁血海

肝对胞宫的生理功能有重要的调节作用。一方面肝之经脉通过冲、任、督与胞宫紧密相连;另一方面,肝体阴而用阳,既能贮藏有形之血,又可疏泄无形之气,从而直接影响胞宫之行经。故刘完素提出:“天癸既行皆以厥阴论治。”无疑调肝为治疗月经病导致不孕的重要一环。

肝的生理特性决定肝具有易郁、易于化火及易虚、易亢的病理特点。如肝气郁结,则血为气滞,冲任不畅，出现月经先后无定期、痛经、经行乳房胀痛、闭经等，导致不孕，治宜疏肝解郁，常配伍疏解理气之品如柴胡、香附、川楝子、郁金等，方如柴胡疏肝散、四逆散。其气滞血瘀重者，宜酌加行气活血之品如川芎、乌药、枳壳、当归、桃仁、红花、延胡索、五灵脂等。若肝郁化火，火热之邪或下扰冲任血海而致月经先期、月经过多、崩漏等，导致不孕，或上逆而发为行经吐衄、经行头痛、经行情志异常等，治当疏肝泻火，宜配伍泻肝凉血之药如牡丹皮、栀子、黄芩、龙胆草等，方如清肝引经汤、清热固经汤。若肝血不足或肝肾阴亏，血海不盈而致月经后期、月经过少、闭经等，导致不孕，治宜养血滋阴柔肝，可配伍益肝补肾之品如白芍、当归、熟地黄、女贞子、墨旱莲、桑椹、枸杞子等，方如六味地黄丸、二至丸；其血虚生风化燥而出现经行风疹者，治宜养血疏风止痒，常选当归、生地黄、荆芥、防风、白蒺藜等，方如当归饮子、四物消风散。若肝血素虚，肝阳偏亢而出现经前头痛、经行眩晕等，治宜滋阴潜阳，常于滋阴养血药中配伍平肝潜阳及祛风止痛之品，如天麻、钩藤、石决明、牛膝、蔓荆子、白芷等，方如天麻钩藤饮。

二、带下病导致的不孕症

凡带下的量明显增多，色、质、气味发生异常，或伴全身、局部症状者，称为“带下病”，又称“下白物”“流秽物”。本病包括西医学的阴道炎、子宫颈炎、盆腔炎、妇科肿瘤等疾病引起的带下增多。

带下病多系湿邪为患，而脾肾功能失常又是发病的内在条件，病位主要在前阴、胞宫，任脉损伤，带脉失约是带下病的核心机制。治疗以除湿为主，一般治脾宜运、宜升、宜燥。治肾宜补、宜固、宜涩；治湿热和热毒宜清、宜利。实证治疗还需配合外治法。

(一)除湿为先

湿邪是导致带下病的主要原因，正如傅青主所言：“夫带下俱是湿证”。湿的轻重多少，直接关系到病情的深浅程度。因此，带下病的治疗当以祛湿为先。

综观众多祛湿治带方剂，不难看出温化和清利是最常用的方法。温化者，苦温芳化、健脾温肾之类也，如完带汤之配白术、苍术、人参、山药；内补丸之配肉苁蓉、菟丝子、鹿茸、潼蒺藜等。因湿为阴邪，其性重浊黏腻，只有通过燥湿化湿并加强脾的健运、肾的温煦，方能使湿去带止。清利者，淡渗清利、解毒杀虫之类也。如止带方之配茯苓、猪苓、泽泻、黄柏、栀子、茵陈、车前子等。因带下病病位在下，且湿邪郁久则化热生虫，唯有因势利导清热利湿，解毒杀虫，才可使湿去热清，虫除带止。此外，如果带下状若豆渣或

凝乳者，还宜伍用萆薢、藿香、薏苡仁等利湿化浊之品；而考虑到湿邪最易阻滞气机，气滞则湿难化，又常酌加理气之药，如完带汤之伍陈皮。

(二)健脾为要

脾主运化，喜燥恶湿。脾虚运化失司，水谷之精不能上输以化血，反聚而成湿，湿浊下注，伤及任、带而为带下。《医学心悟·妇人门·带下》曰：“大抵此症不外脾虚有湿。脾气壮旺，则饮食之精华生气血而不生带；脾气虚弱则五味之实秀，生带而不生气血。”可见脾虚生湿为带下病发病的核心，健脾祛湿是治疗带下病的重要方法。临证时应注意，在选择健脾益气药时，应多考虑那些既能补脾健脾，又有直接祛湿作用的药物，如白术、茯苓、薏苡仁、白扁豆等；或选用兼具健脾升阳及收涩之功者，如黄芪、山药、芡实等。其次，在组方配伍时，于健脾益气之中不仅亦宜酌加升麻、莲子、山茱萸、荆芥穗等升阳、固涩药物，还应稍佐柴胡、白芍等疏肝、柔肝之品以抑肝扶脾。正如《傅青主女

科》所云:"治法宜大补脾胃之气,稍佐以疏肝之品,使风木不闭塞于地中,则地气自升腾于天上,脾气健而湿气消,自无白带之患矣。"

(三)补肾治本

肾为水脏,开窍于二阴,与膀胱水府相为表里,是三焦主持水道的动力来源。肾主水,脾主湿,治湿必治水,治水即可达到治湿,且肾主封藏,肾气不固,任带失约,则精液滑脱亦致带下过多。因此,补肾助阳也是治带的常用方法。若肾阳虚衰,气不化水,水湿下注而致带下量多,质清稀如水者,可在肉桂、附子、巴戟天等温肾壮阳的同时,配伍茯苓、泽泻等利水渗湿;若肾阴不足,相火偏旺,或复感湿邪,而致带下量多,质稠有气味者,可将熟地黄、山茱萸、女贞子、墨旱莲等滋肾益阴之品与黄柏、知母、泽泻、牡丹皮等清热利湿药物配伍应用。若肾气亏耗,封藏无权,固摄失司,而致带下量多,绵绵不断者,可选肉苁蓉、菟丝子、覆盆子、桑螵蛸等补肾益精,固涩止带。值得注意的是,肾为水火之脏,寓元阴、元阳,而阴阳互根。故在补肾之时,要考虑到"阴生于阳,阳生于阴""孤阴不生,独阳不长",于温阳药中配补阴药,以阴中求阳;于滋阴药中伍补阳药,以阳中求阴。

(四)清热解毒

妇女若摄生不慎,或阴部手术消毒不严,或经期、产后胞脉空虚,忽视卫生,则热毒乘虚直犯阴器、胞宫。热毒损伤任、带二脉,每致带下黄绿如脓,或赤白相兼,或五色杂下,臭秽难闻。此时,治当清热解毒,常选金银花、蒲公英、野菊花、紫花地丁、败酱草、鱼腥草、土茯苓等配伍成方。带下恶臭难闻者,可加半枝莲、穿心莲、白花蛇舌草等解毒除秽;带下伴有阴痒者,多为湿热生虫之变,在组方配伍解毒杀虫药物内服的同时,可用大青叶、鱼腥草、苦参、蛇床子、土茯苓、黄柏、白矾等煎水外洗。

(五)收涩治标

中医治病强调辨证论治,但对于带下量多难止,且病程长,证属虚者,应根据"急则治标"的原则,予收涩止带之品以对症治疗,如金樱子、芡实、白果、海螵蛸等。否则,带下绵绵,长年累月使津液暗耗,阴精亏损,不仅可致筋骨失养而有腰酸、乏力之症;而且还可造成经行紊乱,胎孕困难等不良后果。

三、杂病导致的不孕症

凡不属于经、带、胎、产疾病范围,而又与女性解剖、生理、病机特点有密切关系的各种妇科疾病,统称为"妇科杂病"。

妇科杂病范围较广,其病因病机亦较复杂。但概括起来,无外两大方面,即脏腑功能失调和邪气停留为患。因此,治疗用药,亦无非从两点把握,即调补脏腑,祛除邪气。上述两点相辅相成,常须配合进行,但就主次而言,脏腑功能失调导致的不孕症应重在调补;癥瘕、盆腔炎等导致的不孕症,则多宜驱邪或攻补兼施。

(一)扶正治虚

不孕症有虚实之分。虚者多责之于肾,肾亏气虚,命门火衰,导致子宫发育不良或不能触发氤氲蕴育之气,致令不能摄精成孕;若肾阴亏虚,一则阴虚血少,天癸乏源,另则阴虚内热,热扰冲任血海,影响成孕。肾主生殖,因此,补肾是治疗不孕症最重要的方法。肾气虚者,常用人参、白术、茯苓、熟地黄、当归、川芎等补益气血之品配伍菟丝子、覆盆子、杜仲、鹿角霜、花椒等温养肝肾,调补冲任之品成方，代表方如毓麟珠；肾阳虚者，常酌情加用巴戟天、补骨脂、菟丝子、覆盆子、肉桂、附子、杜仲、人参、白术等。《临证指南医案》云："任脉为病，用龟甲以静摄，督脉为病，用鹿角以温煦。"故肾阳虚无排卵者，可适当加入龟甲、鹿角霜或熟地黄配熟附子；肾阳虚子宫发育不良者，则尤应积极早治，加入血肉有情之品如紫河车、鹿茸及紫石英、肉苁蓉；肾阳虚性欲淡漠者，可选加紫石英、淫羊藿、仙茅、海风藤、肉苁蓉以温肾填精。若肾阴虚，治宜滋肾养血，调补冲任。常用当归、白芍、熟地黄、山茱萸、龟甲、紫河车、何首乌等药物，代表方如养精种玉汤、左归丸等。傅青主在谈到他的养精种玉汤时说道："此方之用，不特补血，而纯于填精，精满则子宫易于摄精，血足则子宫易于容物，皆有子之道也。"阴虚火旺者，可选加女贞子、墨旱莲、白芍、知母等以滋阴降火；肾虚肝郁者，则宜配以柴胡、合欢皮、郁金之类以疏肝解郁。

（二）驱邪治实

癥瘕因病程日久，正气虚弱，气、血、痰、湿互相影响，多互相兼夹而有所偏重，治宜扶正祛邪兼顾。气滞血瘀者，宜行气活血，化瘀消癥；痰湿瘀结者，宜化痰除湿，祛瘀消癥；湿热瘀阻者，宜清热利湿，化瘀消癥；肾虚血瘀者，宜补肾活血，消癥散结。常用的行气药有木香、枳壳、青皮、川楝子等；活血化瘀药有水蛭、九香虫、桃仁、红花、川芎、三棱、莪术、五灵脂、穿山甲、王不留行等；软坚消癥药有海藻、昆布、夏枯草、牡蛎等；化痰除湿药有苍术、天南星、半夏、贝母、薏苡仁、赤小豆等；清热解毒药有连翘、栀子、牡丹皮等。代表方如桂枝茯苓丸、大黄䗪虫丸、大黄牡丹汤、苍附导痰丸等。

1.急性盆腔炎

多为邪毒乘虚侵袭，稽留于冲任及胞宫脉络，与气血相搏结而发病。治疗重在清热解毒，清热利湿。常用金银花、野菊花、蒲公英、紫花地丁、牡丹皮、薏苡仁、冬瓜仁、茵陈蒿、马齿苋等组方，代表方如仙方活命饮等。

2.慢性盆腔炎

多为邪热余毒残留，与冲任之气血相搏结，凝聚不去而成。临床虽有湿热瘀结、气滞血瘀、寒湿凝滞、气虚血瘀等不同证型，但均不离"瘀"，故治疗慢性盆腔炎组方时应重视活血祛瘀。湿热瘀结者，常在金银花、连翘、败酱草、虎杖、蒲公英、紫花地丁等清热解毒药中，配伍当归、蒲黄、琥珀等活血化瘀药，方如银甲丸、当归芍药散；寒湿凝滞者，常在荔枝核、小茴香、干姜、附子、肉桂等祛寒除湿药中，配伍当归、川芎、赤芍、没药、延胡索、五灵脂等活血化瘀药；气滞血瘀者，宜用行气药配伍活血化瘀药。若有炎症结块者，可加土鳖虫、九香虫、地龙、皂角刺、三棱、莪术等；若有胸胁乳房胀痛，加青皮、桔梗、瓜蒌、郁金、川楝子。气虚血瘀者，则宜在人参、白术、山药等益气健脾的同时，配伍三棱、莪术、鸡内金等化瘀散结之品，方如理冲汤；若久病及肾，肾虚血瘀者，则应将补肾药与化瘀药配合组方。

四、固养胎元，防止流产

不孕症经过适当的治疗得以妊娠之后，应重视固养胎元，尤其是习惯性流产者。妊娠病的治疗以胎元的正常与否为前提。胎元正常者，宜治病与安胎并举，但临证时须辨明标本始末以确定治疗重点，若因母病而致胎不安者，当重在治"病"；若因胎不安而致母病者，应重在安胎。正如《诸病源候论》所言："其母有疾以动胎，治母则胎安；若其胎有不牢固，致动以病母者，治胎则母瘥。"若胎元不正，胎堕难留，或胎死不下，或孕妇有病不宜继续妊娠者，则宜从速下胎以益母，常选活血化瘀、消癥杀胚之品，方如脱花煎、救母丹等。

(一)固养胎元

"胞脉者，系于肾"，冲任二脉皆起于胞中。胎儿居于母体之内，全赖母体肾以系之，气以载之，血以养之，冲任固之。故安胎之法，总以补肾健脾、调理气血为主。鉴于引起胎动不安的因素因人而异，组方用药又当审因而别。

《女科经纶》引《女科集略》："女子肾脉系于胎，是母之真气，子之所赖也。若肾气亏损，便不能固摄胎元。"胎元不固属于肾虚冲任损伤而致者，治宜补肾固冲安胎，常用桑寄生、菟丝子、杜仲、续断、巴戟天、狗脊等，代表方如寿胎丸、安奠二天汤等。

《临证指南医案》曰："胎气系于脾，如寄生之托于苞桑……脾气过虚，胎无所附，堕胎难免矣。"又《格致余论·胎自堕论》道："血气虚损，不足荣养，其胎自堕。"故气血虚弱不能固摄滋养胎元者，治宜补气养血，健脾安胎，常用人参、白术、黄芪、熟地黄、阿胶、桑寄生、白芍等，方如泰山磐石散等。若孕妇素体气血不足，以致胎不长养者，亦宜补气益血养胎，常用当归加枸杞子、何首乌、白芍、熟地黄、黄精等，方如胎元饮、八珍汤。《景岳全书·妇人规》谓："凡胎热者，血易动；血动者，胎不安。"故热伤冲任扰动胎元者，治宜清热凉血，固冲安胎，常用生地黄、牡丹皮、黄连、黄芩、知母等，方如清热安胎饮；其阴虚者，可加地骨皮、麦冬、女贞子、墨旱莲等以滋阴清热，方如保阴煎。

(二)平冲降逆

妊娠后出现恶心呕吐，为恶阻；呕则伤气，吐则伤阴，呕吐日久，浆水不入，气阴两虚。胃阴伤不能下润大肠，便秘益甚，腑气不通，加重呕吐；肾阴伤则肝气急，肝气急，则呕吐愈甚，出现阴亏气耗之恶阻重症。当务之急治宜平冲降逆，和胃止呕，常可酌情选用砂仁、半夏、生姜、木香、陈皮等。其脾胃虚弱者，加人参、白术；脾虚夹痰浊者，加全瓜蒌、紫苏叶；其伤阴较甚者，可加玉竹、麦冬、胡麻仁等养阴和胃；其气阴两虚者，则宜人参、麦冬、生地黄、五味子等益气养阴，方如生脉散合增液汤。若肝胃不和，肝火亢盛，宜加竹茹、黄连、枇杷叶等清肝降逆；若素有堕胎、小产、滑胎病史，宜加桑寄生、菟丝子、山茱萸、杜仲等固肾安胎。

(三)滋阴养血

《灵枢·五音五味》指出："妇人之生，有余于气，不足于血，以其数脱血也。"妇人本"不足于血"，而孕后血聚养胎，阴血更显相对不足。阴血既虚，或使失于濡养，或使不能潜阳，或使生风，或使化火，每易变生出纷纷诸症。诸症虽繁，根本则一，故滋阴养血，诚为习惯性流产等妊娠病治疗中的一个要点，处方宜以此为基础，视其具体病位、病性等，酌加针对性的药物。

1.失于濡养者

如血虚胞脉失养而致妊娠腹痛，治宜养血安胎止痛，常用当归、芍药、白术、茯苓、何首乌、桑寄生等，方如当归芍药散；气血亏虚脑失所养而致妊娠眩晕，治宜调补气血，常用益气养血药配伍钩藤等；心脾气血亏虚，或肝肾阴亏血少者，治宜健脾养心，滋补肝肾，临床常选用八珍汤、归脾汤、大补元煎。

2.阴虚不能潜阳者

如肝阳鸱张，上扰清窍而致眩晕，治宜育阴潜阳，常用熟地黄、山茱萸、枸杞子等滋阴养血药，配伍龟甲、石决明、钩藤、白蒺藜、天麻等平肝潜阳药；如阳亢生风化火，或灼津成痰，痰热交炽，上蒙清窍而致子痫，治以滋阴养血的同时，配伍平肝息风、清热豁痰之品，常用生地黄、白芍、麦冬、龟甲等配伍羚羊角、钩藤、竹沥、天竺黄、石菖蒲、郁金等。

3.阴虚化火生风者

如虚火上炎而致子嗽，治宜养阴润肺，止咳安胎，常用百合、麦冬、玄参、生地黄、熟地黄、白芍、当归等；若痰中带血，加侧柏叶、仙鹤草、墨旱莲；伴腰酸、腹坠等动胎之兆，则宜酌加桑寄生、续断、枸杞子、菟丝子等滋肾安胎。如血虚化燥生风而致瘙痒，治宜养血祛风，滋养肝肾，常用当归、川芎、白芍、生地黄、何首乌配伍防风、荆芥、白蒺藜等。

（四）行气活血

孕妇"腹中增一障碍，则升降之气必滞"(《沈氏女科辑要》)，气滞则血行受阻；如母体胞宫素有癥瘕痼疾，或孕后不慎跌仆闪挫、孕期手术创伤、产前安逸过度、临产过度紧张等，均可使气血不和，瘀阻胞中。故气滞血瘀亦是妊娠病常见的发病机制之一。

瘀阻胞宫胞脉，或导致妊娠腹痛；或阻滞孕卵不能运达子宫而成异位妊娠；或使胎元失养而不固；或碍胎外出而致难产。对此气滞血瘀之证，临床治疗较为棘手。一方面气不畅，瘀不去，胎便难安；另一方面妊娠期用药，原则上慎用或禁用行气活血化瘀等碍胎之品，此时组方用药务必详审病情。如胎元不正，胎堕难留，或胎死不下者，治宜从速下胎以益母，可选用破血化瘀，消癥杀胚之品，如宫外孕Ⅱ号方之用丹参、赤芍、桃仁、三棱、莪术；脱花煎之用当归、川芎、牛膝、红花、肉桂、车前子。若胎元正常，则宜祛瘀消癥，调血安胎，即《黄帝内经》所谓"有故无殒，亦无殒也"。此时可适当选用行气活血药物，但应注意以下三点：其一，宜选择作用和缓之品，如柴胡、紫苏梗、大腹皮、枳壳、香附、桃仁、牡丹皮、丹参、当归、川芎、五灵脂等；其二，应适当配伍养血安胎药，如阿胶、桑寄生、何首乌等；其三，须严格掌握剂量，与"衰其大半而止"，以免动胎伤胎，方如少腹逐瘀汤、桂枝茯苓丸加减。

（五）利水消痰

妊娠5～6个月以后，胎体渐长，不但因其妨碍气机升降可使气滞湿停，而且由于精血聚养胎体可致素体虚乏，尤其脾肾益虚，从而加剧水湿停聚。水湿或渗于胞，发为"子满"；或蓄于脬，形成"转胞"；或泛于肌肤，发为"子肿"；或聚为痰饮，上犯于肺而导致"子嗽"。此皆本虚标实之证，治宜标本兼顾；尤须注意治病与安胎并举的原则，以运化水湿的同时，适当加入养血安胎之品。组方多选皮类利水药，慎用温燥、寒凉、峻下、滑利之物，以免伤胎。渗利水湿，常用茯苓、白扁豆、桑白皮、大腹皮等；脾气虚者，配伍党参、黄芪、白术等；肾虚者，配伍巴戟天、菟丝子、附子、桂枝、熟地黄、山茱萸、山药等；气滞者，配伍乌药、香附、陈皮、砂仁等；湿聚成痰而咳嗽者，酌加半夏、紫菀、紫苏梗、陈皮、淡竹叶、枇杷叶等；肿甚者，酌加猪苓、泽泻、防己等。

此外，妊娠病尚有因热、因寒引起者，临证组方时，应酌情配伍。

图书在版编目(CIP)数据

新编中医临床学 / 叶铁林主编. —— 上海 ：上海科学普及出版社，2023.6

ISBN 978－7－5427－8472－8

Ⅰ. ①新… Ⅱ. ①叶… Ⅲ. ①中医临床 Ⅳ. ①R24

中国国家版本馆 CIP 数据核字(2023)第 101414 号

统　　筹　张善涛

责任编辑　陈星星　黄　鑫

整体设计　张　婷

新编中医临床学

主编　叶铁林

上海科学普及出版社出版发行

（上海中山北路 832 号　邮政编码 200070）

http://www.pspsh.com

各地新华书店经销　济南新广达图文快印有限公司印刷

开本 787×1092　1/16　印张 24.5　字数 400 000

2023 年 6 月第 1 版　2023 年 6 月第 1 次印刷

ISBN 978－7－5427－8472－8　　定价:98.00 元